减重手术并发症的预防和处理

Prevention and Management of Complications in Bariatric Surgery

主编　Tomasz G. Rogula，MD，PhD
　　　Philip R. Schauer，MD
　　　Tammy S. Fouse，DO
主审　王存川
主译　朱孝成　董志勇　王　勇
译者（按姓氏笔画排序）
　　　王　兵　　王　勇　　王存川　　王知非　　毛忠琦　　田沛荣
　　　白日星　　朱江帆　　朱孝成　　朱利勇　　朱晒红　　刘　威
　　　刘　昶　　刘少壮　　刘超凡　　刘雁军　　孙世波　　孙喜太
　　　杜　潇　　李　涛　　李　震　　杨　威　　杨建军　　杨雁灵
　　　吴　刚　　吴东波　　余少鸿　　汪　泳　　张　频　　张　鹏
　　　邵　永　　邵怡凯　　郑朝辉　　侯栋升　　俞永涛　　姜　涛
　　　洪　健　　姚立彬　　姚琪远　　贾犇黎　　夏泽锋　　顾　岩
　　　倪　睿　　徐　强　　陶凯雄　　黄昌明　　梁　辉　　梁晓宇
　　　董志勇　　韩建立　　程　中

人民卫生出版社
·北京·

图书在版编目（CIP）数据

减重手术并发症的预防和处理 /（美）托马斯·G. 罗格拉（Tomasz G. Rogula），（美）菲利普·R. 绍尔（Philip R. Schauer），（美）塔米·S. 福斯（Tammy S. Fouse）主编；朱孝成，董志勇，王勇主译 . —北京：人民卫生出版社，2023.3

ISBN 978-7-117-34249-0

Ⅰ.①减⋯　Ⅱ.①托⋯②菲⋯③塔⋯④朱⋯⑤董⋯⑥王⋯　Ⅲ.①肥胖病—外科手术—并发症—防治　Ⅳ.①R589.2

中国版本图书馆 CIP 数据核字（2022）第 246045 号

人卫智网	www.ipmph.com	医学教育、学术、考试、健康，购书智慧智能综合服务平台
人卫官网	www.pmph.com	人卫官方资讯发布平台

图字：01-2021-0246 号

减重手术并发症的预防和处理
Jianzhong Shoushu Bingfazheng de Yufang he Chuli

主　　译：朱孝成　董志勇　王　勇
出版发行：人民卫生出版社（中继线 010-59780011）
地　　址：北京市朝阳区潘家园南里 19 号
邮　　编：100021
E - mail：pmph @ pmph.com
购书热线：010-59787592　010-59787584　010-65264830
印　　刷：廊坊一二〇六印刷厂
经　　销：新华书店
开　　本：889×1194　1/16　印张：23
字　　数：680 千字
版　　次：2023 年 3 月第 1 版
印　　次：2023 年 4 月第 1 次印刷
标准书号：ISBN 978-7-117-34249-0
定　　价：198.00 元

打击盗版举报电话：010-59787491　　E-mail：WQ @ pmph.com
质量问题联系电话：010-59787234　　E-mail：zhiliang @ pmph.com
数字融合服务电话：4001118166　　E-mail：zengzhi @ pmph.com

译者名单

（按姓氏笔画排序）

王 兵	上海交通大学医学院附属第九人民医院	余少鸿	重庆医科大学附属大足医院
王 勇	中国医科大学附属第四医院	汪 泳	安徽医科大学第二附属医院
王存川	暨南大学附属第一医院（广州华侨医院）	张 频	上海交通大学医学院附属第六人民医院
王知非	浙江省人民医院	张 鹏	首都医科大学附属北京友谊医院
毛忠琦	苏州大学附属第一医院	邵 永	徐州医科大学附属医院
田沛荣	首都医科大学附属北京友谊医院	邵怡凯	复旦大学附属华山医院
白日星	首都医科大学附属北京天坛医院	郑朝辉	福建医科大学附属协和医院
朱江帆	同济大学附属第十人民医院	侯栋升	徐州医科大学附属医院
朱孝成	徐州医科大学附属医院	俞永涛	宁夏医科大学总医院
朱利勇	中南大学湘雅三医院	姜 涛	吉林大学中日联谊医院
朱晒红	中南大学湘雅三医院	洪 健	徐州医科大学附属医院
刘 威	中南大学湘雅二医院	姚立彬	徐州医科大学附属医院
刘 昶	哈尔滨医科大学附属第四医院	姚琪远	复旦大学附属华山医院
刘少壮	山东大学齐鲁医院	贾犇黎	安徽医科大学第二附属医院
刘超凡	上海交通大学医学院附属第九人民医院	夏泽锋	华中科技大学同济医学院附属协和医院
刘雁军	成都市第三人民医院	顾 岩	复旦大学附属华东医院
孙世波	哈尔滨医科大学附属第二医院	倪 睿	宁夏医科大学总医院
孙喜太	南京大学医学院附属鼓楼医院	徐 强	北京协和医院
杜 潇	四川大学华西医院	陶凯雄	华中科技大学同济医学院附属协和医院
李 涛	河北医科大学第二医院	黄昌明	福建医科大学附属协和医院
李 震	武汉大学中南医院	梁 辉	南京医科大学第一附属医院
杨 威	西安交通大学第一附属医院	梁晓宇	天津医科大学总医院
杨建军	复旦大学附属华东医院	董志勇	暨南大学附属第一医院（广州华侨医院）
杨雁灵	空军军医大学西京医院	韩建立	山西白求恩医院
吴 刚	锦州医科大学附属第一医院	程 中	四川大学华西医院
吴东波	广西医科大学第四附属医院		

主编致中国同行的信

亲爱的中国同行们：

自 1997 年开始从事减重代谢外科专业以来，我见证了这一新生外科学科的空前发展。我很高兴看到代谢减重手术在全球各地得以推广，以满足对肥胖和糖尿病进行安全、有效、持久且经济上可负担得起的治疗需求。其成功的关键在于过去十年中代谢减重手术并发症显著减少。目前，代谢减重手术的主要并发症低于 5%，与胆囊切除术、阑尾切除术、子宫切除术和膝关节置换术属于同一安全类别。这本《减重手术并发症的预防和处理》教科书是在全球众多减重代谢外科医生的共同努力下完成的，其唯一目的是使减重手术尽可能的安全。我希望这本书能对中国的外科医生有所帮助，为患有肥胖和糖尿病的患者提供最好的治疗。

致以最美好的祝愿！

Philip R. Schauer

Dear fellow surgeons from China,

Since I started my career in metabolic and bariatric surgery in 1997, I have witnessed unparalleled growth of this nascent surgical discipline.I am very pleased to see metabolic and bariatric surgery spread to all corners of the globe to meet the demand for effective, safe, durable, and affordable treatment of obesity and diabetes. A critical key to success has been the impressive reduction in complications of surgery observed in the last decade.Major complications of less than 5% are now the norm putting bariatric surgery into the same safety category as cholecystectomy, appendectomy, hysterectomy, and knee arthroplasty. This textbook "Prevention and Management of Complications in Bariatric Surgery" is a combined effort of many bariatric surgeons across the globe with the sole purpose of making bariatric surgery as safe as possible.I hope that the surgeons of China find this book helpful in their quest to provide the best care for their patients suffering from obesity and diabetes.

Best wishes,
Philip R. Schauer

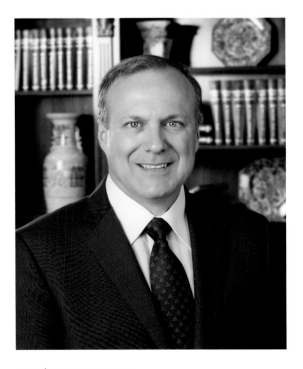

主编致中国同行的信

主审简介

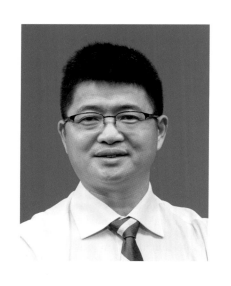

　　王存川,主任医师、博士生导师、二级教授,医学博士。暨南大学附属第一医院(广州华侨医院)副院长、肥胖与代谢病外科(减重中心)学科带头人;暨南大学润良微创外科研究所所长、2013 年国务院"政府特殊津贴"专家。中国医师协会外科医师分会肥胖与糖尿病外科医师委员会(CSMBS)主任委员,国际肥胖与代谢病外科联盟(IFSO)亚太区主席 / 执行委员,广东省医学会肥胖代谢外科学分会主任委员,《中华肥胖与代谢病电子杂志》总编辑。2019 年广东省医学领军人才,首次在国际上提出"精准减重手术"概念。国内最早开展胃旁路术的外科医生。曾多次获得中国内镜医师协会颁发的中国内镜杰出领袖奖。

　　主要专长和成就:精准腹腔镜胃旁路手术、袖状胃切除手术等减重代谢手术治疗肥胖与糖尿病等代谢病;颈部无疤痕的经口腔前庭或乳晕入路腔镜甲状腺手术治疗各种甲状腺疾病;开拓与推广普及各种胃肠肝胆胰脾疝的腹腔镜手术等方面处于国内领先、并部分达到国际先进水平。国内开展减重手术的技术力量和手术精准度、手术数量居国内领先水平。曾经到国内 30 余省、直辖市、自治区的 490 多家医院讲学与手术演示,并受聘为国内 20 余家医院的顾问或客座教授。200 多次在全国腹腔镜外科学术会议上进行各种腹腔镜外科手术演示。2000 年以来主办或承办了 50 余次国际国内学术会议或学习班,培训了 1 500 多位专科医生和部分国外医生。负责或承担多项国家级和省部级课题,主编和参编专著 12 部,已发表中英文论著 300 多篇。已指导培养博士后、博士、硕士研究生 80 名,目前在读研究生 20 名。

序言一

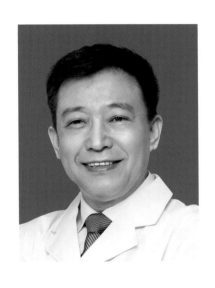

刘金钢,教授,主任医师,博士生导师,普通外科主任,辽宁名医,沈阳杰出医师。2015 年 2 月—2020 年 7 月任中国医科大学附属第四医院院长。

　　减重代谢手术用于治疗肥胖及相关合并症已经有 60 余年的历史。早期由于手术创伤较大及术后并发症较多,发展一度较为缓慢。近 30 年来,随着腹腔镜的广泛应用及新的减重手术术式不断涌现,减重手术对肥胖及相关疾病的治疗效果令人鼓舞,术后营养不良性并发症大幅减低,开展例数逐年增多,在西方国家发展已日趋成熟,有详细的诊疗指南规范。减重手术在中国起步较晚,最早在 2000 年由郑成竹教授首先开展,之后在国内少数中心零星开展。中国肥胖人口数众多。有相当一部分肥胖人群需要进行减重手术。近 10 年在中国医师协会、中华医学会的领导下,尤其在制订了中国自己的指南以后,减重代谢手术在中国开展逐渐增多,至 2019 年手术例数已超过 1 万例 / 年。随着开展减重手术的医疗单位逐年增多,围手术期并发症问题日显突出。甚至个别出现一些严重并发症,在一定程度上阻碍了减重代谢外科在中国的发展。本书是由美国著名减重代谢外科专家、前美国减重代谢外科联盟主席 Schauer 教授领衔主编,汇集国际多位著名减重外科专家,系统地讲述了减重手术围手术期并发症的原因,预防和处理。深受各界读者欢迎,既对高年资医师有参考指导交流提高的作用,又对中青年医师尤其刚开始开展减重手术的医师在降低围手术期并发症的发生方面具有极大的指导作用。本书翻译由朱孝成教授领衔,汇集国内众多知名减重代谢外科专家,翻译忠实原著,相信能满足各界对本译著的渴望和要求。为减重代谢外科在中国的快速平稳发展奠定更加坚实的基础。

中国医科大学附属第四医院　刘金钢
2022 年 11 月

序言二

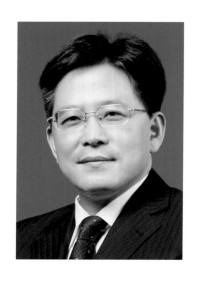

张忠涛,教授,首都医科大学附属北京友谊医院副院长、主任医师、博士研究生导师,北京友谊医院普外科主任,外科教研室主任,北京市消化疾病中心副主任。

减重与代谢外科在我国的发展已有 20 余年历史,近五年来,本学科迅猛发展,从事本专业的医务人员和医院越来越多,手术量也快速增长,据不完全统计,2020 年全国减重与代谢外科年手术量逼近 15 000 例,并依然呈逐年快速增长趋势,手术方式除了胃袖状切除术和胃旁路术以外,也出现了其他手术方式。

目前我国减重与代谢外科尽管发展势头喜人,然而在临床质量和患者安全方面面临几个迫切问题,其中包括学科规范化发展和手术规范化的问题、患者精细化管理和术后近、远期随访的问题等。随着手术量的增加,手术相关并发症的绝对数和种类也相应增多,因而作为一名减重与代谢外科医生,应该注重通过规范开展临床实践以降低并发症发生率,此外,对于并发症的早期识别诊断和正确处理,也需要不断进行学习和研究,以提升业务能力,优化治疗结局,保障患者安全。

朱孝成教授等翻译的由国际知名减重与代谢外科专家 Philip Schauer 主编的《减重手术并发症的预防和处理》,涵盖了减重与代谢外科围手术期可能所出现的各种并发症的发生机制、预防和处理措施,是一部高质量的专业巨著,无论是对于资深的减重与代谢外科医生,还是刚涉入本学科的外科医生,均具有很强的指导性和实用性,因而值得大家认真研读。

首都医科大学附属北京友谊医院 张忠涛
2022 年 11 月

序言三

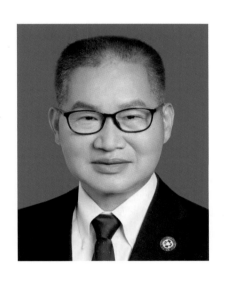

　　朱晒红，教授，中南大学湘雅三医院副院长，普通外科（国家临床重点专科）学术带头人，主任医师、博士生导师、博士后。湖南省手术机器人重点实验室主任。兼任中华医学会外科分会甲状腺与代谢外科学组副组长，中国医师协会外科医师分会肥胖和糖尿病外科医师委员会（CSMBS）候任主任委员、中华医学会科研分会委员、湖南省医学会外科学分会委员、湖南省省直干部保健核心专家、国家科学技术奖励评审专家、国家自然基金评议人，世界肥胖外科协会（IFSO）会员，美国代谢与肥胖外科治疗协会（ASMBS）会员。现任《中华肥胖与代谢病电子杂志》副主编，*Surgery for Obesity and Related Diseases* 中文版编委，《中国普通外科杂志》《腹腔镜外科杂志》等杂志常务编委。

　　减重代谢外科在我国 20 多年的快速发展，充分表明其是一门前景光明、极具吸引力的学科，如何才能永葆学科的生命力呢？学科的发展规律表明要不断完善学科建设并传播该领域的理论和知识。当前，随着读者获取知识的需求激增，国内外该领域的专业书籍逐年增多。Schauer 等所著表明手术疗效和安全的重要性，该书将成为我们学习和借鉴的新源泉，实现"完美手术"的最高境界。医学知识的价值体现在不断实践和更新。相信我国本领域的专家可总结国内成果和经验并编著更多书籍，助力健康中国贡献智慧。

中南大学湘雅三医院　　朱晒红

2022 年 11 月

原著前言

近二十年来，代谢减重手术效果取得了显著性进展。在 1990 年代中期，死亡率 1%~2%，主要并发症发生率 10%~15%，很常见。由于腹腔镜手术、强化外科医生培训、建立减重中心标准认证等进步，死亡率降至 0.1%~0.3%，主要并发症率降至 3%~7%。常见的减重手术，如胃旁路、胃袖状切除术和胃绑带术，现在具有与常见低风险手术相当的并发症率和死亡率，如胆囊切除术、子宫切除术和阑尾切除术。减重手术的主要并发症率比结肠切除术低（1∶3~1∶5），比冠状动脉搭桥手术低（近 1∶10）。尽管在安全方面取得了这些进展，但仍有许多改进机会。符合条件的患者选择不接受减重手术的最常见原因仍然是担心死亡或并发症。此外，越来越多的高危患者，如心力衰竭、冠状动脉疾病、肾衰竭、严重肺病、肺栓塞病史和肝硬化等，正在寻求减重手术。

本书旨在提供最先进的知识和策略，不仅改善减重手术常见（漏）和罕见（横纹肌溶解）并发症的治疗结果，而且减少并发症的发生。整本书都强调预防为主，如书名中预防一词的优先顺序所反映。这本书的编写内容全面，并指导提供术前和 / 或术后医护的医疗保健专业人员，包括外科医生，初级保健医生，相关专科（内科、心脏病学、胃肠病学、肺病学、儿科）医生，心理学家，营养师，医生助理，执业护士，护士，糖尿病工作者和许多其他护理提供者。对并发症手术管理的章节感兴趣的将不仅是减重外科医生，而且包括为减肥患者提供围手术期治疗的普外科医生。此外，该书旨在为学员（包括专科培训、住院医师和医科学生）提供学术专业基础。

全面的设计，这本书试图涵盖并发症管理的每个重点，包括常见（漏）和罕见（横纹肌溶解）并发症，包括术前患者充分准备和预防处理，以及术中、术后早期和后期并发症管理。第 1 章总结了美国减重与代谢外科学会的围手术期指南和标准，为预防和管理并发症提供了良好的循证标准。本书详细分析减重手术后可能发生的一般并发症，如静脉血栓栓塞、败血症和营养缺乏，以及各类手术方式的特有并发症，如胃旁路术后的内疝及吻合口边缘溃疡，或胃袖状切除术后胃食管反流 GERD、瘘和胃梗阻。整本书中，特别强调了并发症的早期和准确诊断，尤其影像和内镜评估。书中包括已过时手术的并发症，如空回肠旁路和垂直胃绑带，因为许多患者在接受此类手术后几十年才出现并发症。同样，对胃折叠、胃球和新的吸收不良手术等新兴手术的并发症也进行了详细介绍。一个特殊章节来关注高危患者是本书的一大亮点，因为这些患者需要更多的关注、熟练的手术技术和加强的预防措施。各章都详细讨论了并发症相关的医学法律和经济问题，这是医护人员都感兴趣的。

为了达到减重手术并发症的管理，创建有价值和准确的指导，我们尽了一切努力，将全球该领域具有最具专业知识的作者纳入其中。大力强调基于临床证据的建议，并更新最新的进展。在证据不足的领域，提供了合理的专家意见。作者希望读者发现这些信息是有帮助的，并且应用这些知识可以降低减重手术并发症的发生率和严重性，最终让我们的患者获得更好的结果。

Philip R. Schauer
（邵永 译）

主译简介

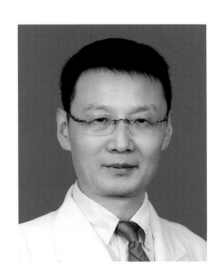

朱孝成,教授,主任医师,硕士研究生导师。美国匹兹堡大学博士后,美国克利夫兰医学中心项目专家(2006—2012),徐州医科大学附属医院胃肠外科及减重代谢外科中心主任。

主要学术兼职:

中华医学会外科学分会甲状腺及代谢外科学组委员

美国外科学院 Fellow(FACS)

中国研究型医院学会糖尿病与肥胖外科专业委员会副主任委员

江苏省医师协会外科分会肥胖和糖尿病外科学组组长

中国医师协会外科医师分会肥胖和糖尿病外科委员会委员

美国代谢减重学会,腔镜外科学会会员(SAGES,ASMBS)

中国医疗保健国际交流促进会代谢外科学分会常务委员

中国康复医学会减重与代谢康复专业委员会常务委员

江苏省医学会外科分会委员及胃肠外科学组委员

国际代谢与减重外科学会会员(IFSO)

中国教育国际交流协会国际医学教育分会临床学科组专家

主译简介

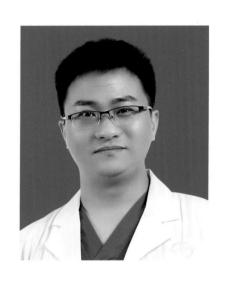

董志勇,医学博士、副主任医师、硕士研究生导师;美国西北大学研究学者,暨南大学肥胖代谢研究所副所长;暨南大学附属第一医院肥胖与代谢外科/减重中心主任。

主要学术兼职:

广东省医学会肥胖代谢外科分会青年委员会副主任委员

广东省医学会肥胖代谢外科分会委员会秘书

国际肥胖与代谢外科联盟(IFSO)会员

英国上消化道外科协会(AUGIS)会员

国际循证医学 Cochrane Collaboration 会员

中国研究型医院学会糖尿病与肥胖外科专业委员会委员

海峡两岸医药卫生交流协会、消化道外科专委会委员

Obesity Surgery 杂志审稿专家

《中华肥胖与代谢病杂志》编委

《中国普通外科杂志》青年编委

《微创医学》编委

主译简介

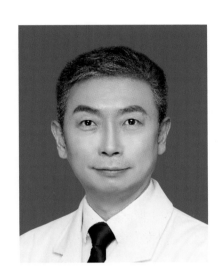

王　勇,教授,医学博士、美国斯坦福大学及密苏里大学哥伦比亚分校博士后、三级教授、博士研究生导师、中国医科大学附属第四医院副院长。

主要学术兼职:

中华医学会外科学分会第18届青年委员会副主任委员

中国医疗保健国际交流促进会常务理事

中国医疗保健国际交流促进会代谢外科学分会主任委员

中国医师协会外科医师分会肥胖和糖尿病外科医师委员会副主任委员

中华医学会外科学分会甲状腺及代谢外科学组委员兼秘书

中国研究型医院学会糖尿病与肥胖外科专业委员会副主任委员

中国康复医学会减重与代谢康复专业委员会副主任委员

中国医师协会睡眠医学专业委员会减重外科学组副组长

中国医师协会消化医师分会第四届委员会微创减重治疗专业委员会(学组)副主任委员

辽宁省医学会外科分会减重代谢外科学组组长

国际代谢与减重外科学会会员(IFSO)

美国代谢减重学会会员(ASMBS)

作者名单

Kareem M. Abu-Elmagd, MD, PhD
Professor of Surgery
Director of Gut Rehabilitation and Transplant Center
Cleveland Clinic
Cleveland, OH

Mohammad Alsulaimy, MD
Department of Surgery & Urology
Al-Sabah Hospital
Kuwait City, Kuwait

Maria S. Altieri MD, MS
Resident Physician
Stony Brook University Hospital
Stony Brook, NY

Ali Aminian, MD, FACS
Associate Professor of Surgery
Cleveland Clinic
Cleveland, OH

Amin Andalib, MD, MSc, FRCSC, FACS
Assistant Professor of Surgery
Center for Bariatric Surgery
Department of Surgery
McGill University
Montréal, QC, Canada

John R. Bartholomew, MD
Professor of Medicine
Section Head, Vascular Medicine
Department of Cardiovascular Medicine
Cleveland Clinic
Cleveland, OH

Esam Batayyah, MD, FACS, FASMBS
Director of Bariatric Institute
Aseer Central Hospital
Abha South Province
Saudi Arabia

Laurent Biertho, MD
Clinical Professor, Department of Surgery
Quebec Heart and Lung Institute
Laval University
Quebec, QC, Canada

Eric S. Bour, MD, MBA
Chief Executive Officer
Piedmont Newton
Covington, GA

Amanda R. Budak, RN, CBN, PhD
Vice President of Clinical Operations
OmniSure Consulting Group, LLC
Austin, TX

Bartolome Burguera, MD, PhD
Professor of Medicine
Director of Obesity Programs
Endocrinology & Metabolic Institute
Cleveland Clinic
Cleveland, OH

Derrick Cetin, DO
Obesity Medicine, Bariatric & Metabolic Institute
Digestive Disease Institute
Cleveland Clinic
Cleveland, OH

Ricard Corcelles MD, PhD, FACS
Consultant Physician
General Surgery, Digestive Diseases Institute
Cleveland Clinic Abu Dhabi
Abu Dhabi, United Arab Emirites

Guilherme Costa, MD
Surgeon
Cleveland Clinic
Cleveland, OH

Eric J. DeMaria, MD
Bariatric Surgeon
Bon Secours St. Mary's Hospital
Richmond, VA

Ofer Eldar, MD
Barzilai Medical Center
Ashkelon, Israel

Shai Meron Eldar, MD
Bariatric Surgeon
Tel Aviv Sourasky Medical Center
Tel Aviv-Yafo, Israel

Michael P. Federle, MD
Professor of Radiology
Stanford University School of Medicine
Stanford, CA

Christine Ren Fielding, MD
Professor of Surgery
NYU School of Medicine
New York, NY

Maggie M. Finkelstein, JD
Healthcare Attorney
Gordon & Rees
Lancaster, PA

Tammy S. Fouse, DO
Medical Director
The Weight Loss Center
Bingham Memorial Hospital
Blackfoot, ID

Catherine Frenkel, MD
Hospital of the University of Pennsylvania
Department of Otolaryngology
Head and Neck Surgery
Philadelphia, PA

Masato Fujiki, MD
Surgeon
Cleveland Clinic
Cleveland, OH

Antonio José Torres Garcia, MD, PhD, FACS, FASMBS
Professor of Surgery
Hospital Clínico San Carlos
Madrid, Spain

Christopher Gentile, MD
Mount Sinai Beth Israel Medical Center
New York, NY
Stony Brook University
Stony Brook, NY

Michael O. Griffin, MD, PhD
Assistant Professor of Radiology
Medical College of Wisconsin
Milwaukee, WI

A. Daniel Guerron, MD
Assistant Professor of Surgery
Department of Surgery
Division of Metabolic and Weight Loss Surgery
Duke University Health System
Durham, NC

Amani Mohamed Hag, MD
Internal Medicine
St. Elizabeth Medical Center
Youngstown, OH

Koji Hashimoto, MD, PhD
Transplant Surgeon
Cleveland Clinic
Cleveland, OH

Leslie J. Heinberg, PhD
Professor of Medicine
Cleveland Clinic
Cleveland, OH

Kevin D. Helling, MD, FACS, FASMBS
Wyoming Surgical Associates
Casper, WY

Jorge A. Huaco Cateriano, MD, MPH, FACS
Bariatric and General Surgery
Southcoast Hospitals Group
Wareham, MA

Michał Robert Janik, MD, PhD
Department of General, Oncologic, Metabolic and
   Thoracic Surgery
Military Institute of Medicine
Warszawa, Poland

Claudia Jin Kim, MD
General Surgery
Genesis HealthCare System
Zanesville, OH

Sangeeta Kashyap, MD
Professor of Medicine
Cleveland Clinic
Cleveland, OH

Ajai Khanna, MD, PhD, FRCS, FACS
Professor of Surgery
Division of Transplantation
University of Pittsburgh School of Medicine
Pittsburgh, PA

Ashish K. Khanna, MD, FCCP
Assistant Professor of Anesthesiology
Staff Intensivist & Anesthesiologist
Vice-Chief for Research
Center for Critical Care
Quality Director, CCHS-Select Medical JV
Staff Department of Outcomes Research
Cleveland Clinic
Cleveland, OH

Reem Khatib, MD
Staff Anesthesiologist
Cleveland Clinic
Cleveland, OH

Zhamak Khorgami, MD
Chief Resident, General Surgery Department
University of Oklahoma Medical School
Tulsa, OK

Haris A. Khwaja, MD, DPhil (Oxon), FRCS
Consultant Bariatric and Gastrointestinal Surgeon
Phoenix Health Bariatric Surgery Supercentre
Chester, UK

Matthew Kroh, MD
Associate Professor of Surgery
Chairman
Digestive Disease Institute
Cleveland Clinic Abu Dhabi
Abu Dhabi, United Arab Emirites

Olga Lavryk, MD
Surgical Resident
Digestive Disease Institute
Cleveland Clinic
Cleveland, OH

Emanuele Lo Menzo, MD, PhD, FACS, FASMBS
Associate Professor of Surgery
Director, Department of Clinical Research
The Bariatric and Metabolic Institute, Digestive
  Disease Institute
Cleveland Clinic Florida
Weston, FL

Picard Marceau, MD, PhD
Professor Emeritus, Department of Surgery
Laval University
Quebec City, QC, Canada

Eric Marcotte, MD, FACS, FASMBS
Assistant Professor
GI/Minimally Invasive Surgery and Bariatric Surgery
Loyola University Chicago
Maywood, IL

Adriana Martin, MD
Universidade Federal do Rio Grande do Sul
Porto Alegre, RS, Brazil

Piyush Mathur, MD, FCCM
Staff Anesthesiologist, Intensivist
Quality Improvement Officer
Program Director, Anesthesiology Critical Care
  Fellowship Program
Anesthesiology Institute
Cleveland Clinic
Cleveland, OH

Ivan Alberto Zepeda Mejia, MD
Hospital de Clinicas de Porto Alegre
Universidade Federal do Rio Grande do Sul
Porto Alegre, RS, Brazil

Ashok Menon, MD, MB, BChir (Cantab), ChM, FRCS (EdinO)
Consultant General and Bariatric Surgeon
Phoenix Health

Wirral University Teaching Hospital
NHS Foundation Trust
Stockport, UK

Seyed Mohammad Kalantar Motamedi, MD, MPH
Research Fellow
Department of Surgery
University Hospitals of Cleveland
Case Western Reserve University
Cleveland, OH

Anthony B. Mozer, MD, MBA
Chief Resident, General Surgery
East Carolina University
Greenville, NC

Sankar D. Navaneethan, MD, MS, MPH
Associate Professor of Medicine
Section of Nephrology
Baylor College of Medicine
Michael E. DeBakey VA Medical Center
Houston, TX

Manoel Galvao Neto, MD
Clinical Associate Professor
Herbert Wertheim College of Medicine
Florida International University
Miami, FL

Zubaidah Nor Hanipah, MD
Surgeon/Fellow
Bariatric and Metabolic Institute
Cleveland Clinic
Cleveland, OH

Alex Ordoñez, MD, FACS, FASMBS
Director, Weight Loss Surgery Center
Baptist Hospitals of Southeast Texas
Beaumont, TX

Ariel Ortiz Lagardere, MD, FACS, IFASMBS
President and Director Bariatric Surgery
Obesity Control Center
Tijuana, Mexico

Jaime Ponce MD, FACS, FASMBS
Medical Director of Bariatric Surgery
CHI Memorial Hospital
Chattanooga, TN

Jeffrey L. Ponsky, MD
Lynda and Marlin Younker Chair in Developmental
  Endoscopy
Professor of Surgery
Cleveland Clinic
Case Western Reserve University
Cleveland, Ohio

Walter J. Pories, MD, FACS, Colonel MC USA (RET)
Professor of Surgery, Biochemistry and Kinesiology
Director, Metabolic Surgery Research Group
Brody School of Medicine, East Carolina University
Greenville, NC

Aurora Pryor, MD
Professor of Surgery
Chief Bariatric, Foregut and Advanced GI Surgery
Vice Chair for Clinical Affairs
Stony Brook University
Stony Brook, NY

Rocío Santos Rancaño, MD, PhD
Fellow of the Spanish College of Surgeons
Consultant Physician in General Surgery Service
  Department of Surgery
San Carlos Clinic Hospital
Madrid, Spain

Maud Robert, MD, PhD
Clinical Fellow
Quebec Heart and Lung Institute
Laval University
Quebec, QC, Canada

John H. Rodriguez, MD, FACS
Section of Surgical Endoscopy
Digestive Disease and Surgery Institute
Cleveland Clinic
Cleveland, OH

Tomasz G. Rogula, MD, PhD
Associate Professor of Surgery
Case Western Reserve University School of Medicine
Division Chief, General Surgery
Co-Director, Bariatric and Metabolic Surgery
University Hospitals Geauga Medical Center
Cleveland, OH

Raul J. Rosenthal, MD, FACS, FASMBS
Professor of Surgery and Chairman
Department of General Surgery
Director, The Bariatric and Metabolic Institute
Cleveland Clinic Florida
Weston, FL

Christina M. Rummell, PhD
Psychologist
Summa Health System
Bariatric Care Center
Akron, OH

Adel Alhaj Saleh, MD, MRCS
Research Fellow
Department of Surgery
University Hospitals of Cleveland
Cleveland Medical Center/Case Western Reserve
  University
Cleveland, OH

Andrés Sánchez Pernaute, MD, PhD
Chief, Esophago-Gastric and Bariatric Surgery Unit
Hospital Clínico San Carlos
Madrid, Spain

James W. Saxton, Esq.
CEO, Saxton & Stump
Lancaster, PA

Philip R. Schauer, MD
Professor of Surgery
Cleveland Clinic Lerner College of Medicine
Director, Cleveland Clinic Bariatric and Metabolic
  Institute

Cleveland, OHMonica Sethi, MD
Vagelos College of Physicians and Surgeons
Mount Sinai Hospital
New York, NY

Scott A. Shikora, MD, FACS
Professor of Surgery
Harvard Medical School
Director, Center for Metabolic and Bariatric Surgery
Brigham and Women's Hospital
Boston, MA

Hideharu Shimizu, MD, PhD
Division Chief of Bariatric and Metabolic Surgery
Senior Consultant of General Surgery
Tokyo Metropolitan Trauma Medical Center
Fuchu, Tokyo, Japan

Shobana Sivan, MD
Baylor College of Medicine
Houston, TX

Konstantinos Spaniolas, MD
Associate Professor of Surgery
Associate Director, Bariatric and Metabolic Weight
  Loss Center
Stony Brook University Hospital
Centereach, NY

Samuel Szomstein, MD, FACS, FASMBS
Associate Director
The Bariatric and Metabolic Institute and Division of
  Minimally Invasive Surgery
Director
Advance Minimally Invasive Surgery Fellowship Program
Cleveland Clinic Florida
Clinical Associate Professor of Surgery
Florida International University
Weston, FL

Maria R. Ver, MD, FACS
Bariatric Surgery
Pali Momi Medical Center
360 Weight Management Program
Aiea, HI

目 录

导论　肥胖患者围手术期管理的标准与指南

简介

"全球肥胖"是一个世界性的流行病学问题，在发达国家和发展中国家皆是如此[1-3]。肥胖与代谢疾病之间关系密切，如Ⅱ型糖尿病、高血压、高脂血症和其他心血管疾病等。在美国，肥胖是一个突出的健康问题，超过三分之一人口的体重指数（BMI）大于 $30kg/m^2$，且这个数字每年都在增加。成年男性和成年女性的肥胖患病率分别为 35.5% 和 35.8%[4]，儿童、青少年肥胖患病率为 16.9%[5]。2011—2012 年，成年人的总体肥胖患病率为 34.9%，这意味着在美国有三分之一的成年人属于肥胖人群[6]。肥胖会造成患者生理疾病、心理疾病和死亡率的增加。尽管全世界医学进步巨大，但肥胖的非手术治疗只能达到 5%~10% 的减重效果[7]。

减重代谢手术已被证实是治疗肥胖最有效、最持久的方法。此外，它还能解决一些与肥胖相关的代谢性疾病。减重代谢手术仍在不断发展，目前存在不同类型的手术方式（如限制容量型和减少吸收型）。

目前，只有 1% 的肥胖患者接受了手术治疗[8]。全球肥胖人口的增加趋势意味着更多的肥胖患者将通过减重代谢手术来获得显著的减肥效果。这种需求将导致大批外科医生开展各式各样的减重手术。因此，为了保证全世界减重患者围手术期管理的统一，我们急需一套标准的、通用的减重患者围手术期管理指南和专门的围手术期并发症管理指南。

世界各地的减重协会都采用临床实践指南（CPG）作为减重患者的管理标准。2008 年，美国临床内分泌协会（AACE）、肥胖协会（TOS）和美国减重与代谢外科学会（ASMBS）发布了关于减重手术患者围手术期营养、代谢和非手术支持的临床实践指南[8]。该指南于 2013 年更新[9]，并被众多减重协会认可，如欧洲肥胖研究协会（EASO）、国际肥胖研究协会（IASO）、国际肥胖患者围手术期管理协会（ISPCOP）、美国胃肠内镜外科医师协会（SAGES）、美国外科学会（ACS）和国际肥胖与代谢病外科协会（IFSO）。本书基于当前的临床实践指南进行总结[9,10]，重点阐述减重代谢手术并发症的预防和处理。

肥胖患者的术前评估包括完整的病史、精神心理史、营养状态、体格检查和手术风险评估。基于特殊的病史或体格检查发现，医生可以对肥胖的罕见病因及相关合并症进行筛查。

所有肥胖患者术前所需检查见表 P1.1，术后管理见表 P1.2。

减重代谢手术的并发症是多因素的。它们可能是由肥胖及其相关的合并症引起的，也可能与减重代谢手术的术式有关。围手术期并发症指南应采用系统导向或疾病导向的方式进行概述。

该指南采用循证医学，是依据基于研究设计和对预防、诊断、预后、治疗和危害的证据级别和推荐等级的严格评价而提出的。循证医学使用的证据水平见框 P1.1。

基于临床报告评分的"最佳证据"水平，最终分级建议被 AACE、TOS 和 ASMBS 专家组采用（框 P1.2）[9,10]。

表 P1.1　减重代谢手术术前检查

完整的病史和体格检查	• 肥胖的原因,相关的合并症和治疗史,饮食史,减肥史,减肥意愿,体重,身高和体重指数
血液化验	• 空腹血糖和血脂,肾功能,肝功能,脂蛋白,尿液分析,凝血酶原时间 /INR(凝血酶原时间国际标准化比值),血型,全血细胞计数
营养评估	• 适当的临床营养评估,铁元素,维生素 B_{12} 和叶酸,维生素 D
	• 可选检查:红细胞叶酸、同型半胱氨酸、甲基丙二酸、维生素 A 和 E
	• 根据症状和风险对接受减少吸收型手术的患者进行更全面的微量元素检查
心肺功能评估	• 胸部 X 线检查、心电图、睡眠呼吸暂停筛查(± 证实性多导睡眠检查)
	• 有心脏病或肺动脉高压的患者,可做超声心动图检查
	• 有内在肺部疾病或睡眠模式紊乱的患者,要查动脉血气分析,肺功能评估
	• 有静脉血栓栓塞风险的患者,进行深静脉血栓风险评估
内分泌激素水平评估	• 糖尿病前期或糖尿病患者:HbA1c 水平 理想的血糖控制:包括 HbA1c ≤ 7%,空腹血糖 ≤ 110mg/dl,餐后 2 小时血糖 ≤ 140mg/dl
	长期糖尿病患者:HbA1c 7%~8%
	• 甲状腺疾病:甲状腺功能检查(促甲状腺激素水平)
	• 多囊卵巢综合征患者怀疑雄激素过剩:总睾酮或生物可利用的睾酮,脱氢表雄酮,Δ4- 雄烯二酮
	• 库欣综合征:1mg 过夜地塞米松抑制试验,24 小时尿液游离皮质醇,晚 11 点唾液皮质醇
消化系统评估	• 腹部超声(胆囊评估)和胃镜检查
	• 在高发地区进行幽门螺杆菌筛查
心理 - 社会行为评估	• 评估环境、家庭和行为因素
	• 对疑似有精神疾病或药物滥用史的患者:进行正规的精神健康评估测试
医疗文件和知情同意	• 减重代谢手术的原因
术前减重	• 术前对患者减重进行指导
咨询	• 育龄妇女:怀孕和避孕问题
	• 吸烟者:手术前至少戒烟 6 周
癌症筛查	• 由主管医生完成

表 P1.2　减重代谢手术的术后总结

术后早期管理	
心肺管理	• 心肌梗死风险:至少进行 24 小时动态监测
	• 肺清洁,肺活量检查
	• 如果需要,应尽早进行持续正压通气
	• 预防深静脉血栓,鼓励走动
	• 如果患者体征不平稳,要考虑漏或肺栓塞
饮水	• 维持足够的水分(通常每天口服 1.5L)
健康饮食指导	• 注册营养师提出的阶段性渐进饮食
血糖监测	• 血糖水平
	• 注意低血糖症状
药物治疗	• 每天 1~2 种复合维生素加矿物质(铁,叶酸,硫胺素)
	• 铁:45~60mg/d
	• 柠檬酸钙:1 200~1 500mg/d
	• 维生素 D:至少 3 000 单位 /d,直到>30ng/ml
	• 维生素 B_{12}:正常水平所需

随访管理	
随访(取决于患者的状况和减重代谢手术的类型)	• 1、3、6 和 12 个月
	• 第 1 个月:LAGB,LSG,RYGB,BPD/DS
	• 第 2 个月:LAGB
	• 第 3 个月:LSG,RYGB,BPD/DS
	• 第 6 个月:LSG,RYGB,BPD/DS
	• 第 12 个月(常规每年一次):LSG,BPD/DS
监测	• 体重变化
	• 营养评估
	• 心理评估
	• 术后并发症的证据
	• 活动量
评估与调整	• 降压药,降糖药和降血脂药的需求
避免	• 非甾体抗炎药
预防性药物	对于痛风或胆结石患者
需要监测的指标	每次就诊时化验 SMA-21,血常规/血小板(根据基础需要量和后续需要量补充铁剂)
	• 根据风险和治疗情况,每 6~12 个月进行血脂分析
	• 结合特殊表现进行硫胺素评估
	• 24 小时尿钙排泄 6 个月时复查,然后每年复查一次
	• 维生素 B_{12}(每年检查一次,如果需要补充,则 3~6 个月检查一次;可选检查:高半胱氨酸和甲基丙二酸)
	• 叶酸(可选 RBC 叶酸)
	• 2 年时的骨密度(DEXA)
	• 在减少吸收型手术方式中,如果有异常发现应复查:铁,25-维生素 D,甲状旁腺激素,维生素 A(最初以及之后的 6~12 个月),铜,锌和硒

框 P1.1　证据水平分级

分级	描述
1	大型前瞻性,临床随机对照研究
2	有或无随机的前瞻性对照研究:结果数据有限
3	其他实验结果数据和非实验数据
4	专家意见

框 P1.2　最佳证据等级(BEL)分级

分级	描述	推荐
A	• 一份具有结论性的 1 级出版物,表明收益>风险	根据强有力的证据推荐
B	• 没有结论性的 1 级出版物	根据中等证据推荐
	• ≥1 个结论性的 2 级出版物,表明收益>风险	
C	• 没有结论性的 1 或 2 级出版物	不反对推荐其使用或不反对继续使用
	• ≥1 个结论性的 3 级出版物,表明收益>风险	
	或	
	• 没有风险,也没有收益	
D	• 没有确定收益>风险结论的 1、2、3 级出版物	不推荐
	• 没有表明风险>收益结论的 1、2、3 级出版物	

心脏病和高血压

术前管理

• 根据患者的危险因素,病史和体格检查结果,确定除心电图外的非侵入性检查	等级 B
• 患有已知心脏病的患者可能需要在减重手术之前进行正式的心脏病会诊	等级 D
• 对有心脏病风险的患者进行围手术期 β 肾上腺素能受体阻滞剂的应用评估	等级 A;BEL 1

术后管理

• 患有已知心血管疾病且有围手术期心肌梗死高风险的患者应在术后进行至少 24 小时的心电监测	等级 D

肺和睡眠呼吸暂停

术前管理

• 应考虑术前进行胸部 X 线检查和筛查阻塞性睡眠呼吸暂停(如果筛查结果呈阳性,则应进行确诊性多导睡眠监测)	等级 C;BEL 3
• 患有内在肺部疾病或睡眠紊乱的患者应进行正式的肺部评估,包括动脉血气。所有这些评估有助于患者的术后管理	等级 C;BEL 3

术后管理

• 术后立即进行肺处理,包括积极的胸部物理治疗(清洁呼吸道和肺活量测定),如果出现临床指征,应尽早补充氧气和持续的气道正压通气	等级 C;BEL 3
• 如果患者难以摆脱呼吸机支持或处于呼吸窘迫中,则应怀疑是否有急性术后并发症,例如肺栓塞或吻合口瘘	等级 D

静脉血栓栓塞(VTE)

术前管理

• 建议所有患者都预防静脉血栓形成	等级 B;BEL 2
• 减重手术后的预防方案包括序贯加压装置和药物预防	等级 C;BEL 3
• 有深静脉血栓形成或肺心病史的患者应接受恰当的深静脉血栓诊断评估	等级 D
• 对于有静脉血栓栓塞病史的患者,由于存在与滤器相关的并发症(包括血栓形成)发生,预防性腔静脉滤器可能带来的风险大于获益	等级 C;BEL 3

术后管理

• 减重手术后 24 小时内应给患者皮下注射普通肝素或低分子肝素	等级 B;BEL 2
• 高危患者,例如有深静脉血栓病史的患者,应考虑在出院后进行长期药物预防	等级 C;BEL 3
• 鼓励所有患者术后尽早下床活动	等级 C;BEL 3

肝胆系统

术前管理

• 不建议应用腹部超声对肝病进行常规筛查	等级 C；BEL 3
• 腹部超声的适应证包括有症状的胆道疾病和肝功能检查指标升高	等级 D
• 在肝功能检查指标升高（正常上限的 2~3 倍）的患者中,可以考虑进行病毒性肝炎筛查	等级 D
• 术中应考虑进行肝组织活检以记录脂肪性肝炎和 / 或肝硬化,否则可能由于肝脏外观和 / 或肝功能指标正常而出现漏诊	等级 D

术后管理

• 右上腹疼痛的患者应接受超声检查以排除胆囊炎	等级 D
• Roux-en-Y 胃旁路术（RYGB）患者可考虑行预防性胆囊切除术,以防止胆囊并发症	等级 B；BEL 2
• RYGB 患者应口服熊去氧胆酸,分剂量至少每天 300mg;它大大减少了胆结石的形成。在减重手术后未进行胆囊切除术的患者中也可以考虑使用	等级 A；BEL 1

风湿病,痛风,代谢性骨病和肾病

代谢性骨病

术前管理

• 没有证据表明需要进行常规检查来评估风湿病	等级 D
• 对于有痛风病史的患者,术前应考虑预防性治疗防止痛风发作	等级 C；BEL 3
• 不建议使用双能 X 线骨密度仪（DEXA）进行常规骨矿物质密度测定	等级 D

术后管理

• 对代谢性骨病的评估应包括血清甲状旁腺激素（iPTH）,总钙,磷,25- 羟维生素 D 和 24 小时尿钙水平	等级 C；BEL 3
• 在 Roux-en-Y 胃旁路术（RYGB）,胆胰转流（BPD）或伴十二指肠转位的胆胰祥转流（BPD/DS）患者中,术后 2 年内可能需要使用 DEXA 进行轴向骨密度（脊柱和髋部）测量以监测骨质疏松	等级 D
• 在 RYGB,BPD 或 BPD/DS 患者中,口服柠檬酸钙和维生素 D（麦角钙化固醇）,维生素 D_2 或维生素 D_3（胆钙化固醇）治疗可预防或最大限度地减少继发性甲状旁腺功能亢进,而不引起尿钙过多	等级 C；BEL 3
• 如果存在严重维生素 D 吸收不良,可能需要口服维生素 D_2 或 D_3 的剂量高达 50 000 单位,由每周 1~3 次至每天服用。较顽固性的病例可能需要同时口服骨化三醇（1,25- 二羟基维生素 D）	等级 D
低磷血症通常是由于维生素 D 缺乏引起的;对于轻度至中度低磷血症（1.5~2.5mg/dl）,应口服磷酸盐补充剂	等级 D
• 在患有骨质疏松症的肥胖患者中,仅在适当治疗钙和维生素 D 功能不足后才可考虑使用双膦酸盐	等级 C；BEL 3
• 如果需要使用双膦酸盐治疗,担心口服双膦酸盐吸收不足和潜在的吻合口溃疡时,应该通过静脉途径给药	等级 C；BEL 3
双膦酸盐静脉给药剂量包括唑来膦酸（5mg 每年一次）或伊班膦酸钠（3mg 每 3 个月一次）	等级 D
• 推荐的口服双膦酸盐剂量为阿仑膦酸钠 70mg/ 周,利塞膦酸钠 35mg/ 周或 150mg/ 月和伊班膦酸钠 150mg/ 月	等级 C；BEL 3

肾结石

• 处理草酸化和草酸钙结石的步骤包括:	
○ 避免脱水	等级 D
○ 低草酸盐饮食	等级 D
○ 口服钙	等级 B;BEL 1
○ 柠檬酸钾治疗	等级 B;BEL 1
○ 产甲酸草酸杆菌(已显示可改善肾草酸的排泄并改善过饱和水平)	等级 C;BEL 3

低血糖

• 出现餐后低血糖症状且对加强营养无反应的 RYGB,BPD 或 BPD/DS 患者应接受进一步检查评估,以鉴别非胰岛素瘤胰源性低血糖综合征(NIPHS)与人为或医源性原因,例如倾倒综合征和胰岛素瘤	等级 C;BEL 3
• 对于患有 NIPHS 的患者,治疗策略包括饮食变化(低碳水化合物饮食),奥曲肽,二氮嗪,阿卡波糖,钙通道拮抗剂,胃限制型和修正手术	等级 C;BEL 3
• 对于顽固性病例,应考虑行部分或全部胰腺切除术	
• 对于有低血糖症状的糖尿病患者,应进行反射性血糖检测(RMG)	等级 A;BEL 1
• 在糖尿病患者中,应停止使用所有促胰岛素分泌剂(磺酰脲类和美格替尼),术后应调整胰岛素剂量(由于低热量摄入),以最大限度地降低低血糖的风险	等级 D

妊娠,生育和多囊卵巢综合征

怀孕

• 患者应避免在术前或术后 12~18 个月内怀孕	等级 D
• 怀孕的减重手术后患者:	
○ 怀孕期间可适当增加体重,补充营养和密切监测胎儿健康情况	等级 C;BEL 3
○ 每三个月应进行营养监测和实验室筛查,判定是否缺乏包括铁,叶酸,维生素 B_{12},钙和脂溶性维生素	等级 D
• 腹腔镜可调节胃绑带术(LAGB)的患者应密切监测胎儿的健康状况,体重增加以及必要时调整束带	等级 B;BEL 2

避孕

• 减重手术后,应向所有育龄期妇女提供避孕选择方面的建议	等级 D
• 建议 RYGB 患者使用非口服避孕药	等级 D
• 为降低术后血栓栓塞的风险,减重手术前应停止雌激素治疗(绝经前妇女口服避孕药一个周期;绝经后妇女激素替代治疗 3 周)	等级 D

多囊卵巢综合征

• 多囊卵巢综合征女性的生育状况可能会在术后得到改善	等级 D

压疮和横纹肌溶解症

• 减重手术术中应在患者压力点处充分填充软垫,以防止压疮	等级 D
• 如果怀疑有横纹肌溶解症,应确定肌酸激酶(CK)水平。监测尿量并维持充足的水分	等级 C;BEL 3
• 横纹肌溶解风险随 BMI 的升高而增加(尤其 BMI>55~60kg/m²);因此,在较高风险的人群中可能需要筛查 CK 水平	等级 D

体重减轻不足

• 体重减轻不足的评估应包含以下方面：	等级 B；BEL 2
◦ 生活方式改变失败	
◦ 与体重增加或减轻相关的药物	
◦ 不良饮食行为的发展	
◦ 心理并发症	
• RYGB 患者的放射影像或内镜检查应评估是否有胃小囊增大，吻合口扩张或形成胃瘘（gastrogastric fistula）；在 LAGB 患者中，应评估是否绑带疏松限制不足	
• 随访采用多学科方法，包括饮食变化，身体活动和行为改变；然后，如有必要，患者应接受药物治疗 ± 手术修正	等级 B；BEL 2

营养并发症

• 所有患者均应进行适当的营养评估，包括减重手术前后的微量营养素检查。与限制型手术相比，吸收不良型手术的患者应进行广泛的围手术期营养评估	等级 A；BEL 1
• 应为营养不良风险高（NRS ≥ 3）的减重术后患者提供肠内营养（EN）或肠胃外营养（PN）的营养支持	等级 D
• PN 的适应证包括：	
◦ 伴有非危重疾病的胃肠道（GIT）功能衰竭至少 5~7 天	
◦ 伴有危重疾病的胃肠道功能衰竭 3~7 天	
◦ 严重蛋白质营养不良 ± 低白蛋白血症以及对口服或肠内营养蛋白质补充剂无反应	

脂肪和脂溶性维生素吸收不良

• 没有足够的证据支持常规筛查必需脂肪酸，维生素 E 或维生素 K 缺乏症	等级 D
• 维生素 A 缺乏症可能伴有眼部并发症，因此建议在单纯吸收不良型的减重手术（例如 BPD 或 BPD/DS）之后进行常规筛查	
• 在这些情况下，可能需要单独补充或与其他脂溶性维生素（D，E 和 K）一起补充	等级 C；BEL 3
• 对于患有肝病，凝血功能障碍或骨质疏松症的既定脂溶性维生素缺乏症，应考虑进行维生素 K 含量评估	等级 D

营养性贫血

• 对于没有失血证据的术后贫血患者，应评估其营养缺乏以及与年龄相关的原因	等级 D
• 当常规筛查的缺铁性贫血为阴性时，吸收不良型减重手术后患者的营养性贫血也可能涉及维生素 B_{12}，叶酸，蛋白质，铜，硒和锌的缺乏	等级 C；BEL 3
• 输血的适应证与其他手术相同	等级 D

铁，维生素 B_{12}，叶酸和硒缺乏症

铁

• 所有患者均应进行铁指标的监测并进行恰当的治疗	等级 D
• 处理方法：	
◦ 口服铁剂 150~200mg/d（硫酸亚铁，富马酸铁或葡萄糖酸亚铁）	等级 A；BEL 1
◦ 补充维生素 C 以增加铁的吸收	等级 C；BEL 3
• 在严重的铁吸收不良导致口服铁不耐受和难治性铁缺乏的情况下，治疗方法是输注铁剂（葡萄糖酸铁或蔗糖铁）	等级 D

维生素 B₁₂

• 建议所有患者术前和术后每年进行维生素 B$_{12}$ 缺乏症的评估,尤其 LSG 或 RYGB 的患者	等级 B；BEL 2
• 治疗方法：	
◦ 每天口服 1 000μg 或更多的结晶型维生素 B$_{12}$,以维持正常的维生素 B$_{12}$ 水平	等级 A；BEL 1
◦ 经鼻腔摄入维生素 B$_{12}$,500μg/ 周	等级 D
◦ 前庭(肌肉内或皮下)补充 B$_{12}$,补充 1 000μg/ 月至 1 000~3 000μg/6~12 个月(如果不能通过口服或鼻内途径维持 B$_{12}$ 水平)	等级 C；BEL 3

叶酸

• 所有患者均应补充 400μg/d 的叶酸(作为多种维生素中矿物质的一部分)	等级 B；BEL 2
• 所有育龄妇女均应补充叶酸,以减少胎儿神经管畸形的风险	等级 A；BEL 1

硒

• 减重手术后没有足够的证据支持进行常规硒筛查或补充	等级 D
• 对于患有原因不明性的贫血或疲劳,持续性腹泻,心肌病或代谢性骨病的吸收不良型减重手术患者,应检查硒水平	等级 C；BEL 3

锌缺乏

• 建议在吸收不良型减重手术术后常规检查是否存在锌缺乏	等级 C；BEL 3
• 脱发,异食癖和严重消化不良的患者以及性腺功能低下或勃起功能障碍的男性患者,应考虑锌缺乏	等级 D
• BPD 或 BPD/DS 的患者应常规服用锌补充剂	等级 C；BEL 3

铜缺乏

• 作为常规复合维生素和矿物质制剂的一部分,应补充 2mg/d 的铜	等级 D
• 术后没有常规筛查铜的指征,但贫血,中性粒细胞减少,骨髓性神经病和伤口愈合不良的患者应评估铜的水平	等级 D
• 治疗：	
◦ 严重缺乏时,以静脉输注铜(2~4mg/d)治疗 6 天作为初始治疗	等级 D
◦ 后续治疗或轻度至中度缺乏症的治疗：口服硫酸铜或葡萄糖酸铜 3~8mg/d,直至水平恢复正常且症状消失	等级 D
接受锌缺乏症治疗或因脱发而服用锌补充剂的患者,每 8~15mg 锌应补充 1mg 铜(补锌会导致铜缺乏)	等级 C；BEL 3

硫胺素缺乏症

• 硫胺素补充应包括在常规复合维生素和矿物质制剂	等级 D
• 减重手术后不建议常进行规硫胺素筛查	等级 C；BEL 3
• 对于术后体重迅速减轻,呕吐时间长,肠外营养,过量饮酒,神经病,脑病或心力衰竭的患者,应考虑检查是否硫胺素缺乏或经验性补充硫胺素	等级 D
• 治疗(可疑或已确定的硫胺素缺乏症)：	等级 C；BEL 3
◦ 静脉补充硫胺素 500mg/d,治疗 3~5 天	
◦ 随后以 250mg/d 的剂量静脉补充 3~5 天或直至症状消失	
◦ 然后口服 100mg/d(通常是长期或直到危险因素解决)	
• 在顽固性或反复出现硫胺素缺乏症但无上述风险之一的情况下,加用抗生素以防止小肠细菌过度生长	等级 C；BEL 3

胃肠道并发症

吻合口瘘

• 对于怀疑有漏的患者,可以考虑采用上消化道(UGI)造影检查(水溶性造影剂,然后使用稀钡剂)或计算机断层扫描(CT)进行漏的评估	等级 C;BEL 3
• 尽管存在阴性探查可能,但在临床高度怀疑吻合口瘘的情况下,剖腹或腹腔镜探查是合理的	等级 C;BEL 3
• 如果出现新的持续脉搏速率超过 120 次 / 分并长达 4 小时以上,呼吸急促,缺氧或发烧的症状,则应考虑吻合口瘘	等级 D
• 尽管常规研究价值不大,但可以考虑选择进行泛影葡胺上消化道造影来确定患者出院前是否有亚临床渗漏	等级 C;BEL 3
• 如果怀疑有漏,应考虑进行 C 反应蛋白(CRP)检查	

吻合口溃疡或狭窄

• 减重手术后应尽可能避免使用非甾体抗炎药,因为它们与吻合口溃疡或穿孔的发生有关	等级 C;BEL 3
• 减重手术前应确定替代的止痛药	等级 D
• 对可疑因狭窄或异物(例如缝线,吻合钉)导致的胃肠道症状,内镜检查可能是首选方法。它可以是诊断性的也可以是治疗性的(例如,内镜扩张或异物取出)	等级 C;BEL 3
• 幽门螺杆菌可以是减重手术后持续出现胃肠道症状的原因,可能需要进行检测	等级 D
• 吻合口溃疡应使用 H_2 受体阻滞剂,质子泵抑制剂(PPI)或硫糖铝治疗。如果检测出幽门螺杆菌,则使用三联疗法(抗生素,铋剂和 PPI)	等级 C;BEL 3
RYGB 患者因胃小囊与残胃未完全离断而形成胃瘘或疝,并且出现体重增加,吻合口溃疡,狭窄或胃食管反流的症状,进行修正手术会更好	等级 C;BEL 3

腹泻

• 持续和严重的胃肠道症状(例如恶心,呕吐,腹痛,腹泻和便秘)需要进行评估	等级 C;BEL 3
• 能进行小肠活检和抽吸肠内容物的上消化道内镜检查仍是评估乳糜泻和细菌过度生长的金标准	等级 C;BEL 3
• 如果怀疑艰难梭菌结肠炎,应进行粪便标本检查	等级 C;BEL 3
BPD 或 BPD/DS 术后持续性脂肪泻的患者需要对营养缺乏症进行评估	等级 C;BEL 3
BPD 或 BPD/DS 且疑似胆胰支处细菌过度生长的患者,应根据经验用甲硝唑或利福昔明治疗	等级 C;BEL 3
对于细菌过度生长的抗生素耐药病例,可以考虑使用益生菌,例如植物乳杆菌 299v 和鼠李糖乳杆菌 GG	等级 D

由于粘连,内疝或切口疝导致肠梗阻

LAGB 后,持续呕吐,反流和上消化道梗阻的患者应立即抽出绑带中的液体	等级 D
• LAGB 后,如果患者持续出现胃食管反流,反胃,慢性咳嗽或反复吸入性肺炎的症状,应引起关注,考虑束带太紧或束带上方形成大的胃囊或食管扩张。出现这些症状应立即转诊给减重外科医生处理	等级 D
• 对于无症状的腹壁疝,可等到体重减轻稳定并且营养状况得到改善以后再进行确定的修复,以实现充分治愈(减重手术后 12~18 个月)	等级 D
• 减重手术后发生的有症状性疝需要立即进行手术评估	等级 C;BEL 3
• 对突然发作,严重的痉挛性脐周痛或反复发作的严重腹痛的减重术后患者,应进行腹部和盆腔 CT 检查以排除闭袢性肠梗阻这一可能危及生命的并发症	等级 D
• 对于怀疑有内疝的患者,建议进行剖腹探查或腹腔镜检查,因为这种并发症在 UGI 检查和 CT 扫描中可能会漏诊	等级 C;BEL 3

吸烟

• 任何时间都应避免吸烟	等级 A;BEL 2
• 吸烟的患者应停止手术,最好在手术前至少 6 周停止吸烟	
• 手术后应避免吸烟,因为吸烟会导致伤口愈合不良,吻合口溃疡和整体健康受损的风险增加	等级 A;BEL 1

饮酒

• RYGB 患者由于术后酒精代谢受损和存在饮酒障碍的风险而应停止饮酒	等级 C;BEL 3

癌症监测

• 所有患者术前应由主管医生进行适合年龄和风险的癌症筛查	等级 C;BEL 1

减重术后患者癌症筛查的建议摘要

癌症类型	流行人群	监测方法	监测周期
大肠癌(CRC)[11,12]	普通人群:	粪便潜血试验(FOBT)	每年
	年龄 ≥ 50 岁的男性和女性	或	每年
	高危人群:	粪便免疫化学试验(FIT)	每 5 年
	• ≥ 60 岁的单个一级亲戚被诊断出患有 CRC 或晚期腺瘤	或	每 5 年
	• ≤ 60 岁被诊断出患有 CRC	软性乙状结肠镜检查	每 5 年
	或	或	每 10 年
	晚期腺瘤的单个一级亲戚或	CT 结肠造影	每 10 年
	• 两个患有 CRC 或晚期腺瘤的一级亲属	或	从 40 岁开始每 5 年或
		双重对比钡灌肠	比最年轻的亲属确诊 CRC 或腺瘤的年龄小 10 岁
		或	
		结肠镜检查(首选检查)	
		结肠镜检查	
乳腺癌[12]	20~39 岁的女性	乳房自我检查(BSE)	定期每月 BSE
	年龄 ≥ 40 岁的女性	和	每 3 年 CBE
		临床乳房检查(CBE)和乳房 X 线摄片	每年
宫颈癌[12,13]	女性年龄 ≥ 21~29 岁	宫颈涂片检查(子宫颈细胞学)	每 3 年
	女性年龄 ≥ 30~65 岁	宫颈细胞学和人类乳头瘤病毒(HPV)	每 5 年
	女性年龄 ≥ 65 岁	DNA 检验	每 3 年
	子宫切除术后的女性	或仅宫颈细胞学	
		如果正常宫颈细胞学 ≥ 3 次且过去十年细胞学正常则不筛查	
子宫内膜癌[12,14]	绝经妇女(高危患者)	子宫内膜组织取样	如果有子宫内膜癌的风险和绝经后出现出血或斑点的症状
前列腺癌[12,14]	年龄 ≥ 50 岁的男性	直肠指检(DRE)和前列腺特异性抗原检查(PSA)	每年

结论

　　本章概述性总结了减重术后患者围手术期管理的标准和指南。这些标准和指南更新自美国临床内分泌协会(AACE)、肥胖协会(TOS)和美国减重与代谢外科学会(ASMBS)关于减重手术及其并发症的共识[8,9]。该指南帮助临床医师管理患者；然而，在患者选择、管理和治疗方法上必须要有自己的判断，才能保障指南在个体差异情况下的适当性和可行性。指南是肥胖患者围手术期管理的一种标准化方式，临床医师在基于当前的知识、经验、最新学术研究和患者需求的前提下，应该不断练习操作并熟练掌握减重手术，以达到有效和安全的目标。

（姚立彬　侯栋升　译）

参考文献

1. Finucane MM, Stevens GA, Cowan MJ, et al. National, regional, and global trends in body-mass index since 1980: systematic analysis of health examination surveys and epidemiological studies with 960 country-years and 9.1 million participants. *Lancet*. 2011; 377(9765): 557–567.
2. World Health Organization (WHO). Obesity. Available from: *www. euro.who.int/en/what-we-do/health-topics/noncommunicable-diseases/obesity*. Accessed September 9, 2013.
3. World Health Organization (WHO). Fact Sheet No.311 (updated March 2013). Available from: *www.who.int/mediacentre/factsheets/fs311/en/*. Accessed September 9, 2013.
4. Flegal KM, Carroll MD, Kit BK, Ogden CL. Prevalence of obesity and trends in the distribution of body mass index among US adults, 1999–2010. *JAMA*. 2012; 307: 491–497.
5. Ogden CL, Carroll MD, Kit BK, Flegal KM. Prevalence of obesity and trends in body mass index among US children and adolescents, 1999–2010. *JAMA*. 2012; 307: 483–490.
6. Ogden CL, Carroll MD, Kit BK, Flegal KM. Prevalence of childhood and adult obesity in the United States, 2011–2012. *JAMA*. 2014; 311(8): 806–814.
7. Ryan DH, Johnson WD, Myers VH, et al. Nonsurgical weight loss for extreme obesity in primary care settings: results of the Louisiana Obese Subjects Study. *Arch Intern Med*. 2010; 170(2): 146–154.
8. American Society for Metabolic & Bariatric Surgery. Fact Sheet. Metabolic & Bariatric Surgery. Available from: http://www.asbs. org/ Newsite07/media/asmbs_fs_surgery. pdf. Accessed August 8, 2009.
9. Mechanick JI, Kushner RF, Sugerman HJ, et al. American Association of Clinical Endocrinologists, The Obesity Society, and American Society for Metabolic & Bariatric Surgery medical guidelines for clinical practice for the perioperative nutritional, metabolic, and nonsurgical support of the bariatric surgery patient. *Surg Obes Relat Dis*. 2008; 4(5): S109–S184.
10. Mechanick JI, Youdim A, Jones DB, et al. Clinical practice guidelines for the perioperative nutritional, metabolic, and nonsurgical support of the bariatric surgery patient—2013 update: cosponsored by American Association of Clinical Endocrinologists, The Obesity Society, and American Society for Metabolic & Bariatric Surgery. *Obesity*. 2013; 21(S1): 1–27.
11. Rex DK, Johnson DA, Anderson JC, Schoenfeld PS, Burke CA, Inadomi JM. American College of Gastroenterology guidelines for colorectal cancer screening 2008. *Am J Gastroenterol*. 2009; 104(3): 739–750.
12. Smith RA, Cokkinides V, Brooks D, Saslow D, Brawley OW. Cancer screening in the United States, 2010: a review of current American Cancer Society guidelines and issues in cancer screening. *CA-Cancer J Clin*. 2010; 60(2): 99–119.
13. Saslow D, Solomon D, Lawson HW, et al. American Cancer Society, American Society for Colposcopy and Cervical Pathology, and American Society for Clinical Pathology screening guidelines for the prevention and early detection of cervical cancer. *CA-Cancer J Clin*. 2012; 62(3): 147–172.
14. Mettlin C, Jones G, Averette H, Gusberg SB, Murphy GP. Defining and updating the American Cancer Society guidelines for the cancer-related checkup: prostate and endometrial cancers. *CA-Cancer J Clin*. 1993; 43(1): 42–46.

第一篇

术前并发症防治

第1章

减重手术患者的评估

Derrick Cetin

简介

1990 年代以来,美国体重指数(BMI)>30kg/m²、40kg/m² 和 50kg/m² 的人群数量分别增加了一倍、三倍和四倍[1]。体重指数的增加与患合并症的风险有关,而且有超过 30 种与严重肥胖相关的合并症[2]。

根据弗雷明翰心脏研究,肥胖是心血管疾病(CVD)的独立危险因素。女性健康计划观察性研究还发现,在 BMI>40kg/m² 的肥胖患者的心肌梗死、心绞痛、经皮冠状动脉介入治疗和冠状动脉旁路移植术的患病率高达 11.5%[3]。肥胖与一种可能导致残疾和死亡的轻度炎症状态有关。

初步评估的任务是确定潜在的并发症,包括 2 型糖尿病、高血压、血脂异常和阻塞性睡眠呼吸暂停(OSA),因为这些疾病通常与严重肥胖有关。在医疗评估中,确定并发症是很重要的,因为优化和更好地控制并发症可以降低减重手术患者心血管疾病的风险。动脉粥样硬化性心血管疾病、充血性心力衰竭(CHF)、高血压、阻塞性睡眠呼吸暂停伴低通气和肺动脉高压、心律失常和静脉血栓栓塞症(VTE)是最有可能影响严重肥胖患者术前心脏评估的并发症。

鉴于严重肥胖患者的高患病率,减重手术的需求将持续增长,从 1998—2009 年,减重手术的数量从 13 000 例增加到 200 000 例[4]。减重手术技术和方法的进步减少了手术的并发症,使减重手术成为针对那些不被认为是候选对象的高危患者的一种选择。因此,对高危患者进行仔细鉴别和术前准备,对于降低减重手术后并发症和死亡率具有重要意义。

2009 年,美国心脏协会发布了一份科学指南,供心内科、外科、麻醉科和医疗保健从业者参考,不仅建议用于术前心血管评估,而且用于严重肥胖患者的术中、围手术期和术后护理[4]。仔细的术前评估和优化潜在合并症可导致良好的结果,包括合并症的部分或完全缓解,得益于减重手术导致持久体重下降。

本章重点介绍初步医疗评估、风险因素概况评估、医疗优化和术前患者访视(减重手术 30 天内)。

风险评估

在确定减重手术患者的风险时,许多因素需要考虑。美国心脏协会科学顾问建议将患者的年龄、性别、心肺功能、电解质紊乱和心力衰竭作为减重手术后并发症和死亡率的独立预测因素。

也可以使用美国麻醉医师协会(ASA)的分类来确定风险。ASA 分类已经被广泛评估为可以很好地预测术后的并发症和死亡率[5]。

DeMaria 于 2007 年发明的肥胖手术死亡风险评分(OS-MRS)被用于风险评估,以评估减重手术后 30 天并发症和死亡率高风险的患者[6]。术前评估使用了 5 个变量:BMI>50kg/m²,男性,高血压,肺部危险因素史(既往静脉血栓栓塞症,腔静脉滤器放置,低通气,肺动脉高压),以及年龄>45 岁。评分系统分为 A 级、B 级和 C 级,每个变量 1 分。A、B 和 C 级患者的死亡风险分别为 0.3%、1.90% 和 7.56%(表 1.1)。

表 1.1 减重手术死亡风险分评分

分级	分数	死亡率 /%
A	0~1	0.31
B	2~3	1.90
C	4~5	7.56

减重手术纵向评估（LABS）是另一个有价值的风险评估工具。数据显示，静脉血栓栓塞症、阻塞性睡眠呼吸暂停综合征和功能不良是预测30天不良事件（包括死亡）的独立危险因素[7]。正如OS-MRS中指出，年龄和性别并不能预测30天的不良结局，包括死亡。

2006年发表在《外科学文献》（The Archives Of Surgery）上的一项研究评估了25 428名减重手术患者，发现了几个增加死亡率的因素，包括年龄增长、男性、电解质异常和充血性心力衰竭[8]。该研究还显示，参加医疗保险的患者有更重的疾病负担，发病率更高。

2013年，Nguyen等人提出一项修订的减重手术死亡率风险分类，包括OS-MRS分类中的风险因素，并增加了新的风险因素，如糖尿病、医疗保险状况、手术类型和方法[9]。该系统的重要性在于，它包括了各种减重手术方法的风险差异。

减重手术前的心脏风险评估通常使用以下模型之一：改良的心脏风险指标（RCRI），或源自美国国家外科质量改进计划（NSQIP）的心搏骤停（MICA）计算器，或美国外科学会国家外科质量改进计划（ACS-NSQIP）风险模型计算器。RCRI更为简单，并已经得到了广泛的使用和验证。RCRI和NSQIP在能够计算特定手术的心脏死亡或非致命性心肌梗死风险方面是独一无二的。（RCRI在"术前访视"一节中讨论。）

分类系统为医生和患者提供有关减重手术的风险/效益比的信息，并可能导致干预措施，从而降低患者的总体风险。有时，初步风险评估会发现管理不佳或未诊断的医疗状况。

初步患者医疗评估

在我们研究所，患者被要求与肥胖医学专家、心理学家、营养师和减重外科医生一起完成多学科评估。每个学科的功能是教育、协助和促进成功的减重手术过程。这些学科共同合作，而不是独立地为成功的手术提供指导。当患者完成指定的减重手术路径时已经进行了医疗优化，他/她已经了解了必要的营养指南，得到家人的支持，没有手术禁忌或心理负担，以降低围手术期心血管和肺部并发症的风险。下面的信息是肥胖医学专家在为患者做手术准备时使用的程序。

病史、体格检查和系统回顾的信息用来确定患者是否有任何与肥胖相关的次要原因。次要原因包括库欣综合征、甲状腺功能减退、多囊卵巢综合征、生长激素缺乏、性腺功能减退、胰岛素瘤、饮食失调（如暴饮暴食）以及导致食欲旺盛的罕见遗传疾病（如Prader-Willi综合征），这些疾病需要在减重手术之前进行治疗。初步的医疗评估还旨在评估症状、心血管危险因素和肥胖相关的合并症。

对可能导致体重增加的现有药物的审查应该记录在案，如果可能，患者应该使用一种不太可能导致进一步体重增加的替代药物。本组药物包括：糖皮质激素、胰岛素、锂、吩噻嗪、三环类抗抑郁药、卡马西平、丙戊酸钠、磺脲类、噻唑烷二酮类、醋酸甲地孕酮和肾上腺素能拮抗剂。

初步的患者访视从病史和体格检查以及减重手术类型的考虑中收集信息，以制定术前心脏风险的评估。而挑战在于如何确定术前心血管风险增加的个体[4]。其中一个原因是，体检往往低估了肥胖患者的心功能不全。肥胖患者体型大，心音听诊困难，因此对肥胖患者的检查很困难。仔细听诊心音是很重要的，在确定是否存在严重瓣膜病时可能也是至关重要的。严重的瓣膜疾病包括主动脉瓣狭窄和二尖瓣狭窄，如果漏诊，可能会增加心脏病的死亡率和发病率。此外，P2的强度在检查中可能被忽视，它是肺动脉高压的标志，而肺动脉高压在阻塞性睡眠呼吸暂停综合征患者中很常见。左心室衰竭、反复肺栓塞、肥胖低通气综合征、慢性阻塞性肺疾病（COPD）、硬皮病和先天性心脏病也可导致肺动脉高压的发生[10]。

一旦考虑进行减重手术，就应该在初步体检中评估患者是否存在心肺风险的增加。术前风险合理管理以确保患者处于可接受的减重手术风险之中是非常重要的。

重要的是，严重肥胖的患者通常有非特异性的症状[4]。睡眠障碍-呼吸紊乱、打鼾、呼吸暂停和日间过度嗜睡都是高度提示阻塞性睡眠呼吸暂停综合征的症状。有几种筛查试验可用于确定诊断。在我科，使用Epworth睡眠量表和停顿问卷对睡眠呼吸暂停患者进行筛查。根据体检、病史和筛查测试，阻塞性睡眠呼吸暂停综合征怀疑指数很高，患者应接受正式的多导睡眠图检查，并转诊到睡眠医学专家寻求帮助。

严重肥胖患者常出现劳累呼吸困难和下肢水肿，这些非特异性症状，可能被误认为某些心脏症状[4]。虽然这些症状可能是非特异性的，但应该进行进一步的测试,以确定这些症状是否真的来自潜在的心肺疾病。所有考虑进行减重手术的患者都应该做心电图和胸部 X 线检查。AHA 推荐所有至少有一种冠状动脉疾病(CAD)危险因素的患者进行心电图检查;肥胖是 CAD 的既定危险因素。女性健康计划观察性研究发现,心肌梗死、心绞痛、经皮冠状动脉介入治疗和冠状动脉旁路移植术的患病率高达 11.5%[3]。应该评估心电图是否存在 Q 波、ST 段改变(压低 / 抬高)、QTc 间期延长、心律失常、LVH 和束支传导阻滞的存在,这些都会增加心肌梗死 / 缺血的可能性[11]。术前基线心电图的有效性在于与术后心电图异常情况进行比较[11]。相反,肥胖患者的基线心电图通常会显示下壁心肌梗死的假阳性结果。在这种情况下,在患者进行减重手术前,需要进行非侵入性心脏评估或转诊心脏科,或两者兼有之[10]。肥胖者可能发生的心电图改变如表 1.2[10]所示。

表 1.2　肥胖个体出现的心电图改变

心率增快
PR 间期延长
QRS 间期延长
QRS 电压异常
QTc 间期延长
QT 间期延长
SAECG(晚电位)
ST-T 异常
ST 段压低
左轴偏差
T 波平坦(下外侧导联)
左心房异常
下壁心肌梗死假阳性

当患者面临劳累性呼吸困难、心力衰竭症状或无法运动而无法评估功能性能力时,建议使用成像技术来评估心脏功能,如超声心动图[4]。超声心动图是评估左心室收缩功能、右心房和右心室压力与肺动脉高压一致以及发现瓣膜性心脏病的有用工具。患者有左心室收缩功能减退、肺动脉高压或严重瓣膜疾病的患者应转诊至心脏科医师就诊。通常,超声心动图发现的肺动脉高压来自潜在的阻塞性睡眠呼吸暂停综合征(OSA),在检查之前可能没

有被注意到。在这种情况下,通常需要进行睡眠研究,以确定睡眠呼吸暂停是否是超声心动图上显示的肺动脉高压的原因。如果在多导睡眠图上未发现阻塞性睡眠呼吸暂停综合征,则应确定肺动脉高压的其他病因。值得注意的是,肺心病的心电图发现往往晚于心导管检查证实的肺动脉高压[4]。

通常,严重肥胖的患者会发展为无症状的左心室舒张功能不全,并与未来的左心室收缩功能不全相关[12]。尽管治疗方案还不确定,美国心脏病学会和美国心脏协会联合指南建议对这些个体进行适当的血压控制、心率控制、减少中心血容量和缺血[13]。此外,体重减轻可以全面改善心血管功能,包括减少血容量、每搏输出量、心输出量和左心室指数,这些都会改善左心室和心舒张功能不全[10]。

术后肺部并发症(PPC)是延长 1~2 周住院时间的原因之一[14]。PPC 与术后心脏并发症一样常见,只是关于前者的文献不那么确定。PPC 同样普遍,导致同样的发病率、死亡率和住院时间。增加 PPC 的因素包括慢性阻塞性肺疾病,年龄 > 60 岁,ASA Ⅱ级,功能依赖和充血性心衰[15]。低血清白蛋白(< 35g/dl)也是 PPC 的有力预测因素[15]。肥胖和轻中度哮喘还不能证明可以预测 PPC[15]。在高风险患者中成功降低 PPC 的治疗包括刺激肺活量和合理使用鼻胃管减压[15]。控制不佳的 COPD 患者应该转到呼吸内科进行评估和药物优化以减少 PPC。研究探讨了持续气道正压通气(CPAP)与咳嗽和深呼吸方案相比在预防 PPC 方面的作用[16]。由于良好的呼吸护理,所有人群的肺炎发病率都很低。CPAP 的优势在于它不需要患者付出任何努力,而且与咳嗽和深呼吸相比,治疗更简单[17,18]。确诊阻塞性睡眠呼吸暂停综合征(OSA)非常重要,不仅是健康收益,包括改善高血压和预防冠心病患者的心力衰竭,还可以作为预防 PPC 的另一种方法[17]。

有不明气短或肺部症状的患者需要进行肺功能测试、胸部 X 线检查和动脉血气分析。这些发现可能揭示潜在的限制性肺部疾病(通常与严重肥胖有关)、肥胖、低通气综合征或阻塞性肺疾病。任何时候,怀疑肺部症状的病因不清楚,都应在进行减重手术之前立即转诊到呼吸内科。

减重术前检查清单

2013 年,针对减重手术患者围手术期营养、代

谢和非手术支持的最新临床实践指南发布。临床实践指南由美国临床内分泌协会（AACE）、肥胖协会（TOS）和美国减重与代谢外科学会（ASMBS）共同发起。2013 年指南建议在表 1.3[19] 中列出减重手术患者的术前检查清单。

表 1.3　减重手术的术前检查清单

√	完整的 H & P（肥胖相关并发症、肥胖的诱因、体重、BMI、减肥史、承诺和排除手术有关风险）
√	常规实验室检查（包括空腹血糖、血脂、肾脏功能、肝脏、脂质、尿液分析、凝血酶原时间 /INR、血型、CBC）
√	营养筛选，含铁研究，维生素 B$_{12}$ 和叶酸（RBC 叶酸，高半胱氨酸，甲基丙二酸可选）和 25- 维生素 D（维生素 A 和 E 可选）；考虑根据症状和风险对接受吸收不良的患者进行更广泛的测试
√	进行睡眠呼吸暂停筛查的心肺评估（如果怀疑心脏疾病或肺动脉高压，则进行 ECG，CXR，超声心动图检查；如果临床需要，应行 DVT 评估）
√	胃肠道评估（在高流行地区进行幽门螺杆菌筛查；如果临床上有胆囊评估和上镜检查）
	内分泌评估（HbA1c 怀疑或诊断为糖尿病前期或糖尿病；TSH 伴有甲状腺疾病的症状或风险增加；雄激素具有 PCOS 怀疑［总 / 生物可利用的睾丸激素，DHEAS，Δ4- 雄烯二酮］；如果临床上怀疑可筛查库欣综合征［1mg 地塞米松过夜试验，24 小时无尿皮质醇，晚上 11 点唾液皮质醇］）
√	RD 临床营养评估
√	社会心理行为评估
√	记录减重手术的医疗必要性
√	知情同意
√	提供相关的财务信息
√	继续努力进行术前减肥
√	优化血糖控制
√	怀孕咨询
√	戒烟咨询
√	验证由初级保健医师进行的癌症筛查

美国预防服务工作组（USPSTF）最近发布的一份声明建议，作为心血管风险评估的一部分，对 40~70 岁的超重成年人进行血糖异常筛查[20]。USPSTF 指出，估计四分之一的心血管死亡是可以预防的，糖代谢异常是心血管疾病的一个危险因素[20]。根据 USPSTF 声明中的 B 级建议，筛查不仅应在怀疑糖尿病前期时进行，还也应作为是减重手术患者标准评估的一部分。

术前营养筛查的重要性怎么强调都不为过，因为新发表的文献表明，许多人被发现患有各种矿物质和微量营养素缺乏症，在某些情况下，在接受减重手术之前可能会营养不良。约翰·霍普金斯大学的研究人员发现，在接受减重手术评估时，超过 20% 的患者有 3 种或 3 种以上的营养缺乏[21]。此外，2002—2008 年进行的一项大型多中心回顾研究指出[22]，减重手术后微量营养素缺乏非常普遍，许多减重手术患者在术前或术后都没有接受微量营养素检测[22]。术前进行营养筛查的患者 <25%[22]。这两项研究支持最近发布的关于围手术期减重手术患者营养、代谢和非手术治疗的指南。根据术前筛查指南，解决微量营养素和矿物质缺乏是预防许多潜在微量营养素缺乏导致长期并发症的重要步骤。例如，潜在的缺乏，如维生素 D 缺乏，可以在短期内减少手术并发症，如伤口愈合不良、炎症和感染倾向[21]。减重手术前适当补充维生素 D 不仅可以改善或预防短期并发症，还可以改善整体健康和预防骨质疏松症。维生素 D 缺乏症非常普遍，对接受减重手术的吸收不良患者挑战更大，因为大约 21% 的减重手术患者在术后 25~36 个月内发生维生素 D 缺乏症[22]。

在减重手术的初始患者评估期间，医疗优化对于降低潜在的心脏或肺风险至关重要。在这一点上，优化治疗可以改善总体结果。维持正常的血压、正常的总胆固醇、正常的低密度脂蛋白和血糖控制可以改善总体的术后结果、死亡率和并发症。长期服用 β 阻滞剂的患者应在术前继续服用，如有必要，调整剂量以维持心率 <70 次 / 分。β 受体阻滞剂应该在手术日之前应用，这些药物不应在手术当天使用。2014 年更新的 ACC/AHA 指南包括一个 Ⅰ 类建议：术前继续使用他汀类药物治疗，以及在选定的高危患者中使用他汀类药物以降低心脏死亡率和发病率[23]。2014 年 AHA/ACC 指南主张在心力衰竭或高血压患者手术前应继续使用血管紧张素转换酶（ACE）抑制剂或血管紧张素受体阻滞剂（ARB）[24]。

功能评估

评估患者的下一个重要步骤是评估功能能力。

研究表明,在患者住院期间,术前功能低下是患者住院期间发病率和死亡率的最强预测因子[25]。由于各种原因,病态肥胖患者的功能能力可能很难测定。这可能是因为患者要么无法锻炼,要么由于与大型体格相关的矫形问题而极度受限[24]。功能能力用代谢当量(Met)来描述。例如,1Met是一个40岁,70kg的男性的静息或基础耗氧量。功能性能力被分为优秀(>10Met)、良好(7~10Met)、中等(4~6Met)、差(<4Met)和无法确定(未知)[24]。评估的基准是患者是否能够达到>4Met的活动,例如爬楼梯、上山或以4mph速度在平地行走的能力。无法达到4个以上的Met会增加患者围手术期心脏和长期风险[24]。多数情况下,病态肥胖伴有功能状态不佳的患者所担忧是无法区分是肥胖还是可能的潜在心脏疾病所引起的功能低下[4]。对功能能力较差或未知的患者的推荐评估是在进行计划中的选择性手术之前,包括成像,如经胸超声心动图(TTE)或放射性核素心室造影术以评估左右心室功能[4]。如果发现患者左室功能下降,应怀疑肥胖型心肌病或冬眠心肌,并考虑进行冠状动脉造影[4]。

压力测试

如果患者存在严重不良心脏事件(MACE)的高风险因素,运动负荷试验仍然是对功能较差或未知的患者进行无创性心脏评估的基石。如果存在潜在的隐匿性心脏病,这种类型的无创心脏测试可能诱发缺血性改变和心脏症状[4]。遗憾的是,一些肥胖患者由于运动耐力差、条件限制、矫形限制以及运动受限时劳累性呼吸困难而无法完成运动负荷测试。另一种选择是考虑不要求患者通过锻炼提高心率的药物压力测试。尽管压力测试有其他选择,但许多设施都有体重限制,因为设备无法承受一些病态肥胖患者的极端体重。总的来说,如果有三个或以上的冠心病危险因素或已知的冠心病诊断或者即使结果将会改变处理方式时才需要对功能正常的肥胖患者进行压力测试[4]。2014年更新的AHA/ACC指南建议,如果患者不能运动到至少4Met,又有较高的MACE风险,并且只有当进一步测试将影响决策或围手术期护理时,才需要进行压力测试[24]。有疑问的决定是:患者是根据压力测试的结果进行CABG或PCI,还是进行最初的手术[24]?因此,只有当异常结果会改变处理决定时,才应该进行压力测试。

对于不能完成功能压力测试或药物压力测试的患者,TTE是一个可行的选择。TTE可用于评估左心室、右心室收缩功能,以及是否存在潜在的瓣膜心脏病。经食管超声心动图(TEE)在TTE超声心动图窗口显示不清楚时也很有用[4]。左心室收缩功能降低可能是潜在的肥胖心肌病或冬眠心肌的标志性发现。左心室收缩功能降低的发现是转诊至心脏病专家进行进一步评估和可能的冠状动脉造影的指征,因为这种情况可能导致心力衰竭,应该在手术前确定[4]。

重度肥胖患者手术前后的算法评估

以下算法是一种通用、全面的方法,是在对考虑进行减重手术或任何非心脏手术的病态肥胖患者进行初步评估时减重医疗和外科团队使用的[4]。

术前访视

经过初步评估,包括确认和优化已知的并发症情况,患者被认为处于可接受的风险中,并准备进行减重手术。处于可接受风险水平的患者可确保减重手术的最终目标安全实现;目标是减少并发症和死亡率,提高生活质量。术前访视的目标是评估患者的医疗状况和并发症的风险。在术前访视期间(手术30天内),根据RCRI评估最终的心脏风险。RCRI评估与围手术期心脏事件风险增加相关的临床和手术特异性因素[24]。RCRI基于6个风险因素,每个因素的权重为1分。一个正在追踪的临床风险因素是手术特有风险。减重手术不被认为是高风险的手术,而只是中等风险的手术,据报道,非致命性心肌梗死和心脏性死亡的比率在1%~5%[24]。其他五个被追踪的临床危险因素包括缺血性心脏病、心力衰竭、脑血管疾病、血清、肌酐等于或大于2.0mg/dl,以及胰岛素依赖型糖尿病。在不同的研究中发现了以下不良后果的比率[26]:

1. 无风险因素——0.4%
2. 一个风险因素——1.0%
3. 两个风险因素——2.4%
4. 三个或三个以上风险因素——5.4%

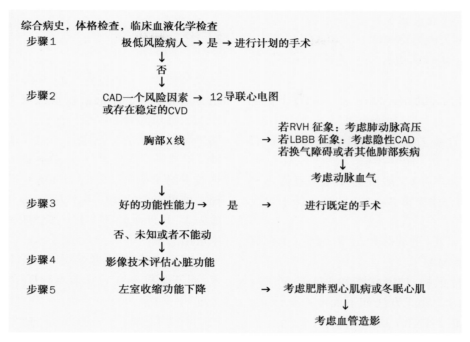

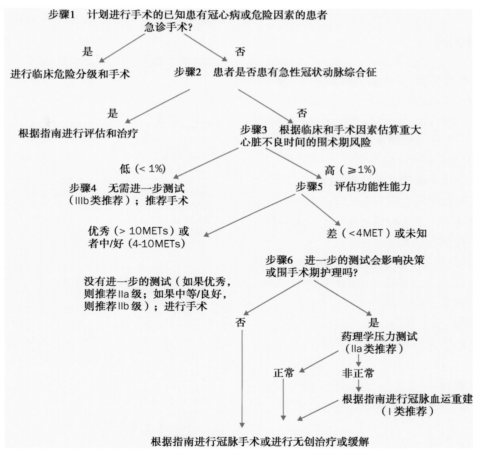

ACC/AHA 2014 年更新的指南将个人归类为 MACE 的低风险（< 1%）或高风险（≥ 1%）[24]。以前的指南包括中风险类别，而 2014 年更新的指南中没有包括这一类别。风险分类用于确定患者何时可以进行手术，压力测试的适应证，术前 β 阻断剂的使用，以及术前他汀类药物的使用。

一项观察研究显示，MACE 的高危患者可能受益于术前 β 阻滞剂以降低总体风险[27]。对于有三个或更多 RCRI 因素的患者,在手术前尽早就开始使用 β 阻滞剂可能是合理的[28]。

在非心脏手术前需要评估和治疗的活动性心脏疾病包括[25]:

1. 不稳定冠状动脉综合征(MI、严重或不稳定心绞痛)

2. 失代偿性心力衰竭(NYHA FC Ⅳ,新发心力衰竭恶化)

3. 严重心律失常(二级或更高的房室传导速度、症状性室性心律失常、室性心动过速伴不可控的心室反应)

4. 严重瓣膜病(主动脉和二尖瓣狭窄比反流性瓣膜病更易患 MACE)

采用临床标记物、功能状态和手术特定风险评估围手术期的阶梯式方法如下面的算法所示,该算法改编自最新的非心脏手术前心血管评估指南[24]。

术前血糖控制

优化术前血糖控制,并根据 AACE/TOS/ASMBS 减重外科临床实践指南(2013)指定目标[19]。推荐的目标包括 HbA1c 为 6.5%~7%,空腹血糖为 ≤110mg/dl,餐后 2 小时血糖水平为 ≤140mg/dl[19]。术前血糖控制良好可能取得更好的手术效果。对于有晚期微血管和大血管并发症的患者,尤其那些尽管进行了强化治疗仍血糖控制困难的患者,应考虑不太严格的目标。在这种情况下,一个合理的目标是达到 7%~8% 的 HbA1c[19]。

在我们的研究所,算法可以在网站上找到(http://intranet.ccf/anessionation/hqonline/Preopflow,PDF),用于以下患者的术前管理:

1. 心脏支架
2. 肺动脉高压
3. 糖尿病
4. 心血管疾病
5. 贫血
6. 高血压
7. 术前中心急性疼痛
8. 酗酒
9. 主动脉瓣狭窄
10. 颈动脉疾病
11. 肺功能受损
12. 肝功能升高

结论

在初步评估中,重要的问题是确定肥胖患者是否具有较高的术前心血管风险。考虑到与肥胖相关的已知危险因素和并发症,每个患者都应该使用多学科团队的方法进行广泛的评估。这不仅有助于减重外科医生评估患者的减重手术类型,还包括患者的个体风险因素。减重外科医生将有权选择一种更安全的减重手术方法,因为知道了个体风险因素,并且使患者处于可接受的医疗风险中。有了可用的微创手术,更短的手术时间和熟练的减重外科医生,高风险患者现在可以安全地进行减重手术,而不会有不良的发病率和死亡率。Ramani 等人证明了在重度肥胖合并严重的收缩性心力衰竭患者中减重手术的安全性和有效性[29]。许多患者在达到所需的 BMI 后进行了挽救生命的心脏移植。以前被认为不可接受的患者现在可以安全地接受减重手术,从而实现持久的减重,从而改善患者的预后,降低心血管风险和并发症,并提高生活质量。

(余少鸿 译)

参考文献

1. Strum R. Increases in clinically severe obesity in the United States, 1986-2000. *Arch Intern Med*. 2003; 163: 2146–2148.
2. Brethauer S, Kashyap S, Schauer P. Obesity. Available from: http://www.clevelandclinicmeded.com/medicalpubs/diseasemanagement/endocrinology/obesity. Accessed November 24, 2015.
3. McTigue K, Larson JC, Valoski A, et al. Mortality and cardiac and vascular outcomes in extremely obese women. *JAMA*. 2006; 296(1): 79–86.
4. Porier P, Alpert MA, Fleisher LA, et al. Cardiovascular evaluation and management of severely obese patients undergoing surgery: A science advisory from the American Heart Association. *Circulation*. 2009; 120(1): 86–95.
5. Buchwald H, Estok R, Fahrbach K, Banel D, Sledge I. Trends in mortality n bariatric surgery: a systematic review and meta-analysis. *Surgery*. 2007; 142(4): 621–632; discussion 632–635.
6. DeMaria EJ, Portenier D, Wolfe L. Obesity Surgery Mortality Risk Score: proposal for a clinically useful score to predict mortality risk in patients undergoing gastric bypass. *Surg Obes Relat Dis*. 2007; 3(2): 134–140.
7. The Longitudinal Assessment of Bariatric Surgery (LABS) Consortium. Perioperative safety in the longitudinal assessment of bariatric surgery. *N Engl J Med*. 2009; 361: 445–454.
8. Livingston EH, Langert J. The impact of age and medicare status on bariatric surgical outcomes. *Arch Surg*. 2006; 141(11): 1115–1120.
9. Nguyen NT, Nguyen B, Smith B, Reavis KM, Elliot C, Hohmann S. Proposal for a bariatric mortality risk classification system for patients undergoing bariatric surgery. *Surg Obes Relat Dis*. 2013; 9: 239–246.
10. Poirier P, Giles TD, Bray GA, et al. Obesity and cardiovascular disease: pathophysiology, evaluation, and effect of weight loss: an update of the 1997 American Heart Association scientific statement on obesity and heart disease from the committee of the Council

on Nutrition, Physical Activity, and Metabolism. *Circulation.* 2006; 113: 898–918.

11. Van Klei WA, Bryson GL, Yang H, et al. The value of routine preoperative electrocardiography in predicting myocardial infarction after noncardiac surgery. *Ann Surg.* 2007; 246(2): 165–170.

12. Russo C, Jin Z, Homma S, et al. Effect of obesity and overweight on left ventricular diastolic function: a community-based study in an elderly cohort. *J Am Coll Cardiol.* 2011; 57(12): 1368–1374.

13. Hunt SA, Baker DW, Chin MH. ACC/AHA guideline for the evaluation and management of chronic heart failure in the adult: executive summary. A report of the American College of Cardiology/American Heart Association Task Force on Practice Guidelines. *J Am Coll Cardiol.* 2001; 38: 2101–2113.

14. Lawrence VA, Dhanda R, Hilsenbeck SG, Page CP. Risk of pulmonary complications after elective abdominal surgery. *Chest.* 1996; 110: 744–750.

15. Arozullah AM, Daley J, Henderson WG, Khuri SF. Multifactorial risk index for predicting postoperative respiratory failure in men after major noncardiac surgery. The National Veterans Administration Surgical Quality Improvement Program. *Ann Surg.* 2000; 232(2): 242–253.

16. Stock MC, Downs JB, Gauer PK, Alster JM, Imrey PB. Prevention of postoperative pulmonary complications with CPAP, incentive spirometry, and conservative therapy. *Chest.* 1985; 87(2): 151–157.

17. Milleron O, Pilliere R, Foucher A, et al. Benefits of obstructive sleep apnea treatment in coronary artery disease: a long-term follow-up study. *Eur Heart J.* 2004; 25 (9):728–734.

18. Khayat RN, Abraham WT, Patt B, Roy M, Hua K, Jarjoura D. Cardiac effects of continuous and bilevel positive airway pressure for patients with heart failure and obstructive sleep apnea. *Chest.* 2008; 134(6): 1162–1168.

19. Mechanick JI, Youdim A, Jones DB, et al. Clinical practice guidelines for the perioperative nutritional, metabolic, and nonsurgical support of the bariatric surgery patient – 2013 update: cosponsored by American Association of Clinical Endocrinologists, The Obesity Society, and American Society for Metabolic & Bariatric Surgery. *Obesity (Silver Spring).* 2013; 21(01): S1–S27.

20. Siu AL, on behalf of the US Preventative Services Task Force. Screening for abnormal blood glucose and type 2 diabetes mellitus: U.S. Preventative Services Task Force Recommendation Statement. *Ann Intern Med.* 2015; 163(11): 861–868.

21. Peterson LA, Cheskin LJ, Furtado M, et al. Malnutrition in bariatric surgery candidates: multiple micronutrient deficiencies prior to surgery. *Obes Surg.* 2016; 26(4): 833–838. doi: 10.1007/s11695-015-1844-y

22. Gudzune KA, Huizinga MM, Chang HY, Asamoah V, Gadgil M, Clark JM. . Screening and diagnosis of micronutrient deficiencies before and after bariatric surgery. *Obes Surg.* 2013; 23(10): 1581–1589.

23. Eagle KA, Berger PB, Calkins H, et al. ACC/AHA guideline update for perioperative and cardiovascular evaluation for noncardiac surgery executive summary: a report of the American College of Cardiology/American Heart Association Task Force on Practical Guidelines (Committee to Update the 1996 Guidelines on Perioperative Cardiovascular Evaluation for Noncardiac Surgery). *Circulation.* 2002; 105: 1257–1267.

24. Fleisher LA, Fleischmann KE, Auerbach AD, et al. ACC/AHA guideline on perioperative cardiovascular evaluation and management of patients undergoing noncardiac surgery. *J Am Coll Cardiol.* 2014; 64(22): e77–e137.

25. Khan MA, Grinberg R, Johnson S, et al. Perioperative risk factors for 30-day mortality after bariatric surgery: is functional status important? *Surg Endosc.* 2013; 41(1): 26–35.

26. Devereaus PJ, Goldman L, Cook DJ, et al. Perioperative cardiac events in patients undergoing noncardiac surgery: a review of the magnitude of the problem, the pathophysiology of the events and methods to estimate and communicate risk. *CMAJ.* 2005; 173: 627.

27. London MJ, Hur K, Schwartz GG, et al. Association of perioperative beta-blockade with mortality and cardiovascular morbidity following major noncardiac surgery. *JAMA.* 2013; 309: 1704–1713.

28. Barrett TW, Mori M, DeBoer D. Association of ambulatory use of statins and beta-blockers with long-term mortality after vascular surgery. *J Hosp Med.* 2007; 2: 241–252.

29. Ramani GV, McCloskey C, Ramanathan RC, Mathier MA. Safety and efficacy of bariatric surgery in morbidly obese patients with severe systolic heart failure. *Clin Cardiol.* 2008; 31(11): 515–520.

第2章

支持小组和行为科学

Christina M. Rummell

长期以来,有关减重手术最佳实施方案的各类指导原则均倡导一种综合的、长期的、多学科的管理方法[1]。通常情况下,心理社会行为评估是减重手术术前辅助检查中一项不可或缺的环节[2]。然而,对许多患者来说,伴随其整个减重过程的心理和行为问题是不可能通过其与心理学家或其他心理健康专业人士的一次面谈就能得到详尽诠释和彻底解决的。正如巴斯(Barth)和简森(Jenson)所述:"此类患者中的很多人均表现出自尊心低下、社交能力不足的特征……均是一些自称时常感到羞耻、尴尬和恐惧的患者……他们需要持续不断的情感支持和鼓励"[3]。一般来讲,行为和心理支持关怀包含行为生活方式干预、建立支持小组、宣传教育、针对个体患者的心理治疗以及以问题为导向的短程小组心理治疗[3,4]。此外,医生应该意识到心理健康服务贯穿减重手术的各个阶段。

正如阿雅德(Ayad)和马丁(Martin)所说,"术前评估和准备以及术后调整等各个阶段均需结合相应的心理辅导"[5]。行为健康治疗医务人员应遵循的首要原则是在行为健康治疗实施的每个阶段中秉持专业态度、同患者建立良好的医患关系,并促成双方达成合作的目标[3]。本章就针对减重手术的各个阶段向行为健康治疗医务人员提出的各项建议分别进行阐述。

减重外科手术是一种具有一定风险、且需要经过显著的生活方式改变才能获得最佳效果的有创性治疗手段。以术前面谈方式对患者进行心理评估是至关重要的,因为它决定了患者的精神状况的安全性是否适合手术,以及患者术后对必要生活方式改变的接受程度和理解程度[2]。

索格(Sogg)和莫里(Mori)指出,作为多学科治疗团队的一员,心理医生主要负责对患者的相关行为、精神状态及情绪变化加以评估并提供相关治疗建议以提高手术的成功率[7]。尽管并非强制要求,但建议开展上述评估工作的心理医生最好是减重外科中心的在职人员或至少隶属于该机构,以促进团队成员间的有效沟通和交流,同时确保相关治疗工作的可持续性[8]。遗憾的是,多数(65%)减重中心将患者交由社区心理健康专家来治疗[9]。对心理健康专家来讲,具备相关减重手术、肥胖症学、异常饮食以及术前心理评估等专业领域的教育背景并了解此方面的专业文献是至关重要的[8]。心理评估的目的旨在"确定包括进食障碍在内的精神疾病对减重手术的安全性或有效性的危害程度"[8]。如此便可确定哪些患者需要在术前对其进行进一步的心理或行为干预并将其进行转诊。

关于普遍推荐的心理评估方法,不少出版物对此均有论述。一般来讲,心理评估通常是通过与患者的面对面临床访谈并配合客观心理评估措施及症状量表来完成的[9]。尽管目前并没有一个达成共识的指南,但推荐对以下方面进行评估:手术动机、当前饮食习惯、以往体重控制措施、当前体能活动、精神病史、当前心理症候、用药情况、犯罪记录、认知功能、对肥胖症的了解程度、外科干预认知度、发育史、压力来源和当前的各种支持状况等[10,11]。目前普遍采用的、比较客观的评估工具有:贝克抑郁量表(Beck Depression Inventory)、明尼苏达多相人格问卷(Minnesota Multiphasic Personality Inventory, MMPI)、人格评估定量表(Personality Assessment Inventory, PAI)、暴食症测试标准(Binge Eating Scale)、生活质量评定量表(Quality of Life Inventory)以及精神状态简易评定量表(Mini Metal Status Exam)[9]。

少数患者的心理或行为异常成为减重手术禁忌证(如无法控制的幻觉/妄想、严重的双向情感障碍、存在药物滥用或依赖、严重的认知障碍等),

而且在上述症状未持续稳定前手术是无法继续进行的[9,11,12]。许多患者未表现出明显的精神性禁忌证，但存在一些需要加以术前干预的症状。通常我们会给这类患者一份列有相关要求和治疗建议的明细表让其完成。常见的治疗建议包括：参加支持小组活动、提高手术认知度、接受心理咨询或心理治疗、持续戒烟戒酒、转诊精神专科机构接受药物干预、接受暴食症治疗、记录进食情况或接受其他饮食干预措施等[9,13-15]。

术前健康行为支持

减重手术人群中普遍存在心理困扰。以往研究表明，在严重肥胖患者群体中，精神疾病并发症的患病率普遍高于平均水平。此类并发症涉及情绪、焦虑、饮食、药物滥用等[16,17]。然而，心理障碍的存在并不一定是减重手术的禁忌证[8]。一项研究表明，那些接受了术前心理干预的抑郁症或焦虑症患者，其手术效果要好于未接受术前心理干预的患者[18]。同样，手术前成功进行药物滥用治疗或心理健康治疗的患者，与没有接受过此类治疗的患者相比，其减重效果要好很多[19]。巴德博格·费舍尔（Buddeberg-Fischer）等学者建议所有患者均应接受术前心理辅导以缓解焦虑并增强术后的依从性[20]。研究表明，患者术前接受心理咨询的次数越多，其手术效果就愈加理想（以多余体重减少量定义）[18]。因此，无论患者既往是否患有精神性合并症，术前给予心理和行为支持均可大大改善患者的手术效果。波查维茨（Bauchowitz）等人建议，心理学家的目标应从单纯的预测减重手术成功率扩展到建立个体化的干预措施以提高患者术后成功率[9]。

常见行为健康干预措施

如上所述，术前行为健康支持的范围包括那些必要的治疗措施（如戒烟或戒除药物依赖）和建议采取的心理社会支持措施（如支持小组等）。本章将对以下经常采用的行为健康方案进行探讨：暴食症治疗、药物滥用干预、支持性心理治疗、精神类药物的用药管理以及心理教育等[8]。

暴食症治疗

在符合减重手术指征的患者中，那些患有暴食症（BED）的患者，尤其那些术前持续性饮食失控（如不停地吃零食或夜间进食）的患者，其手术效果

往往欠佳[21-23]。好在对暴食症来讲，认知行为疗法（CBT）是一种颇为有效的治疗手段[15,24]。该疗法一般由以下要素构成：支持性和共情关系的建立；（通过饮食日志实施的）自我监督；有规律的饮食习惯；刺激控制法；探索认知、情感和行为之间的关系；替代行为的尝试（如非饮食性奖励）；自我肯定技能的培养；以及劝阻患者过度的饮食限制等[15,24,25]。

在克利夫兰减重和代谢研究所（CCBMI），那些确诊患有暴食症（BED），或表现出过度频繁饮食，或表现出夜间进食症状的患者均须接受一个短期的、四个阶段的小组认知行为治疗（CBT）干预[15]。除上述内容外，小组干预治疗还包括放松训练、形体意象重塑、用心饮食以及认知重建等。研究表明，经过上述干预治疗的患者，其暴饮暴食行为得到明显改善[15]。

有亚临床症状表现的患者或那些由于条件所限无法接受规范治疗方案的患者也可从基于认知行为的引导性阅读疗法中受益[26]。《克服暴饮暴食》（*Overcoming Binge Eating*）[25]、《克服夜食综合征》（*Overcoming Night Eating Syndrome*）[27]、《形体形象重塑手册》（*The Body Image Workbook*）[28]等现有出版物都是可利用的有用资源。将上述读物和现实中的支持性个体化心理疗法结合使用，效果更好。

药物滥用干预

现有的已出版的减重外科手术指南均建议患者术前、术后戒烟戒酒并戒除违禁药品[2]。长期以来，患者对违禁药品的使用、滥用或依赖均被视作减重手术的禁忌[29]。那些被发现滥用药品的患者要么被拒绝手术要么被送去参加相关戒瘾计划[30]。然而，针对那些有着社交性饮酒和吸烟等不良习惯的患者，通常要对他们施以行为健康支持使其戒除此类不良嗜好并以更加健康的做法取而代之[13,14]。上述辅助措施包括：将患者纳入相关戒烟计划或将其移送至能向其提供戒烟帮助的医学专业人士[31]。该医学专家必须能够向患者提供旨在改变其行为和实现适应性压力管理的建议、心理教育讲义或其他类似的书面材料等个体化的心理治疗措施，亦可将患者纳入相关治疗计划或心理教育小组[13]。克利夫兰减重和代谢研究所（CCBMI）的通常做法是要求那些经检查不符合存在药物滥用或依赖但被认为存在药物滥用"中度风险"的患者参加相关心理教育和预防药物滥用的辅导性讲座。这通常是一个为时 90 分钟的一次性小组活动，旨在向患者

介绍术后饮酒、吸烟或药物滥用的风险、成瘾的预警征兆,和一些不借助药物的积极的压力管理措施,并向患者推荐和提供当地及全国性的脱瘾服务资源等[13,14]。有些专业人士还提到术后存在的"成瘾转移"的风险。这一点也是行为健康医生应加以管理和评估的[32,33]。

支持性个体化心理治疗和精神类药物的用药管理

长期以来,诸多实证文献已经证明了支持性心理疗法在治疗轻到中度精神疾病中的有效性和重要性[34]。如上文所述,术前接受过心理治疗的患者其减重手术效果要好过那些术前未经过心理治疗的患者。心理干预疗法的替代方法或补充方法是精神科药物干预。应该说,抗抑郁和抗焦虑药物对情感疾病和焦虑症的治疗都是非常有效的[35]。大部分接受初步心理评估的减重外科患者均服用过精神类药物。鉴于存在术后药物吸收不良的风险[36],对患者手术前后加以密切的观察、处方医师和执业护理人员对风险的充分了解和对患者进行持续随访是十分重要的。行为健康医务人员通过与处方医师的直接沟通(如分享患者病历或进行相关信息交流等)可大大促进上述过程。在克利夫兰减重和代谢研究所(CCBMI),精神类药物的处方医师通常会收到一份标准格式的信函,该信函涉及患者术后出现的药物吸收不良风险,并根据相关参考文献向处方医师提供患者手术前后随访的时间表供其参考。

心理教育

有关手术步骤、手术风险和手术获益等术前宣教内容由注册护士负责向患者介绍。而有关营养方面的要求建议等术前宣教则由营养师负责[18]。做到以下几点对行为健康治疗师来讲是非常重要的:如帮助患者了解术后可能存在的形体形象问题、在术后调整阶段存在的抑郁和焦虑风险、术前术后可能出现的关系冲突以及对减重所应持有的现实期望等[37]。告知患者以上内容并获得他们的认同是至关重要的。此外,很多患者从以下基本的心理健康教育活动中受益匪浅,如:适当的睡眠卫生习惯的养成、慢性疼痛的应对措施、提高对治疗和药物的依从性、放松和压力管理以及克服情绪化饮食行为等。此类心理健康教育可以书面材料、视听材料或在线咨询的方式针对某个患者个体化展开,亦可以小组讨论会的形式展开。然而患者必须对上述各项内容得到充分认识和理解,这一点很重要[38]。

术后行为健康支持

根据相关认证机构发布的减重手术计划指南,医疗和行为健康治疗团队应按照事先确定的时间间隔周期对患者进行术后随访[2]。虽然随访间隔周期根据实际情况可以略做调整,但一般建议周期为术后1个月、3个月、6个月、9个月、12个月和18个月[39]。研究表明,多数患者对开展的术后随访表示满意。然而部分患者(22%)表示如能提供更多术后心理辅导则更好[18]。这类患者往往都面临以下具体困难:缺乏家庭关怀、缺乏医疗支持、存在形体形象困扰、对多余的皮肤和术后瘢痕不满、因体重反弹或减重进入平台期而产生负罪感等[18]。对术后患者开展的另一些研究显示,一些患者存在与低自尊、社交孤立、心理压力及羞愧感进行长期抗争的困扰[40,41]。吉尔马丁(Gilmartin)建议应实施体型形象心理接纳计划、积极开展支持小组活动、引入认知行为疗法、用心饮食及共情的工作[42]等,以解决上述问题[40]。此外,对术后体重反弹或减重失败的患者,应针对其不良饮食行为的产生、其对生活方式改变的依从性的下降或其他心理并发症开展评估[2]。建议以多学科团队治疗的方法开展对术后患者的支持和随访。可由营养学、医学及行为学领域的专业人士组成多学科团队[2],提倡由心理健康专家和减重外科团队对患者进行周期性的术后随访,以协助患者适应必须生活方式的转变从而确保手术效果的可持续性。

支持小组的性质与效果

虽然克利夫兰减重和代谢研究所(CCBMI)的一些治疗计划鼓励支持小组对术前患者及术后患者随访,但参加支持小组活动的人群仍以术后患者为主[4]。根据有关对支持小组活动的研究所做的定义,此类小组活动是由若干护理人员或营养师在术后第一年期间举办的支持小组会。会议主题包括:患者教育(一般集中在营养和锻炼两个层面)、适应生活方式的转变、情感功能、身体形象、生活旧习复发的预防等[38,40,43-45]。

尽管患者随访没有中断,但术后体重反弹以及不遵从相关行为建议一直是病态肥胖患者治疗所面临的主要问题[46]。出于很多原因包括未知因素,患者通常未能充分利用可利用的服务资源[46]。研究表明,那些积极配合减重治疗团队术后随访的患者其减重效果要优于未进行术后随访的患者[46-48]。相关荟萃分析表明，支持小组的随访率是减重手术成功与否的唯一预测指标[43-45]。这可能是因为参加支持小组的患者比不参加支持小组的患者更具有内在的依从性和积极性，也可能是因为参加支持小组所接受的教育有助于提高手术效果[43]。不论何种原因，很明显，持续的心理和行为支持是减重患者综合管理的重要组成部分[3]。此外，美国减重与代谢外科学会以及其他认证组织，已经将支持小组作为减重治疗计划的重要组成部分加以重点推荐[2]。

支持小组出勤率的假设预测因子

对肥胖症患者的调查揭示了一些影响参加支持小组活动的有利和不利因素。已知影响参加支持小组活动的有利因素有：灵活的小组会议时间或周末会议、有关营养和减重等方面的主题讨论、结构化交流、医生的到场[49]以及视听材料的使用等[50]。有患者甚至建议请一些"有经验的患者"作为新患者的榜样[53]。已知影响参加支持小组活动的不利因素包括：患者因家务事无法脱身、认为支持小组没有必要或没有帮助[49,51]、时间安排不开[52]等。患者到支持小组活动现场的路程不能作为影响患者参加小组活动的可靠判断因素[51]。有些患者通过上网来寻求网上支持小组和相关讨论板块的帮助（如登录 obesityhelp.com 或 bariatricsupportcenter.com 等网站）。有些患者干脆在社区里建立自己的小组或支持系统[5]。一些面向肥胖症患者的自助手册、回忆录和其他通俗读物变得十分普遍，许多患者求助于这些书籍，将其当做阅读疗法，作为其术后的辅助应对方式[53-55]。不论何种方式，行为健康治疗机构均积极鼓励患者寻求除了既定的、在减重手术中心举办的活动之外的其他社会支持[55]。

结论

行为健康是贯穿整个减重手术过程的重要环节。术前，心理学专家和其他精神健康医生在评估和筛查哪些患者适合接受减重手术方面起着不可或缺的作用。他们帮助甄别哪些患者需要额外的支持来协助他们应对术后生活。

暴食症的治疗、药物滥用预防／干预计划、支持性心理治疗、药物治疗以及心理教育等有针对性的干预措施对确保患者术后成功率和降低并发症发生率是必不可少的。此外，正在开展的支持小组活动为提升参与者手术成功率提供了更为可靠的保障。

（俞永涛　倪　睿　译）

参考文献

1. Blackburn GL, Hu FB, Hutter MM. Updated evidence-based recommendations for best practices in weight loss surgery. *Obesity.* 2009; 17: 839–841.
2. Mechanick JI, Youdim A, Jones DB, et al. Clinical practice guidelines for the perioperative nutritional, metabolic, and nonsurgical support of the bariatric surgery patient—2013 update: cosponsored by American Association of Clinical Endocrinologists, The Obesity Society, and American Society for Metabolic Surgery. *Surg Obes Relat Dis.* 2013; 9: 159–191.
3. Barth MM, Jenson CE. Postoperative nursing care of gastric bypass patients. *Am J Crit Care.* 2006; 15: 378–387.
4. Rudolph A, Hilbert A. Post-operative behavioral management in bariatric surgery: a systematic review and meta-analysis of randomized controlled trials. *Obes Rev.* 2013; 14: 292–302.
5. Ayad FM, Martin LF. The evolving role of the psychologist. In: Schauer PR, Schirmer BD, Brethauer SA, eds. *Minimally invasive bariatric surgery.* New York, NY: Springer; 2007:65–86.
6. Greenberg I, Perna F, Kaplan M, Sullivan MA. Behavioral and psychological factors in the assessment and treatment of obesity surgery patients. *Obes Res.* 2005; 13: 244–249.
7. Sogg S, Mori DL. The Boston interview for gastric bypass: determining the psychological suitability of surgical candidates. *Obes Surg.* 2004; 14: 370–380.
8. Blackburn GL, Hutter MW, Harvey AM, et al. Expert panel on weight loss surgery: executive report update. *Obesity.* 2009; 17: 842–862.
9. Bauchowitz AU, Gonder-Frederick LA, Olbrisch M, et al. Psychosocial evaluation of bariatric surgery candidates: a survey of present practices. *Psychosom Med.* 2005; 67: 825–832.
10. LeMont D, Moorehead MK, Parish MS, Reto CS, Ritz SJ. Suggestions for the pre-surgical psychological assessment of bariatric surgery candidates. Gainesville, FL: American Society for Bariatric Surgery Allied Health Science Section Ad-Hoc Behavioral Health Committee (US); 2004: 32 pp. http://asmbs.org/2012/06/pre-surgical-psychological-assessment/
11. Heinberg LJ, Ashton KA, Windover A. Moving beyond dichotomous psychological evaluation: the Cleveland Clinic Behavioral Rating System for weight loss surgery. *Surg Obes Relat Dis.* 2010; 6: 185–190.
12. Merrell J, Ashton K, Windover A, Heinberg LJ. Psychological risk may influence drop-out prior to bariatric surgery. *Surg Obes Relat Dis.* 2012; 8: 463–469.
13. Heinberg LJ, Ashton KA, Coughlin J. Alcohol and bariatric surgery: review and suggested recommendations for assessment and management. *Surg Obes Relat Dis.* 2012; 8: 357–363.
14. Ashton K, Heinberg L, Merrell J, Lavery M, Windover A, Alcorn K. Pilot evaluation of a substance abuse prevention group intervention for at-risk bariatric surgery candidates. *Surg Obes Relat Dis.* 2013; 9: 462–469.
15. Ashton K, Drerup M, Windover A, Heinberg L. Brief, four-session group CBT reduces binge eating behaviors among bariatric surgery candidates. *Surg Obes Relat Dis.* 2009; 5: 257–262.
16. Mitchell JE, Selzer F, Kalarchian MA, et al. Psychopathology before surgery in the Longitudinal Assessment of Bariatric Surgery-3 (LABS-3) Psychosocial Study. *Surg Obes Relat Dis.* 2012; 8: 533–541.
17. de Zwaan M, Enderle J, Wagner S, et al. Anxiety and depression in bariatric surgery patients: a prospective, follow-up study using structured clinical interviews. *J Affect Disord.* 2011; 133: 61–68.
18. Kruseman M, Leimgruber A, Zumback F, Golay A. Dietary, weight,

and psychological changes among patients with obesity, 8 years after gastric bypass. *J Am Diet Assoc.* 2010; 110: 527–534.

19. Clark MM, Balsiger BM, Sletten CD, et al. Psychosocial factors and 2-year outcome following bariatric surgery for weight loss. *Obes Surg.* 2003; 13: 739–745.

20. Buddeberg-Fischer B, Klaghofer R, Sigrist S, Buddeberg C. Impact of psychosocial stress and symptoms on indication for bariatric surgery and outcome in morbidly obese patients. *Obes Surg.* 2004; 14: 361–369.

21. Bochieri LW, Meana M, Fisher BL. A review of psychosocial outcomes of surgery for morbid obesity. *J Psychosomatic Res.* 2002; 52: 155–165.

22. Colles S, Dixon J, O'Brien P. Grazing and loss of control related to eating: two high-risk factors following bariatric surgery. *Obesity.* 2008; 16: 615–622.

23. Sallet PC, Sallet JA, Dixon JB, et al. Eating behavior as a prognostic factor for weight loss after gastric bypass. *Obes Surg.* 2007; 17: 445–451.

24. Brownley KA, Berkman ND, Sedway JA, Lohr KN, Bulik CM. Binge eating disorder treatment: a systematic review of randomized controlled trials. *Int J Eat Disord.* 2007; 40: 337–348.

25. Fairburn CG. *Overcoming binge eating.* 2nd ed. New York, NY: Guilford Press; 2013.

26. Pantalon MV, Lubetkin BS, Fishman ST. Use and effectiveness of self-help books in the practice of cognitive and behavioral therapy. *Cogn Behav Pract.* 1995; 2: 213–228.

27. Allison KC, Stunkard AJ, Thier SL. *Overcoming night eating syndrome.* Oakland, CA: New Harbinger; 2004.

28. Cash TF. *The body image workbook: an 8 step program.* New York, NY: MJF Books; 1997.

29. Gastrointestinal surgery for severe obesity [reprint on the Internet]. Bethesda, MD: National Institutes of Health (US); NIH Consensus Development Conference Consensus Statement; March 25–27, 1991. Updated October 9, 2001. Accessed January 30, 2014. Available from: http://consensus.nih.gov/1991/1991GISurgeryObesity084PDF.pdf

30. Saltzman E, Anderson W, Apovian CM, et al. Criteria for patient selection and multidisciplinary evaluation and treatment of the weight loss surgery patient. *Obes Res.* 2005; 13: 234–243.

31. Cropley M, Theadom A, Pravettoni G, Webb G. The effectiveness of smoking cessation interventions prior to surgery: a systematic review. *Nicotine Tob Res.* 2008; 10: 407–412.

32. Barry D, Clarke M, Petry NM. Obesity and its relationship to addictions: is overeating a form of addictive behavior? *Am J Addict.* 2008; 18: 439–451.

33. Sogg S. Alcohol misuse after bariatric surgery: epiphenomenon or "Oprah" phenomenon? *Surg Obes Rel Dis.* 2007; 3: 366–368.

34. American Psychological Association. Recognition of psychotherapy effectiveness [Internet]. Washington DC: American Psychological Association; 2012. Accessed June 9, 2014. Available from: https://www.apa.org/about/policy/resolution-psychotherapy.aspx

35. Gorman JM. *The essential guide to psychiatric drugs.* 4th ed. New York, NY: St. Martin's Griffin; 2007.

36. Huyse FJ, Touw DJ, Van Schijndel RD, De Lange J, Slaets JPJ. Psychotropic drugs and the perioperative period: a proposal for a guideline in elective surgery. *Psychosomatics,* 2006; 47: 1, 8–22.

37. Heinberg LJ, Keating K, Simonelli L. Discrepancy between ideal and realistic goal weights in three bariatric procedures: who is likely to be unrealistic? *Obes Surg.* 2009; 20: 148–153.

38. Padwal RS, Sharma AM, Fradette M, et al. The evaluating self-management and educational support in severely obese patients awaiting multidisciplinary bariatric care (EVOLUTION) trial: rationale and design. *BMC Health Serv Res.* 2013; 13: 321–331.

39. Schauer PS, Chand B, Brethauer S, et al. *Bariatric and Metabolic Institute (BMI) patient handbook.* Cleveland, OH: Bariatric and Metabolic Institute, Cleveland Clinic Foundation; 2011.

40. Gilmartin J. Body image concerns amongst massive weight loss patients. *J Clin Nurs.* 2013; 22: 1299–1309.

41. Song AY, Rubin JP, Thomas V, Dudas JR, Marra KG, Fernstrom MH. Body image and quality of life in post massive weight loss body contouring patients. *Obesity.* 2006; 14: 1626–1636.

42. Gilbert P. *The compassionate mind.* London: Constable and Robinson; 2010.

43. Livhits M, Mercado C, Yermilov I, et al. Is social support associated with greater weight loss after bariatric surgery? A systematic review. *Obes Rev.* 2010; 12: 142–148.

44. Sawhney P, Modi AC, Jenkins TM, et al. Predictors and outcomes of adolescent bariatric support group attendance. *Surg Obes Relat Dis.* 2013; 9: 773–781.

45. Beck NN, Johannsen M, Støving RK, Mehlsen M, Zachariae R. Do postoperative psychotherapeutic interventions and support groups influence weight loss following bariatric surgery? A systematic review and meta-analysis of randomized and nonrandomized trials. *Obes Surg.* 2012; 11: 1790–1797.

46. Peacock JC, Zizzi SJ. Survey of bariatric surgical patients' experiences with behavioral and psychological services. *Surg Obes Relat Dis.* 2012; 8: 777–783.

47. Livhits M, Mercado C, Yermilov I, et al. Behavioral factors associated with successful weight loss after gastric bypass. *Am Surg.* 2010; 76: 1139–1142.

48. Rudolph A, Hilbert A. Post-operative behavioral management in bariatric surgery: a systematic review and meta-analysis of randomized controlled trials. *Obes Rev.* 2013; 14: 292–302.

49. Orth WS, Madan AK, Taddeucci RJ, Coday M, Tichansky DS. Support group meeting attendance is associated with better weight loss. *Obes Surg.* 2008; 18: 391–394.

50. van-der Hofstadt CJ, Moncho E, López JL, et al. Measuring patient satisfaction and identifying opportunities for improvement in the preparation of bariatric surgery patients. *Rev Calid Asist.* 2012; 27: 255–261.

51. Hildebrandt SE. Effects of participation in bariatric support group after Roux-en-Y gastric bypass. *Obes Surg.* 1998; 8:535–542.

52. Elakkary E, Elhorr A, Aziz F, Gazayerli MM, Silva YJ. Do support groups play a role in weight loss after laparoscopic adjustable gastric banding? *Obes Surg.* 2006; 16: 331–334.

53. Apple RF, Lock J, Peebles R. *Preparing for weight loss surgery: workbook.* New York, NY: Oxford University Press; 2006.

54. Cook C. *The success habits of weight-loss surgery patients.* Salt Lake City, UT: Bariatric Support Centers International; 2003.

55. Alexander CL. *The emotional first aid kit: a practical guide to life after bariatric surgery.* West Chester, PA: Medical Matrix Communications, 2009.

第一篇　术前并发症防治

第 3 章

使用风险评分系统评估减重手术的风险

Eric J. DeMaria and Claudia Jin Kim

术前评估

虽然肥胖症在美国发病率高,但由于患者和相关医生对手术风险的担心,减重手术并未得到充分开展。现已证实,减重手术比单纯的药物治疗更能有效改善血糖[1]。目前,对于体重指数(BMI)大于 $40kg/m^2$ 的患者,或者体重指数在 $35\sim40kg/m^2$ 伴有肥胖合并症且药物减重治疗失败的患者,可以选择手术治疗(图 3.1)[2]。然而,很多研究正在证明其他人群也可以通过减重手术来改善代谢和内分泌状况,如非肥胖糖尿病患者或青少年[3]。虽然减重手术的 90 天死亡率很低,但肥胖患者在任何手术中都有较高的风险;因此,对计划进行减重手术的患者进行全面的术前评估对降低手术风险至关重要。当然,术前宣教可以让患者更好地理解他们的手术方式及减重机制。强烈建议采用多学科团队会诊的方式进行评估[4,5]。团队包括外科医生、心理学家、营养师、麻醉医师和相关专业人员。

减重手术适应证(美国国家临床卓越研究所(NICE)临床指南43,2006)
- 如果肥胖成年人都满足以下条件,则可推荐其接受减重手术治疗:
BMI≥40kg/m² 或 BMI 位于 35~40 之间同时伴有肥胖合并症
- 使用所有合适的方法减重至少6个月都未能达到或维持充分且临床有益的体重下降
- 接受或愿意接受在专业肥胖服务处进行强化管理
- 适合麻醉和手术
- 承诺长期随访
对于 BMI > 50kg/m²患者,减重手术还可作为一线治疗

图 3.1 目前美国国家临床卓越研究所(NICE)指南

心肺系统

重度肥胖会增加心脏前负荷,进而引发心脏肥厚和舒张功能障碍,导致心脏收缩功能障碍。大体重减少肺部容积,但需要较高的总耗氧量,因此肥胖患者需要更高的心输出量。所以术前应完善心电图、胸部 X 线以及超声心动图检查。充血性心力衰竭会增加术后死亡风险,术前应充分咨询专业的心内科医师。另外,肥胖患者经常患有阻塞性气道疾病,例如睡眠呼吸暂停,因此应考虑进行睡眠研究和肺功能检查。可以通过适当的降压药物、支气管扩张药和持续的气道正压通气(CPAP)治疗以及戒烟来控制高血压和调整肺功能[6-8]。此外已有文献显示减重手术患者高血压、高血脂和冠心病的风险在体重减轻后能够得到解决或改善,因此对于重度肥胖的患者,应首先考虑减重手术[9,10]。

胃肠系统和营养

目前尚没有确切的证据表明克罗恩病与胃旁路手术相关,但克罗恩病并不是绝对的手术禁忌证。然而,有报道胃旁路术后有患者发生克罗恩

病[8]，一些作者支持对炎性肠病进行术前评估。但是，最近的一些文献报道了肥胖患者减重手术后炎性肠病的缓解，并解释是由于炎症介质的减少和体重减轻所致[11-16]。因此，目前尚无证据反对给炎性肠病患者进行减重手术，但是大多数外科医生都不愿对这类患者进行手术。美国胃肠内镜协会推荐对无症状的胃旁路术患者或有症状的任何减重手术的患者，在术前常规行食管胃十二指肠镜检查（EGD）来评估病灶和幽门螺杆菌状态。然而最近的一些研究表明，EGD 可能不是必需的，因为血清学检测可以较为准确的检测幽门螺杆菌，而且幽门螺杆菌很少会影响手术方式的选择。而内镜检查一旦发现异常，例如食管旁疝，会影响胃束带术的选择。文献显示肥胖患者的幽门螺杆菌感染率在 12%~25%。支持该观点的人报道重度肥胖患者中幽门螺杆菌感染的发生率较高，而其他人则发现肥胖患者幽门螺杆菌感染率与普通人群相同，并报告幽门螺杆菌感染与 BMI 升高无关[16-18]。尽管内镜检查通常风险低，但重度肥胖患者经常伴有肥胖合并症，例如糖尿病和睡眠呼吸暂停综合征，这使他们有较高的内镜检查风险。近三分之二的重度肥胖患者在上消化道出现病理改变时仍无明显症状，并且有减重手术史的患者患胃恶性肿瘤的风险增加。因此，必须进行术前评估。然而，进行血清学幽门螺杆菌检测和上消化道造影可能是一种更容易接受的方法[19]。尽管胃恶性肿瘤在美国患病率较低，并且只有少数病例报道了胃旁路手术后的情况，但胃手术与较高的胃恶性肿瘤的发生率相关。报告病例指出，诊断时间间隔为手术后 3~22 年。胃癌的一般进展包括胃炎、萎缩、肠化生和不典型增生。这种进展不一定与胃旁路手术直接相关，而与合并症如重度肥胖和幽门螺杆菌感染更为相关。已知某些疾病与胃癌有关，例如家族病史，遗传性非息肉性结肠癌和 Li-Fraumeni 综合征，或癌前病变，例如腺瘤性息肉和化生。对于罹患胃癌风险较高的患者，由于内镜无法到达旁路胃，因此可考虑在进行胃旁路手术时切除旁路胃[20-22]。尽管重度肥胖患者摄入的卡路里过多，但通常缺乏微量营养素，例如维生素和矿物质。同样，术后维生素（B_{12} 和 D）、叶酸和铁的缺乏症的患病率为 10%~60%，具体取决于手术类型（即限制型，吸收不良型或 RYGB）和术后的时间长短。通过补充和术前血清学监测可以很容易地实现术前微量营养素水平的优化[23]。

内分泌系统

减重手术对糖尿病等代谢紊乱患者的好处是众所周知的（但是，应该排除罕见的内分泌疾病）。正如人们可能期望的那样，近期确诊的 2 型糖尿病、术前糖化血红蛋白较低、二甲双胍和胰岛素的每日剂量较低的患者具有更高的糖尿病完全缓解率。Aarts 等人建议测量术前空腹血浆 C- 肽水平，因为重度肥胖 2 型糖尿病患者术前空腹血浆 C- 肽水平<1.0nmol/L 与糖尿病完全缓解的概率显著降低相关[24]。

精神病学／社会支持

对患者而言，重要的是要了解手术风险和需要改变的生活方式；因此，不应向目前有药物滥用或酒精滥用、严重学习障碍或精神疾病不受控制的患者提供减重手术[4,25]。多项研究表明，低社会经济阶层的患者、接受医疗补助的患者和西班牙裔患者在减重手术后并发症发生率较高。这可能是由于其潜在疾病更加严重，从而导致更严重的合并症[26-28]。年龄并不是减重手术的禁忌证，尽管高龄是手术死亡率的独立危险因素。尽管青少年手术存在争议，但有许多临床报告表明，无论是青少年还是 55 岁及以上的患者，手术结果均令人满意[27,29-31]。

深静脉血栓形成（DVT）和慢性静脉功能不全

重度肥胖的腹腔内压力升高导致下肢静脉血流阻塞，因此这些患者罹患慢性静脉功能不全和急性 DVT 的风险增加。尽管对慢性静脉功能不全的患者进行术前治疗是多种多样的，但术前和术后化学预防是一个广为接受的建议[32]。同时预防性放置下腔静脉滤器是所有预防手术中最具侵入性的方法，适用于接受减重手术的静脉血栓栓塞高危患者。过滤器放置以前被推荐用于有 DVT 或肺栓塞（PE）病史、下肢静脉疾病、活动度差、BMI>50kg/m²和肺动脉高压的患者。然而，由于其成本增加、术后 DVT 风险增加、且在接受减重手术的人群中死亡风险增加，目前不推荐实施[33]。术后早期的活动起着不可或缺的作用，它可以降低 DVT 和 PE 的风险，改善肺通气，从而减少肺不张和肺炎的发生[34]。非计划再次手术患者的发病率和死亡率显著增加。人们可能会认为,重返手术室本身就与更严重的并发症有关。术前终末期肾脏疾病透析、低血清白蛋白和出血病史是确定性危险因素[35]。

风险评分系统

许多研究试图确定减重手术患者的术前危险因素。众所周知,手术的严重后果与医院和外科医生所做的手术量成反比,并且与腹腔镜手术相比,开放手术导致的后果更严重[36]。此外近年来,人们为开发总体发病率和死亡率风险计算器进行了大量的努力。肥胖手术死亡率风险评分(OS-MRS)、代谢敏度评分和预测肥胖症手术并发症诺模图等风险评分工具已经开发出来,并通过多中心数据进行了验证。许多研究表明,BMI升高、年

龄增加和开放的 Roux-en-Y 胃旁路手术增加了术后并发症的风险[34,37-40]。减重手术(LABS)联盟纵向数据还根据 DVT 和/或阻塞性睡眠史提供了连续的风险量表并注意到与开放 RYGB 相关的风险增加[38]。除了识别高风险患者外,评分系统可以帮助术前知情同意讨论和指导手术决策,评估减重手术术后死亡率。Blackstone 和 Cortes 报道的代谢敏度评分(MAS)是一种四组评分系统。它把接受 RYGB 或腹腔镜胃束带术的患者分为四组,并纳入年龄、BMI、DVT/PE 病史、睡眠呼吸暂停、糖尿病、高血压、活动不便、心脏病和心理分类(表 3.1)。治疗的终点是严重并发症、再次入院或再次手术。男性患者和有上腹部瘢痕的 RYGB 手术患者开始于 MAS 2[39]。

表 3.1 代谢敏度得分

变量灵敏度	灵敏度 1	灵敏度 2	灵敏度 3	灵敏度 4
年龄 / 岁	<60	<60	60~64	>65
BMI/(kg/m²)	<50	51~54	55~69	>70
重量 /kg	<159	159~193	193~272	>272
深静脉血栓形成史 /PE	无	无	个人史 4- 个危险因素	目前抗凝治疗
阻塞性睡眠呼吸暂停综合征	CPAP<10	CPAP≥10~14	CPAP≥14+ 哮喘	CPAP>15 或 BIPAP 有或没有哮喘
2 型糖尿病	前驱糖尿病患者或服用二甲双胍	糖化血红蛋白≤7	糖化血红蛋白>7	胰岛素依赖性
高血压	无	无	无	有
固定的	无	无	无	有
CAD(支架或冠状动脉旁路移植术)	无	无	无	有
心理分类	1、2	1、2、3A	3B	3B

肥胖手术死亡风险评分(OS-MRS)

德马里亚等人设计了肥胖手术死亡率风险评分(OS-MRS),随后在美国多中心研究和加拿大研究中得到验证[41-43]。OS-MRS 采用了与术前死亡率增加相关的 5 个预测因素。每个因素加 1 分:男性、年龄≥45 岁、BMI≥50kg/m²、是否有高血压、已知的 DVT/PE 风险。根据评分范围定义三类患

者组(表 3.2)。德马里亚等人报告称,C 类患者的死亡风险比 A 类患者高 12 倍。OS-MRS 是一个简单的评分系统,易于使用;然而,OS-MRS 仅根据患者的特征来定义危险组。它不能将开放和腹腔镜手术病例分开,而且仅限于那些正在接受胃旁路手术的患者。对患者内在特征的评估被认为是更有价值的,因为手术选择通常是由患者的喜好决定的,可能在最初评估时还不知道。有趣的是,在最初的队列研究中,有大量开放手术进行分析,

而在验证研究中,绝大多数患者接受了腹腔镜下 RYGB。在随后的研究中,OS-MRS 评分和手术类型(绑带手术与胃旁路手术或袖状胃手术)是术后不良结果的独立危险因素[44]。

表 3.2　OS-MRS 分类

A 级——低风险	0~1 分
B 级——中风险	2~3 分
C 级——高风险	4~5 分

发病率和死亡率计算器

古普塔及其同事使用美国国家外科质量改进计划(NSQIP)数据库开发了术后 30 天死亡率和发病率的计算器[45]。可在 http://www.surgicalris-kcalculator.com/bariatricsurgery-risk-calculator. 获得风险计算器。总的来说,计算器显示术后的发病率和死亡率都很低,分别为 4% 和 0.2%。该系统通过使用 50 多个术前变量进行复杂的统计分析来验证。术后发病率增加与近期心脏事件、依赖功能状态、卒中、BMI 和减重手术类型有关,这一结果与既往研究相似。17 类术后并发症被定义为主要并发症(表 3.3)。特纳和他的同事还利用 NSQIP 数据库开发了一个诺模图来预测减重手术后的发病率[34]。同样,他们的分析显示总体发病率和死亡率较低,分别为 3.8% 和 0.14%。除了年龄、BMI、功能状态等既往研究确定为预后不良的危险因素外,本研究还认为术前血清白蛋白水平低是发病率和死亡率升高的一个强有力的独立预测因素。然而,糖尿病、高血压、吸烟和慢性阻塞性肺疾病病史并不是导致发病率和死亡率的主要因素;尽管如此,这些因素的结合表明并发症风险增加。两种算法都在控制 NSQIP 数据集上进行了验证。古普塔等人提供了一个可下载的 Excel 表格,其中根据用户输入的每个类别的数值来显示死亡率或发病率的百分比(图 3.2)。特纳等人[34]提供了一个诺模图,其中每个类别的风险因素与比例评分线对齐(图 3.3)。总分是通过将每个合并症评分相加而确定的,该评分是通过在轴上定位该点而找到的。然后,通过从总点向下绘制一条直线来估计预测概率。

表 3.3　主要并发症

	古普塔等人[45]	特纳等人[34]
神经系统	卒中 / 昏迷	卒中 / 脑血管意外伴神经系统缺陷,昏迷>24 小时
心脏	心肌梗死,心搏骤停,72h 内输入>4 个单位的红细胞	心搏骤停需要心肺复苏术,心肌梗死,出血需要输血
肺	肺炎、再插管,呼吸衰竭需要呼吸机支持>48h,肺栓塞	肺炎、肺栓塞、无计划的插管,呼吸机依赖>48h
肾	肾功能不全和急性肾衰竭	急性肾衰竭
创面	创面深部感染,脏器间隙感染	浅表及深部创面感染,脏器间隙感染,及创面破裂
整体	深静脉血栓形成,脓毒症,脓毒症休克,返回手术室治疗	SIRS,脓毒症,脓毒症休克

减重手术死亡风险计算器

年龄	50	输入	年龄/岁

BMI 分级:	2	输入	1 35~45kg/m² 2 45~60kg/m² 3 >60kg/m²	预估风险可能

呼吸困难	1	输入	2 休息时有呼吸困难 1 适度用力时有呼吸困难 0 没有呼吸困难

使用皮质类固醇	0	输入	1 患者有皮质类固醇使用史 0 未使用过相关药物

外周血管疾病	0	输入	1 有外周血管疾病且既往有过血管再通或截肢 0 没有外周血管病

既往经皮冠状动脉介入术	0	输入	1 既往接受经皮冠状动脉介入术 0 没有接受过相关手术

减重手术类型	1	输入	1 腹腔镜胃旁路术 2 腹腔镜可调节胃绑带术 3 开放胃旁路术 4 垂直绑带胃成形术 5 其他胃成形术 6 胆胰分流术

减重手术发病风险分数

术式:	2	输入	1 胆胰分流术 2 腹腔镜胃旁路术 3 腹腔镜可调节胃绑带术 4 开放胃旁路术 5 垂直绑带胃成形术 6 其他胃成形术

BMI 分级:	2	输入	1 35~45kg/m² 2 45~60kg/m² 3 >60kg/m²	预估术后发病的风险可能

功能状态	0	输入	1 部分或完全依赖 0 独立

心肌梗死或心绞痛病史:	0	输入	1 术前6个月内曾有心肌梗死或1个月内曾有心绞痛 0 没有相关疾病

高血压	0	输入	1 持续血压> 140/90 或接受降压治疗 0 没有高血压

脑血管事件病史:	1	输入	1 有脑血管事件病史 0 没有相关病史

出血性疾病史:	1	输入	1 有出血性疾病史 0 没有相关病史

图 3.2 减重手术 30 天死亡和发病风险计算

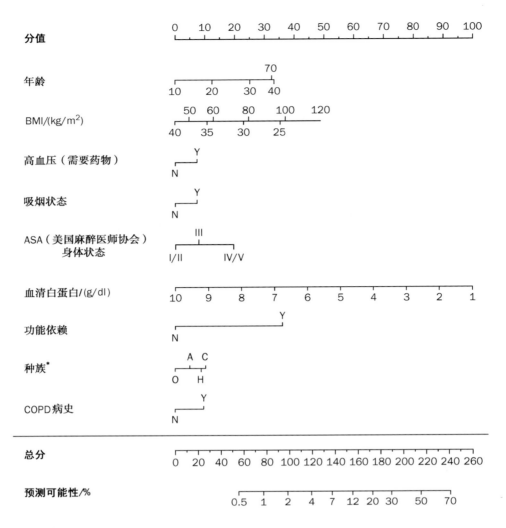

图 3.3　在美国减重手术患者中使用诺模图法预测手术 30 天主要死亡和发病风险

*C = 高加索人；H = 拉丁美洲人；A = 非裔美国人；O = 其他

结论

　　在过去十年中,风险评分在评估减重手术结果方面取得了显著进展。值得注意的是,许多手术评分系统在减重手术人群中效果不佳,因为减重手术是择期手术,而手术前的风险,如晚期恶性肿瘤和血流动力学不稳定几乎总是不存在的。可以预见,在未来几年,伴随着各种质量改进措施(包括 MBSAQIP 计划)对全美数据的前瞻性收集,风险评估方法将进一步改进。

（邵怡凯　姚琪远　译）

参考文献

1. Schauer PR, Kashyap SR, Wolski K, et al. Bariatric surgery versus intensive medical therapy in obese patients with diabetes. *N Engl J Med.* 2012; 366: 1567–1576.
2. McTigue KM, Harris R, Hemphill B, et al. Screening and interventions for obesity in adults: summary of the evidence for the U.S. Preventive Services Task Force. *Ann Intern Med.* 2003; 139: 933–949.
3. Rubino F, Marescaux J. Effect of duodenal–jejunal exclusion in a non-obese animal model of type 2 diabetes. *Ann Surg.* 2004; 239(1): 1–11.
4. Mechanick JI, Kushner RF, Sugerman HJ, et al. AACE/TOS/ASMBS guidelines for clinical practice for the perioperative nutritional, metabolic, and nonsurgical support of the bariatric surgery patient. *Endocr Pract.* 2008; 14: S1–S83.
5. National Institute for Clinical Excellence. 2006 NICE guidance [CG43]. Dec 2006. https://www.nice.org.uk/guidance/cg189/evidence/obesity-update-appendix-p-pdf-6960327450.
6. Thakur V, Richards R, Reisin E, et al. Obesity, hypertension and the heart. *Am J Med Sci.* 2001; 321: 242–248.
7. Alpert M. Management of obese cardiomyopathy. *Am J Med Sci.* 2001; 321: 237–241.
8. Drenick E, Fisler J. Sudden cardiac arrest in morbidly obese surgical patients unexplained after autopsy. *Am J Surg.* 1988; 155: 720–726.

9. Vogel JA, Franklin BA, Zalesin KC, et al. Reduction in predicted coronary heart disease risk after substantial weight reduction after bariatric surgery. *Am J Cardiol.* 2007; 99: 222–226.
10. Batsis JA, Sarr MG, Collazo-Clavell ML, et al. Cardiovascular risk after bariatric surgery for obesity. *Am J Cardiol.* 2008; 102: 930–937.
11. Janczewska I, Nekzada Q, Kapraali M. Crohn's disease after gastric bypass surgery. *BMJ Case Rep.* 2011; 2011; pii: bcr0720103168. doi: 10.1136/bcr.07.2010.3168.
12. Boutros, M, Maron, D. Inflammatory bowel disease in the obese patient. *Clin Colon Rectal Surg.* 2011; 24(4): 244–252.
13. Karagiannides I, Pothoulakis C. Substance P, obesity, and gut inflammation. *Curr Opin Endocrinol.* 2009; 16(1): 47–52.
14. Bertin B, Desreumaux P, Dubuquoy L. Obesity, visceral fat and Crohn's disease. *Curr Opin Clin Nutr.* 2010; 13(5): 574–580.
15. Cottam DR, Mattar SG, Barinas-Mitchell E, et al. The chronic inflammatory hypothesis for the morbidity associated with morbid obesity: implications and effects of weight loss. *Obes Surg.* 2004; 14(5): 589–600.
16. Lascano CA, Soto F, Carrodeguas L, Szomstein S, Rosenthal RJ, Wexner SD. Management of ulcerative colitis in the morbidly obese patient: is bariatric surgery indicated? *Obes Surg.* 2006; 16(6): 783–786.
17. The Standards of Practice Committee of the American Society for Gastrointestinal Endoscopy (ASGE). Role of endoscopy in the bariatric surgery patient. *Gastrointest Endosc.* 2008; 68(1): 1–10.
18. Verma S, Sharma D, Kanwar P, et al. Prevalence of *Helicobacter pylori* infection in bariatric patients: a histologic assessment. *Surg Obes Relat Dis.* 2013; 9(5): 679–685.
19. Peromaa-Haavisto P, Victorzon M. Is routine preoperative upper GI endoscopy needed prior to gastric bypass? *Obes Surg.* 2013; 23: 736–739.
20. Watkins BJ, Blackmun S, Kuehner ME. Gastric adenocarcinoma after Roux-en-Y gastric bypass: access and evaluation of excluded stomach. *Surg Obes Relat Dis.* 2007; 3(6): 644–647.
21. Escalona A, Guzmán S, Ibáñez L, Meneses L, Huete A, Solar A. Gastric cancer after Roux-en-Y gastric bypass. *Obes Surg.* 2005; 15(3): 423–427.
22. Corsini DA, Simoneti CA, Moreira G, Lima SE Jr, Garrido AB. Cancer in the excluded stomach 4 years after gastric bypass. *Obes Surg.* 2006; 16(7): 932–934.
23. Gudzune KA, Huizinga MM, Chang HY, Asamoah V, Gadgil M, Clark JM. . Screening and diagnosis of micronutrient deficiencies before and after bariatric surgery. *Obes Surg.* 2013; 23: 1581–1589.
24. Aarts EO, Janssen IM, Janssen C, Berends FJ, Telting D, de Boer H. Preoperative fasting plasma c-peptide level may help to predict diabetes outcome after gastric bypass surgery. *Obes Surg.* 2013; 23: 867–873.
25. O'Brien PE. Bariatric surgery: mechanisms, indications and outcomes. *J Gastroenterol Hepatol.* 2010; 25: 1358–1365.
26. Alexander J, Goodman HR, Martin LR, James H, James L. The impact of Medicaid status on outcome after gastric bypass. *Obes Surg.* 2008; 18: 1241–1245.
27. Livingston EH, Langert J. The impact of age and Medicare status on bariatric surgical outcomes. *Arch Surg.* 2006; 141: 1115–1120.
28. Turner PL, Oyetunji TA, Gantt G, Chang DC, Cornwell EE, Fullum TM. Demographically associated variations in outcomes after bariatric surgery. *Am J Surg.* 2011; 201: 475–480.
29. MacGregor A, Rand C. Gastric surgery in morbid obesity: outcome in patients aged 55 years and older. *Arch Surg.* 1993; 128: 1153–1157.
30. Capella J, Capella R. Bariatric surgery in adolescence: is this the age to operate? *Obes Surg.* 2003; 13: 826–832.
31. Willkomm CM, Fisher TL, Barnes GS, Kennedy CI, Kuhn JA. Surgical weight loss >65 years old: is it worth the risk? *Surg Obes Relat Dis.* 2010; 6: 491–496.
32. Bellen BV, Godoy Ide B, Reis AA, Bertevello P. Venous insufficiency and thromboembolic disease in bariatric surgery patients. *Arq Gastroenterol.* 2013; 50(3): 191–195.
33. Li W, Gorecki P, Semaan E, Briggs W, Tortolani AJ, D'Ayala M. Concurrent prophylactic placement of inferior vena cava filter in gastric bypass and adjustable banding operations in the Bariatric Outcomes Longitudinal Database. *J Vasc Surg.* 2012; 55(6): 1690–1695.
34. Turner PL, Saager L, Dalton J, et al. A nomogram for predicting surgical complications in bariatric surgery patients. *Obes Surg.* 2011; 21: 655–662.
35. Nandipati K, Lin E, Husain F, et al. Factors predicting the increased risk for return to the operating room in bariatric patients: a NSQIP database study. *Surg Endosc.* 2013; 27: 1172–1177.
36. Lancaster RT, Hutter MM. Bands and bypasses: 30-day morbidity and mortality of bariatric surgical procedures as assessed by prospective, multi-center, risk-adjusted ACS-NSQIP data. *Surg Endosc.* 2008; 22(12): 2554–2563.
37. Thomas H, Agrawal S. Systematic review of Obesity Surgery Mortality Risk Score–preoperative risk stratification in bariatric surgery. *Obes Surg.* 2012; 22: 1135–1140.
38. Flum DR, Belle SH, King WC, et al. The Longitudinal Assessment of Bariatric Surgery (LABS) Consortium. Perioperative safety in the Longitudinal Assessment of Bariatric Surgery. *N Engl J Med.* 2009; 361(5): 445–454.
39. Blackstone RP, Cortes MC. Metabolic acuity score: effect on major complications after bariatric surgery. *Surg Obes Relat Dis.* 2010; 6(3): 267–273.
40. DeMaria EJ, Portenier D, Wolfe L. Obesity Surgery Mortality Risk Score: proposal for a clinically useful score to predict mortality risk in patients undergoing gastric bypass. *Surg Obes Relat Dis.* 2007; 3(2): 134–140.
41. DeMaria EJM, Murr MM, Byrne TKM, et al. Validation of the Obesity Surgery Mortality Risk Score in a multicenter study proves it stratifies mortality risk in patients undergoing gastric bypass for morbid obesity. *Ann Surg.* 2007; 246(4): 578–584.
42. Efthimiou E, Court O, Sampalis J, et al. Validation of Obesity Surgery Mortality Risk Score in patients undergoing gastric bypass in a Canadian center. *Surg Obes Relat Dis.* 2009; 5(6): 643–647.
43. DeMaria EJ, Pate V, Warthen M, et al. Baseline data from American Society for Metabolic and Bariatric Surgery-designated Bariatric Surgery Centers of Excellence using the Bariatric Outcomes Longitudinal Database. *Surg Obes Relat Dis.* 2010; 6(4): 347–355.
44. Arterburn D, Johnson ES, Butler MG, et al. Predicting 90-day mortality after bariatric surgery: an independent, external validation of the OS-MRS prognostic risk score. *Surg Obes Relat Dis.* 2014; 10: 774–779.
45. Gupta PK, Franck C, Miller WJ, et al. Development and validation of a bariatric surgery morbidity risk calculator using the prospective, multicenter NSQIP dataset. *J Am Coll Surg.* 2011; 212: 301–309.

第 4 章

统计方法在减重手术中的应用

Michał Robert Janik

简介

随着近年减重外科技术的发展,手术并发症的风险已经降低。从事减重外科的医生不仅要吸取自己的经验教训,也要从他人所遇到的并发症中获取经验。临床流行病学和统计学提供了分析数据和得出结论的方法。因此,每个外科医生都应该了解临床流行病学的基本知识,以不断提高自己临床技术水平。

研究类型

医学研究中有几种常用的研究类型(图 4.1)[1,2]。研究根据是否给予人为干预措施而有所不同:

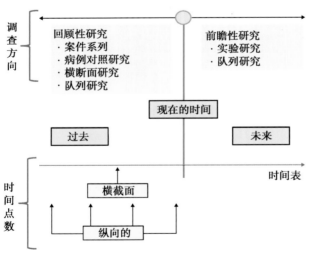

图 4.1 研究类型

观察性研究——没有人为干预措施
实验性研究——给予人为干预措施

回顾性研究——调查过去发生的事情
前瞻性研究——研究未来发生的事情
横截面研究——资料收集与同一时间点
纵向研究——多个时间点

观察研究包括病历系列报道、病例-对照研究、横断面研究和队列研究。

病例系列是对有特别意义的一组患者进行回顾性、描述性的报告。病历系列中仅涉及一个病历的成为个案报告。包括一个患者的病例系列称为病例报告。病例-对照研究是将研究对象分为病例组(有结局)和对照组(无结局)的研究。其目的是通过比较两组人群暴露差异寻找出可能的危险因素。因素的效果报告为优势比(OR)。OR 是病例组中暴露人数与非暴露人数的比值除以对照组中暴露人数与非暴露人数的比值(图 4.2 和图 4.3)。能够增加发病率、患病率、致残率和死亡率的因素称为危险因素。

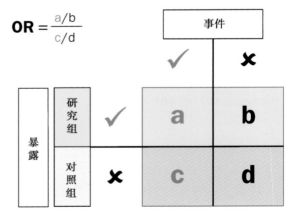

图 4.2 奇数比计算

本研究旨在探讨不同造胃空肠吻合方法(GJA)在 Roux Y 胃旁通对 GJA 狭窄的影响。研究组采用 21mm EEA 圆形吻合器(21mmCS)制作 GJA。对照组采用线性吻合器(LS 组)进行 GJA

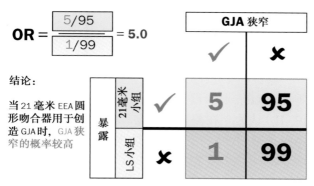

$$OR = \frac{5/95}{1/99} = 5.0$$

结论:

当21毫米EEA圆形吻合器用于创造GJA时, GJA狭窄的概率较高

图 4.3 优势比计算实例

横断面研究用于确定某一疾病(疾病或并发症)在某一时间的患病率。患病率定义为有病情的患者人数除以一个时间点的患者总数。

队列研究是一项观察和纵向调查,其中感兴趣的人群在开始时被定义,并被前瞻性地追踪,以确定结果的发生率和与危险因素的关联。队列研究可以是前瞻性的,也可以是回顾性的。效果报告为相对风险(*RR*)。在前瞻性队列研究中可以确定*RR*,其中*RR*等于曝露队列中事件或疾病的发生率除以非暴露队列中事件或疾病的发生率(图 4.4 和图 4.5)。

观察性研究允许研究者确定发病率和患病率,它们最常用于并发症的报告。发病率反映了在一定时期内新增的受影响人数。患病率指的是某一种疾病的患病人数除以某一时点上的总人数(图 4.6)。患病率数据通常从横断面研究中获得。前瞻性队列研究更适合确定发病率。

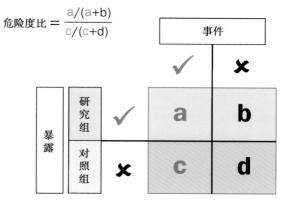

图 4.4 相对风险计算

本研究旨在探讨不同造胃空肠吻合方法(GJA)在 Roux Y 胃旁通对 GJA 狭窄的影响。研究组 GJA 采用 21mm EEA 圆形吻合器(21mmCS)。对照组采用线性吻合器(LS 组)进行 GJA)

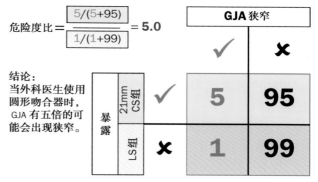

$$危险度比 = \frac{5/(5+95)}{1/(1+99)} = 5.0$$

结论:

当外科医生使用圆形吻合器时, GJA 有五倍的可能会出现狭窄。

图 4.5 相对风险计算实例

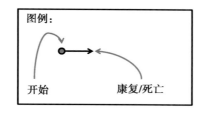

图例:

开始   康复/死亡

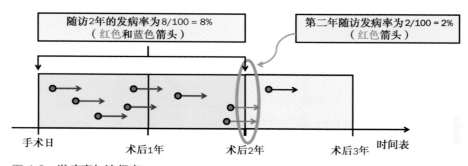

随访2年的发病率为8/100 = 8%
(红色和蓝色箭头)

第二年随访发病率为2/100 = 2%
(红色箭头)

手术日   术后1年   术后2年   术后3年   时间表

图 4.6 发病率与流行率

实验研究是一项前瞻性研究,将患者分配到干预中。这种类型的研究可以使用并发控制、顺序控制(交叉试验)或历史控制。

病例对照研究实例见以下文献:

Dorman RB.Case-matched outcomes in bariatric surgery for treatment of type 2 diabetes in the morbidly obese patient.Ann Srug.2012;255(2):287-293。

横断面研究的例子见以下文献:

Janik MR.Female sexual function before and after bariatric surgery:a case-sectional study and review of literature.Obes Surg.2015;25(8):1511-1517.DOI:10.1007/s11695-015-1721-8。

前瞻性、观测和纵向调查的例子见以下文献:

LABS Consortium.Peroperative safety in the Longitudinal Assessment of Bariatric Surgery.N Engl J Med.2009;361:445-454。

检测范畴

为了描述结果,我们使用两种主要类型的数据:

- 分类(量表)数据
- 名义数据没有固有的顺序,不是数字,是指标或类别类型。例如:性别和职业
- 序数数据排序。举例:量表、文化程度、疼痛的严重程度
- 数值(比例尺)数据
- 离散数据进行统计。例:事件数,患者数
- 连续/间隔数据被测量,并且可能是间隔内的任何值。如年龄、体重、体重指数、手术时间、问卷评分

分类资料用构成比或率表示。数值资料可以用均数、中位数或众数表示。均数是通过将总体中所有数据点相加,然后除以总数来确定的。中位数是一系列数字按顺序排列后的中间值,其中50%的值小于中位数,50%的值大于中位数。众数是一组数字序列中出现频次最多的数值。

例:平均年龄41岁。患者中位年龄为41岁(50%年龄大于41岁,50%年龄小于41岁)。众数为41岁,故大部分患者为41岁。在所有参与研究的患者中,82%为高血压,27%为糖尿病,34%为阻塞性睡眠呼吸暂停。

假设检验

假设检验是统计分析的基础。在假设检验中,零假设(H_0)表示没有差异或变化。相反,备择假说(H_1)认为存在差异或变化。要知道哪个假设应该被拒绝,我们必须看显著性水平(P值)。在医学研究中,$P \leq 0.05$表示可以拒绝零假设。

因此,假设检验提供了问题的答案:零假设是否可以被拒绝?

参数假设

对于连续性资料,必须在执行进一步的统计分析之前对数据进行正态性检验。正态性检验如Shapiro-Wilks和Kolmogorov-Smirnov,可用于此目的。检验的无效假设(H_0)是数据符合正态分布。

例:腹腔镜袖状胃切除术组夏皮罗威尔克斯试验的P值为0.2。在腹腔镜Roux-en-Y胃旁路中,P值为0.4。两组P值均在0.05以上,故不能拒绝零假设。两组年龄均呈正态分布。

如果数据的分布图看起来像钟形(通常称为钟形曲线),那么我们说数据是正态分布的(图4.7)。正态分布围绕中心具有对称性;50%的值小于平均值,50%的值大于平均值。在正态分布中,均值=中位数=众数。

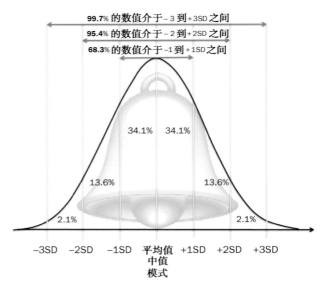

99.7% 的数值介于 −3 到 +3SD 之间
95.4% 的数值介于 −2 到 +2SD 之间
68.3% 的数值介于 −1 到 +1SD 之间

34.1%　34.1%

13.6%　　　　13.6%

2.1%　　　　　　2.1%

−3SD　−2SD　−1SD　平均值中值模式　+1SD　+2SD　+3SD

图 4.7　正态分布曲线

例：年龄服从正态分布，那么均值（41岁）= 中位数（41岁）= 正态（41岁）。

标准差（SD）描述了在正态分布数据中数据相对于平均值的分布情况。一个标准差（1个标准差）告诉我们，在均值附近的范围内的68%的值中包含了哪些值。换句话说，68%的值是小于一个标准差（1个SD）的均值。

例：在A组中，患者的平均年龄为41岁（±6岁）。我们可以很容易地看到68%的患者在35岁和47岁之间。

参数和非参数检验

在选择统计检验来比较组之前，必须了解参数检验和非参数检验之间的区别。参数检验假设总体的数据具有正态分布。相反，当至少有一个数据集不服从正态分布或样本量太小而无法评估正态分布时，应使用非参数检验。基于中位数而不是均值的非参数检验。中位数更准确地描述我们数据集在非规范分布数据中的中心。

在这两组中，年龄都服从正态分布。为了比较群体之间的年龄，应该使用参数测试。关于BMI，一个数据集（B组）不遵循正态分布，因此要对两者进行比较应该使用非参数检验。

在B组中，患者的平均年龄也是41岁（±14岁）。因此，B组68%的患者年龄在27~55岁之间。68-95-99规则是每个人都应该记住的规则！按规定：

68%的数值低于平均值的一个标准差（1SD）
95%的值小于两个标准差（2SD）远离平均值
99%的值小于三个标准差（3SD）远离平均值。

如果数据是正态分布的，我们使用参数检验进行进一步分析，并使用均值（标准差）来表示数据。

对于非正态分布的数据，我们使用非参数检验作进一步分析。直方图不具有钟形，数据应该以中位数和四分位数的形式呈现，因为在这种情况下，"平均"一词具有误导性。

例：采用Shapiro-Wilks法检验两组BMI数据的分布情况。A组P值为0.01，B组P值为0.3。A组的$P < 0.05$，因此拒绝无效假设，说明数据不服从正态分布，B组数据呈正态分布。在这种情况下，数据以中位数和四分位数表示。

如何组间比较

分析两组数据的第一步是回答这个问题：两组数据是否具有可比性？为了调查这个问题，需要对这些组进行比较。为了选择合适的检验方法，我们需要知道组的类型和数据的类型。对于连续型数据，首先要检查分布情况。

2个独立样本（a样本和b样本）的比较

未配对/独立样本 t 检验是一种参数检验，也称为 t 检验，比较来自两个独立组（连续型数据）的样本均值。H_0：均值相等。

Mann-Whitney U 是一种非参数检验，当数据是连续的但不符合正态分布，或有序（秩次）规模时，比较两个独立样本的中位数。H_0：中位数相等。卡方检验（χ^2）比较两个或两个以上独立组之间的比例，或考察两个名义量表变量之间是否存在关联。（如果 2×2 表的样本量小于20，则应使用 Fisher 精确检验。）H_0：变量A和变量B是独立的（或比例相等）。

例：研究人员比较两组（LSG和LRYGB）的术前数据。因为年龄是正态分布的，所以使用独立样本 t 检验。P 值为0.09，不拒绝无效假设，表明两组在年龄方面具有可比性。BMI不服从正态分布，所以使用 Mann-Whitney U 进行比较，P 值为0.03（小于0.05），拒绝无效假设（即LRYGB组与LSG组BMI存在差异）。在LSG组有50例不良事件（10%），LRYGB组有35例（7%）出现不良事件。采用 χ^2 检验，P 值为0.02，因此无效假设被拒绝，表明不良事件的数量取决于手术的类型，然而，研究人员不能确定BMI是否影响不良事件的发生。

配对比较（前/后配对或组A与配对对照组配对）

配对 t 检验比较来自同一组在不同时间点收集数据的平均值，或一组和配对对照组之间的平均值。

H_0：均值相等。

Wilcoxon 符号秩和检验比较两个配对样本时，数据是连续的，但不符合正态分布，或有序（秩次）规模。

H_0：中位数相等。

McNemar 测试比较了两个不同组之间的比例。数据是二分类定性的。

H_0：比例相等。

例：为了排除 BMI 对不良事件的影响，研究者使用 BMI 作为匹配变量进行匹配。两组在 BMI 方面具有可比性。配对 t 检验显示组间年龄无差异。McNemar 检验用于评估手术类型（LSG 和匹配 LRYGB）与不良事件之间的关系。没有发现其中的关联。因此，这两种治疗方法在年龄和 BMI 相同的患者中都是同样安全的。

多组独立样本的比较

单因素方差分析用于比较服从正态分布的连续型变量。H_0：多组总体均数相同。

Kruskal-Wallis 单因素方差分析是对不服从正态分布的连续型变量的比较的非参数检验。H_0：各组的平均秩相同。

卡方检验（χ^2）比较两个或两个以上独立组之间的比例，或考察两个定性资料之间是否存在关联

H_0：变量 A 和变量 B 是独立的（或比例相等）。

多组相关样本的比较

重复测量方差分析是一种参数检验，用于比较两个以上相关组之间的连续变量，如果参数假设的正态分布是满足[3]。H_0：均值相等。

Friedman M 检验是一种非参数检验，用于有序数据或非正态分布的连型续变量。H_0：重复测量的分布是相同的。当有两组以上的定性资料时，使用 Cochran sQ 检验。H_0：变量之间没有差异。

当有两组以上时，Cochran 的 Q 检验用于标称二分数据。H_0：变量之间没有区别。

如何找到两个连续或有序变量之间的关联

在手术并发症的研究中，找到并发症（结果）和其他因素（自变量）之间的关系是很重要的。相关性是用来检验两个变量之间可能存在的关联。相关系数揭示了两个连续变量和有序变量之间的关联强度和方向。

皮尔逊相关系数（r）用来衡量一个线性关系，或两个连续变量的关联度。变量应该是间隔/连续和正态分布的。r 的值可以在 $-1\sim1$。负值表示一个变量随着另一个变量的增加而趋于减少。正

值表示一个变量趋于另一变量而增加。r 的值越远离 0，表明相关性越强（图 4.8）。

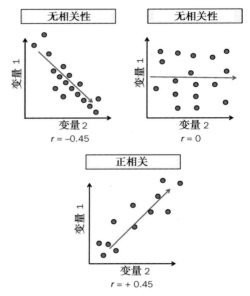

图 4.8 两个变量之间的对应关系

- 0~0.25（或 −0.25）：没有关联或弱关联
- 0.26~0.50（或 −0.50）：弱到中度关联
- 0.51~0.75（或 −0.75）：中度至强关联
- >0.76：非常强的关联

H_0：两总体间无线性相关。

P 值指的是总体中存在的相关性。斯皮尔曼秩相关是一种非参数替代方法，用于有序或非正态分布的连续型数据。

为了更详细的调查关联，进行了回归分析。回归分析回答的问题是：结果（Y）和独立变量（X）之间是否存在统计学关系？

回归分析建立了一个模型，其中回归系数（B）描述了结果与因变量（X）之间的关系）：

$$B_1^* X_1$$

回归系数为常数（B），表示回归直线的斜率。回归系数的值可以在 $-1\sim1$。随着相关值离 0 越来越远，关联更强。

回归分析中的显著性检验是指模型中包含的参数。对于回归模型中包含的任何因变量，零假设表示回归系数（B）等于 0。

有各种类型的回归分析。回归模型的类型取决于结果分布的类型：如果是连续的，近似正态的，我们使用线性回归模型；如果是二分的，我们使用 Logistic 回归。回归可以用来估计模型中每个自变

量的优势比。若结果(因变量)连续且呈正态分布，则采用线性回归分析。根据结果和预测因子的数量，我们区分以下类型的线性回归分析：

- 简单线性回归——一个连续的结果和一个预测因子(连续/分类)
- 多元线性回归——一个连续的结果和两个或多个预测因子(连续/分类)
- 多元线性回归——两个或多个连续结果和两个或多个预测因子(连续/分类)

在线性模型中，应满足以下假设：正态性、同方差性、线性和独立性。这意味着因变量的分布必须是正常的(正态性)。因变量分布的方差对于自变量的所有值(同方差)都应该是常数。因变量和自变量之间的关系应该是线性的(线性)，所有的观测都应该是独立的(独立性)

线性回归分析的目的是求方程：

$$Y=\alpha+B_1{}^* X_1$$

其中 $Y=$ 结果，$\alpha=$ 拦截，$B_1=$ 回归系数为了依赖变量 1，还有 $X_1=$ 因变量 1。

对于名义/二分结果(因变量)，采用 Logistic 回归模型。根据结果和预测因子的数量，我们区分以下类型的 Logistic 回归分析：

- 简单的 Logistic 回归——一个名目结果和一个预测因子(连续/分类)
- 多元 Logistic 回归——一个名目结果和两个或多个预测因子(连续/分类)
- 多元 Logistic 回归——两个或多个名目结果和两个或多个预测因子(连续/分类)

逻辑回归并不像线性回归那么多假设。然而，有一些问题应该记住：误差的独立性，连续变量的 Logistic 中的线性，不存在多重共线性，以及缺乏强影响的异常值。此外，每个自变量应该有足够数量的事件，以避免过度拟合模型。另一个问题使得 Logistic 回归不同于线性回归。在 Logistic 回归中，结果不是直接测量的；相反，它是获得结果的特定值的概率。后勤重建的结果——压缩是一个看起来像这样的方程：

$$Ln\ [\ Y/(1-Y)]=\alpha+(B_1 \cdot X_1)$$

其中 $Y=$ 结果，$\alpha=$ 拦截，$B_1=$ 回归系数为了依赖变量 1，还有 $X_1=$ 因变量 1。

多元 Logistic 回归通常用于纵向观察研究。因此，这是减重手术并发症研究中最常用的回归分析类型[4,5]。

示例：Sanchez-Santos 等人[6]想确定 LSG 后并发症(不同类型)的危险因素。他们想确定哪些因素可以被修改以提高安全性。他们进行了一项回顾性的多中心队列研究，涉及 29 家医院的参与(从其他人的经验中学习)。他们获得了 2 882 名患有 LSG 的患者的数据。他们做了多因素 Logistic 回归，以评估并发症(瘘管、出血、肺炎、肺栓塞)和死亡的预测因素。结果用 OR(95% 置信区间，CI)表示)。多因素并发症研究的独立因素是：外科医生的经验：<20 例患者，$OR=1.727$(1.326~2.249)；有 20~50 例患者，$OR=1.78$(1.31~2.42)；>100 例患者的经验作为保护因素，$OR=0.777$(0.698~0.865)；糖尿病，$OR=1.48$(1.12~1.95)。探针 >40F 作为保护因子，$OR=0.613$(0.429~0.876)。研究人员从他们的分析中了解到外科医生的经验很重要。更重要的是，他们观察到探针 >40F 是一个保护因素，这导致建议使用该探针以避免并发症。

(朱江帆　译)

参考文献

1. McDonald JH. *Handbook of Biological Statistics.* 3rd ed. Baltimore, MD: Sparky House Publishing; 2014.
2. Van Belle G. *Biostatistics: A Methodology for the Health Sciences.* Hoboken, NJ: Wiley-Interscience; 2004.
3. Katz MH. Multivariable analysis: a primer for readers of medical research. *Ann Intern Med.* 2003; 138(8): 644–650.
4. Alexopoulos EC. Introduction to multivariate regression analysis. *Hippokratia.* 2010; 14(Suppl 1): 23–28.
5. Stoltzfus JC. Logistic regression: a brief primer. *Acad Emer Med.* 2011; 18:1099–1104.
6. Sánchez-Santos R, Codina RC, Puy RV, et al. Prognostic factors for morbimortality in sleeve gastrectomy. The importance of the learning curve. A Spanish-Portuguese multicenter study. *Obes Surg.* 2016; 26(12): 2829–2836. doi:10.1007/s11695-016-2229-6.

第 5 章

在线术前风险评估工具

Ali Aminian

简介

安全性和有效性是任何一种治疗模式的两个基本要素。减重手术是最有效持久的减肥方法,并关乎在心脏代谢方面的结果,包括改善 2 型糖尿病、高血压、血脂异常、脂肪肝、阻塞性睡眠呼吸暂停(OSA)和严重肥胖个体的生存率[1-8]。

在过去的二十年里,减肥和代谢手术领域有了巨大的发展。新型、微创手术平台(如腹腔镜、单切口腹腔镜和机器人)、手术方式(如单吻合胃旁路术和胃折叠术)和内镜干预(如胃内气囊和腔内屏障)的引入,使减肥干预的安全性得到了重大改善[2,6-9]。多学科团队的方法对围手术期护理的肥胖手术患者是必不可少的。术前对患者进行营养、医疗和心理评估是为手术做好准备的必要步骤。对于所有接受减重手术的患者来说,术前进行麻醉检查以评估气道和合并症的情况也是必要的[9-11]。

尽管有关于减肥和代谢手术安全性和有效性的可靠数据,但许多患者和医生并不考虑通过手术治疗肥胖、糖尿病和代谢综合征。原因之一可能是对肥胖的医学和外科治疗的风险 - 效益比的信任不够[1,2,8]。评估术后并发症的风险可以提高外科手术决策和告知患者手术同意书。此外,通过确定与术后不良事件风险增加相关的术前状况也有相当大的好处[1,12-15]。

目前,有三种专门用于减重手术的在线风险评估工具[1,14,15]。它们来自美国外科学会国家外科质量改进计划(ACS-NSQIP)数据库。ACS-NSQIP前瞻性收集高质量和验证数据超过 300 个围手术期变量,包括对北美接受了重大外科手术术后 30 天患者死亡率和并发症的发生[16]。通过容易使用的在线版本,这些风险计算器可以帮助患者和医生在风险评估、决策、确定需要术前最优化的选择和知情同意的过程。本章介绍了这三种减重手术风险评估工具的方法和特点。

袖状胃切除术后严重不良并发症的风险

从 ACS-NSQIP 中,我们将 2012 年(n=5 871)和 2011 年(n=3 130)腹腔镜袖状胃切除术(LSG)病例纳入模型,然后分别检验风险评估工具的有效性。主要终点是 30 天的术后综合不良事件,有14 个严重不良事件被定义,包括器官 / 手术部位感染、卒中、昏迷、心肌梗死、心搏骤停,急性肾衰竭,深静脉血栓形成、肺栓塞、再插管,无法脱机、败血症、感染性休克,失血和死亡[1]。

采用多元 logistic 回归与逐步变量分离来建立预测主要结果的模型。模型的校正采用 Hosmer-Lemeshow 拟合优度检验。模型的判别能力用 c 统计量来评估,c 统计量与受试者工作特征曲线下的面积相同。如果差异是完美的(perfect discrimination),c 的统计值将等于 1.0。如果指控与偶然无关(no discrimination),那么 c 的统计值将等于 0.50。

患者平均年龄 44 岁,体重指数(BMI)为 46kg/m^2。研究对象中 80% 为女性,76% 为白人,22% 患有糖尿病。术后 30 天死亡率和不良事件发生率分别为 0.05% 和 2.4%。早期再手术占 1.4%。

在检查的 52 个基线变量中,最终有 7 个危险因素,包括充血性心力衰竭史、慢性类固醇使用、染色体异常的男性、糖尿病、高 BMI、术前血清胆红素水平升高和低红细胞比容(表 5.1)。其中,充血性心力衰竭和慢性类固醇药物的使用与 LSG 后不良事件发生的可能性表现出最强的独立相关性。对有症状性心力衰竭患者进行术前优化可以降低选择性手术的风险。慢性药物的使用会影响愈合过程并增加并发症。对于免疫抑制患者,围手术期和术中的有效措施可以降低手术风险。

表 5.1　基于多因素分析的三种减重手术风险评估模型的特点

风险因子	调整优势比	95% 置信区间	估值	估值的标准误
袖状胃切除术的发病率和死亡率[1] http://www.r-calc.com				
充血性心力衰竭	6.23	1.25~31.07	1.83	0.82
类固醇应用慢性病	5.00	2.06~12.15	1.61	0.45
男性	1.68	1.03~2.72	0.52	0.25
糖尿病	1.62	1.07~2.48	0.49	0.22
术前血清总胆红素水平	1.57	1.11~2.22	0.45	0.18
身体质量指数	1.03	1.01~1.05	0.03	0.01
术前血细胞比容水平	0.95	0.89~1.00	−0.05	0.03
常量			−3.50	1.32
减重手术死亡率[14] http://www.surgicalriskcalculator.com/bariatric-surgery-risk-calculator				
年龄(每年增加)	1.04	1.01~1.08	0.04	0.02
身体质量指数 /(kg/m²)[a]				
<45	0.14	0.04~0.47	−1.99	0.63
45~60	0.53	0.23~1.21	−0.64	0.42
呼吸困难[b]				
无	0.14	0.03~0.58	−1.98	0.73
适度运动	0.32	0.08~1.29	−1.14	0.71
类固醇应用慢性病	7.25	2.03~25.64	−1.98	0.65
外周血管疾病史	11.11	2.57~47.62	−2.50	0.75
既往经皮冠状动脉介入治疗	4.20	1.59~11.11	−1.44	0.50
减重手术类型[c]				
LRYGB	0.34	0.07~1.69	−1.08	0.82
LAGB	0.08	0.01~0.58	−2.49	0.99
ORYGB	0.59	0.11~3.17	−0.53	0.86
VBG	1.36	0.06~33.17	0.35	1.63
其他胃成形术	0.26	0.01~5.61	−1.35	1.57
常量			0.77	1.71
减重手术并发症 http://www.surgicalriskcalculator.com/bariatric-surgery-risk-calculator				
近期心肌梗死 / 心绞痛史	3.65	1.23~10.8	1.293 6	0.555
依赖功能状态	3.48	1.78~6.8	1.245 6	0.342
卒中	2.89	1.09~7.67	1.062 7	0.498
出血性疾病	2.23	1.47~3.38	0.800 9	0.213

风险因子	调整优势比	95% 置信区间	估值	估值的标准误
高血压	1.34	1.1~1.63	0.293 1	0.01
身体质量指数 /（kg/m²）ᵃ				
≥ 35, <45	0.9	0.67~1.21	−0.102 5	0.151
45~60	0.69	0.52~0.91	−0.377 2	0.143
减重手术方式 ᵈ				
BPD-DS	2.04	0.51~8.08	0.710 3	0.704
LRYGB	0.57	0.17~1.86	−0.565 8	0.605
LAGB	0.17	0.05~0.57	−1.777 1	0.619
ORYGB	1.13	0.34~3.74	0.122 9	0.61
其他胃成形术	0.3	0.07~1.21	−1.206 2	0.714
常量			−2.442 5	0.616

BPD-DS，胆胰转流 - 十二指肠转位术；LAGB，腹腔镜可调节胃束带；LRYGB，腹腔镜胃转流术；ORYGB，开放胃转流术；VGB，垂直绑带胃成形术。

ᵃ 参照组：>60kg/m²。
ᵇ 参照组：静息时呼吸困难。
ᶜ 参照组：BPD-DS。
ᵈ 参照组：VGB。

模型显示了良好的校准（Hosmer-Lemeshow 拟合优度检验，卡方 =16.02，P=0.591）和中等的差别（c 统计量 =0.682）。将生成的风险模型在 2011 年验证数据集上进行验证，结果显示出了较为相似的效果（c 统计量 =0.63）[1]。

风险计算器的用户友好版可登录 ttp://www.r-calc.com，在"减重外科公式"选项卡下查看。当患者的值输入到计算器中，就可以计算出 LSG 后严重不良事件的估计百分比。包括死亡率在内的一些不良事件估计概率的例子是：

- 对于 BMI 为 38kg/m²、红细胞比容为 42% 的健康女性的风险估计为 1%
- BMI 为 45kg/m²、红细胞比容为 42% 的糖尿病患者的风险估计为 3.3%
- BMI 为 55kg/m²、非酒精性脂肪性肝炎、总胆红素为 3mg/dl、红细胞比容为 33% 的女性的估计风险为 9.6%
- BMI 为 60kg/m²、患有糖尿病、长期使用类固醇（如哮喘或类风湿关节炎）和红细胞比容为 44% 的女性的风险估计为 12.6%
- BMI 为 62kg/m² 的糖尿病患者，继发于充血性心力衰竭的整形呼吸和呼吸困难，红细胞比容为 40% 的风险为 28.5%

减重手术的死亡风险

肥胖治疗过程的数据是从 2006—2008 年 ACS-NSQIP 参与者使用的数据文件中提取的[16]。在收集数据时，LSG 没有现行技术性术语（CPT）代码，这些患者不包括在研究中。主要结果是手术死亡率。

采用正向逐步多元 logistic 回归分析来评估术后死亡率相关的危险因素。模型质量采用 Hosmer-Lemeshow 拟合优度检验进行评估，c 统计量用于鉴别。

在 21 891 名患者接受减重手术的患者中，222 名患者接受了与十二指肠胆胰分流术（BPD-DS），11 846 例腹腔镜 Roux-en-Y 胃旁路手术（LRYGB），7 353 例腹腔镜可调节胃束带手术（LAGB），1 915 例开腹 Roux-en-Y 胃旁路手术（ORYGB），484 例其他胃成形术，71 例垂直绑带胃成形术（VBG）。总体平均年龄为 45 岁，平均 BMI 为 47kg/m²。

术后早期总死亡率为 0.14%，总发病率为 5.5%。再手术的占 2.2%。患者住院的平均时间为 2 天。从出院到死亡的平均天数为 10 天。[14]

术前与术后死亡率相关的危险因素包括较高

的年龄、BMI 级别、休息时呼吸困难、既往经皮冠状动脉介入治疗（PCI）、需要血运重建或截肢（PVD）的周围血管疾病史、长期使用皮质类固醇和减重手术类型（表 5.1）。

模型的 calibra（Hosmer-Lemeshow 拟合优度检验，卡方 =4.39，P=0.82）良好。训练集的 c 统计量是 0.80。在验证数据中，使用训练模型估计死亡概率所产生的 c 统计量为 0.82，表明具有很好的鉴别力。

该减重手术术后死亡率风险评估表以交互式电子表格的形式发布，可在 http://www.surgicalriskcalculator.com/ 网站上免费下载。当给一个患者输入所需的输入值时，它返回一个的术后早期死亡率的估计百分比。数值输入为 0~2 表示呼吸困难的级别；1~3 为 BMI 级（1 级，45kg/m²；第 2 类，45~60kg/m²；第 3 类，60kg/m²）；既往 PCI、慢性皮质类固醇使用和 PVD 病史分别为 0 和 1，减重手术类型为 1~6（1，LRYGB；2，LAGB；3，ORYGB；4，VBG；5，其他胃成形术；6，桶 -DS）。就年龄而言，年龄是一个可变的变量，输入的值是实际年龄（以年为单位）。

减重手术的并发症风险

从 2007 年和 2008 年 ACS-NSQIP 数据集中提取了接受各种减重手术的患者的数据。在收集数据时，LSG 没有 CPT 代码，这些病例不包括在数据集中。主要结果变量是主要发病率，包括 17 例术后早期并发症[15]。

使用逐步选择变量的多元 logistic 回归来评估与术后主要发病率增加相关的危险因素。在基于 2007 年数据集建立模型后，使用独立的数据集（2008 年数据集）对模型进行验证。

在 11 023 例接受减重手术的患者中，59 例接受 BPD-DS，6 087 例接受 LRYGB，3 337 例接受 LAGB，1 221 例接受 ORYGB，278 例接受其他胃成形术，41 例接受 VBG 手术。总体平均年龄 45 岁，平均 BMI 为 49kg/m²。30 天内的总死亡率为 0.19%。罕见并发症发生率为 2.4%，主要并发症发病率为 4.2%。再手术的比例为 2.5%。

术后高并发症相关的术前危险因素包括：6 个月内心肌梗死（MI）或 1 个月内心绞痛、依赖功能状态、卒中、出血障碍、高血压、减重手术类型和 BMI（表 5.1）。BMI 在 35~45kg/m² 的患者和 BMI

大于 60kg/m² 的患者与 BMI 在 45~60kg/m² 之间的人相比，其患病风险更高。BMI 在 35kg/m² 和 45kg/m² 和 BMI 大于 60kg/m² 的患者之间没有显著的统计学差异。

训练集的 Hosmer-Lemeshow 检验统计量为 6.05（P=0.64），表明没有明显的证据表明不适合。训练集的 c 统计量 =0.69。使用 2007 年模型估计 2008 年数据中的发病率概率所产生的 c 统计量为 0.66，表明该模型对 2007 年和 2008 年数据的预测精度相似。

然后，所选模型被用于开发一个风险计算程序（可以在 http://www.surgicalriskcalculator 上获得 / 减肥 - 手术 - 风险 - 计算器免费下载）。当需要的输入数据输入到给定患者的计算器时，它会计算出术后主要并发症的估计百分比。在风险计算器中，依赖功能状态、心绞痛、高血压、卒中和出血障碍的缺失和存在值分别输入为 0 和 1。BMI 在风险计算器中分为三类（35~45kg/m²，45~60kg/m²，大于 60kg/m²）。这六种减肥方法也是风险计算的一部分[15]。

使用风险计算器计算减肥术后主要并发症的例子有[15]：

- LRYGB 患者 BMI 50kg/m²，高血压，部分依赖，近期无心绞痛、卒中或出血病史：13.6%
- ORYGB 患者 BMI 70kg/m²、高血压、部分依赖、近期心肌梗死病史早 5 个月，但无卒中或出血病史的：62.5%
- BPD-DS 患者 BMI 为 65kg/m²，高血压，部分依赖，近期无心绞痛、卒中或出血病史：45.2%
- LRYGB BMI 46kg/m²、高血压、独立、无近期心绞痛、卒中或出血病史：4.3%
- LAGB，BMI 48kg/m²，高血压、独立、无近期心绞痛、卒中或出血病史：1.3%
- BPD-DS 患者 BMI 75kg/m²，高血压，部分依赖，近期有心肌梗死、卒中和出血病史：95.0%
- LAGB，BMI 40kg/m²，非高血压，独立，无近期心绞痛、卒中或出血病史：1.3%

风险评估工具的局限性

综合并发症模型（c 统计量）的辨别能力刚好低于 0.70 的绝对临界值[1,15]，一些专家建议，为了进行良好的辨别,这个临界值是必要的。事实上,任何具有 c 统计量>0.50 的预测模型可能具有临床价值[17]。实际上,使用大型数据库预测减重手术后复合发病率的所有报告模型 c 统计量<0.70[1,12,15,18,19]。几个因素可以促成这一发现。一个可能的原因是 ACS-NSQIP 中没有潜在重要因素的数据,如阻塞性睡眠呼吸暂停综合征(OSA)、既往血栓栓塞史(VTE)、外科医生经验和病例数量。包括减重手术(实验室)纵向评估研究在内的多项研究表明,这些因素在发生术后不良事件中具有重要性[7,20]。考虑这些变量有助于调整风险模型的建立。使用由各种异质独立变量组成的复合结果,而不是一个结果(如死亡率),也可能是一个促成因素。

术后出血、静脉血栓栓塞和肾衰竭的危险因素是不同的。值得注意的是,尽管发病率模型(综合结果)具有较好的鉴别能力[1,15],肥胖手术的死亡率模型(单一结果)的 c 统计量为 0.80[14]。另一种解释是接受减重手术的患者群体是相对均匀性。

ACS-NSQIP 只收集每个参与中心的手术样本,不收集减重手术特有的数据,包括术前合并症和术后并发症,如胃肠泄漏。风险评估工具对减重中心和外科医生来说可能不那么准确,他们的表现明显不如美国全国的结果。此外,ACS-NSQIP 只包括短期的术后结果,没有术后 30 天以上的并发症,这可能导致实际风险的低估。然而,最严重的并发症通常发生在减重手术后的最初 30 天。

总结

手术技术、腹腔镜训练、围手术期护理和卓越中心项目的发展使得减重手术的安全性不断提高[1,6-10]。与其他腹部手术相比,如腹腔镜胆囊切除术、阑尾切除术和子宫切除术,肥胖手术的并发症和死亡率通常较低。手术并发症取决于几个因素:手术的技巧和学习曲线的阶段,手术入路的类型(开放式和腹腔镜)和所进行的操作(限制性手术的并发症较低),以及是否存在显著的并发症。当然,预防手术并发症的最佳措施是明智的围手术期判断和良好的手术技术[2-9]。三种在线风险评估评分系统可以评估肥胖症手术后的死亡率和并发症,有助于外科手术决策、患者的知情同意、预测患者的手术风险,因此,可以改善患者的照护[1,14,15]。

(王知非 译)

参考文献

1. Aminian A, Brethauer SA, Sharafkhah M, Schauer PR. Development of a sleeve gastrectomy risk calculator. *Surg Obes Relat Dis.* 2015;11(4): 758–764. doi:10.1016/j.soard.2014.12.012
2. Aminian A, Brethauer SA, Kirwan JP, Kashyap SR, Burguera B, Schauer PR. How safe is metabolic/diabetes surgery? *Diabetes Obes Metab.* 2015; 17: 198–201.
3. Aminian A, Daigle CR, Romero-Talamás H, et al. Risk prediction of complications of metabolic syndrome before and 6 years after gastric bypass. *Surg Obes Relat Dis.* 2014; 10: 576–582.
4. Brethauer SA, Aminian A, Romero-Talamás H, et al. Can diabetes be surgically cured? Long-term metabolic effects of bariatric surgery in obese patients with type 2 diabetes mellitus. *Ann Surg.* 2013; 258: 628–637.
5. Schauer PR, Bhatt DL, Kirwan JP, et al. Bariatric surgery versus intensive medical therapy for diabetes—3-year outcomes. *N Engl J Med.* 2014; 370: 2002–2013.
6. Kim JH, Wolfe B. Bariatric/metabolic surgery: short- and long-term safety. *Curr Atheroscler Rep.* 2012; 14: 597–605.
7. Longitudinal Assessment of Bariatric Surgery (LABS) Consortium, Flum DR, Belle SH, King WC, et al. Perioperative safety in the longitudinal assessment of bariatric surgery. *N Engl J Med.* 2009; 361: 445–454.
8. Pomp A. Safety of bariatric surgery. *Lancet Diabetes Endocrinol.* 2014; 2: 98–100.
9. Aminian A, Schauer PR. surgical treatment of obesity and comorbidities. In: Bray GA, Bouchard C, eds. *Handbook of Obesity.* London: CRC Press; 2014.
10. Schirmer B, Schauer PR. The surgical management of obesity. In: Brunicardi FC, Andersen DK, Billiar TR, eds. *Schwartz's Principles of Surgery.* 9th ed. New York, NY: McGraw-Hill; 2010:949–978.
11. Eldar S, Heneghan HM, Brethauer S, et al. A focus on surgical preoperative evaluation of the bariatric patient—the Cleveland Clinic protocol and review of the literature. *Surgeon.* 2011; 9: 273–277.
12. Finks JF, Kole KL, Yenumula PR, et al. Predicting risk for serious complications with bariatric surgery: results from the Michigan Bariatric Surgery Collaborative. *Ann Surg.* 2011; 254: 633–640.
13. DeMaria EJ, Portenier D, Wolfe L. Obesity Surgery Mortality Risk Score: proposal for a clinically useful score to predict mortality risk in patients undergoing gastric bypass. *Surg Obes Relat Dis.* 2007; 3: 134–140.
14. Ramanan B, Gupta PK, Gupta H, et al. Development and validation of a bariatric surgery mortality risk calculator. *J Am Coll Surg.* 2012; 214: 892–900.
15. Gupta PK, Franck C, Miller WJ, et al. Development and validation of a bariatric surgery morbidity risk calculator using the prospective, multicenter NSQIP dataset. *J Am Coll Surg.* 2011; 212: 301–309.
16. American College of Surgeons. National Surgical Quality Improvement Program Participant User Data Profile. Available at: http://site.acsnsqip.org/participant-use-data-file/
17. Wells BJ, Kattan MW, Cooper GS, et al. ColoRectal Cancer Predicted Risk Online (CRC-PRO) calculator using data from the Multi-Ethnic Cohort Study. *J Am Board Fam Med.* 2014; 27: 42–55.
18. Turner PL, Saager L, Dalton J, et al. A nomogram for predicting surgical complications in bariatric surgery patients. *Obes Surg.* 2011; 21: 655–662.
19. Maciejewski ML, Winegar DA, Farley JF, et al. Risk stratification of serious adverse events after gastric bypass in the Bariatric Outcomes Longitudinal Database. *Surg Obes Relat Dis.* 2012; 8: 671–677.
20. Smith MD, Patterson E, Wahed AS, et al. Relationship between surgeon volume and adverse outcomes after RYGB in Longitudinal Assessment of Bariatric Surgery (LABS) study. *Surg Obes Relat Dis.* 2010; 6: 118–125.

第二篇

术中并发症防治

第 6 章

腹腔镜减重手术的手术室设置和器械

Eomasz G. Rogula, Esam Batayyah, and Philip R. Schauer

简介

自 1995 年以来,腹腔镜减重手术量在美国和其他国家急剧增加。微创技术使得这个原本复杂的手术具有疗效确切、术后恢复更快等优势,而且极大地减少了伤口相关并发症的发生率。

为了达到最佳效果,肥胖症患者的腹腔镜手术不仅需要专门的腹腔镜设备和器械,还对主刀医生的技能和团队合作能力提出要求。所需的特殊设备包括:患者特定体位固定装置、建立腹腔通道、建立气腹、可视化摄像机、切割和闭合的能量平台、吻合器、手持器械、纤维内镜、语音激活系统和机器人,以及"完全一体化"的手术室布局。腹腔镜手术是一项技术密集型操作,外科医生除了要了解治疗疾病本身外,还必须完全熟悉腹腔镜手术的设备和器械[1,2]。

因为病态肥胖患者拥有自己的疾病特征和难点,所以需要对常规的腹腔镜手术技巧做出调整。特别是,腹部过度肥胖不仅限制了可视化镜头和器械的自由移动,还常需要超长和超强的器械。对于肥胖的外科患者,腹腔镜手术需要高超的腔内缝合和吻合技术、止血技术和纤维内镜[3]。肥胖的合并症可能会降低患者对二氧化碳气腹的耐受性,需要其他保证腹腔镜下操作视野的方法[1]。

在本章中,我们将根据 4 000 多例腹腔镜减重手术的经验来讲述减重手术中使用的技巧。这些全部基于外科医生已经对普通患者的腹腔镜器械和设备非常熟悉[4,5]。关于这些设备背后的工程原理和技术的详细信息可以从很多更专业的渠道获取[6-10]。当然,现在还可能存在同等或更适合减重手术的替代设备或方法,并且这些设备和器械将随着时间和新技术的发展而不断进步给予外科医生更多选择。

患者体位

减重患者体位固定的主要目标是:安全地转移到手术台上,关节和四肢处于自然体位,避免皮肤或神经的压迫性损伤,手术部位的可及性,提高术野的暴露效果以及患者在手术台上的安全性[11,12]。为了实现这些目标,我们不仅需要兼顾病态肥胖者的解剖学特点和体位摆放的基本原则,还要注重细节,以及创造力。

患者由担架转运至手术室。我们发现,利用悬停技术(Hovermatt,Hovertech International)的侧向转移设备能够使团队以安全舒适的方式将患者移至手术台,并返回到运输担架或床上。它需要至少两名工作人员,左右两侧各一名,可将用力降至最低。悬停设备可减少患者和工作人员的损伤(图 6.1)。

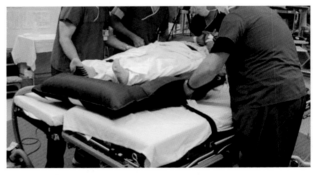

图 6.1　使用侧移装置移动患者上下手术台

我们将患者摆在双腿并拢,双臂外展的仰卧位。患者的腰部用束带固定住。有时也会根据患者体格大小和手术台型号将约束带固定在患者的腿部。患者的重心应该均匀地分布在手术台上,没有躯干或四肢悬垂在一侧。床的侧向扩展板可以增加手术台的宽度，这样超级肥胖患者就可以使用气动压缩装置了。这些装置可以对抗由于使用气腹和反向 Trendelenburg 体位而导致的严重静脉淤滞，减少静脉血栓的形成，毕竟肥胖是静脉血栓形成的风险因素[13]。我们建议在诱导前放置序贯加压装置（SCD），可放在小腿和大腿周围，如图 6.2A、B 所示。由于某些特殊的解剖学原因限制了大腿型气动压缩装置使用，现在也存在其他类型的装置：如小腿型或足型。

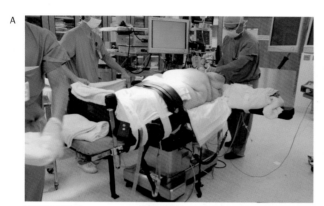

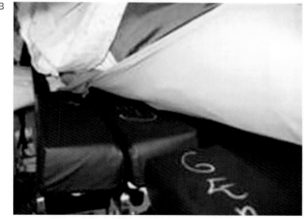

图 6.2　A、B. 患者体位摆放和气动压缩装置的应用。在腹部消毒铺巾之前，应检查各部位受压情况、循环是否衰竭、四肢的自然体位和患者在手术台上的安全性

在全身麻醉和气管插管诱导后，插入导尿管（通常需要两名工作人员，一名协助分开皮肤皱褶，另一名置入尿管），并在大腿前侧放置 Bovie 负极板（图 6.3）。一块竖板被放在手术台尾侧，称为脚踏板。这样当患者处于反向 Trendelenburg 体位时，患者的脚将置于一个安全舒适的位置。为了确保患者身体的着力点在双侧脚底，要在腿部使用束带以保持身体处于自然、经典的解剖位置（图 6.4）。

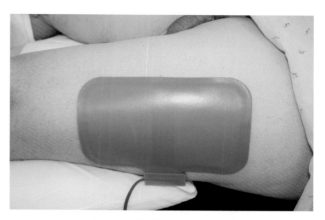

图 6.3　Bovie 负极板通常放置在大腿前部

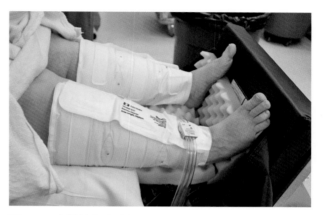

图 6.4　脚掌放在脚踏板上，大腿用约束带固定

外科医生和器械护士站在患者的右侧，一助和扶镜手站在患者的左侧。如果有足够的空间，手臂可以外展，如果空间受限，任意一只或两只手臂都可以收拢。在收起手臂时，可能需要使用金属或塑料支撑架将手臂固定在侧面，同时还可以保护手臂。

此时，固定牵引器保持装置的底座可以固定在手术台上。必须注意它不能直接接触患者的皮肤，以避免压力性损伤或电灼伤。

在消毒铺巾之前，应对患者进行"最终检查"，并遵循患者安全目标[14]。重要的是要确保所有着力点未受压，特别是手臂、手、头和脚的侧面。在手术台附件区放置保护垫，以避免压力性或神经损伤。再次确认患者在手术台上的安全性和四肢关节自然体位的摆放（图 6.2）。特别要注意的是，要确保臀部没有过度的压力，以防止罕见的横纹肌溶解并发症发生，特别是 BMI 大于等于 $60 kg/m^2$ 的患者。横纹肌溶解可导致肾衰竭和死亡[15,16]。对于手术时间较长的手术，加热毯可以防止因蒸发和持续气腹导致的体温过低。

腹部消毒铺巾完成后,设置好现场设备位置,手术团队集合完毕后,工作场景将如图 6.5 所示。一些外科医生更喜欢"法式"或"双腿之间"的站位,是指患者的双腿分开固定,医生站在双腿之间,助手和 / 或技师站在他的两侧。这一点在其他出版物中有描述。由于大腿的周径较粗或外科医生的原因使得两腿之间的空间可能很小,这是这种方法的局限性。

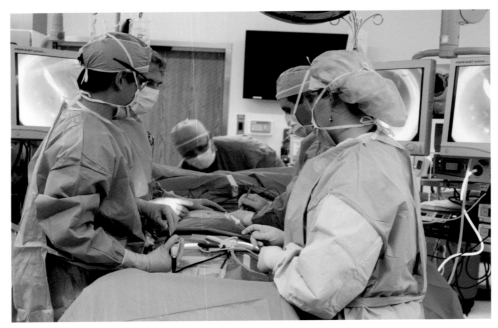

图 6.5　手术团队和他们的站位。主刀医生在患者右侧。一助在主刀医生对面。二助和器械护士在床尾侧

建立气腹

气腹针

　　气腹针可以用来建立肥胖症患者的气腹,因为开放切开(Hasson)建立气腹技术非常困难。使用左上腹肋下穿刺插入 150mm 长的气腹针(ENDOPATH® 气腹针;图 6.6A、B)。这种 2mm 的针头由一个针鞘和钝头的针芯组成,一旦进入腹腔,它会自动弹至针尖之外。这种钝头针心留有一个侧孔,可以让二氧化碳气体进入腹腔。S 形牵引器可以辅助钝性剥离皮下脂肪,暴露前筋膜,以便于气腹针的置入。水滴试验等方法可以验证气腹针穿过腹壁后位置是否正确。肥胖患者的腹内压可能很高(高达 $10\sim12cmH_2O$)。腹腔镜手术相关的并发症常常与进腹过程有关。使用气腹针会增加进腹失败、腹膜外注气和大网膜损伤的发生率[17]。

置入戳卡

　　在腹腔镜减重手术中,戳卡穿刺器安全、有效,可将漏气降至最低,易于固定在腹壁上,可以快速更换不同直径的器械,长度应足以到达腹膜腔而不会造成腹壁筋膜过度破裂。我们目前使用 5mm 光学观察戳卡(俄亥俄州辛辛那提,Xcel,ethicon EndoSurery)进行腹腔的初步探查(图 6.7A、B)。在调整白平衡后,将 5mm 的镜头放入戳卡中。在透明戳卡末端调整焦距。通过一个 5mm 的切口置入戳卡,当戳卡穿过腹壁时,可以直接看到腹壁的脂肪层、筋膜层和肌肉层。在戳卡尖端穿过腹膜前脂肪和腹膜后,移除镜头和戳卡内芯,向腹部注气。一旦气腹建立,将在腹腔镜直视下置入剩余戳卡。通常 100mm 长的戳卡就足够了,但腹壁过厚的患者需要超长的戳卡(150mm)(图 6.7C)。

　　在第一个戳卡置入后,一根标准的 25G 脊椎针可精确定位腹内位置以放置额外的戳卡,并在确定戳卡的位置和轨迹后向腹膜前间隙注射局麻药(图 6.8)。

　　在放置戳卡前,在腹腔镜直视下注局部麻醉剂入腹膜前间隙。

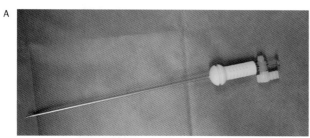

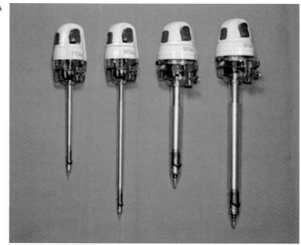

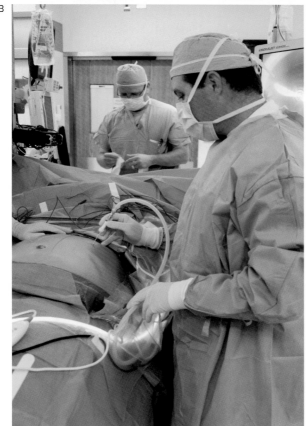

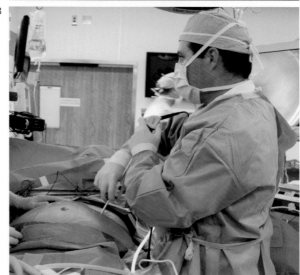

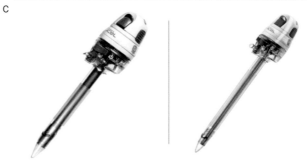

图 6.6　A、B. 气腹针，并在左上腹穿刺进入腹腔

图 6.7　A、B. 5mm 光学观察戳卡（Endopath Xcel, Ethicon Endosurgery, Cincinatti, OH）可不含气腹直接进入腹膜腔。戳卡穿过腹壁时可鲜明地识别皮下脂肪、筋膜、肌肉、腹膜前脂肪和腹膜这些层次。C. 透明的、无锋的 5mm 和 12mm 的戳卡

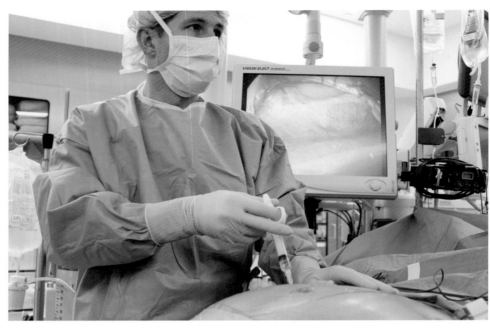

图 6.8　刺针通过腹壁放置,以帮助定位

气腹机

在腹腔镜手术中,向腹膜腔内注入二氧化碳形成气腹以达到暴露术野的目的。气腹机可监测当前的腹内压,并调节从加压储气罐中排出的二氧化碳的流量,根据选择所需的腹内压自动调节气体流量。气腹机前面的 LCD 屏幕显示当前腹内压、预设气腹压、当前 CO_2 注气速率、注入气体的体积以及 CO_2 储罐中的剩余体积。腹内压高、气体泄漏过多、二氧化碳储罐内气体含量低将会报警。注气速度可从 1L/min 调整到 40L/min。我们的标准预置压力是

15mmHg,但当需要更好的暴露视野,我们会间歇性地使用较高的压力(16~18mmHg);当仪器长度不足时,我们会间歇性地使用较低的压力。

在腹腔镜减重手术中,漏气非常麻烦,特别是在使用圆形吻合器技术的情况下。强烈建议使用高流量气腹机(40L/min),以应对戳卡口、仪器置换过程和吸引器使用过程中造成的漏气(图 6.9)。如果没有高流量的气腹机,在胃旁路手术时,我们建议使用两个大流量的气腹机,以提供额外的漏气补偿,并防止因一个 CO_2 罐被排空时所造成的延迟。

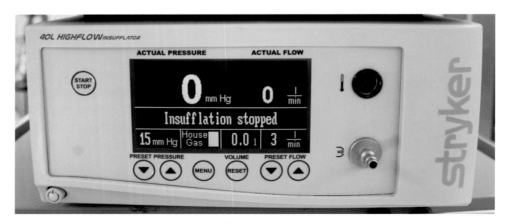

图 6.9　一个集成彩色触屏的高流量气腹机(40L/min)

可视化

为外科医生提供清晰的手术视野对腹腔镜手术的发展至关重要。可视化的质量决定了腹腔镜手术的安全性和有效性。因为外科医生不能直接触摸和触诊组织，所以必须时刻保持清晰、明亮的图像。腹腔镜手术中没有"盲目"操作。现在创建和维护图像的组件已经稳步改进。

由于腹腔镜减重手术特殊，使得获得合适的图像具有挑战性。在病态肥胖症患者中，气腹撑起的巨大腹腔所需的光线远远多于非肥胖症患者腹部所需的光线[18]。内脏常因脂肪浸润而增大。覆盖在肠系膜、大网膜和内脏的丰富脂肪组织可能会占据视野，遮挡住目标组织。有效观察目标周围、上方或下方物体的仪器是必要的。当然也需要其他工具辅助才能充分暴露术野。腹腔镜镜头会在不经意间与脂肪组织接触导致镜头污垢，从而导致图像质量不佳。将这种接触发生率降到最低并快速有效地清洁镜头的设备也是至关重要的。在减重手术中，由于戳卡部位有少量漏气，快速注入相对较冷的二氧化碳常造成镜头起雾。

腹腔镜

该腹腔镜使用霍普金斯棒状镜头系统，该系统由一系列石英棒状镜头和环绕在棒状透镜周围的光纤系统构成[5,6]。腹腔镜的目镜通过一个耦合器适配器与摄像机相连。

标准腹腔镜的长度约为 32cm，直径从 2mm 到 10mm 不等。镜头可视的角度不同，最常见的角度是 0°~45°，因配备了高分辨率的高清线缆、可弯曲摄像头和 3D 视图，使得分辨率比以前高得多。有角度的镜头有更大的灵活性，并且可看到 0° 镜头"看不见"的区域。然而，它们需要一些额外的操作技巧，而且角度会略微降低透光率。

对于减重手术，我们有多种腹腔镜可供选择：30° 和 45°，直径分别为 5mm 和 10mm（Stryker 内镜；图 6.10）。通常，我们使用直径 5mm、45° 镜头，最初在 5mm 入口处观察其他戳卡位置。后续使用直径 10mm，45° 的镜头来进行手术，因为它有最好的视野，特别是在极度肥胖的患者中。对于超级肥胖的患者可使用超长的腹腔镜（45~50cm），因为腹壁过厚，腹腔容积过大，标准尺寸的腹腔镜不能近距离观察远处的部位（例如，食管胃交界处）。超长

的腹腔镜在使用任何类型的示波器或机器人时也很有用，因为它们在连接过程中占用了镜头的功能长度。

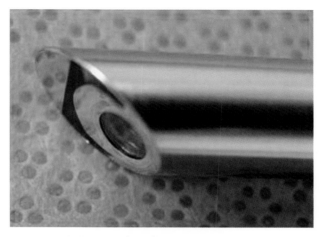

图 6.10　腹腔镜：45°（内嵌）和 30°，直径 5mm 和 10mm，标准和加长长度

腹腔镜加热器是一个不锈钢小罐，装满了热的无菌生理盐水用于清洁腹腔镜以防起雾。腹腔镜加热器放置到外科无菌巾上以便快速取用（图 6.11）。我们发现防雾液一般没什么作用。

摄像机

重量只有 40g 的微型摄像头提供了出色的分辨率和显色能力，对于腹腔镜减重手术非常重要。这款微型摄像头使用了一个电荷耦合装置，晶片表面有大约 30 万个感光像素，对角线长度约 1.3cm（1/2 英寸）。三晶片摄像头已经成为行业标准；每个晶片提供三种原色之一：红色、绿色和蓝色。这类设备有多种选择，包括 Stryker 内镜® 第 7 代 3 晶片摄像机（1188 型；图 6.12）。这款 1188 高清三晶片摄像头具有 9 个预设外科专业，并且能够从一个摄像系统同时显示高清视频和高清纵横比，从而提供最佳的手术图像和标准化。这款摄像头的感光能力极强（小于 1 勒克斯；图 6.2），因此能有效地拍摄出有用的图像。

UNT 内镜卡口微调器允许将相机快速连接到任何显示器上。微调器还有一个调焦环。摄像头控制按钮使用户能够调整增益、数字变焦和打印机模式。摄像机通过电缆连接到电源和电子控制。该系统使用爱马仕™（史赛克内镜®）的语音激活技术控制白平衡、增益、快门和数字增强（参见"语音激活技术"）。

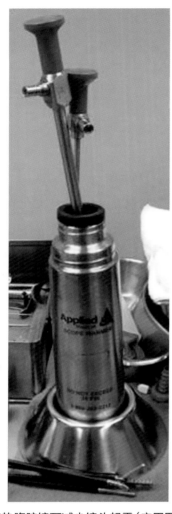

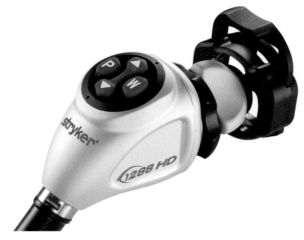

图 6.12　三晶片摄像头（Stryker）

光源和光缆

　　腹腔镜手术需要高强度光源，才能获得足够的手术视野视频图像。通常使用寿命约为 250 小时的氙气或金属卤化物灯，因为它们在日光范围内提供理想的色温（5 500K）。具有自动调节和手动超控功能（如果需要，可过度照明或欠照明）。相机和光源之间的相互作用允许根据相机 CCD 表面的光级变化自动调整照明强度。这大大减少了恼人的眩光。光线通过光纤光缆从灯泡传输到镜头，如果发现超过 15% 的光纤断裂，则应更换光纤光缆。光源的全部效益取决于电缆与光源和腹腔镜的正确连接。光缆不能高压灭菌，必须用环氧乙烷或戊二醛消毒。

图 6.11　加热腹腔镜可减少镜头起雾（应用医学）。腹腔镜加热器应放置到外科无菌巾上以便于浸泡镜头

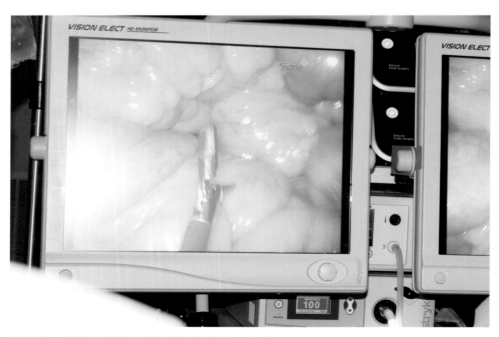

图 6.13　视觉电子高清电视平板显示器（Stryker）

视频显示器

提供腹腔镜图像的视频显示器应该是最高质量的。我们采用了新的多平面面板数字设计 Vision Elect HDTV 平板显示器(图 6.13)。它是 1188 高清 3 芯片摄像头的理想组建。随着监视器和摄像技术向更高清晰度的数字能力发展,纯平显示器技术可能会取代 CRT。显示器应放置在手推车、腹腔镜塔上或悬挂在吊杆上,位于外科医生和助手相对的位置。

手术台

手术台必须提供最大的倾斜和旋转角度,并允许通过重心的移动来改变腹腔脏器的位置以实现完全可视化(图 6.14)。对于减重手术,手术台必须可承受超重患者的体重。许多标准的通用手术台的体重限制约为 227kg,这足以满足 95% 或更多的减重手术需求(图 6.15)。建议您向制造商咨询特定手术台型号和具体重量限制。体重超过 227kg 的患者的减重手术需要能够安全容纳他们的手术台。

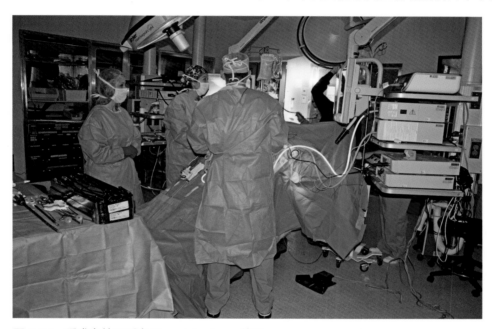

图 6.14　手术台处于反向 Trendelenburg 位置

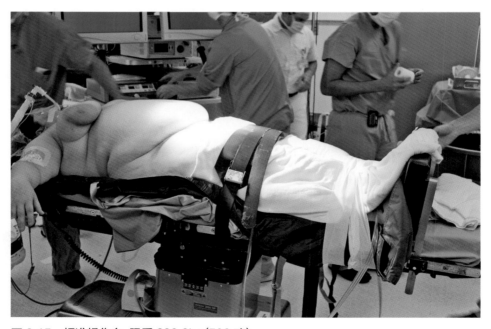

图 6.15　标准操作台,限重 226.8kg(500 磅)

第 6 章　腹腔镜减重手术的手术室设置和器械

53

为了确保稳定性,许多通用手术台都进行了修改,以适应更大的重量,但倾斜角度和Trendelenburg/反向Trendelenburg角度有所降低。由于最近的手术台制造技术提高了重量分级和各部分的铰链方式,这种权衡变得不那么必要了。重要的附件包括侧面扩展板、脚踏板、束带和衬垫,用来安全地固定患者并防止受伤。在购买手术台时,应该考虑的最重要的安全因素之一是床垫及其均匀分配体重的能力,以防止循环障碍和骨质隆起处的压疮。

手持式器械

抓取器械

手持式仪器有许多不同的功能可供选择。我们更喜欢"串联"设计(而不是手枪握把设计),以及带有棘轮手柄控制的仪器,它可以打开和关闭,还可以用手指控制轴的旋转。对于超重肥胖患者来说,器械长度非常重要。许多仪器有标准长度(32cm)和加长长度(45cm;图6.16)可供选择。腹腔镜减重手术过程中需要无损伤抓钳和有创抓钳。无损伤抓钳在对肠道进行操作过程中对其无损伤。我们使用的是5mm的无损伤抓钳(斯诺登·彭瑟),它的特点是齿细腻,尖端宽大,握力牢固,不会损伤组织。有创抓钳(斯诺登·彭瑟)是一种5mm的("鳄鱼型")抓钳,特点是具有钳嘴较长、螺纹较

粗,以提供更安全的抓取能力。这是很好的抓持胃和大网膜的方法。

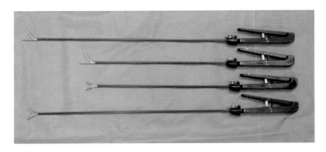

图6.16 手持器械:标准和加长抓钳。上面的是有创的抓钳,用于小肠的非损伤抓钳在下面(Snowden Pencer)

牵拉和稳定器

将肝左叶向头侧牵拉可显露胃食管区。有许多设备可以有效地实现这一目的;这需要牵引器足够强韧,才能在不损伤器官的情况下牵开又大又重的肝脏。直径5mm的斯诺登·彭瑟(Snowden Pencer)是有效的,在收紧后呈三角形。牵引器通常通过连接在手术台上的外部夹持装置固定在固定位置,例如快速夹持系统(斯诺登·彭瑟;图6.17)。最近对Endoflex牵引器进行了改装,称为"Big D"型,可以有效且稳定的牵拉开巨大的肝脏,充分暴露视野。以前我们曾经同时使用过两个牵引器以达到暴露的目的。

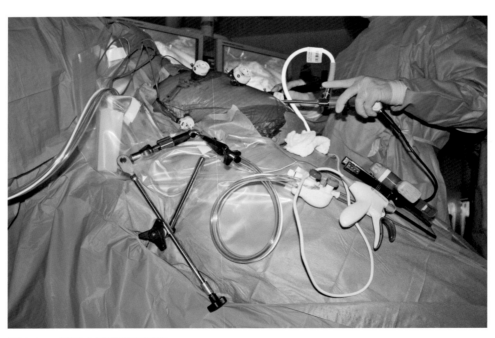

图6.17 固定台器械稳定装置

吸引冲洗装置

吸引/冲洗仪器用于清除手术区域的积血,使腹腔保持在没有烟雾和蒸气的状态下。StrykerFlow 2(Stryker 内镜)是一种 5mm 的一次性仪器,带有可重复使用的操作杆,可以进行抽吸和冲洗,二者采用共同通道。尖端有标准的(32cm)工作长度和加长(45cm)的工作长度,这对超级肥胖患者来说是至关重要的(图 6.18)。

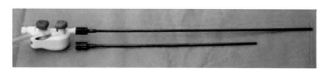

图 6.18　吸引冲洗器:标准和加长(Stryker 内镜)

缝合器械

标准的腹腔镜持针器、缝合线和缝合设备,如 Endostitch™,适用于腹腔镜减重手术。直径 10mm 的一次性 Endostitch™ 有一个双头角针,两针中间为缝线(图 6.19)。双动钳口通过捏合手柄和操纵开关,使针可以来回传递,从而减少了重新抓取组织和重新定位的麻烦。Endostitch™ 与多种可吸收缝合线(即 Polysorb™)和非可吸收缝合线(即 Surgidek™)兼容。Endostitch™ 在 RYGBP 手术中常用在肠肠吻合和胃空肠吻合术上(两层缝合)。

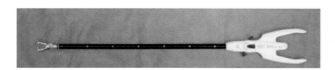

图 6.19　Endostitch™(Covidien)美敦力和腹腔镜持针器

无创性肠钳

腹腔镜肠钳是一种直径 10mm 的器械,它有长钳嘴和锯齿,提供了安全的无创握力。它有一个棘轮手柄,用于锁定钳嘴。钳嘴有直和弯曲两种,用于在操作之前夹住小肠(Roux 侧),以防止小肠远端充气(图 6.20)。

专用抓钳

另一种适合抓持肠道的抓钳是镂空的抓钳(卡尔·斯托兹腔镜);因为它有较宽镂空的钳嘴,因此在抓持时与组织有更大的接触面。该仪器主要用

于早期抓持小肠和测量 RYGBP 术中 Roux 支的长度。抓钳上距尖端 10cm 处有一个标记。我们常用这台仪器测量 Roux 支长度。

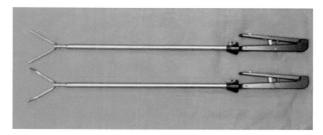

图 6.20　无创伤性肠夹:直和弯曲的尖端

有镂空的铰接式抓钳(斯诺登·彭瑟)有一个铰接式尖端,当手柄关闭时,该尖端会形成约 45° 角的平缓曲线(图 6.21)。该仪器可用于 HIS 角度的解剖和识别,以及吻合器隧道的建立。在结肠后入路中,在进行吻合术前,该器械在将 Roux 支通过结肠后隧道和胃后隧道送到胃小囊时非常有用。

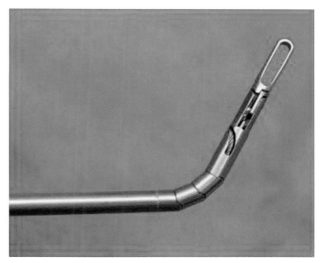

图 6.21　在 HIS 角,铰接式尖端有助于解剖

腹壁戳卡口缝合器

为了防止戳卡口形成疝,我们用坚固的可吸收缝线关闭所有 10mm 或更大的端口,如 Vicrary™(Polyglactin 910,由 ethicon, Inc. 生产)。现在有许多将缝线带入腹腔的器械。我们使用 Carter-Thomason 关腹系统(Inlet Medical Inc.;图 6.22)用于全层的缝合。考虑到非常厚的腹壁,这种一次性器械配有不同直径和标准长度的导轨(向导)图 6.22)。导轨预设的角度可覆盖筋膜组织。这种装置(在没有导轨的情况下使用)可结扎腹壁出血,还可在腹腔镜减

重手术时修补小的脐疝、腹疝和切口疝。

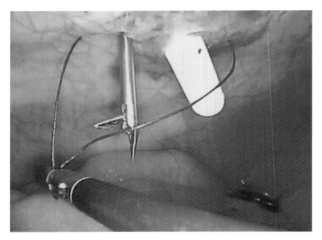

图 6.22　使用腹壁缝合器便于戳卡口的关闭，并可用于小腹壁疝

腹腔带放置器

奥布莱恩腹腔带放置器（自动化医疗产品公司）是一种特殊的器械，可将腹腔带由胃 his 角的大弯侧绕至胃小弯侧。腹腔带的圆管被放置在尖端的凹槽中，然后拉至胃后面（图 6.23）

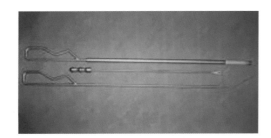

图 6.23　奥布莱恩腹腔带放置器

其他手持器械

我们使用一次性腔镜剪刀来切割组织。剪刀的直径为 5mm，带有一个旋转轴和一个 16mm 的弧形刀片。锋利的刀片是剪刀的主要优势之一。

当出血可用夹子止血时，我们使用一次性钛夹连续激发装置。有 5mm 和 10mm 两种直径可选。与单夹激发装置相比，连发装置大大提高了止血的速度和效率。

切割与闭合能量平台

一般情况下，通过标准的单极或双极电灼可以

达到切割组织和止血的目的。超声切割和闭合对肠系膜等血管丰富的组织效果更好。Sonicision™ 无绳超声切割器械 Ligasure（美敦力）和 Harmonic Surpel™（Ethicon EndoSurgery）在提供出色的切割和止血作用的同时，消除单极电灼引起的相关电弧损伤问题。这类器械有一个固定的钳嘴和可活动的刀刃，其超声振动频率在 55 000~60 000Hz 之间。固定的钳嘴和活动刀片以这种频率振动时的产生的机械作用会使胶原变性。这样就可以形成一种凝固剂立即封闭小血管。这种方法组织通过摩擦产生的热量最少，热能的四周辐射距离为 1~2mm。

超声刀有 5mm 直径，有两种长度：短的（15.7cm）和长的（38cm），均带有手指控制的旋转轴（图 6.24A、B）。可以通过脚踏或手指按钮控制启动，并且可以调整刀片频率、切割组织的速度以及止血程度。但这些器械使用过程中会产生水蒸气模糊视野，需要间断地排出水蒸气。

A

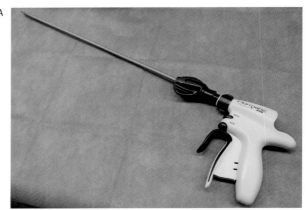

B

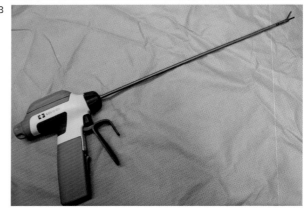

图 6.24　A. 手控超声刀（inset；Ethicon Endosurgery, Cincinatti, OH）。B. 无线超声刀（Covidien）

在 RYGB 术中，我们在制作胃小囊过程中分离胃小弯和胃大弯周围组织时、在行胃肠吻合术吻

合器插入前在胃和小肠开孔时广泛使用超声刀。

吻合器：直线型和圆形

直线切割闭合器

腹腔镜下的直线切割闭合器在横断组织的每侧至少形成两排（最好是三排）钉仓，是腹腔镜 Roux-en-Y 胃旁路手术中极其重要的器械。它可以用来横断空腔脏器，分割肠系膜等血管丰富的组织，还可用来做吻合。我们常用 ECHELON FLEX™ 60mm 的一次性吻合器（俄亥俄州辛辛那提 ethicon 腔镜外科），该吻合器可形成两组三排钉仓，后激发刀片将其离断（图 6.25）。吻合器可根据组织位置进行旋转和弯曲。不同厚度的组织可有不同钉仓，包括白色钉仓（2.5mm）、蓝色钉仓（3.5mm）、金色钉仓（3.8mm）、绿色钉仓（4.1mm）以及可将组织压缩到 4.4mm 的黑色钉仓。吻合器可通过 12mm 戳卡置入。我们使用蓝色钉仓来制作胃小囊和胃空肠吻合，使用白色钉仓来切割小肠和肠系膜，并用于空肠 - 空肠吻合。绿色钉仓对改良减重手术或在组织异常厚实或硬化的情况下很有用。

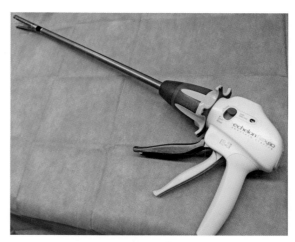

图 6.25　腹腔镜下直线切割闭合器（Echelon 60, Ethicon Endosurgery, Cincinatti, OH）

圆形吻合器

腹腔镜胃空肠吻合术中可使用圆形吻合器进行胃空肠吻合。Endopath 圆形吻合器（俄亥俄州辛辛那提市，ethicon EndoSurery）使用两排缝钉形成圆形吻合口（图 6.26）。吻合器（21mm 或 25mm）通常通过左上腹扩大的戳卡口部放入。可以使用经口或经胃方式将砧座放入胃小囊中。已经设计出了各种将砧座置入胃小囊的方法，包括通过胃造口

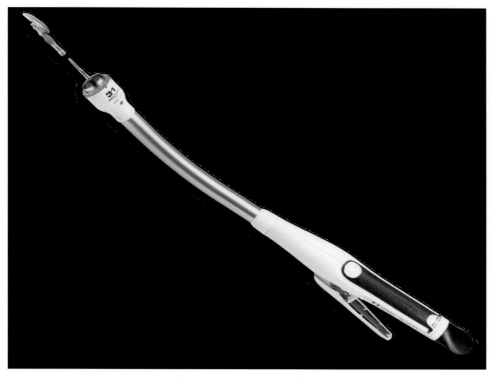

图 6.26　25mm 圆形吻合器进行胃空肠吻合（ECS25, Ethicon Endosurgery, 辛辛那提, OH）

置入或通过口腔及食管使用拉线引导将其置入胃小囊中。拉线技术,可以调整砧座使砧头沿轴平行旋转,以便于通过口腔。调整时需要移除砧座底面的弹簧和金属板,平行于轴摆动砧头,并用缝线固定砧头(图6.27)。拉绳绕过尖端,准备通过食管拉入胃内。还有一些外科医生不会用这种方法,而是在患者下颌半脱位的同时,用导丝或鼻胃管轻轻地将完整的砧板拉下通过食管。

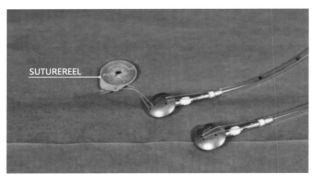

图6.27 一些圆形吻合器可以进行调整,使砧头折叠平行于长轴。缝线可以用来保持这种结构,以方便砧座经口通过

纤维内镜检查

在RYGB手术过程中,纤维内镜有几个有用的功能。一个双LCD监视器,分别用于腹腔镜和纤维内镜。两个监视器同时显示两个图像,允许外科医生和内镜医生同时观察两种操作画面(图6.28)。

在RYGB完成后,使用纤维内镜检查胃空肠吻合口很有意义(奥林巴斯GIF XQ40,Exerna CLV-160)。每当使用线性吻合器吻合时,在关闭胃空肠吻合口共同开口之前置入纤维内镜。这种手法用于撑开支架和测量吻合口的直径。腔内浸泡吻合口的注气实验是用来检查是否存在漏气。内镜还可用于测量吻合口的大小和通畅度,检查出血情况,以及确定胃小囊的活性(图6.29)。

在使用EEA吻合器进行胃空肠吻合术时,内镜有助于将砧座放入胃小囊中。除非采用胃造口术,否则需要内镜下的圈套和拉线。

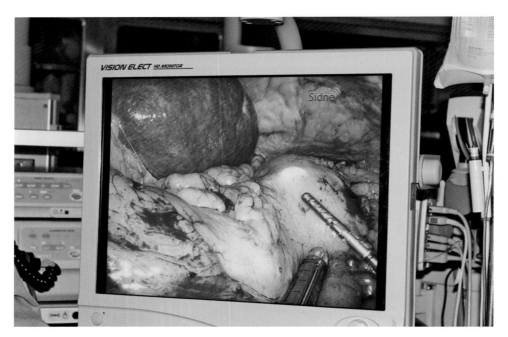

图6.28 术中胃镜用于校准胃和检查漏气

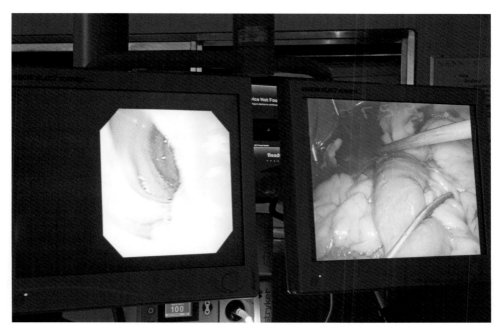

图 6.29　内镜用于测量吻合口的大小和通畅,检查出血和胃小囊活性

语音激活技术

　　手术室的一项重大创新是引入了语音控制技术,如 Hermes(Intuitive Surgical 和 Stryker Endoscopy)。这项技术拥有集中和简化的界面,外科医生可利用该技术通过语音命令与爱马仕兼容的医疗设备。该系统需要一个计算机控制单元,和多个 Hermes-Ready 设备联网的其他附件单元。该系统可能包括 Stryker Endoscopy 240-020-802 SIDNE 语音激活系统(图 6.30)。外科医生戴着无线耳机 / 麦克风发射器(ATW-T75 发射器,来自 Audio-Technologies/Stryker Endoscopy),能够在整个手术过程中控制和操作设备,节省时间,减少人力的依赖。每个外科医生拥有一张语音卡,将其插入控制单元可实现语音识别。SIDNE 允许外科医生对摄像机、光源、气腹机、视频 / 图像记录器、打印机、电话、手术台、手术室灯光以及直觉外科的机器人系统(如伊索)进行语音控制。

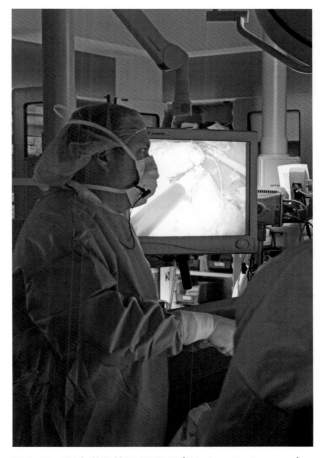

　　SIDNE 系统为手术团队提供可视(在视频监视器上)和数字化语音反馈。声控特别适合于减重腹腔镜手术,因为在手术过程中需要对多个复杂的医疗器械进行多次调整和再调整。现阶段关注点已从技术转移到患者本身上,患者护理的安全性和质量似乎得到了提高[19]。

图 6.30　语音激活单元 SIDNE(Stryker Endoscopy)

手术室布局

手术室的组织和布局与使用的设备一样,对高效的手术至关重要。必须有足够的空间将病态肥胖患者转移到手术台上或从手术台转移出去,并考虑到转移所需的人数。重要设备必须在容易触及的地方,不能妨碍操作人员的移动。许多团队使用移动塔台来存放设备(图 6.31)。

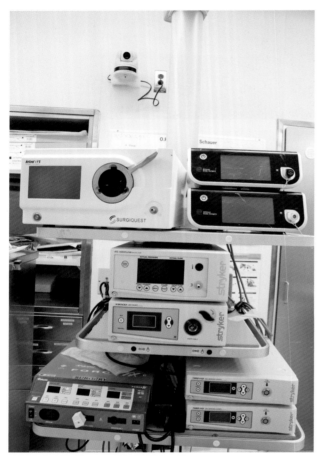

图 6.31　重要设备必须易于接触,且不得妨碍操作人员的移动

在过去的 5 年里,专门用于微创手术的手术室取得了重大进展。这些手术室采用吊杆技术以实现高效的空间利用,并集成了电气、光纤、计算机、通信、数字、视频、语音激活和管道供气技术。它们被称为"完全集成"或"智能"手术室,商标名为 EndoSuite、i-Suite(Stryker Endoscopy)、SuperSuite(贝奇泰尔公司)和 OR1(Karl Storz 内镜)。这些显然是未来的潮流。这些手术室的高效设计可能会提高整体手术效率和安全性[20]。效率和安全性方面的优势似乎证明了成本是合理的,因为这些复杂的程序在许多医疗中心得到更广泛的应用。

机器人技术

机器人辅助

机器人技术和语音激活结合在一起有很大的优势。例如,AESOP 就是其中之一。AESOP 系统能够支撑腹腔镜,并根据外科医生的语音指令改变其位置。与人工操作腹腔镜相比,AESOP 系统的一个主要优势是该装置可以在其存储器中存储几个设定的手臂位置,允许外科医生快速返回或前进到先前发现需要的观察位置。与人类助手相比,它的其他优势还包括消除了无意识的移动、延迟的移动和无意中的镜头污染。

操作 AESOP 也是一个熟能生巧的过程。由于上腹部和中腹部的操作范围复杂,外科医生必须考虑到学习曲线的问题。初步研究表明,机械臂的好处是提高了效率,从而减少了手术时间,并为医疗机构节省了成本[21-23]。

有 FDA 批准的手术机器人(直觉外科),以及更复杂的达芬奇外科系统(直觉外科),可以称之为"全面服务"。它提供的不仅仅是一只机械臂。该系统能够进行外科切割、解剖、缝合和组织牵拉,并提供 3D 可视化。机器人的使用有利于复杂的微创手术,减重手术就是其中之一。机器人提供了更高的灵活性、更高的手术精确度、改进的最小通道、更大的活动范围(由于铰链式关节)、三维图像绘制和手术可重复性(图 6.32)。临床研究人员已经开展了机器人腹腔镜减重手术的试验[24-26]。早期研究指出,使用达芬奇机器人进行腹腔镜减重手术是安全可行的;然而,现在没有足够的数据和经验来支持其常规使用。

结论

正确使用和深入理解腹腔镜设备和器械极大地提高了团队的技术,使其能够应对更具挑战性的手术情况。我们的目标是熟练、准确、成功地进行减重手术。

本章介绍的技术并不都是安全完成减重手术所必需的,因为随着发展,新的和改进的技术无疑将进一步简化这些手术过程,并增加效率和安全性。附录 1 列出了典型的腹腔镜 Roux-en-Y 胃旁

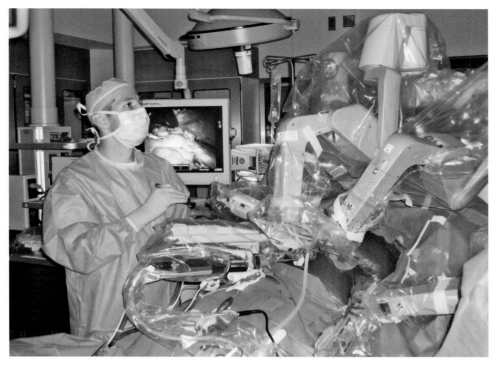

图 6.32　达芬奇外科系统（直觉外科）

路手术所需的一次性和可重复使用的器械清单。

（白日星　译）

参考文献

1. Ramanathan RC, Gourash W, Ikramuddin S, Schauer PR. Equipment and instrumentation for laparoscopic bariatric surgery. In: Deitel M, Cowan GSM, eds. *Update: Surgery for the Morbidly Obese Patient*. Toronto: FD-Communications Inc.; 2000:277–290.
2. Carbonell AM, Joels CS, Sing RF, Heniford BT. Laparoscopic gastric bypass surgery: equipment and necessary tools. *J Laparoendosc Adv S*. 2003; 13(4): 241–245.
3. http://www.facs.org/fellows_info/statements/st-34.html [ST-34] Recommendations for facilities performing bariatric surgery [by the American College of Surgeons].
4. Schauer PR, Ikramuddin S, Gourash W. Laparoscopic Roux-en-Y gastric bypass: a case report at one-year follow-up. *J Laparoendosc Adv S*. 1999; 9: 101–106.
5. Schauer PR, Ikramuddin S, Gourash W, Ramanathan R, Luketich JD. Outcomes of laparoscopic Roux-en-Y gastric bypass for morbid obesity. *Ann Surg*. 2000; 232(4): 515–529.
6. Coller JA, Murray JJ. Equipment. In: Ballantyne GH, Leahy PL, Modlin IL, eds. *Laparoscopic Surgery*. Philadelphia, PA: WB Saunders; 1994:3–14.
7. Spencer MP, Madoff RD. Imaging. In: Ballantyne GH, Leahy PL, Modlin IL, eds. *Laparoscopic Surgery*. Philadelphia, PA: WB Saunders; 1994:15–21.
8. Berci G, Paz-Partlow M. Videoendoscopic technology. In: Toouli J, Gossot D, Hunter JG, eds. *Endosurgery*. New York, NY: Churchill Livingstone; 1996:33–39.
9. Prescher T. Video imaging. In: Toouli J, Gossot D, Hunter JG, eds. *Endosurgery*. New York, NY: Churchill Livingstone; 1996:41–54.
10. Melzer A. Endoscopic instruments—conventional and intelligent. In: Toouli J, Gossot D, Hunter JG, eds. *Endosurgery*. New York, NY: Churchill Livingstone; 1996:69–95.
11. AORN Bariatric Surgery Guideline. *Assoc Oper Room Nurs*. 2004; 79(5): 1026–1052.
12. Schauer PR, Gourash W, Hamad G, Ikramuddin S. Operating set up and patient positioning for laparoscopic gastric bypass. SAGES Manual. New York: Springer-Verlag, 2005.
13. Nguyen NT, Cronan M, Braley S, Rivers R, Wolfe BM. Duplex ultrasound assessment of femoral venous flow during laparoscopic and open gastric bypass. *Surg Endosc*. 2003; 17: 285–290.
14. Joint Commission, National Patient Safety Goals. What are some actions staff can take to prevent pressure ulcers in high risk residents. Available from: http://www.jointcommission.org/assets/1/6/NCC_NPSG_Chapter_2014.pdf
15. Collier B, Goreja MA, Duke BE. Postoperative rhabdomyolysis with bariatric surgery. *Obes Surg*. 2003; 13(6): 941–943.
16. Mognol P, Vignes S, Chosidow D, Marmuse JP. Rhabdomyolysis after laparoscopic bariatric surgery. *Obes Surg*. 2004; 14: 91–94.
17. Ahmad G, O'Flynn H, Duffy JM, Phillips K, Watson A. Laparoscopic entry techniques. *Cochrane DB Syst Rev*. 2012; 2: CD006583.
18. Mulier JP, Dillemans B, Van Cauwenberge S. Impact of the patient's body position on the intraabdominal workspace during laparoscopic surgery. *Surg Endosc*. 2010; 24(6): 1398–1402.
19. Luketich JD, Fernando HC, Buenaventura PO, Christie NA, Grondin SC, Schauer PR. Results of a randomized trial of HERMES-assisted versus non-HERMES-assisted laparoscopic antireflux surgery. *Surg Endosc*. 2002; 16(9): 1264–1266.
20. Kenyon TAG, Urbach DR, Speer JB, et al. Dedicated minimally invasive surgery suites increase operating room efficiency. *Surg Endosc*. 2001; 15: 1140–1143.
21. Kavoussi LR, Moore RG, Adams JB, et al. Comparison of robotic versus human laparoscopic camera control. *J Urol*. 1995; 154: 2131–2136.
22. Omote K, Feussner H, Ungeheuer A, et al. Self-guided robotic camera control for laparoscopic surgery compared with human camera control. *Am J Surg*. 1999; 177: 321–324.
23. Dunlap KD, Wanzer L. Is the robotic arm a cost effective tool? *Assoc Oper Room Nurs*. 1998; 68: 265–272.
24. Nguyen NT, Hinojosa MW, Finley D, Stevens M, Paya M. Application of robotics in general surgery: initial experience. *Am Surg*. 2004; 70(10): 914–917.
25. Jacobsen G, Berger R, Horgan S. The role of robotic surgery in morbid obesity. *J Laparoendosc Adv S A*. 2003; 13(4): 279–283.
26. Fourman MM, Saber AA. Robotic bariatric surgery: a systematic review. *Surg Obes Relat Dis*. 2012; 8(4): 483–488.

附录 1

腹腔镜 Roux-en-Y 胃旁路：一次性器械

GIA 吻合方法

1	ECHELON FLEX™Stapler	12mm,灵活	(EC60)
4~5	一次性钉仓	60mm-3.5 蓝色	(ecr60b)
4~5	一次性钉仓	60mm-2.5 白色	(ecr60w)
1~2	一次性钉仓	60mm-3.8 金色(厚组织,修订病例)	(ecr60g)
1	内镜缝合器	(173016)	
3~5	可重复 2-0Surgadec 缝合器	(173021)	
4~6	可重复 2-0 可吸收 Surgadec 缝合器	(170070)	
1	爱惜康 5mm	(5dcs)	
1	内镜用施夹钳 10mmMED/LG	(er320)	
1	超声刀,5mm,爱惜康	(ace36p)	
1	150mmENDOPATH® 气腹针(如果不使用光学套管)	(pn150)	
1	卡特 - 托马斯缝合系统(XL 为厚腹壁)	(ctxl)	
戳卡			
	45-mm Ethicon Endpath Xcel,Bladeless 100mm	(b5lt)	
	212-mm Ethicon Endopath Xcel,Bladeless 100mm	(b12lt)	
吸引器			
1	斯特里克流 25mm 抽吸系统(利用可重复使用的套管尖端 32cm 和 45cm)		
	圆形吻合器吻合方法 [a]		
	(需要以上所有设备加上下面的仪器)		
1	腔镜弯曲腔内吻合器		
	Ethicon EndopathILS21mm	(ecs21)	
	Ethicon EndopathILS25mm	(ecs25)	
	库克经腰部主动脉动脉导管		
	(076828)		
1	"拉"蓝色 PEG 线(微创)	(6399)	
1	内镜圈套(微创)		

[a] 或者,砧可以固定在 18F 鼻胃管的切割端,并通过横向进入胃囊。

腹腔镜 Roux-en-Y 胃旁路：可重复使用的器械

例行维修

项目名称	项目 #	公司	# 在设定中
鳄鱼抓钳（有创）(32cm)	90-7064	斯诺登·彭瑟	2
鳄鱼抓钳（有创）(45cm)	90-7264	斯诺登·彭瑟	2
金刚石颌骨无创伤性解剖器 (32cm)	90-7041	斯诺登·彭瑟	3
钻石颌骨无创伤性解剖器 (45cm)	90-7271	斯诺登·彭瑟	3
内视角	90-7031	斯诺登·彭瑟	1
直角电极	89-7200	斯诺登·彭瑟	1
锥形弧形剥离器	90-7033	斯诺登·彭瑟	1
哈桑 "S" 牵开器窄	88-9113	斯诺登·彭瑟	一套
哈森 "S" 牵开器宽	88-9114	斯诺登·彭瑟	一套
单极线	88-9199	斯诺登·彭瑟	1
仪表盘	88-6275	斯诺登·彭瑟	1
腹腔镜			
30° 10mm	502-357-030	史塞克	1
45° 10mm	502-357-045	史塞克	1
30° 5mm	502-585-030	史塞克	1
45° 5mm	502-585-045	史塞克	1
45° 10mm 超长	502-657-045	史塞克	1
内镜加温器			
内镜加温罐	c3001	应用医学	1
内镜加温罐底座	c3002	应用医学	1
密封盖	c3101	应用医学	1
台式仪器固定装置			
快速夹闭系统	89-8950	斯诺登·彭瑟	1
挡肝器			
80mm 三角肝牵引器 5mm	89-6110	斯诺登·彭瑟	1
"大D" 金刚石曲肝收缩器	89-8216	斯诺登·彭瑟	1
肠工具			
德巴基夹子，直，10mm	90-7052	斯诺登·彭瑟	1
德巴基夹子，弯曲，10mm	90-7054	斯诺登·彭瑟	1

例行维修

项目名称	项目#	公司	#在设定中
特殊器械			
金刚石铰接式无创伤抓钳 40°	89-0509	斯诺登·彭瑟	1
布吉 34 或奥林巴斯内镜	33331c	斯托兹	1
Diamond-Jaw 持针器	90-7016	斯诺登·彭瑟	1
O'Brien 腹腔带放置器	自动化医疗产品公司	1	
史塞克电勾,5mm(32cm 和 45cm)	史塞克镜检查	1	

第 7 章

麻醉和复苏

Reem Khatib

简介

在美国,过去数十年来肥胖症的患病率上升已得到充分的记录,2010 年成年人中肥胖症的患病率超过 35%[1]。有一项研究估计,肥胖症几乎占所有医疗支出的 10%,而且肥胖相关疾病的医疗护理费用也有所增加[2]。由于以上这些近期的趋势,肥胖症患者为接受各种不同的手术而更加高频率地进入手术室,其中包括减重手术。因此,麻醉医生需要熟悉肥胖所伴随的生理变化,并且根据这些生理变化调整麻醉管理的方式,以便于熟练地处理该患者群体所带来的挑战。本章重点介绍了麻醉医生在应对减重手术患者时所需考虑的问题,从术前评估开始,到术中问题,最后讨论常见的术后并发症。

减重患者的术前评估

术前评估最密切关注的即是从心肺功能的角度评估患者个体对手术和麻醉的耐受能力。肥胖症对心肺系统有广泛的影响,这些影响必须加以阐明才能了解并确定具体患者个体的术前风险。从心脏角度来看,肥胖症患者可能患有心脏合并症,包括高血压、心律失常、缺血性心脏病、肺心病、肺动脉高压和心力衰竭等。同样,从呼吸角度来看,肥胖症者可能会受到低氧血症、肺不张、阻塞性睡眠呼吸暂停和肥胖低通气综合征等影响。

心脏评估

美国心脏协会(AHA)和美国心脏病学会(ACC)在 2007 年更新了非心脏手术患者心脏风险评估的实践指南[3]。指南强调,通过评估患者的一般健康状况和心功能状况对预估患者的手术风险具有重要意义。指南所提出的评估方法有助于确定心脏风险,并确定是否有必要在手术前进行进一步的心脏相关检查。如果某项检查预期不会改变治疗方式,则不鼓励进行。

简单地总结该评估方法:首先考虑计划手术的紧急性,如果手术紧急,则建议继续进行手术。否则,必须考虑患者是否处于心脏疾病活动期,包括不稳定的冠脉综合征、心力衰竭失代偿、严重心律失常以及严重瓣膜疾病。一般来说,患者在进行手术前应该接受这些疾病的治疗。第三个评估因素与手术本身的风险有关。该手术是否为低风险?既然减重手术被认为是中等风险的,而不是低风险的,那么医生必须考虑患者的功能能力。功能能力通常用代谢当量(Met)来衡量,Met 与静息耗氧量有关。能够耐受四种代谢等量活动而无症状的患者一般能够耐受手术。这些患者可以做一些事情,比如爬楼梯或爬山。无法忍受这种活动水平的患者会考虑其他临床危险因素,包括肾功能不全史、糖尿病史、缺血性心脏病史、心衰史和脑血管病史。对于有一个或多个临床风险因素而需要进行中等风险手术的患者,目前尚无足够证据表明是否应该继续手术,或者该类患者是否会从进一步的非侵入性心脏检测中受益(假设该检查会改变患者管理方式)。

根据接受减重手术的病态肥胖患者可能拥有的相关医疗条件,很难知道什么样的心脏评估检查是足够的。AHA/ACC 指南虽然相当全面、实用,但其并没有专门针对肥胖症患者。

为了评估病态肥胖者的心脏功能,2009 年 AHA 发布了一份科学咨询报告,该咨询文件重申了全面详细的病史和体格检查的重要性,这将决定患者的评估需要进行哪些额外的血液检查[4]。其他推荐检查包括，对于有阻塞性睡眠呼吸暂停症状或体征的患者的多导睡眠图、基线胸片，以及有冠心病危险因素或久坐不动患者的 12 导联心电图。应特别注意缺血、右心室肥大或左束支传导阻滞的心电图表现，因为它们可能预示着潜在疾病，应进一步评估。应根据患者的危险因素、功能分级，以及此类测试是否会导致患者管理上的变化，继续探讨在心电图之外是否进行进一步的心脏测试的问题。

患者的心功能状态尤其重要。如果病态肥胖患者峰值耗氧量 $< 15.8ml/(kg \cdot min)$，其死亡、不稳定型心绞痛、心肌梗死（MI）、深静脉血栓形成（DVT）、肺栓塞（PE）、肾衰竭以及脑卒中的综合并发症发生率高于峰值氧耗量 $\geq 15.8ml/(kg \cdot min)$ 的重度肥胖患者（分别为 16.6% 和 2.8%）[4]。Khan 等人对美国外科学会国家外科质量改进计划（ACS-NSQIP）的数据进行了分析，以确定哪些因素可以预测肥胖外科患者的围手术期发病率和死亡率[5]。尽管有关功能状态的信息没有通过使用 Met 进行量化，由于数据库的限制而相对粗略，但他们确实发现，术后死亡率和发病率的最佳预测因子是完全依赖的术前状态。这一亚群的肥胖症患者遭受不良事件或结果的可能性是其他肥胖患者的 27 倍。

如果进一步的心脏检查是恰当的，则在病态肥胖患者中，对于负荷超声心动图试验的结果解读要作特殊考虑。当患者的体重指数超过 $30kg/m^2$ 时，铊扫描的准确性并不可靠，如果能获得良好的超声心动图窗口，经胸廓多巴酚丁胺负荷超声心动图（DSE）试验是一种安全的选择[4]。获得足够的超声心动图窗口可能是具有挑战性的，因为这取决于患者的身体体质和相关医疗条件。有趣的是，一项评估 DSE 阳性患者中严重冠心病发生率的研究发现，在 DSE 阳性的患者中，只有 1/7 的患者通过心脏导管检查发现患有严重的冠状动脉疾病（CAD）[6]。

若患者不能通过经胸 DSE 进行充分评估，但其心功能分级或冠心病危险因素较低者，可考虑经食管 DSE。

如果患者已患有冠心病，或已经确定了心脏风险，那么一些基本的注意点应该牢记在心。如果患者正在服用 β 受体阻滞剂，那么在整个围手术期内应继续服用药物。如果患者没有服用 β 阻滞剂，但属于高危分级，那么应该在手术前一周或两

周内考虑开始 β 受体阻滞剂治疗，其目标是静息心率每分钟达到 50~60 次。对于需要经皮冠状动脉介入治疗（PCI）的患者，应与该患者的心脏病专家合作进行决定择期手术的时机。值得注意的是，近期接受了 PCI 手术的患者，其择期手术死亡率极高（85%）。在这种情况下，如果可能的话，建议延期手术。此外，由于对裸金属支架和药物洗脱支架的抗血小板治疗有不同的建议，了解所放置支架的类型也是极其重要的。一般来说，对于放置裸金属支架的患者，推荐进行 ≥ 1 个月的双重抗血小板治疗，而对于放置药物洗脱支架的患者，建议 ≥ 12 个月。对于那些使用药物洗脱支架的患者，如果可能的话，择期手术应该推迟一年[6]。

关于抗血小板治疗的使用，美国心脏病学会在 2007 年制定了指导方针，帮助在围手术期进行抗血小板治疗的决策过程。放置裸金属支架的患者通常使用小剂量阿司匹林作为维持疗法。指南建议在手术前 7 天停用该种药物。在计划手术前一年以上接受药物洗脱支架治疗的患者通常同时服用阿司匹林和口服氯吡格雷。这两种药物都可以在手术前 7 天停用，同样是为了减少出血的风险。关于药物停用的决定必须根据每个患者的具体情况而定，一些人认为，在患者服用小剂量阿司匹林的情况下进行手术可能会防止支架血栓形成，而出血的风险几乎没有增加。同样，个体患者的心脏病专家参与决策将有助于阐明针对该患者个体的最佳治疗方法。

肺评估

除吻合口瘘外，减重手术后发病率和死亡率的最常见原因与呼吸系统有关。这些问题大多都源于病态肥胖对呼吸力学的影响，并极大地影响了麻醉管理。肥胖对肺功能的一般生理影响包括补呼吸量、功能残气量、用力肺活量和用力呼气量的减少。横膈位移受到限制，闭合容量增加。呼吸肌力也受到损害。由于总耗氧量和二氧化碳产量增加，患者的呼吸做功增加。总体而言，这些变化的影响导致呼吸暂停期间的快速去饱和，这对麻醉诱导和苏醒期间的患者管理具有重要意义。

病态肥胖患者不仅遭受上述损害，而且他们中的许多人还患有伴随的肺部合并症，如哮喘、慢性阻塞性肺疾病和阻塞性睡眠呼吸暂停（OSA）。由于肥胖，哮喘的严重程度会增加，一些专家质疑肥胖是否是哮喘的风险因素[7]。

尽管通过呼吸努力，但仍存在暂停和通气不足时相，这种我们称之为阻塞性睡眠呼吸暂停（OSA）的疾病，在肥胖人群中很常见。确切的患病率尚不清楚，在文献中也有很大不同。在接受减重手术的患者中，OSA 的患病率在 30%~93%[7,8]。

对于临床医生来说，OSA 常常诊断不足，甚至在减重手术患者中也是如此，一项回顾性研究用 Epworth 嗜睡量表对未被诊断为 OSA 的减重术前患者进行筛查后也表明了这一点[8]。在阳性病例中采用多导睡眠图进行随访筛查以确定诊断，并按指征采用 CAPA 治疗。这项调查历时 4 年，最终结果显示 40% 的患者有严重的睡眠呼吸暂停并且需要治疗。38% 的患者在参与这项研究之前没有接受过 OSA 诊断。

OSA 的管理在围术期具有重要的意义，主要是因为它与发病率和死亡率的增加有关[8,9]。OSA 的术前治疗不足与发生心力衰竭、心律失常、高血压和卒中的风险增加有关。从心脏外科到整形外科和减重外科，这些关联已经在多个外科亚专业中得到证实。有文献报道，随着发病率的增加，住院时间也有所增加。

由于阻塞性睡眠呼吸暂停综合征患者在气道管理方面存在困难，麻醉师在护理这些患者时必须做几项调整。气道管理的两个主要目标是建立足够的氧合和通气量。已证明阻塞性睡眠呼吸暂停综合征患者存在面罩通气和插管困难的高风险[10]。事实上，一项研究发现，被诊断为阻塞性睡眠呼吸暂停综合征的患者发生气管插管困难的可能性是非阻塞性睡眠呼吸暂停患者的 8 倍[9]。如果把阻塞性睡眠呼吸暂停患者建立充分的氧合和插管的潜在困难与病态肥胖患者容易出现的快速去饱和度结合在一起时，这些患者的发病率增加就很容易理解了。因此，麻醉药物和抗焦虑药物的使用都必须非常谨慎。有研究表明 OSA 患者对这些药物的作用有更高的敏感度，故从呼吸抑制的后遗症中恢复过来可能会比较困难[9,10]。

其他术前评估

除了对上文所讨论的心肺风险及合并症的理解和判断，麻醉师最后要考虑的一个问题是患者是否有减重手术史。除了与再手术相关的常见问题外，减重手术后的患者往往患有极其严重的营养缺乏。例如，慢性维生素 K 缺乏可能会延长凝血酶原时间，从而增加患者的出血风险。这可能会影响

区域阻滞或硬膜外置管治疗术后疼痛的安全性的决定。维生素 B_{12} 缺乏可能导致神经疾病的发展。了解这些情况不仅从法医学角度（即区域阻滞放置）很重要，而且在手术定位时也要格外小心。减重手术史也可能对气道管理产生影响（参见"呼吸道管理"）。

术中注意

监测

了解患者的医疗合并症和床边体格评估将指导决策并进行术中监测。虽然所有患者都将接受标准的 ASA 监测，但某些患者可能会被要求更多的侵入性监测。动脉导管放置和侵袭性监测可作为患者心肺状况的继发指标。侵入性血液压力监测也可能被需要，因为不能可靠地获得无创血压袖口测量。一般大小的无创血压袖带通常不适合肥胖患者，因为他们的上臂呈锥形形状，较小的无创性血压袖带可能通过放置在手腕或脚踝上测量血压，但如果他们不能提供可靠数据，那么动脉置管则或许有必要。

静脉通道

麻醉诱导的进行需要静脉注射，然而通常在病态肥胖人群中，这种简单的操作是很有挑战性的。

不仅患者的静脉往往难以发现，而且禁食状态和低血容量导致的脱水往往会加剧这一问题[11]。虽然超声的使用对建立外周静脉通路是非常有帮助的，但超声检查需要有专门的设备和熟练的操作者。当建立外周静脉入路时，医生必须高度警惕导管移位或输注外渗，因为它们周围大量的脂肪组织而很难被发现。在笔者所在医院，择期手术患者通常放置一个中线导管，有助于加快手术安排，并且往往通过减少静脉穿刺的次数进而改善患者的体验。

在外周静脉置入术不成功的情况下，可能需要确保中心静脉通路的安全。与通常预期的情况相反，病态肥胖患者的颈内静脉插管（IJV）并没有显示出比正常体重患者更困难的情况[12]。在病态肥胖患者中提倡使用超声引导置管术，这是因为显示出颈内静脉和颈动脉有明显的重叠，即使头部放置是居中的。利用超声显像仪对颈内静脉进行可视化以调整患者的头部位置，尽量避免这种重叠，从

而降低误穿颈动脉的风险。布鲁塞尔等人对病态肥胖患者中心静脉入路的一项研究发现，颈内静脉的解剖位置与颈动脉的相对关系具有高度的变异性[13]。超声图像不仅显示了解剖关系，而且还能够评估颈内静脉的直径大小，这有助于预测置管难度。小于 10mm 的颈内静脉直径与置管困难有关。如果颈内静脉直径小于 6mm，则可直接预测置入失败。如果出现这种情况，右侧颈内静脉穿刺点改为左侧或改为锁骨下穿刺，评估下来可能会更易成功。如果选择锁骨下穿刺点，那么必须选择足够长的导管，能够在右气管支气管角处准确安置。有报告指出，导管置入术后患者的移动会导致导管尖移位和错位[14]。在病态肥胖者中放置锁骨下置管的另一个考虑因素是超声在这个位置是否有效。虽然超声技术已被证明在 IJV 区域具有相当的优势，但在锁骨下，超声优势则缺失。研究发现，体重指数增加和锁骨扁平等因素阻碍了对锁骨下部位解剖学的定义[15]。

麻醉诱导

麻醉诱导大致可分为四个基本步骤：预吸氧、给药诱导、必要时建立充分的通气，最后是气道的稳定。

预吸氧

预氧通常是为了延长安全呼吸暂停的时间。即使是在正常体重的人，这种操作也非常重要。在病态肥胖患者中，预氧对于帮助避免去饱和是特别重要的。即使进行了适当的预氧，病态肥胖患者去饱和的速度也比正常的 BMI 患者要快。Jense 等人指出，BMI 升高与去饱和时间之间存在显著的负相关关系[16]。正常体重的人耐受呼吸暂停时间平均为 364 秒，病态肥胖患者仅耐受 163 秒。事实上，在本研究人群中，有一些人的安全呼吸暂停持续时间仅为 100 秒，麻醉的影响是显而易见的。病人出现氧降前，麻醉师可能只有一次尝试喉镜检查的时间。如果患者也有呼吸困难，那么就会出现严重的并发症。因此，在出现这种情况时，制定应急计划和装备是非常重要的。

处理呼吸暂停最安全的方法是哪种预氧技术？传统的方法包括四次最大呼吸技术和潮气量呼吸技术，四次最大呼吸技术表明，患者在 30 秒内进行四次 100% 氧气肺活量呼吸，采用潮气量呼吸法，患者在呼气前进行 100% 氧的正常潮气量呼吸，直到氧浓度大于 90%。通常需要大约 3~5 分钟，主要取决于患者的自身因素，比如，体重指数（BMI）、身体习惯性、服药前效应、患者体位等因素，虽然四大呼吸技术因其时间效率而吸引人，但许多研究发现，这种方法不如潮气法。一种更有时间效率的，在基于 1 分钟的八次最大呼吸的改变已经被改进了[17,18]。

为了确定在病态患者中进行预氧治疗的最佳方法，已经进行了多项调查。虽然一项研究发现，四次呼吸技术等同于潮气量呼吸，但如果需要加速预氧，大多数建议采用八种肺活量呼吸方法[18,19]。其他提高预氧效率和持久的安全呼吸暂停的方法包括将患者的床头抬高到 25° 以上，或者头高脚低位置。这些技术有助于通过改善依从性来改善肺心病，并有助于改善 A 级[18,20-22]。

PEEP 和非侵入性正压通气也已经被应用[18,23]。两种方法都能更快地增加潮气末氧，但能够增加胃的扩张。使用 4cmH_2O 的 PEEP 没有显示延长安全呼吸暂停的时间[18]。

病态肥胖患者静脉滴注麦迪安的研究

诱导剂和技术的选择将由特定患者的潜在并发症来决定。大多数麻醉药的剂量通常是基于体重调整的。当然有许多的"体重"选择可以被使用。是否使用总体重（TBW）、理想体重（IBW）、瘦体重或某种类型的校正体重将取决于所考虑的药物。一般来说，丙泊酚和琥珀酰胆碱应按 TBW 剂量服用[24,25]。如果患者不能忍受高剂量引起的血流动力学不稳定，则可能需要根据患者的 BMI 来调整次丙泊酚的剂量[26]。根据 IBW，使用芬太尼和瑞芬太尼等麻醉药品，以尽量减少长时间的作用时间和潜在的气道妥协。肌肉松弛剂的剂量取决于所使用的特殊药物。由于霍夫曼消除的降解，阿曲库铵可能相应地被投加到 TBW 中。有趣的是，虽然顺式阿曲库铵也经历了霍夫曼消除，但当使用 TBW 剂量时，它的作用将被延长[25,27]。因此，西沙曲铵的添加应该用于 IBW。罗库溴铵和维库溴铵也应该以 IBW 为基础，事实上，罗库溴铵在 IBW 上的剂量还没有被证明[25,28]。一旦药物舒更葡萄糖（一种麻醉药）在美国被 FDA 批准上市，残余肌肉麻痹的问题可能会减轻。舒更葡萄糖与罗库溴铵和维库溴铵永久结合，使肌肉松弛在任何麻痹阶段。研究表明，对于重度肥胖患者，以 2mg/kg 的

IBW+40%的剂量服用舒更葡萄糖是最佳方案[29-30]。

呼吸道管理

在病态肥胖人群中,许多关键的考虑因素将决定气道管理的途径。患者是否具有显著的吸气风险?气道检查是否引起对呼吸机或插管能力的关注?患者的健康状况是否足以忍受一段时间的低氧或低血压,尽管他们尽了最大努力避免出现低血压?

通气风险

很多情况下都会增加患者吸入的风险,但是病态的肥胖本身是否会增加个人的危险呢?德莱昂和他的同事们做了一系列的调查来帮助解决这个问题[31,32]。他们的研究是通过食管压力监测和高分辨率测压来比较肥胖和正常体重个体的吸入性风险。压力监测包括食管上括约肌、食管下括约肌和屏障压力,将屏障压力定义为低位食管压力与胃腔压力的差值,这种压力是影响吸入风险的最重要因素。麻醉诱导前后测量压力。虽然诱导后 LES 和 BAR 压力下降,但病态肥胖组的压力明显下降,尽管存在这种差异,但病态肥胖组仍保持正压。对病态肥胖患者进行了反复调查,重点研究了体位对 LESAD 屏障压力的影响。尽管压力比诱导前要低,但不管患者的体位如何,屏障压力仍然是稳定的。因此,LES 的保护功能仍然完好无损。基于这一信息,认为仅仅由于病态肥胖引起的吸入风险增加而需要快速序列诱导的观点是不成立的,这一结论认为患者没有其他吸入危险因素,并且仍然处于正常禁食状态,可行外科手术。

过去的减重手术史在评估吸气风险方面也很重要。一项回顾性研究和病例报告表明,在麻醉诱导和处于正常的动态状态时,一部分患者确实表现出较高的风险并可能患有吸入性疾病[33-37]。

困难气道?

病态肥胖患者是否有困难的气道,这个问题在文献中并没有得到解决。众所周知,患有病态肥胖患者的面罩通气困难的可能性增加了[38]。在麻醉诱导开始时,舌头大、咽组织冗余的患者在上呼吸道失声。结果舌后坠,阻碍了口咽,多余的组织向气道内塌陷。

在病态肥胖患者插管困难的问题上缺乏共识的原因之一可能是对什么是"困难"缺乏一个单一的定义。

它是否取决于需要多长时间才能保证气道的安全,喉镜检查不佳,多次插管,增加插管困难评分,还是需要先进的气道技术?在 Brodsky 等人的研究中。该研究对 100 例 BMI 大于 40kg/m² 的患者进行了研究[39],发现完成气道插管与气道Ⅲ级或Ⅲ级以上以及颈围增大有关,而不是 BMI。即使患者表现出效果不好的喉镜视野,有经验的麻醉医生也能够完成插管。涉及不同人群的多项其他研究没有显示 BMI 或病态肥胖与插管困难有关[40-43]。另一方面,在评估这一问题时,许多研究得出了不同的结论[44]。一项由 9 万多名患者组成的研究发现,BMI 大于 35kg/m² 是困难插管的一个微弱但重要的预测因素[45]。另一项集中在院前环境的研究发现,美国学术团体委员会全体人员有更多 BMI 大于 40kg/m² 且更难插管的患者[46],这一组更有可能被认为是困难的 3~4 倍。插管困难分级评分系统(IDS),一个有效的评分系统对插管难度分级,评估肥胖和非肥胖患者时发现,病态肥胖组的分值较高[47]。当这些患者的气道由麻醉师管理时,插管成功的时间和最低的氧饱和度值没有差别,其他多项研究也证实了肥胖与困难插管之间的关系[48-51]。

虽然这个问题还没有解决,但只要作为一个患者能够被确定为潜在的困难,那么就可以做好准备来安全地管理气道。Dargin 等人研究发现,虽然病态肥胖患者插管并不困难,但他们的气道管理方式与正常人不同[42]。正如 Dargin 和他的同事所说,这些患者可能没有"困难的气道",但他们也可能没有"呼吸困难"。因此,重要的是能够在这两种可能性之间进行区别。在上述研究的基础上,提出了许多困难插管的不同预测因素[39,41,43,47,48,50-52]。最常见的两种情况包括Ⅲ或Ⅳ级以上气道和颈围的增加。其他的预测因素包括:男性性别,下颌骨异常,甲状腺距离异常,限制运动能力,颈部与甲状腺距离的比率,OSA 诊断,困难插管史。辅助这些患者管理的准备工作包括专门设备、额外人员、患者的体位,清醒时纤维插管的潜在性能。

气道管理选择

对于那些预计插管可能会有困难的患者有很多选择。气道管理应以美国麻醉学会的困难气道算法为指导。由于有许多方法来进行气道管理,所有的气道决策都会受到患者个人的特点和病史的影响。对所有可能的气道方案或方法的讨论超出了本章的视野，但在这一章中病态肥胖患者的气道管理有几个考虑因素。如果在无创通气和插管两种情况下都预期有差异，那么最谨慎的选择可能是清醒的纤维插管（AFOI）。对在一次教学中使用AFOI的回顾性分析表明，有4%的患者进行了AFOI研究[53]。有三个因素被证明显著提高了AFOI的可能性，Ⅲ或Ⅳ级的气道等级，男性，BMI≥60kg/m²。

由于病态肥胖患者在诱导时容易迅速去饱和，提高喉镜检查的条件是很重要的，以便在第一次尝试的时候就能取得成功。一个相对简单的方法是让患者处于"倾斜"的体位能帮助插管，这样患者的头和肩膀就可以放在胸部上方，以至于外耳道与胸骨凹槽相一致[54]。倾斜体位已经表明，可提供更好的喉镜视野，尤其对于BMI较高的患者[55]。

在这种情况下，可以使用许多不同的方法来调整患者的体位[56]。头和肩部下面的铺巾、手术台的定位、商用设备的使用都是可以调整的。

另一个应该考虑的方法是使用可视喉镜（VL），或者作为第一个尝试的喉镜方法，或者作为传统喉镜失败的备份。许多研究表明，病态肥胖患者中，VL比传统的喉镜能更好地观察喉镜视野和降低插管困难记分[57-64]。可视喉镜的使用需要医生的熟悉性和技巧，也需要增加设备的成本。一些可视喉镜需要使用其他工具来帮助，比如一个导管可以帮助引导气管内插管到正确的位置。重要的是要注意到，在用导管指导可视喉镜插管时，不可避免地可能导致口咽部的损伤[65]。通常情况下，气管内导管的盲目插入可能会导致口咽软组织穿孔的创伤。直视下气管的插入可能有助于避免这一并发症的发生。

如果一个患者在减重手术后体重显著下降，那么他们的气道特征就有可能发生改变。一例报告描述了气道评分从Ⅳ级到Ⅱ级的改善[66]。另一项研究发现，颈围、甲状腺距离和切牙间隙明显减少，但气道等级并未改变[67]。

麻醉维持

没有一种技术证明比另一种麻醉维持更好。在持续不到90分钟的手术过程中，氧化亚氮的使用没有引起明显的肠梗阻[68]。七氟烷、异氟烷和地氟烷等挥发性药物可以看到许多症状。

所有药物都具有相似的血流动力学稳定性，在紧急情况下，地氟烷和七氟烷比异氟烷具有更快的恢复时间。地氟烷是否比七氟烷提供更好的急诊和恢复时间，结果是复杂的[69-75]。地氟烷与七氟烷相比，在术中可提高肠道运动能力[76]。

几项研究已经探讨了右美托咪啶在病态肥胖患者中的作用，右美托咪啶是一种高度选择性且具有许多特性的α₂-肾上腺素能受体激动剂，使其在病态肥胖患者中非常受欢迎。其作用在于它能够提供抗焦虑、阻滞交感神经、镇静和镇痛的作用，而不引起呼吸抑制。这种药物的常见副作用包括高血压和心动过缓。如果药物过量，那么会导致高血压。减重人群的效果已经被证实，包括减少麻醉需求、减少对止痛治疗的需求、减少麻醉剂需求和减少麻醉后监测治疗的时间[77-79]。

在手术中接受右美地塞米松治疗的肥胖症患者在过氧化物酶1的表达上较未接受的患者高，但这些结果并没有得到一致的证实[80]。另一项研究并没有发现右美托咪啶的使用改善了患者的后期恢复或患者的总体恢复质量[77]。

如果将右美托咪啶用于减重患者，则建议采用0.2μg/（kg·h）的输注率，这一速度有助于将该药物的血流动力学效应降至最低，同时仍保留其对病态肥胖患者的理想效果[77]。

减重手术中液体管理过程

如上文所述，接受减重手术的病态肥胖患者可能会出现低血容量状态，而这并不仅仅是术前禁食状态所能解释的。即使是少量的体重减轻也能改善手术中的一些技术挑战，许多肥胖患者在术前给予低热量快速减重饮食。一组采用经胸超声心动图技术，对低热量饮食和遵从术前规律空腹指南的正常体重控制对照者的容量状况进行了比较[11]。71%的病态肥胖患者是低容量的，而对照组只有16%。

在麻醉和手术中，可以采用多种方法指导液体管理。传统上，比如心率、血压和尿量之类的指标都可以被用来帮助确定容量状况。使用中心静脉导管的患者可能需要测量他们的中心静脉压力，以便能够监测血容量的变化趋势。较新的方法，如卒中容积变异法（SVV）和压力记录分析法（PRAM），也能提供重要的数据来帮助决定什么样的液体管理策略是最好的，能够包括治疗潜在的术前低血容量，预防肾损伤，如肝硬变，以及由于气腹和手术内的头高脚低位而改善血流动力学稳定性。保守的液体管理策略可能有利于从肺的角度防止容积超载和缺氧。回顾文献并不支持对充足的液体管理策略。已经证明,术中肥胖患者对液体的要求与正常体重患者的要求没有什么不同[81]。横纹肌溶解的风险也不取决于是否遵循充足或保守的策略[82]。最后,减重手术的不同阶段,如气腹手术,似乎很好地被肥胖患者所容忍,而且不一定需要改变液体管理的方法[83]。

减重手术的通气策略

与减重手术的其他方面一样,没有一种机械通气方法被证明优于其他方法。文献中的一个重点领域是通气策略,它可以帮助减少麻醉期间发生的肺不张,并改善呼吸功能。多项研究已经研究了呼气末正压通气(PEEP)的使用,肺通气策略,以及两者的结合,以确定对肥胖患者是否有益处。PEEP 的使用已被证明可以改善呼气末肺容积和呼吸机制[84]。PEEP 本身并没有导致氧合功能的显著改善。最佳结果似乎发生在 PEEP 和肺通气策略相结合时[85-88]。如 CT 扫描显示,氧合作用、呼吸机制和肺不张等均有明显的改善,其中一些效果也持续到术后早期。经常会出现一个问题,说明高水平的 PEEP 和高气道压力可能导致的血流动力学紊乱,但从血流动力学的角度来看,在病态肥胖症患者中,这些机制似乎可有很好的耐受性[89]。

术中不良事件

尽管已经尽最大努力去避免并发症,但术中不良事件仍会发生。2012 年,"美国外科学会杂志"发表了一项研究报告,分析了近 6 000 名患者减重手术中不良术中事件(AIE)的发生率[90]。发现器官损伤是最常见的并发症,发病率为 1.6%。麻醉问题是第二个常见的 AIE,发生率为 0.9%。设备故障的发生率为 0.8%,本研究发现的一个原因是,经历过 AIE 的患者发生重大术后并发症的可能性是未经历 AIE 的患者的两倍。

在超级病态肥胖症患者和肥胖症患者在减重手术过程中,麻醉管理似乎不影响术后过程或结果[91]。过度肥胖患者在手术中并发症的发生率较高,其原因是手术技术困难的增加。

麻醉后恢复

麻醉清醒期的目的包括维持血流动力学稳定性、恢复知觉效果、术后疼痛控制、预防肺不张和低氧血症,简单的措施,如抬高头部位置、刺激通气等,可能不足以防止麻醉效果所致的通气不足等。持续正压通气(CPAP)的建立可起到改善肺部并发症的重要作用。一项研究表明,拔管后立即给予患者 CPAP 比在恢复室给予 CPAP 恢复的效果更好[92]。立即应用的有益效果可持续到术后第一天,虽然在所有情况下立即使用 CPAP 可能是不可行的,但仍是一个值得考虑的有益选择。

CPAP 在肠吻合术患者中的应用可能会引起对肠扩张以致损害缝合线完整性的担忧。在研究这一问题时,还没有发现吻合口失败或严重胃扩的证据[93,94]。这一发现是否与正压通气的使用相一致尚不清楚。在减重手术后,采用了多种不同的疼痛管理策略。硬膜外麻醉,右美托咪啶,氯胺酮,可乐定和多种药物的组合可以被使用[95,96]。通过对镇痛采用多种方法来减少使用麻醉药品以优化肺功能的目标也许最好的[97]。

术后并发症

肥胖症手术后最常见的并发症是肠漏(intestinal leak)[98]。发病率范围在 0.5%~2%[94]。在出现心动过速或氧气需要量增加的患者中,应保持对这种并发症的高度怀疑。研究表明,肠漏会延长住院时间和 ICU 住院时间,甚至会导致患者死亡。

潜在的肾脏并发症有很大差异,从横纹肌溶解症和急性肾损伤到需要透析的肾衰竭。通常定义横纹肌溶解为肌酐激酶水平超过正常上限的 5 倍。术后横纹肌溶解最常见的原因是手术过程中肌肉压迫时间过长。在已发表的研究中,减重术后的发病率范围很广,在 6%~75%[99,100]。危险因素包括过度肥胖、手术时间较长和糖尿病等[101,102]。虽然许多患者出现肌酸激酶水平升高,除非肌酸激酶水平很高并伴有肌肉疼痛,否则患者通常不会继续发展为肾衰竭[103]。尽管如此,对于这种情况仍应高度怀疑,如果横纹肌溶解发生,则应采取水化作用并维持大量尿液输出来治疗。

病态肥胖患者的急性肾损伤可能是由于横纹肌溶解以外的疾病引起的,其发生率从 2.8% 到 14.3%[104]。减重手术后,各种疾病均可增加发生急性肾损伤的可能性。通常有以下因素可预测患者容易患肾损伤,例如有糖尿病史,术前有慢性肾脏疾病,高血压和心肺功能不佳。其他因素,例如男性,年龄大于50岁,BMI大于50kg/m²。有趣的是,无论体重指数如何,减重手术患者的急性肾损伤发生率均保持不变。在肥胖和非肥胖人群中,肾衰竭与较高的医院死亡率和住院时间有关。

肺部并发症

考虑到病态肥胖会导致的很多生理紊乱,通过干预来解决低氧血症、低通气和上气道阻塞等问题在肥胖术后患者中发生的频率是正常体重患者的两倍[94,105,106]。幸运的是,术后呼吸衰竭相对罕见,只有0.6%,两种不同的研究中发现[94,107]。最常见的并发症是PE的发生,尽管深静脉血栓的发生率在0~2.4%,PE的发生率在0~1.2%,这些并发症所带来的潜在危害不应被低估。在一项包括3 000多名患者的单一回顾性研究中,PE占死亡人数的50%[94]。

因此,预防血栓仍然是减重手术术后护理的重要因素。

ICU中肥胖患者的预后

就像其他许多关于肥胖症对某一特定结果造成影响的问题一样,对于ICU中病态肥胖患者预后也缺乏共识[94,108-111]。例如,一项荟萃分析显示,肥胖和非肥胖患者的生存率没有差异[112]。实际上,轻度肥胖似乎具有轻微的保护作用。其他研究发现,病态肥胖患者具有较高的死亡率。通常发现病态肥胖患者ICU转入率较高,ICU治疗时间较长和住院时间延长,也会增加机械通气时间以及增加气管切开的需要。

如果一个病态肥胖患者发展为急性肺损伤或急性呼吸窘迫综合征(ARDS),则应遵循治疗ARDS的最佳方法,尤其在机械通气期间务必遵循低潮气量方法。潮气量应以理想体重为基础,减少气压伤和容积伤的风险[94,113]。

如上所述,合并呼吸衰竭的病态肥胖患者更有可能接受气管切开术。气管切开术通常被认为是重症监护病房中的一种相对常规的操作,但当患者过度肥胖时,情况就不一定是这样了。尽管大多数并发症都是轻微的,但病态患者气管切开术的整体并发症发生率在25%~43%[109,114,115]。10%的患者出现严重的并发症。一项研究表明,其死亡率为2%。另一项研究发现,气管切开的病态肥胖患者死亡的可能性比体重正常的患者高出83%[116]。气管切开问题背后的原因与解剖位置相关。如果

患者有大量气管前组织,那么标准的气管造口管可能太短或倾斜。这会导致气管导管移位、错位和阻塞。气管导管的盲插可能不会成功,甚至加重危险情况的发生,并会危及生命。在这种情况下,患者应从其他可能的地方再次插管。经皮气管切开术在肥胖ICU患者中的作用尚不清楚。关于这一操作的安全性的研究是有争议的[115,117]。对于病态肥胖患者气管切开术的最后考虑是后期气道狭窄的风险。一项评估气管切开术并发症的大型研究显示,气管切开术管径大于7.5#能够增加气管狭窄的风险。由于肥胖不是一个可以迅速改变的危险因素,因此尝试使用不超过7.5#的管径来降低这种风险是有意义的[118]。

总结

减重手术在治疗肥胖及其合并症中起着越来越重要的作用。考虑到越来越多的患者出现在减重手术中,麻醉师必须不断更新知识和技能来应对这些患者可能带来的挑战。

术前评估必须有助于识别其疾病进程已发展到影响心肺系统的程度的患者。识别缺血性心脏病、肺动脉高压和充血性心力衰竭患者不仅可以对手术的风险和有效性进行知情讨论,还将影响围手术期监测和术后护理的决策。同样,识别肺部疾患,如阻塞性睡眠呼吸暂停,可能允许术前干预,以促进围术期的顺利进行。

了解患者的病史和功能状态将指导有关术中监护的决定。在诱导、预氧、头高位患者调节中,将有助于避免去饱和的发作。关于气道管理的决定因人而异,但对困难的通气问题和插管时可能出现的潜在困难允许提前插管,因此即使这些情况有所发展,也可以通过清醒的纤维导管插管或使用先进的气道设备来有效地解决这些问题。虽然没有哪一种麻醉技术是最佳的,但使用短效和多种镇痛药物将有助于改善呼吸抑制和残余麻醉效应的问题。就像实施PEEP和肺通气策略一样,有助于减少肺不张的影响。

术后,对并发症(如肠漏、PE和DVT)的密切关注有助于早期及时干预。如患者需要进入重症监护病房,则应遵循公认的策略,如ARDS的低潮气量治疗。如果要进行气管切开术,应格外小心,以降低可能危及生命的气管移位或错位的风险。

尽管病态肥胖患者表现出很多问题,但是在减

重团队的合理计划和有效交流下，大多数的问题都能够被有效地管理。

（王兵　刘超凡　译）

参考文献

1. Ogden CL, Carroll MD, Kit BK, Flegal KM. *Prevalence of Obesity in the United States, 2009–2010*. NCHS data brief #82. Hyattsville, MD: National Center for Health Statistics; 2012.
2. Finkelstein EA, Trogdon JG, Cohen JW, Dietz W. Annual medical spending attributable to obesity: payer- and service-specific estimates. Health Affairs, no. 5 (2009); w822–31. doi:10:1377/hlthaff.28.4.w822
3. Fleisher LA, Beckman JA, Brown KA, et al. ACC/AHA 2007 guidelines on perioperative cardiovascular evaluation and care for noncardiac surgery: a report of the American College of Cardiology/American Heart Association Task Force on Practice Guidelines (Writing Committee to Revise the 2002 Guidelines on Perioperative Cardiovascular Evaluation for Noncardiac Surgery): developed in collaboration with the American Society of Echocardiography, American Society of Nuclear Cardiology, Heart Rhythm Society, Society of Cardiovascular Anesthesiologists, Society for Cardiovascular Angiography and Interventions, Society for Vascular Medicine and Biology, and Society for Vascular Surgery. *Circulation*. 2007; 116: e418–e499.
4. Poirier P, Alpert MA, Fleisher LA, et al. Cardiovascular evaluation and management of severely obese patients undergoing surgery: a science advisory from the American Heart Association. *Circulation*. 2009; 120(1): 86–95.
5. Khan M, Ginberg R, Johnson S, Afthinos J, Gibbs K. Perioperative risk factors for 30-day mortality after bariatric surgery: is functional status important? *Surg Endosc*. 2013;27(5):1772–1777.
6. Katkhouda N, Mason R, Wu B, Takla F, Keenan R, Zehetner J. Evaluation and treatment of patients with cardiac disease undergoing bariatric surgery. *Surg Obes Relat Dis*. 2012; 8: 634–640.
7. Schachter L. Respiratory assessment and management in bariatric surgery. *Respirology*. 2012; 17: 1029–1047.
8. Rasmussen J, Fuller W, Ali M. Sleep apnea syndrome is significantly underdiagnosed in bariatric surgical patients. *Surg Obes Relat Dis*. 2012; 8: 569–573.
9. Chung S, Yuan H, Chung F. A systemic review of obstructive sleep apnea and its implications for anesthesiologists. *Anesth Analg*. 2008; 107: 1543–1563.
10. Isono S. Obstructive sleep apnea of obese adults. Pathophysiology and perioperative airway management. *Anesthesiology*. 2009; 110: 908–921.
11. Poso T, Kesek D, Aroch R, Winso O. Rapid weight loss is associated with preoperative hypovolemia in morbidly obese patients. *Obes Surg*. 2013; 23: 306–313.
12. Fujiki M, Guta C, Lemmens H, Brock-Utne J. Is it more difficult to cannulate the right internal jugular vein in morbidly obese patients than in nonobese patients? *Obes Surg*. 2008; 18: 1157–1159.
13. Brusasco C, Corradi F, Zattoni P, Launo C, Leykin Y, Palermo S. Ultrasound-guided central venous cannulation in bariatric patients. *Obes Surg*. 2009; 19: 1365–1370.
14. Ottestad E, Schmeissing C, Brock-Utne J, Kulkarni V, Parris D, Brodsky J. Central venous access in obese patients: a potential complication. *Anesth Analg*. 2006; 102: 93–94.
15. McGrath T, Farabaugh E, Pickett M, Wagner D, Griswold-Theodorson S. Obesity hinders ultrasound visualization of the subclavian vein: implications for central venous access. *J Vasc Access*. 2012; 13: 246–250.
16. Jense H, Dubin S, Silverstein P, O'Leary-Escolas U. Effect of obesity on safe duration of apnea in anesthetized humans. *Anesth Analg*. 1991; 72: 89–93.
17. Valentine S, Marjot R, Monk C. Preoxygenation in the elderly: a comparison of the four-maximal-breath and three-minute technique. *Anesth Analg*. 1990; 71: 516–519.
18. Tanoudbi I, Drolet P, Donati F. Optimizing preoxygenation in adults. *Can J Anesth*. 2009; 56: 449–466.
19. Goldberg M, Norris M, Ghassem L, Marr A, Seltzer J. Preoxygenation in the morbidly obese: a comparison of two techniques. *Anesth Analg*. 1989; 68: 520–522.
20. Dixon B, Dixon J, Carden J, et al. Preoxygenation is more effective in the 25° head-up position than in the supine position in severely obese patients. *Anesthesiology*. 2005; 102: 1110–1115.
21. Boyce J, Ness T, Castroman P, Gleysteen J. A preliminary study of the optimal anesthesia positioning for the morbidly obese patient. *Obes Surg*. 2003; 13: 4–9.
22. Perilli V, Sollazzi L, Bozza P, et al. The effects of reverse Trendelenburg position on respiratory mechanics and blood gases in morbidly obese patients during bariatric surgery. *Anesth Analg*. 2000; 91: 1520–1525.
23. Delay J, Sebbane M, Jung B, et al. The effectiveness of noninvasive positive pressure ventilation to enhance preoxygenation in morbidly obese patients: a randomized controlled study. *Anesth Analg*. 2008; 107: 1707–1713.
24. Ogunnaike O, Jones S, Jones D, Provost D, Whitten C. Anesthestic considerations for bariatric surgery. *Anesth Analg*. 2002; 95: 1793–1805.
25. Lemmens H. Perioperative pharmacology in morbid obesity. *Curr Opin Anaesthesiol*. 2010; 23: 485–491.
26. van Kralingen S, Diepstrate J, van de Garde E, et al. Comparative evaluation of propofol 350 and 200 mg for induction of anaesthesia in morbidly obese patients: a randomized double-blind pilot study. *Eur J Anaesthesiol*. 2010; 27: 572–574.
27. Leykin R, Pellis T, Lucca M, Lomangino G, Marzano B, Gullo A. The effects of cistracurium on morbidly obese women. *Anesth Analg*. 2004; 99: 1090–1094.
28. Meyhoff C, Lund J, Jenstrup M, et al. Should dosing of rocuronium in obese patients be based on ideal or corrected body weight? *Anesth Analg*. 2009; 109: 787–792.
29. Gaszynski T, Szewczyk T, Gasynski W. Randomized comparison of sugammadex and neostigmine for reversal of rocuronium-induced muscle relaxation in morbidly obese undergoing general anesthesia. *Br J Anaesth*. 2012; 108: 236–239.
30. Van Lancker P, Dillemans B, Bogaert T, Mulier J, De Kock M, Haspeslagh M. Ideal versus corrected body weight for dosage of sugammadex in morbidly obese patients. *Anaesthesia*. 2011; 66: 721–725.
31. de Leon A, Thorn S, Wattwil M. High-resolution solid-state manometry of the upper and lower esophageal sphincters during anesthesia induction: a comparison between obese and non-obese patients. *Anesth Analg*. 2010; 111: 149–153.
32. de Leon A, Ottosson T, Wattwil M. Body positions and esophageal sphincter pressures in obese patients during anesthesia. *Acta Anaesth Scand*. 2010; 54: 458–463.
33. Jean J, Compere V, Fourdrinier V, et al. The risk of pulmonary aspiration in patients after weight loss due to bariatric surgery. *Anesth Analg*. 2008; 107: 1257–1259.
34. Kocian R, Spahn D. Bronchial aspiration inpatients after weight loss due to gastric banding. *Anesth Analg*. 2005; 100: 1856–1857.
35. Hofer M, Stollberger C, Finsterer J, Kriwanek S. Recurrent aspiration pneumonia after laparoscopic adjustable gastric banding. *Obes Surg*. 2007; 17: 565–567.
36. Jennings B, Kouk Y, Qian M, Heinze S, Irving L. Aspiration pneumonia secondary to laparoscopic adjustable gastric band surgery. *Intern Med J*. 2012; 42:108–11
37. Almoudi O. Long-term pulmonary complications after laparoscopic adjustable gastric banding. *Obes Surg*. 2006; 16: 1685–1688.
38. El-Orbany M, Woehlck H. Difficult mask ventilation. *Anesth Analg*. 2009; 109: 1870–1880.
39. Brodsky J, Lemmens H, Brock-Utne J, Vierra M, Saidman L. Morbid obesity and tracheal intubation. *Anesth Analg*. 2002; 94: 732–736.
40. Sifri Z, Kim J, Lavery R, Mohr A, Livingston D. The impact of obesity on the outcome of emergency intubation in trauma patients. *J Trauma*. 2008; 65: 396–400.
41. Neligan P, Porter S, Max B, Malhotra G, Greenblatt E, Ochroch EA. Obstructive sleep apnea is not a risk factor for difficult intubation in morbidly obese patients. *Anesth Analg*. 2009; 109: 182–186.
42. Dargin J, Emlet L, Guyette F. The effect of body mass index on in-

tubation success rates and complications during emergency airway management. *Intern Emerg Med.* 2013; 8: 75–82.

43. Mashour G, Kheterpal S, Vanaharam V, et al. The extended Mallampati score and a diagnosis of diabetes mellitus are predictors of difficult laryngoscopy in the morbidly obese. *Anesth Analg.* 2008; 107: 1919–1923.

44. El Solh A. Airway management in the obese patient. *Clin Chest Med.* 2009; 30: 555–568.

45. Lundstrom L, Moller A, Rosenstock C, Astrup G, Wetterslev J. High body mass index is a weak predictor for difficult and failed tracheal intubation. A cohort study of 91,332 consecutive patients scheduled for direct laryngoscopy registered in the Danish Anesthesia Database. *Anesthesiology.* 2009; 110: 266–274.

46. Holmberg T, Bowman S, Warner K, et al. The association between obesity and difficult prehospital tracheal intubation. *Anesth Analg.* 2011; 112: 1132–1138.

47. Levi R, Segal D, Ziser A. Predicting difficult airways using the intubation difficulty scale: a study comparing obese and non-obese patients. *J Clin Anesth.* 2009; 21: 264–267.

48. Juvin P, Lavaut E, Dupont H, et al. Difficult tracheal intubation is more common in obese than in lean patients. *Anesth Analg.* 2003; 97: 595–600.

49. Voyagis G, Kryiakis K, Dimitrious V, Vrettou I. Value of oropharyngeal Mallampati classification in predicting difficult laryngoscopy among obese patients. *Eur J Anaesthesiol.* 1998; 15: 330–334.

50. Gonzalez H, Minville V, Delanoue K, Mazerolles M, Concina D, Fourcade O. The importance of increased neck circumference to intubation difficulties in obese patients. *Anesth Analg.* 2008; 106: 1132–1136.

51. Kim W, Ahn H, Shin B, Ko J, Choi S, Ryu S. Neck circumference to thyromental distance ratio: a new predictor of difficult intubation in obese patients. *Br J Anaesth.* 2011; 106: 743–748.

52. Sheff S, May M, Carlisle S, Kallies K, Mathiason M, Kothari S. Predictors of a difficult intubation in the bariatric patient: does preoperative body mass index matter? *Surg Obes Relat Dis.* 2013; 9: 344–349.

53. Hagberg C, Vogt-Harenkamp C, Kamal J. A retrospective analysis of airway management in obese patients at a teaching institution. *J Clin Anesth.* 2009; 21: 348–351.

54. Brodsky J, Lemmens H, Brock-Utne J, Saidman L. Anesthetic considerations for bariatric surgery: proper positioning is important for laryngoscopy. *Anesth Analg.* 2003; 96: 1837–1846.

55. Kristensen M. Airway management and morbid obesity. *Eur J Anaesthesiol.* 2010; 27: 923–927.

56. Rao S, Kunselman A, Schuler H, Des Harnals S. Laryngoscopy and tracheal intubation in the head-elevated position in obese patients: a randomized controlled, equivalence trial. *Anesth Analg.* 2008; 107: 1912–1918.

57. Massen R, Lee R, Hermans B, Marcus M, van Zundert A. A comparison of three videolaryngoscopes: the Macintosh laryngoscope blade reduces, but does not replace, routine stylet use for intubation in morbidly obese patients. *Anesth Analg.* 2009; 109: 1560–1565.

58. Marrel J, Blanc C, Frascarolo P, Magnusson L. Videolaryngoscopy improves intubation condition in morbidly obese patients. *Eur J Anaesthesiol.* 2007; 24: 1045–1049.

59. Bathory I, Granges J, Frascarolo P, Magnusson L. Evaluation of the video intubation unit in morbid obese patients. *Acta Anaesth Scand.* 2010; 54: 55–58.

60. Massen R, Lee R, van Zundert A, Cooper R. The videolaryngoscope is less traumatic than the classic laryngoscope for a difficult airway in an obese patient. *J Anesth.* 2009; 23: 445–448.

61. Andersen L, Rovsing L, Olsen K. Glidescope videolaryngoscope vs. Macintosh direct laryngoscope for intubation of morbidly obese patients: a randomized trial. *Acta Anaesth Scand.* 2011; 55: 1090–1097.

62. Ydemann M, Rovsing L, Lindekaer A, Olsen K. Intubation of the morbidly obese patient: GlideScope vs. Fastrach. *Acta Anaesth Scand.* 2012; 56: 755–761.

63. Dhonneur G, Abdi W, Ndoko S, et al. Video-assisted versus conventional tracheal intubation in morbidly obese patients. *Obes Surg.* 2009; 19: 1096–1101.

64. Ndoko S, Amathieu R, Tual L, et al. Tracheal intubation of morbidly obese patients: a randomized trial comparing performance of Macintosh and Airtraq laryngoscopes. *Br J Anaesth.* 2008; 100: 263–268.

65. Cooper RM. Complications associated with the use of the GlideScope videolaryngoscope. *Can J Anaesth.* 2007; 54: 54–57.

66. Ross A, Jefferson P, Ball D. Improvement in laryngoscopy grade with dramatic weight loss. *Anesthesia.* 2008; 63: 1022.

67. Filho J, Ganem, E, de Cerqueira B. Reevaluation of the airways of obese patients undergone bariatric surgery after reduction in body mass index. *Rev Bras Anestesiol.* 2011; 61: 31–40.

68. Brodsky J, Lemmens H, Collins J, Morton J, Curet M, Brock-Utne J. Nitrous oxide and laparoscopic bariatric surgery. *Obes Surg.* 2005; 15: 494–496.

69. Bilotta F, Doronzio A, Cuzzone V, Caramia R, Rosa G, The PINOCCHIO Study Group. Easily postoperative cognitive recovery and gas exchange patterns after balanced anesthesia with sevoflurane or desflurane in overweight and obese patients undergoing craniotomy. *J Neurosurg Anesthesiol.* 2009; 21: 207–213.

70. Kaur A, Jain A, Sehgal R, Sood J. Clinical pharmacology. *J Anaesthesiol.* 2013; 29: 36–40.

71. McKay R, Malhotra A, Cakmakkaya O, Hall K, McKay W, Apfel C. Effect of increased body mass index and anesthetic duration on recovery of protective airway reflexes after sevoflurane vs desflurane. *Br J Anaesth.* 2010; 104: 175–182.

72. Vallejo M, Sah N, Phelps A, O'Donnel J, Romeo R. Desflurane versus sevoflurane for laparoscopic gastroplasty in morbidly obese patients. *J Clin Anesth.* 2007; 19: 3–8.

73. Baerdemaeker L, Jacobs S, Den Blauwen N, et al. Postoperative results after desflurane or sevoflurane combined with remifentanil in morbidly obese patients. *Obes Surg.* 2006; 16: 728–733.

74. Strum E, Szenohradski J, Kaufman W, Anthone G, Manz I, Lumb P. Emergence and recovery characteristics of desflurane versus sevoflurane in morbidly obese adult surgical patients: a prospective, randomized study. *Anesth Analg.* 2004; 99: 1848–1853.

75. Torri G, Casati A, Albertin A, et al. Randomized comparison of isoflurane and sevoflurane for laparoscopic gastric banding in morbidly obese patients. *J Clin Anesth.* 2001; 13: 565–570.

76. De Corte W, Delrue H, Vanfleteren L, et al. Randomized clinical trial on the influence of anaesthesia protocol on intestinal motility during laparoscopic surgery requiring small bowel anastomosis. *Br J Surg.* 2012; 99: 1524–1529.

77. Tufanogullari B, White P, Peixoto M, et al. Dexmedetomidine infusion during laparoscopic bariatric surgery: the effect on recovery outcome variables. *Anesth Analg.* 2008; 106: 1741–1748.

78. Hofer R, Sprung J, Sarr M, Wedel D. Anesthesia for a patient with morbid obesity using dexmedetomidine without narcotics. *Can J Anesth.* 2005; 52: 176–180.

79. Feld J, Hoffman W, Stechert M, Hoffman I, Ananda R. Fentanyl or dexmedetomidine combined with desflurane for bariatric surgery. *J Clin Anesth.* 2006; 18: 24–28.

80. Dholakia C, Beverstein G, Garren M, Nemergut C, Boncyk J, Gould J. The impact of perioperative dexmedetomidine infusion on postoperative narcotic use and duration of stay after laparoscopic bariatric surgery. *J Gastrointest Surg.* 2007; 11: 1556–1559.

81. Jain A, Dutta A. Stroke volume variation as a guide to fluid administration in morbidly obese patients undergoing laparoscopic bariatric surgery. *Obes Surg.* 2010; 20: 709–715.

82. Wool D, Lemmens H, Brodsky J, Solomon H, Chang K, Morton J. Intraoperative fluid replacement and postoperative creatinine phosphokinase levels in laparoscopic bariatric patients. *Obes Surg.* 2010; 20: 698–701.

83. Balderi T, Forfori F, Marra V, et al. Continuous hemodynamic monitoring during laparoscopic gastric bypass in superobese patients by pressure recording analytical method. *Obes Surg.* 2008; 18: 1007–1014.

84. Futier E, Constantin J, Petit A, et al. Positive end-expiratory pressure improves end-expiratory lung volume but not oxygenation after induction of anesthesia. *Eur J Anaesthesiol.* 2010; 27: 508–513.

85. Aldenkortt M, Lysakowski C, Elia N, Brochard L, Tramer M. Ventilation strategies in obese patients undergoing surgery: a quantitative systemic review and meta-analysis. *Br J Anaesth.* 2012; 109: 493–502.

86. Talab H, Zabani I, Abdelrahman H, et al. Intraoperative ventilatory strategies for prevention of pulmonary atelectasis in obese patients undergoing laparoscopic bariatric surgery. *Anesth Analg.* 2009; 109: 1511–1516.

87. Almarakbi W, Fawzi H, Alhashemi J. Effects of four intraoperative

ventilatory strategies on respiratory compliance and gas exchange during laparoscopic banding in obese patients. *Br J Anaesth.* 2009; 102; 862–868.

88. Reinius H, Jonsson L, Gustafsson S, et al. Prevention of atelectasis in morbidly obese patients during general anesthesia and paralysis. *Anesthesiology.* 2009; 111: 979–987.

89. Bohm S, Thamm O, von Sandersleben A, et al. Alveolar recruit-ment strategy and high positive end-expiratory pressure levels do not affect hemodynamics in morbidly obese intravascular volume-loaded patients. *Anesth Analg.* 2009; 109: 160–163.

90. Greenstein A, Wahed A, Adeniji A, et al. Prevalence of adverse intraoperative events during obesity surgery and their sequelae. *J Am Coll Surg.* 2012; 215: 271–277.

91. Leykin Y, Pellis T, Del Mestro E, Marzano B, Fanti G, Brodsky J. Anesthetic management of morbidly obese and super-morbidly obese patients undergoing bariatric operations: hospital course and outcomes. *Obes Surg.* 2006; 16: 1563–1569.

92. Neligan P, Malhotra G, Fraser M, et al. Continuous positive airway pressure via the Boussignac system immediately after extubation improves lung function in morbidly obese patients with ob-structive sleep apnea undergoing laparoscpic bariatric surgery. *Anesthesiology.* 2009; 110: 878–884.

93. Weingarten T, Kendrick M, Swain J, et al. Effects of CPAP on gastric pouch pressure after bariatric surgery. *Obes Surg.* 2011; 21: 1900–1905.

94. Pieracci F, Barle PL, Pomp A. Critical care of the bariatric patient. *Crit Care Med.* 2006; 34: 1796–1804.

95. Sollazzi L, Modesti C, Vitale F, et al. Preinduction use of clonidine and ketamine improves recovery and reduces postoperative pain after bariatric surgery. *Surg Obes Relat Dis.* 2009; 5: 67–71.

96. Feld J, Laurito C, Beckerman M, Vincent J, Hoffman W. Non-opioid analgesia improves pain relief and decreases sedation after gastric bypass surgery. *Can J Anesth.* 2003; 50: 336–341.

97. Schug S, Raymann A. Postoperative pain management of the obese patient. *Best Pract Res Clin Anesthesiol.* 2011; 25: 73–81.

98. Chand B, Gugliotti D, Shauer P, Steckner K. Perioperative manage-ment of the bariatric surgery patient: focus on cardiac and anes-thesia considerations. *Cleve Clin J Med.* 2006; 73: S51–S56.

99. Ettinger J, de Souza C, Azaro E, et al. Clinical features of rhab-domyolysis after open and laparoscopic Roux-en-Y gastric bypass. *Obes Surg.* 2008; 18: 635–643.

100. Ettinger J, de Souza C, Santos-Filho P, et al. Rhabdomyolysis: di-agnosis and treatment in bariatric surgery. *Obes Surg.* 2007; 17: 525–532.

101. Mognol P, Vignes S, Chosidow D, Marmuse J. Rhabdomyolysis after laparoscopic bariatric surgery. *Obes Surg.* 2004; 14: 91–94.

102. de Oliveria L, Diniz M, Diniz M, Savassi-Rocha A, Camargos S, Cardoso F. Rhabdomyolysis after bariatric surgery by Roux-en-Y gastric bypass: a prospective study. *Obes Surg.* 2009; 19: 1102–1107.

103. Faintuch J, de Cleva R, Pajecki D, Garrido A, Cecconello I. Rhabdomyolysis after gastric bypass: severity and outcome patterns. *Obes Surg.* 2006; 16: 1209–1213.

104. Bucaloiu I, Perkins R, DiFilippo W, Yahya T, Norfolk E. Acute kidney injury in the critically ill, morbidly obese patient: diag-nostic and therapeutic challenges in a unique patient population. *Crit Care Clin.* 2010; 26: 607–624.

105. Liao P, Yegneswaran B, Viaravanathan S, Zilberman P, Chung F. Postoperative complications in patients with obstructive sleep apnea: a retrospective matched cohort study. *Can J Anesth.* 2009; 56: 819–828.

106. Ahmad S, Nagle A, McCarthy R, Fitzgerald P, Sullivan J, Prystowsky J. Postoperative hypoxemia in morbidly obese patients with and without obstructive sleep apnea undergoing laparoscopic bariatric surgery. *Anesth Analg.* 2008; 107: 138–143.

107. Gupta P, Gupta H, Kaushik M, et al. Predictors of pulmonary complications after bariatric surgery. *Surg Obes Relat Dis.* 2012; 8: 574–581.

108. Westerly B, Dabbagh O, Morbidity and mortality characteristics of morbidly obese patients admitted to hospital and intensive care units. *J Crit Care.* 2011; 26: 180–185.

109. El Solh A, Sikka P, Bozkanat E, Jaafar W, Davies J. Morbid obesity in the medical ICU. *Chest.* 2001; 120: 1989–1997.

110. Dossett L, Heffernan D, Lightfoot M, et al. Obesity and pul-monary complications in critically injured adults. *Chest.* 2008; 134: 974–980.

111. Kumar G, Majumdar T, Jacobs E, et al. Outcomes of morbidly obese patients receiving invasive mechanical ventilation: a nation-wide analysis. *Chest.* 2013; 144: 48–54.

112. Akinnuski M, Pineda L, El Solh A. Effect of obesity on intensive care morbidity and mortality: a meta-analysis. *Crit Care Med.* 2008; 36: 151–158.

113. Hibbert K, Rice M, Malhotra A. Obesity and ARDS. *Chest.* 2012; 142: 785–790.

114. El Solh A, Jaafar W. A comparative study of the complications of surgical tracheostomy in morbidly obese critically ill patients. *Crit Care.* 2007; 11(1): R3.

115. Byhahn C, Lischke V, Meininger D, Halbig S, Westphal K. Peri-operative complications during percutaneous tracheostomy in obese patients. *Anaesthesia.* 2005; 60: 12–15.

116. Darrat I, Yaremchuk K. Early mortality rate of morbidly obese patients after tracheotomy. *Laryngoscope.* 2008; 118: 2125–2128.

117. Romero C, Cornejo R, Ruiz M, et al. Fiberoptic bronchoscopy-assisted percutaneous tracheostomy is safe in obese critically ill patients: a prospective and comparative study. *J Crit Care.* 2009; 24: 494–500.

118. Halum S, Ting J, Plowman E, et al. A multi-institutional anal-ysis of tracheotomy complications. *Largyngoscope.* 2012; 122: 38–45.

第 8 章

术中事件

Mohammad Alsulaimy and Adel Alhaj Saleh

腹腔镜入路损伤

减重手术中的入路损伤是潜在可预防的,其后果通常较为严重。入路损伤的死亡率估计为0.05%,但发生率很难估计[1]。

入路损伤可分为气腹针损伤和穿刺器损伤。气腹针常见穿刺部位是脐部,用手对腹壁进行反向牵引,以产生负的腹内压。一旦穿刺针进入腹膜,针的一端将腹腔内结构推离针尖[2]。

在此阶段发生的并发症可归因于:

1. 一些组织固定于腹壁,造成损伤。

2. 在针尖固定之前,快速进入腹腔,导致组织损伤。

3. 外科医生未能判断腹腔内针的位置而进一步进针,在此过程中可能会伤及其他组织。

为避免此类并发症的发生,穿刺针应与骨盆成45°角,正好位于中线处,以避免损伤主动脉分支和髂血管。然而,在肥胖患者中,脐部暴露可能很困难,用力牵拉腹壁也是如此。此外,细菌或真菌可能存在过度生长,使穿刺部位容易形成外科手术部位感染。因此,我们建议肥胖患者以 Palmer 点为气腹针穿刺点(左侧肋缘、锁骨中线和腋中线之间)。该部位主要的涉及器官是大网膜,低位肋骨和腹直肌及其鞘和下层腹膜。在 Palmer 点,上腹部动脉丛通常位于内侧,不易受伤,但仍应注意避免用力时针尖向内侧移位[2]。在该点,针应垂直于皮肤插入。

使用 Palmer 点作为主要穿刺点可以有效避免损伤内脏、大网膜和上腹部血管。当有肠系膜脂肪和腹膜覆盖时,内脏血管损伤很少被发现。大网膜和上腹部血管损伤通常更容易发现,但血管回缩仍然可以掩盖这种损伤,直到手术结束。

在达到 15mmHg 的压力后,主要穿刺孔放置在 Veress 针部位和其他部位。在减重手术的穿刺器置入过程中,最常见的损伤是小肠、髂动脉和静脉,较少见的是膀胱损伤[1]。

在文献中有一些证据表明,不建立气腹而直接置入穿刺器,其并发症的发生率与 Veress 置针相似,但在肥胖症患者中此种方法技术上较难实现。

此步骤中的伤害可能是由于以下原因造成的:

- 过度使用暴力
- 皮肤切口不适当
- 腹壁过度松弛
- 气腹不充分
- 在穿刺器进入腹腔后未能及时停止用力[2]

无论使用何种方法,一旦进入腹腔,就应该进行全面的腹部检查,寻找意外损伤,并仔细观察肠系膜、大网膜、腹膜后、腹壁、膀胱和邻近的肠道。肠道损伤通常较小,并且合并肠痉挛,这可能会延误诊断[1]。

如果患者出现低血压、心动过缓或无法正常呼吸等情况,就应怀疑血管损伤,外科医生应立即排空腹腔内气体,并迅速在低腹腔压力下使用腹腔镜寻找血管损伤。血管损伤约占所有损伤的0.1%。最常见的损伤血管是髂动脉,然后是主动脉或下腔静脉,不太常见的是肠系膜血管[1]。在一项在腹腔镜胃旁路术(LRYGB)上进行的研究中,主动脉损伤的总体发生率约为 0.043%,但当使用可视穿刺器时,这一并发症发生率为 0.09%[3]。

在有主动脉损伤的情况下,外科医生可以通过观察到腹腔内大量出血而立即识别损伤。而在其他情况下,如腹膜后出血,可能无法被立即识别。在这种情况下,外科医生应该通过观察有无血流动力学不稳的迹象,或在置入穿刺器后检查有无腹膜后血肿来明确诊断[3]。如果确认或怀疑主动脉损伤,应立即通知麻醉团队,并寻求血管或创伤外科医生的专业协助。如果不能立即找到这样的外科医生,应该立即进行正中剖腹手术,并对出血部位进行直接压迫。这将使麻醉团队能够赢得复苏时机。在任何情况下,如果原因不明的低血压持续存在,应中转开腹,以便充分地探查腹膜后。保持高度的怀疑对于避免大血管损伤造成的失血是至关重要的。

轻微的血管损伤仍可导致大出血,需要输血、改行开放手术或血液回输。腹腔镜下控制小血管出血包括:

- 压迫,这可能是一种适当的、确切的治疗方法,因为压迫会导致血管痉挛并最终止血。此外,通过 10mm 的穿刺器放置纱布(例如,Ray-T EC)可能有助于压迫出血,甚至有助于准确定位出血部位,以便更准确地应用夹子或凝固剂。在腹腔镜胆囊切除术[4]和腹腔镜下 Heller 肌切开术[5]中,将海绵浸泡在稀释肾上腺素液体中被描述为控制出血的有效辅助手段
- 利用电灼或能量设备进行止血(例如超声刀或双极设备,如 EnSeal 或 LigaSure)
- 如果外科医生能熟练掌握腹腔镜缝合,则使用缝合结扎止血
- 使用钛夹或可吸收夹止血
- 干性止血剂(如 Surgicel、明胶海绵)的应用
- 局部止血剂的应用,如纤维蛋白胶,已成功用于胃旁路[6]止血。商业上也有局部凝血酶可用于止血

在任何情况下,如果使用上述任何一种辅助措施都不能在腹腔镜下控制出血,血流动力学不稳定持续存在,且腔镜下能见度较差,或外科医生在任何时候对腹腔镜控制出血效果感到不满意,那么最好的做法是改开放手术,以避免进一步的失血及其他相关并发症甚至死亡。

总之:

1. 建立气腹尚没有标准化程序和设备。在病态肥胖症患者中,Veress 针和 Palmer 点的穿刺建立气腹是安全方法。哈森穿刺器在病态肥胖患者中的使用尤其麻烦

2. 需时刻保持高度的怀疑,以避免建立气腹有关的严重并发症

3. 如有必要应及时中转开腹手术,且不应将其视为失败。

腹腔镜手术中的器官损伤

根据 Greenstein 等人的说法,肥胖手术中不良事件的发生率约为 5%。大多数(约 30%)术中不良事件为脏器损伤,其中肠道损伤占 56%,其次是肝损伤(31%),最后是脾损伤(13%)。麻醉相关并发症占不良事件的 18%,其次是设备故障(16%),然后是吻合口修正(12%)[7]。(麻醉相关并发症将在第 7 章详细讨论。)

肝损伤

腹腔镜手术中肝实质损伤主要与入路、电凝器和牵引器有关。损伤可以是轻微的表面损伤,也可以是深度撕裂伤。保守措施可能对表面损伤有效,如局部喷洒止血剂(局部纤维蛋白、凝血酶)、电凝或纱布压迫。干燥剂的应用,如 Surgicel(氧化再生纤维素),也是有帮助的。在大出血情况下,中转开腹是必要的,较大的损伤需要直接结扎或夹闭可见的出血,还可以缝合结扎和肝填塞。如果出血部位更深,气囊填塞可能会有所帮助。对于更严重的损伤,需要采取更积极的措施,例如结扎肝动脉的一支,或切除受影响的肝叶,这些手术方式不在本章的讨论范围内。对血流动力学不稳定的患者采取损伤控制措施,在重症监护病房实施充分复苏后 24~48 小时内行肝周填塞,并终止手术。如果发生严重的肝损伤,建议咨询有经验的肝脏外科医生。

脾损伤

脾损伤通常发生在大网膜粘连到脾,牵拉导致脾被膜撕裂。根据"袖状胃切除术峰会共识",脾损伤的发生率为 0.1%[8]。脾损伤的危险因素是减重手术失败的再次手术、左上腹粘连和牵引器损伤[9]。在进行任何大网膜操作之前,谨慎地观察脾脏和大网膜之间的粘连。如果脾脏和大网膜之间确实存在粘连,应该用能量装置(如 Harmonic 或 LigaSure)将其分离,以防止可能的出血。如果脾表面确实发生出血,可以采用类似于处理浅表肝损伤的措施,具有类似的疗效。脾门损伤需要行脾切除术。

肠损伤

在一项关于腹腔镜手术期间肠道损伤的大型研究中,Vander Voort 等人发现腹腔镜胃肠道损伤

的总发生率为 0.13%,肠穿孔发生率约为 0.22%,其中小肠损伤占 55.8%,大肠损伤占 38.6%。超过三分之二的肠穿孔是在手术过程中和术后 24 小时内被诊断出来的。此外,大多数损伤是与入路相关的(41%),其中电凝或激光损伤约占 25%[10]。小的(小于 50% 的周长)小肠或大肠损伤可以主要用简单的可吸收缝线在一到两层缝合修复。较大(>50% 周长)的损伤需要切除和吻合。对于散在的大肠损伤,结肠造口通常是不必要的。如果外科医生很擅长腹腔镜下缝合,那么许多损伤都可以在腹腔镜下修复;否则,就需要改用开腹手术。

食管损伤

食管穿孔是一种罕见但严重的并发症,减重手术可能会发生。它最常发生在插入 Bougie 管期间[11,12]。一些食管损伤可以在手术中被发现,而另一些则是在手术后出现的。治疗取决于穿孔的位置和出现的时间[13]。如果术中发现穿孔,穿孔的一期缝合和引流可能就足够了,前提是污染很轻微,并进行仔细的术后监测[14]。另一方面,如果较晚被发现食管损伤,则需要清创,并通过肠造口术进行营养支持。最近,一些中心使用内镜下放置金属支架或夹子来治疗食管损伤[15]。无论如何,对于此类损伤的处理,建议咨询有经验的胸外科医生。

气腹

血流动力学并发症

二氧化碳充气会导致腹内压(IAP)升高。这会压迫腹主动脉系统,继而增加平均动脉压和全身血管阻力。静脉压迫导致返回心脏的血量减少,从而减少心输出量和每搏输出量[16-19],最终导致心率增快和血压增高,心脏负荷增大。对于健康的患者,通常有很好的耐受性。此外,随着气腹的维持,心输出量的减少往往很快就会消失。一项对38 名腹腔镜胆囊切除术患者的研究显示,在建立15mmHg[20]气腹后 15 分钟内,心脏指数、每搏量和舒张末容量恢复正常。然而,对于心脏储备受损的患者(例如老年患者、冠心病患者或心力衰竭患者),这种影响可能是有害的,可能会引发心脏并发症,如心肌梗死和心律失常,导致休克。如果发生这种情况,麻醉科和外科团队都需要及时确认。在

实施复苏措施时,必须排空腹腔内气体。此外,患者将需要更密集的监测,需要放置动脉压监测和中心静脉压测量。

IAP 升高也会导致肾脏血流减少,伴随着肾素 - 血管紧张素 - 醛固酮系统的活性增强。血清肾素、抗利尿激素和醛固酮的增加会导致水分滞留和尿量减少[21,22]。这在肾脏正常的患者中通常没有临床意义,但会对伴有肾功能不全的患者产生负面影响。这些患者应该暴露在较低的气腹压力下,并接受足够的静脉补液,以最大限度地减少或防止进一步的肾脏损伤。一些外科医生在减重手术中使用术前肠道准备。建议肾功能受损的患者充分补充水分,以避免肠道泻药的潜在脱水作用。

IAP 升高引起的肝灌注与肾灌注相似。可能导致急性肝细胞损伤和一过性肝酶升高[23]。这对病态肥胖并伴有既往肝病(如 NASH)的患者尤其有害。在减重手术中,非常常见的肝脏牵引器的使用可能会进一步加重肝脏损伤,尤其是合并肝脏损伤的情况。为了预防或减少肝损伤,谨慎放置肝牵引器是最重要的,IAP 压力应小于或等于15mmHg,并应避免使用肝毒性麻醉剂。此外,在长时间的手术中,肝脏牵拉应该间歇性放松,以保证足够的肝脏灌注量。

Trendelenburg 体位通常用于减重和小肠手术,会导致静脉回流减少,并可能导致低血压,特别是在患者容量耗尽的情况下。可以通过液体补充、血管活性药物的使用和呼吸机的调整来改善这种状况。

肺部并发症

腹部充入二氧化碳会导致 IAP 和 CO_2 吸收增加,从而导致生理变化。IAP 增加会导致横膈和纵隔结构的头侧移位,导致功能性残气量(FRC)和肺顺应性降低[24]。随后会出现肺底不张和吸气峰压升高,这可能会导致继发于通气 / 血流比值失调的缺氧。这些影响通常只有在有潜在肺部疾病的患者中才有临床意义,而且通常出现在陡峭的Trendelenburg 体位(不是减重手术中的常见体位)。此外,慢性阻塞性肺疾病患者的代偿机制受损,死腔大,因此低氧血症和严重高碳酸血症的风险很高。此外,气管导管移位到右主干支气管可能继发于头侧横膈移位,吸气压力的增加进一步导致低氧[25,26]。需要正确认识这些后果,并及时采取纠正措施。措施包括调整呼吸机,检查气管插管,改

变患者的体位。

气体栓塞

临床上有意义的气体栓塞很少见。症状包括急性心力衰竭和不明原因的心律失常。气体栓塞继发于两种机制。一种是用 Veress 针无意中刺穿静脉,使二氧化碳在注射时迅速而直接地注入静脉系统。其次,在手术过程中,二氧化碳可以进入切断的静脉,使加压气体进入循环。

治疗包括立即放气以阻止二氧化碳进一步进入,使用静脉输液和血管加压药物进行支持性治疗,调整呼吸机,必要时进行心肺复苏术。将患者置于 Trendelenburg 体位和左侧卧位(杜兰特手法)也是有帮助的,因为它允许心脏中被困的气体进入心尖部[27]。此外,可以通过中心导管将气体从右心室抽吸出来。由于气体栓塞是由血管损伤引起的,如果血流动力学不稳定持续,谨慎改用开放手术来控制出血。

偶然发现

食管裂孔疝

食管裂孔疝和胃食管反流病通常与肥胖有关。减重手术前接受上消化道内镜检查的患者中,高达 40% 的患者有食管裂孔疝[28]。在完成袖状胃切除和胃旁路手术中的小胃囊制作时需要仔细解剖左侧膈肌脚,使其无任何附着物。一般情况下,如果遇到食管裂孔疝,需要回纳其内容物,并切除胃底(在袖状胃切除的情况下)或旷置胃底(在胃旁路手术的情况下)。对食管裂孔疝进行彻底的修补,并实施相应的减重手术似乎是安全可行的。克利夫兰诊所戴维斯等人的一项回顾性研究结果显示,同期行食管裂孔疝修补术和袖状胃切除术是安全可行的,第一年 28 例患者的 GERD 症状均得到缓解,其中 2 例患者在 27 个月后轻度复发[29]。因此,至少在短期内,联合行食管裂孔疝修补和袖状胃切除术是有优势的。此外,Gulkarov 等对 1 298 名患者进行了回顾性研究,这些患者同期行食管裂孔疝修补术和腹腔镜可调束带放置显著降低了反流相关问题的手术率[30]。Boules 等人在克利夫兰诊所进行的另一项回顾性研究,对 61 例胃旁路手术和 21 例袖状胃切除术患者进行了同期食管裂孔疝修补术,结果显示手术时间、住院时间、术中并发

症或术后早期或晚期不适症状没有显著增加,没有观察到减重效果的差异[31]。由 Kothari 等人进行的一项 112 个学术机构参与的多国研究表明同期手术,在发病率、死亡率、30 天再住院率、住院时间和医疗费用方面同样没有显著差异[32]。

食管裂孔疝修补术主要通过膈肌角成形术(最好在后方)进行,有无补片加固均可。一些外科医生提倡,如果在缝合膈肌角时有明显的张力,较大的裂孔缺损(>5cm),或复发的裂孔疝应使用补片加固术[33]。补片加固术似乎可以减少术后早期复发。然而,最近的研究表明,在那些主要接受单纯食管裂孔疝修补术和食管裂孔疝补片修补术的患者中,食管裂孔疝的长期复发率没有显著差异[34]。

腹壁疝

在接受减重手术的患者中,大约 8% 的患者会在手术过程中偶然发现腹壁疝[35]。病态肥胖患者的腹壁很厚,这使得术前临床诊断变得困难,因此,如果术中发现腹壁疝,这可能会给外科医生带来两难境地。随之而来的问题是:

1. 是应该同时修补腹壁疝,还是应该推迟修补,直到达到足够的减重效果?

2. 腹壁疝应该怎么修补?在胃旁路手术或袖状胃切除术中,是否应该使用假体补片,或者是否应该进行彻底修复?

目前的文献未能为这些问题提供有力的证据。这里提供的指导是基于作者自己的临床经验。

问题 1:腹壁疝应该同时修复还是推迟修复?

Eid 等人据报道,36% 接受胃旁路手术的患者的腹壁疝没有同期修复[36]。将疝修补术推迟到二期的问题是肠嵌顿和绞窄,特别是有术中大网膜嵌顿被还纳的情况。在我们没有处理腹壁疝的患者中,已经发生了几次严重小肠梗阻(SBO)合并绞窄性肠梗阻,有时需要紧急剖腹探查。对于小的疝来说尤其如此。因此,我们的建议是,如果将嵌顿的大网膜从疝囊中剥离出来,应对其进行修补,以避免严重 SBO 可能造成的灾难性后果。如果没有切除大网膜(在袖状胃切除术或腹腔镜可调束带的情况下通常不需要),那么可以安全地推迟疝修补术,直到达到足够的减重效果。我们认为,当大网膜已经填满了腹壁疝缺损时,肠嵌顿的风险非常低。

问题 2:腹壁疝应该如何修复?应该使

用补片吗？如果使用补片,则使用哪种类型的补片？

在涉及胃肠道的地方使用永久补片目前不是美国的手术标准,因为存在补片感染的风险。已经有一些研究表明,在清洁污染和污染的病例中使用合成补片效果良好。印度的一项研究报告了37名患者在袖状胃切除或胃旁路手术时同时接受永久性疝修补术的病例[37]。另一项由 Case Medical Center 进行的研究显示,在受污染的腹股沟修补术中,使用合成补片感染、复发和疝修补率是可以接受的[38]。然而,有关这方面的数据很少,还需要进行更多的研究来确定在受清洁污染或污染的病例中放置永久性补片的安全性。因此,我们的建议是:

1. 小的(小于2cm的)缺损:使用穿线装置(例如,我们使用的 Carter-Thomason 装置)通过筋膜永久性缝线进行一期修补。

2. 大的(大于2cm的)缺损:使用生物可吸收补片加固破损,这只是一种临时措施,以避免肠梗阻,当达到足够的体重减轻后,将需要进行永久性修复。

肝硬化

在接受择期减重手术的患者中,有1.4%的患者偶然发现了肝硬化[39]。这可能会给外科医生带来一个两难境地,即是否可以安全地继续手术。研究表明,肝硬化患者的围手术期发病率和死亡率增加[40,41]。另一项研究还显示,手术量较大的中心和代偿性肝硬化患者的死亡率较低[42]。在进行减重手术时需要考虑的几个因素:首先,应该考虑患者的临床状况,因为肝硬化患者代谢综合征的患病率很高,并伴有并发症。其次,需要对门脉高压及其存在和严重程度进行评估。对于有严重门静脉高压症证据的患者,如腹水、胃周静脉曲张和脾肿大,最好中止手术。下一步要考虑的是对轻到中度门静脉高压症患者进行何种手术。腹腔镜袖状胃切除术(LSG)是一个安全的选择,特别是在有多种合并症的患者中,而且在大多数情况下,它的体重减轻是可以接受的[39]。腹腔镜 Roux-en-Y 胃旁路手术(LRYGB),当由经验丰富的外科医生开展时,对于代偿良好的肝硬化患者是另一个合理的选择[43];然而,我们建议谨慎行事,如果患者有多个增加手术风险的手术合并症,并且如果外科医生

在胃旁路方面经验不足,则建议进行袖状胃切除术。此外,胃旁路旷置的残胃还存在难以处理的静脉曲张出血风险。我们避免使用十二指肠转流术(BPD/DS),因为它会导致肝功能衰竭,且它会导致严重的吸收不良,而且这种手术本身比 LSG 或 RYGB 有更大的风险[44-46]。因此,我们建议所有准备行 RYGB 或 BPD/DS 的外科医生,在发现肝硬化时,在知情同意中将 LSG 作为一种可能的替代手术。

(梁 辉 译)

参考文献

1. Moore LJ, Turner KL, Todd SR. *Common Problems in Acute Care Surgery*. New York, NY: Springer; 2013:105–108.
2. Schlosser C, Ikramuddin S. Access to the peritoneal cavity. In: Schauer PR, Schirmer BD, Brethauer S, eds. *Minimally Invasive Bariatric Surgery*. New York, NY: Springer Science & Business Media; 2008: 106.
3. Sundbom M, Hedberg J, Wanhainen A, et al. Aortic injuries during laparoscopic gastric bypass for morbid obesity in Sweden 2009–2010: a nationwide survey. *Surg Obes Relat Dis*. 2014; 10(2): 203–207.
4. Kuster GG, Fischer B. Pharmacologic hemostasis in laparoscopy: topical epinephrine facilitates cholecystectomy. *Am Surg*. 1993; 59(5): 281–284.
5. Kuster GG. Local epinephrine facilitates laparoscopic Heller myotomy. *Surg Endosc*. 1998; 12(1): 79–81.
6. Lee MG, Provost DA, Jones DB. Use of fibrin sealant in laparoscopic gastric bypass for the morbidly obese. *Obes Surg*. 2004; 14(10): 1321–1326.
7. Greenstein AJ, Wahed AS, Adeniji A, et al. Prevalence of adverse intraoperative events during obesity surgery and their sequelae. *J Am Coll Surg*. 2012; 215(2): 271–277.
8. Gagner M, Deitel M, Kalberer TL, et al. The Second International Consensus Summit for Sleeve Gastrectomy, March 19–21, 2009. *Surg Obes Relat Dis*. 2009; 5(4): 476–485.
9. Peters TG, Steinmetz SR, Cowan GS Jr. Splenic injury and repair during bariatric surgical procedures. *South Med J*. 1990; 83(2): 166–169.
10. van der Voort M, Heijnsdijk EA, Gouma DJ. Bowel injury as a complication of laparoscopy. *Br J Surg*. 2004; 91(10): 1253–1258.
11. Iannelli A, Negri C, Piche T, et al. Iatrogenic injury of the intrathoracic esophagus sustained during a gastric banding procedure. *Obes Surg*. 2008; 18(6): 742–744.
12. Antanavicius G, Leslie D, Torres-Villalobos G, et al. Distal esophageal erosion after laparoscopic adjustable gastric band placement with nissen fundoplication takedown. *Obes Surg*. 2008; 18(10): 1350–1353.
13. Vallbohmer D, Holscher AH, Holscher M, et al. Options in the management of esophageal perforation: analysis over a 12-year period. *Dis Esophagus*. 2010; 23(3): 185–190.
14. Papadimitriou G, Vardas K, Kyriakopoulos G, et al. Esophageal perforation during laparoscopic adjustable gastric band: conversion to open sleeve gastrectomy and endoscopic stent placement. *G Chir*. 2015; 36(2): 70–73.
15. Salminen P, Gullichsen R, Laine S. Use of self-expandable metal stents for the treatment of esophageal perforations and anastomotic leaks. *Surg Endosc*. 2009; 23(7): 1526–1530.
16. Hein HA, Joshi GP, Ramsay MA, et al. Hemodynamic changes during laparoscopic cholecystectomy in patients with severe cardiac disease. *J Clin Anesth*. 1997; 9(4): 261–265.
17. Harris SN, Ballantyne GH, Luther MA, et al. Alterations of cardiovascular performance during laparoscopic colectomy: a combined hemodynamic and echocardiographic analysis. *Anesth Analg*. 1996;

83(3): 482–487.

18. Safran D, Sgambati S, Orlando R III. Laparoscopy in high-risk cardiac patients. *Surg Gynecol Obstet.* 1993; 176(6): 548–554.

19. Kraut EJ, Anderson JT, Safwat A, et al. Impairment of cardiac performance by laparoscopy in patients receiving positive end-expiratory pressure. *Arch Surg.* 1999; 134(1): 76–80.

20. Zuckerman RS, Heneghan S. The duration of hemodynamic depression during laparoscopic cholecystectomy. *Surg Endosc.* 2002; 16(8): 1233–1236.

21. Demyttenaere S, Feldman LS, Fried GM. Effect of pneumoperitoneum on renal perfusion and function: a systematic review. *Surg Endosc.* 2007; 21(2): 152–160.

22. Nguyen NT, Perez RV, Fleming N, et al. Effect of prolonged pneumoperitoneum on intraoperative urine output during laparoscopic gastric bypass. *J Am Coll Surg.* 2002; 195(4): 476–483.

23. Singal R, Singal RP, Sandhu K, et al. Evaluation and comparison of postoperative levels of serum bilirubin, serum transaminases and alkaline phosphatase in laparoscopic cholecystectomy versus open cholecystectomy. *J Gastrointest Oncol.* 2015; 6(5): 479–486.

24. Di Massa A, Avella R, Gentili C. Respiratory dysfunction related to diaphragmatic shoulder pain after abdominal and pelvic laparoscopy. *Minerva Anestesiol.* 1996; 62(5): 171–176.

25. Rajan GR, Foroughi V. Mainstem bronchial obstruction during laparoscopic fundoplication. *Anesth Analg.* 1999; 89(1): 252–254.

26. Chang CH, Lee HK, Nam SH. The displacement of the tracheal tube during robot-assisted radical prostatectomy. *Eur J Anaesthesiol.* 2010; 27(5): 478–480.

27. Palmon SC, Moore LE, Lundberg J, et al. Venous air embolism: a review. *J Clin Anesth.* 1997; 9(3): 251–257.

28. Sharaf RN, Weinshel EH, Bini EJ, et al. Endoscopy plays an important preoperative role in bariatric surgery. *Obes Surg.* 2004; 14(10): 1367–1372.

29. Davis M, Rodriguez J, El-Hayek K, et al. Paraesophageal hernia repair with partial longitudinal gastrectomy in obese patients. *JSLS.* 2015; 19(3): pii: e2015.00060.

30. Gulkarov I, Wetterau M, Ren CJ, Fielding GA. Hiatal hernia repair at the initial laparoscopic adjustable gastric band operation reduces the need for reoperation. *Surg Endosc.* 2008; 22(4): 1035–1041.

31. Boules M, Corcelles R, Guerron AD, et al. The incidence of hiatal hernia and technical feasibility of repair during bariatric surgery. *Surgery.* 2015; 158(4): 911–916, discussion 916–918.

32. Kothari V, Shaligram A, Reynoso J, et al. Impact on perioperative outcomes of concomitant hiatal hernia repair with laparoscopic gastric bypass. *Obes Surg.* 2012; 22(10): 1607–1610.

33. Lee YK, James E, Bochkarev V, et al. Long-term outcome of cruroplasty reinforcement with human acellular dermal matrix in large paraesophageal hiatal hernia. *J Gastrointest Surg.* 2008; 12(5): 811–815.

34. Oelschlager BK, Pellegrini CA, Hunter JG, et al. Biologic prosthesis to prevent recurrence after laparoscopic paraesophageal hernia repair: long-term follow-up from a multicenter, prospective, randomized trial. *J Am Coll Surg.* 2011; 213(4): 461–468.

35. Datta T, Eid G, Nahmias N, Dallal RM. Management of ventral hernias during laparoscopic gastric bypass. *Surg Obes Relat Dis.* 2008; 4(6): 754–757.

36. Eid GM, Mattar SG, Hamad G, et al. Repair of ventral hernias in morbidly obese patients undergoing laparoscopic gastric bypass should not be deferred. *Surg Endosc.* 2004; 18(2): 207–210.

37. Praveen Raj P, Senthilnathan P, Kumaravel R, et al. Concomitant laparoscopic ventral hernia mesh repair and bariatric surgery: a retrospective study from a tertiary care center. *Obes Surg.* 2012; 22(5): 685–689.

38. Carbonell AM, Criss CN, Cobb WS, et al. Outcomes of synthetic mesh in contaminated ventral hernia repairs. *J Am Coll Surg.* 2013; 217(6): 991–998.

39. Brolin RE, Bradley LJ, Taliwal RV. Unsuspected cirrhosis discovered during elective obesity operations. *Arch Surg.* 1998; 133(1): 84–88.

40. Garrison RN, Cryer HM, Howard DA, et al. Clarification of risk factors for abdominal operations in patients with hepatic cirrhosis. *Ann Surg.* 1984; 199(6): 648–655.

41. del Olmo JA, Flor-Lorente B, Flor-Civera B, et al. Risk factors for nonhepatic surgery in patients with cirrhosis. *World J Surg.* 2003; 27(6): 647–652.

42. Mosko JD, Nguyen GC. Increased perioperative mortality following bariatric surgery among patients with cirrhosis. *Clin Gastroenterol Hepatol.* 2011; 9(10): 897–901.

43. Dallal RM, Mattar SG, Lord JL, et al. Results of laparoscopic gastric bypass in patients with cirrhosis. *Obes Surg.* 2004; 14(1): 47–53.

44. Baltasar A, Serra C, Perez N, et al. Clinical hepatic impairment after the duodenal switch. *Obes Surg.* 2004; 14(1): 77–83.

45. Castillo J, Fabrega E, Escalante CF, et al. Liver transplantation in a case of steatohepatitis and subacute hepatic failure after biliopancreatic diversion for morbid obesity. *Obes Surg.* 2001; 11(5): 640–642.

46. Grimm IS, Schindler W, Haluszka O. Steatohepatitis and fatal hepatic failure after biliopancreatic diversion. *Am J Gastroenterol.* 1992; 87(6): 775–779.

第三篇

术后并发症防治

第9章

减重手术的并发症

Derrick Cetin

简介

减重手术后并发症因手术方式不同而不同。减重手术可分为三种类型：限制型、吸收不良型或两者结合型。此外，并发症的发生往往在手术后的特定阶段。第一阶段（1~6周）、第二阶段（7~12周）和第三阶段（13周~12个月）[1]。并发症也可晚至术后1~2年发生。本章节回顾了美国最常见三种减重手术方式的主要并发症：腹腔镜可调节胃绑带术（LAGB）、腹腔镜袖状胃切除术（LSG）和Roux-en-Y胃旁路术（RYGB）。另在本节中，所附参考文献提及胆胰分流（BPD）和十二指肠转位术（DS），这是一种为极度肥胖的患者而选择实施的术式，很少但有时减重中心会进行。

早期手术并发症通常由实施手术的减重外科医生来处理。早期手术并发症包括术后出血、胃切缘漏、穿孔、肠梗阻和切口感染[2]。第一阶段（1~6周）发生的并发症包括深静脉血栓形成、肺栓塞、急性心肌梗死、呼吸衰竭和感染（包括肺炎和尿路感染）。死亡率取决于减重手术方式的选择、肥胖手术死亡率评分（患者风险）以及外科医生的综合经验。一项荟萃分析结果显示限制性手术30天内的总死亡率约为0.1%，其中RYGB约为0.5%，DS或BPD为1.1%[3]。在另一项荟萃分析中，显示总死亡率小于1%[4]。随着腹腔镜减重手术的出现，围手术期死亡率已显著降低，美国外科学会国家外科质量改进计划数据库中对5 777名患者的两年回顾性研究表明：腹腔镜RYGB组的30天死亡率为0.17%，而开腹RYGB组为0.79%[5]。

根据报道，老年患者的减重手术后死亡率更高。一项对16 155名接受减重手术的联邦医疗保险患者的研究指出：30天、90天和365天的死亡率分别为2.0%、2.8%和4.6%[6]。

急性肺栓塞（PE）是早期死亡的主要原因之一，尤其在减重手术后的前30天内[7]。在我们中心，除了充气加压泵和皮下注射肝素外，在DVT/PE高危患者中，应用皮下注射肝素预防DVT/PE可延长至2周。虽然关于这一问题的大多数研究都来自骨科文献，但美国减重与代谢外科学会（ASMBS）提出了DVT/PE的预防指南[8]。这一重要的干预策略应该常规使用，以最大限度降低术后死亡率。

由于肥胖是冠心病的独立危险因素，而且患者可能已经有潜在的心血管危险因素，因此应该进行全面而彻底的心血管检查。根据美国心脏病学会（ACC）/美国心脏协会（AHA）的患者风险分级，β-受体阻滞剂应该在手术前至少一周开始使用。β-受体阻滞剂可以降低减重手术术中可能发生的心肌梗死和心肌缺血的风险，而且治疗可以延续到术后。在术前评估中对患者进行风险分级不仅对减重手术的整体成功很重要，而且对降低围手术期总体的心脏风险非常关键。

有证据表明，未经治疗的严重阻塞性睡眠呼吸暂停（OSA）可以导致严重的、有时甚至是致命性的并发症，如心肌梗死、心血管疾病、高血压、认知能力下降和卒中风险增加[9-10]。梅奥诊所参与了一项对11 000名成人接受多导睡眠图监测（PSG）的纵向研究，发现OSA和年龄>60岁这两项因素增加了心源猝死的风险[11]。OSA严重程度可通过筛查工具进行评估，例如柏林问卷，美国麻醉医师协会（ASA）清单和STOP-BANG问卷[12-15]。中度阻塞性睡眠呼吸暂停（呼吸暂停低通气指数，AHI，15~30分）和重度阻塞性睡眠呼吸暂停（AHI>30分）可影响围手术期的处理。包括密切关注气道管理（患者完全清醒时拔管），尽量减少阿片类药物和镇静剂的使用,持续脉搏血氧饱和度监测,以及术后尽快给予持续气道正压通气(CPAP)[14]。如果可能,怀疑中 - 重度阻塞性睡眠呼吸暂停综合征的患者应安排 PSG 和转至睡眠中心治疗。对于未接受任何诊断测试(PSG)且手术不能延迟的 OSA 高危患者,可继续手术,但要假定患者患有中 - 重度 OSA。在这些罕见的病例中,患者可以在恢复区和手术台上通过连续脉搏血氧监测和呼吸治疗。呼吸治疗师和护理人员可以对风险较高的未确诊患者进行呼吸暂停、低氧血症和鼾症的评估。如果有适应证,高危患者可以在恢复区或病房开始使用 CPAP,特别是在出现睡眠呼吸紊乱、打鼾和低氧血症症状的情况下。在我们中心,入院期间可以做 PSG 和使用睡眠药物。所有诊断患有阻塞性睡眠呼吸暂停低通气综合征并需要 CPAP 治疗的患者(且在入院前未被诊断为阻塞性睡眠呼吸暂停综合征),只有在明确患者出院后可以在门诊继续接受 CPAP 治疗时方可予以出院。患者出院后第一天到家前应准备好相应医疗设备。

认识到哪些患者患阻塞性睡眠呼吸暂停综合征的风险较高,有助于预防多种术后并发症的发生。准确诊断和治疗这些患者可以有助于气管插管,因为未经治疗的患者可能更难进行气管插管。其他并发症包括进入重症监护病房(ICU)增加,住院时间延长,以及再次住院的风险。在一项回顾分析中,对 797 名接受减重手术的患者进行了 PSG 评估(179 名患者不符合 OSA 标准),结果发现 618 名患者有不同严重程度的 OSA,其中 244 名患者表现出严重的 OSA[16]。此项研究的结论:对于接受减重手术且在围手术期给予治疗的 OSA 患者,OSA 的严重程度与术后并发症的发生率之间没有独立的联系[16]。这些结果没有提供未被识别或未治疗的 OSA 是否会增加术后风险的信息,因为大多数 OSA 患者都接受了持续性正压通气和围手术期监测。现行有关阻塞性睡眠呼吸暂停患者术后治疗指南,是基于专家意见而非客观证据。研究结果表明,阻塞性睡眠呼吸暂停综合征的治疗降低了术后并发症的风险[16]。

术后肺炎(PP)和呼吸衰竭(PRF)是减重手术后最常见的(非创伤性)并发症,占术后并发症的五分之一,并显著增加患者术后 30 天内死亡率[17]。在一项纳入 32 889 名接受减重手术患者(2006—2008)的研究中,0.6% 的患者被诊断为 PP 和 PRF[17]。PP 和 PRF 患者的住院时间延长,30 天内死亡率增加[17]。多因素分析显示,充血性心力衰竭、吸烟和卒中病史是 PP 发生的强预测因子[17]。静息呼吸困难和有经皮冠状动脉介入治疗病史是 PRF 的术前危险因素[17]。年龄、慢性阻塞性肺疾病(COPD)、出血性疾病和手术方式增加了 PP 和 PRF 的风险[17]。这项研究强调了在减重手术前仔细选择患者和优化治疗方案以预防 PP 和 PRF 的重要性[17]。读者可以参考两个预测 PRF 和 PP 风险的模型,这两个模型分别可以从 Annals of Surgery 和 Annals of Internal Medicine 获得[18,19]。这两个模型旨在确定哪些患者可能需要在手术前对潜在的可改变的危险因素进行更严格的监测和治疗优化。

随着患者在减重手术后面临饮食适应的挑战,第二阶段发生的并发症以特定类型的问题为特征。患者逐渐认识到了标志着饱腹感的生理变化。在这一阶段的饮食,患者正在过渡到固体食物为主。长期呕吐是减重手术后第二阶段最常见的并发症。应仔细研究患者饮食史,以评估份量、饮食趋势和进餐时摄入液体的时间。如果进食行为有异常,需要对患者进行教育,比如适当的进食量、放慢进食速度。在排除饮食失调、饮食行为异常和暴饮暴食(作为呕吐的原因)后,应考虑胃空肠吻合口狭窄[20]。根据报告在接受 RYGB[21] 的患者中术后吻合口狭窄的发生率为 6%~20%,垂直胃绑带成形术(VBG)为 20%~33%[22]。应进行钡餐造影检查,以确定是否存在狭窄,如果存在狭窄,患者需要找减重外科医师进行吻合口扩张处理。LAGB 后也可能发生呕吐,很少是由于胃绑带过度收紧所致。呕吐还可能是由于在过渡到固体食物时而未改变进食习惯的后果。这些患者还没有学会吃得更慢、咀嚼得更久和小口吞咽。在此阶段可能会出现体重增加而不是体重减轻。由于难以控制固体食物的吞咽,患者可能会转向热量较高的较软食物和液体。这一阶段的发生的长期呕吐在临床上很重要,因为患者不仅可能出现脱水,还可能出现营养不良以及叶酸和硫胺素的缺乏。长期呕吐后硫胺素缺乏可导致 Wernicke 脑病,这是一种以共济失调、眼球震颤、眼肌麻痹和神志不清为特征的综合征。

患者术后可能会经历排便习惯的改变,而这在减重手术后很常见。吸收不良后,稀便、胃肠胀气和腹泻很常见[23]。RYGB 的胃肠胀气和稀便是由于小肠中大量营养素的不完全吸收和过快的输送至结肠所致。一旦绕过小肠的食物到达结肠,过度活跃的肠内细菌和酶就会导致过多的气体产生。减重手术后推荐的健康饮食包括蔬菜、豆类、水果和燕麦片,而讽刺的是,这些食物会导致胃肠胀气。经 FDA 批准的肠道除臭剂 Devrom 可用于减少气味和产生气体的细菌。LAGB 后便秘更为常见,但 RYGB 手术也可能发生便秘。原因包括液体和纤维摄入减少、麻醉剂、活动减少以及铁和钙补充剂的补充。

稀便或腹泻并不罕见,并且可以持续到肠功能开始正常(肠适应)。肠适应在 4 天内开始,完全适应可能需要 2 年[24]。如果腹泻是在手术后不久发生的,则应考虑与抗生素有关的腹泻,通常由艰难梭菌导致,是由于围手术期使用抗生素引起的。慢性腹泻需要评估,其原因可能是乳糖不耐受、倾倒综合征和罕见的短肠综合征。短肠综合征通常发生在吸收所有必需营养素的小肠小于 2m。如果共同通道的长度不能对脂溶性维生素(A、D、E、K)、脂肪、维生素 B_{12}、钙、镁、铁、叶酸和锌的完全吸收,则 RYGB(很少)和 BPD 之后会发生短肠综合征。通常,铁在十二指肠被吸收,而空肠吸收碳水化合物、蛋白质、脂肪和维生素;胆汁酸和维生素 B_{12} 在回肠被吸收。短肠综合征会出现脂肪泻(恶臭和油腻的大便)、体重减轻、疲惫、贫血和营养不良等症状。

乳糖不耐受和倾倒综合征可以通过仔细地询问病史明确诊断。RYGB 术后多达 50% 的患者会发生倾倒综合征[25]。而 LSG 和 LAGB 术后不会发生这种情况,因为这些是限制型手术,不会阻止精糖的吸收。进食后的早期阶段(30~60 分钟)和后期阶段(1~3 小时)都可能出现倾倒症状。在吃含大量精糖的食物后,早期症状包括恶心、呕吐、腹泻、站立不稳、多汗、面色潮红、肌痉挛和心动过速。这些症状在进食含精糖的餐后 30~60 分钟内就会出现[26],是由于胃内容物迅速排空到小肠中所致。胃内容物的快速排空会导致肠收缩增加和蠕动加快。小肠中的精糖由于高渗性梯度而迅速从血管腔内吸收水分,有时会引起腹泻[26]。晚期症状包括疲劳、头晕、精神混乱、饥饿和心动过速。这些症状也称为神经性低血糖,是由于血糖的快速升高和降低引起的。晚期症状与早期高胰岛素血症和反应性低血糖的发展有关[27,28]。食物迅速输送至小肠会导致葡萄糖的快速吸收,其可被高胰岛素血症和随后的低血糖症抵消。胰高血糖素样肽 -1

(GLP-1)的水平升高是由于营养物质迅速输送到回肠末端[29-31]。L 细胞位于回肠末端,分泌 GLP-1,是导致发生倾倒综合征的高胰岛素血症和低血糖症主要原因[39-31]。这种情况也被称为非胰岛素瘤胰源性低血糖综合征(NIPHS)。餐后胰岛素分泌增强的作用称为肠降血糖素作用(餐后 GLP-1 反应),是 RYGB 后 1~3 天 2 型糖尿病改善的原因之一[32]。

大多数时候,可以通过控制含糖食物和液体(简单的碳水化合物)的摄入来缓解症状。患者的每餐饮食中应包含蛋白质、谷物替代品和不会引起倾倒综合征的未经加工的碳水化合物。另一个重要的饮食要点是将蛋白质或脂肪与水果和淀粉结合在一起,并在感觉饱食时停止进食。在某些情况下,使用特定的药物来控制倾倒综合征的症状是有必要的。

一定要时刻谨记潜在胰岛素瘤发生的可能性,鉴别胰岛素瘤与非瘤胰源性低血糖综合征(NIPHS)并不困难,因为后者通常伴有胰岛细胞肥大的成纤维细胞增生症,这在胰岛素瘤中很少见[33]。胰岛素瘤通常表现为空腹低血糖,而 NIPHS 则表现为餐后低血糖。在梅奥诊所的 18 例患者(16~78 岁,男性占 70%)研究中,症状出现在餐后 4 小时内,而在禁食时很少见[34-35]。

如前所述,患者可出现一系列症状和不同严重程度的餐后低血糖。有些可能表现出轻度的倾倒综合征,与神经性低血糖症状无关,并且可以通过饮食调整来处理。与之相对应的是,患有难治性餐后高胰岛素血症性低血糖的神经性低血糖症的患者,需要进行额外的检查以确定是否存在 NIPHS。尽管 NIPHS 很少见,但仔细记录餐后高胰岛素血症性低血糖对指导治疗很重要。正确诊断这种有争议的疾病的重要性在于其推荐的治疗方法之一是部分或全胰腺切除。

在进食由高碳水化合物组成的混合餐前后应检测血浆胰岛素水平。请参考肥胖及相关疾病外科杂志(Surgery for Obesity and Related Diseases, SOARD)中有关对怀疑患有胃旁路后高胰岛素低血糖综合征的患者进行推荐评估的文章[36]。在这项研究中,对 14 例经证实患有高胰岛素低血糖症的患者进行了回顾研究,发现通过低碳水化合物饮食,大多数患者的症状可以得到改善。因此,建议最初的治疗方法应包括低碳水化合物饮食和使用 α- 葡萄糖苷酶抑制剂,而不是胰腺切除术。如果怀疑存在胰岛素瘤或难治性 NIPHS,建议转诊给内分泌科医生进行进一步评估和处理。

晚期并发症发生在手术后的 13 周~12 个月。在最初的 6~12 个月内,体重迅速减轻,大多数患者的身体状况得到改善。维持适当的营养是一项艰巨的任务,特别是对于实施吸收不良手术的患者而言,营养筛查非常重要。大量患者出现微量营养素和宏量营养素缺乏症。减重患者术后应常规进行检查以监测蛋白质、脂溶性维生素、矿物质、维生素 B_{12}、叶酸和铁的早期缺乏。在我们中心,在术后 6、12、18 个月对患者进行实验室化验检查,然后每年检查一次。

微量营养素缺乏症是减重手术后最常见的长期问题。正常胃酸的产生和 pH 有助于微量营养素的吸收。

叶酸和硫胺素的缺乏可能是由于胃酸的产生及食物酸化减少从而导致吸收不足所致。其缺乏会导致多种症状,特别是贫血(10%~74%)和神经系统问题(5%~9%)。术后短期内常见的并发症是由于微量营养素缺乏,这些营养素的体内储存量很少,例如硫胺素。硫胺素缺乏症很可能在 RYGB 手术后发生,可发生在多达 49% 的患者人群中[37]。严重的硫胺素缺乏症被称为脚气病,主要有四个症状[38,39]。Wernicke 病(神经精神性脚气病)伴有视觉和听觉上的幻觉、意识模糊、眼球震颤、共济失调和眼肌麻痹。神经性脚气病(干燥脚气病)表现为肌无力、上肢疼痛和抽搐。湿性脚气病表现为高输出性心力衰竭,伴有心动过速、呼吸窘迫和下肢水肿。可能会出现胃肠道脚气病,胃排空延迟。RYGB 后硫胺素缺乏的常见症状包括恶心、呕吐和便秘。硫胺素缺乏也可能引起巨结肠和巨空肠。肥胖的脚气病存在虽然补充了硫胺素但还是会出现缺乏的问题。患者可能会存在小肠细菌过度生长,并需要抗生素纠正硫胺素缺乏症[37]。

蛋白质缺乏是术后蛋白摄入不足引起的另一种并发症。对于所有减重手术患者,尤其实施 RYGB 术后,要求患者每天摄入 60~70g 蛋白质是非常重要的。在所有减重手术中,标准的蛋白质摄入量对保持肌肉质量和减轻体重很重要。蛋白质的每日摄入量对吸收不良型减重手术更为重要,因为吸收不良的过程中有可能引起蛋白质缺乏的营养不良。蛋白质缺乏症的其他常见表现包括脱发、疲劳和水肿。与特定的血液学检查相比,多注意头发和皮肤的情况变化以及水肿是评估蛋白质缺乏症的更佳措施。在吸收不良型手术,尤其远端胃旁路手术后,已有类似于夸希奥科(Kwashiorkor,蛋白质缺乏型营养不良)的蛋白质缺乏导致严重肌肉萎缩的报道[40,41]。

RYGB 术后可以观察到维生素 D 缺乏症和代谢性骨病的发生[42]。术前识别并纠正维生素 D 缺乏症是预防术后维生素 D 缺乏的重要措施。医生需要指导和强调患者术后继续服用维生素 D 和钙的重要性。维生素 D 缺乏症可发生在体重快速下降阶段和由于胆汁酸缺乏而导致的吸收不良。钙主要在十二指肠中被主动吸收,而在空肠和回肠中被动吸收。十二指肠中钙转运蛋白的浓度最高。由于摄入的食物未进入十二指肠和饮食中维生素 D 摄入量较低,可导致钙缺乏症。这可能导致继发性甲状旁腺功能亢进,其特征是 PTH 水平升高,维生素 D 降低,钙水平降低或正常[43]。

在我们中心,我们建议患者每天服用 2 次柠檬酸钙 + 维生素 D(1 200~1 500mg 钙和 1 000IU 维生素 D_3)。对于术前已有维生素 D 水平降低的患者,我们建议每周服用 50 000IU 维生素 D_3,连续 12 周,然后检测 25- 羟基维生素 D 水平。

微量营养素缺乏是胃旁路手术后的远期并发症。维生素 B_{12} 和铁缺乏症可表现为迟发性贫血。维生素 B_{12} 缺乏症是由于残胃壁细胞正常分泌的内因子减少而导致的。RYGB 术后胃小囊中产生的胃酸很少甚至没有。饮食中摄取的氰钴胺与多个蝶酰基缀合,胃小囊中胃酸的减少无法清除蝶酰基,从而导致氰钴胺的吸收受损。

铁缺乏在胃旁路手术后微量营养素缺乏中最为常见。产酸减少还可导致 Fe^{2+} 氧化为 Fe^{3+} 减少而导致铁缺乏。正常胃酸的产生可将铁还原为亚铁,从而促进铁在十二指肠中能够更好地吸收。铁缺乏症还可能是由于对含铁量高的食物(例如红肉)后天不耐受而引起的。此外,长期使用 H_2 受体阻滞剂和 PPI 也会引起胃酸缺乏症。尽管经期女性(育龄期妇女)在进行胃旁路手术后铁缺乏症更为常见,但监测所有患者中的铁、总铁结合力和铁蛋白水平很重要,因为这种情况可能会在胃旁路术后的早期出现,也可能在术后几年出现。有些人由于口服铁吸收困难或导致便秘可能每年需要进行几次静脉补铁。

在术前评估中如果实验室检查已提示有贫血,那么确定和治疗导致贫血的病因很重要。如果在评估和实验室检查后仍未发现贫血病因,建议转诊给血液科医生治疗。某些类型的贫血不需要治疗，例如镰状细胞型贫血和某些地中海型贫血。对患有缺铁性贫血的患者应从补充铁剂开始治疗，疗程一直延长到术后。结直肠癌检查对于那些尚未接受癌症筛查的患者至关重要。因此，在手术前确定贫血的类型可以消除对其术后的不必要治疗，尤其当血红蛋白和血细胞比容与术前基线水平相比没有明显变化时。手术后血红蛋白和血细胞比容发生变化的患者，虽然在术前实验室检查中未发现异常，但可能已存在微量营养素缺乏症。

如果在最初的实验室检查中发现维生素 B_{12} 水平较低，进行必要的检查以排除恶性贫血非常重要。存在恶性贫血患者体内存在抗内因子和壁细胞抗体，甲基丙二酸水平升高。由于维生素 B_{12} 口服吸收不良，这些人应接受肌肉注射，而非口服氰钴胺。

术后补充铁剂、叶酸和维生素 B_{12} 不能纠正的贫血是进一步行胃肠道检查判断是否存在慢性失血的指征。引起慢性出血的部位可能是结肠、胃囊/残胃、十二指肠溃疡和小肠。排除慢性失血的可能来源后，铁缺乏的病因可能是吸收不良导致的。这

些人可能需要通过肠外补充铁剂来纠正铁缺乏症。贫血的其他可能微量营养素缺乏症和营养原因包括铜、锌、叶酸以及维生素 A 和 E 缺乏症[44,45]。

术后实验室检查应包括：全血细胞计数、完整的代谢检查、脂质检查、25-OH 维生素 D 水平、甲状旁腺素、维生素 B_{12}、叶酸、铁、铁蛋白、总铁结合力、锌、铜、全血硫胺素水平和糖化血红蛋白、尿白蛋白/肌酐比率（如果以前是糖尿病患者），这些指标前 2 年每 6 个月查一次，然后每年查一次。

在没有常规进行实验室检查的情况下，应考虑到某种维生素缺乏症的症状。表9.1列出了最近更新的相关维生素缺乏症的临床症状[46]。表中未涵盖的其他可在减重术后出现的维生素缺乏包括锌和铜缺乏症。这些微量营养素的缺乏是由于共同的和共享的运输机制而造成的[47]。锌摄入过多会导致铜缺乏，这可表现为血液系统疾病，例如贫血和/或中性粒细胞减少。神经系统症状可能与 B_{12} 缺乏症非常相似，包括痉挛性步态障碍和感觉性共济失调[48]。铜缺乏症可独立于高锌水平而存在，这是由于 RYGB 术后空肠中铜吸收不良导致的。

表 9.1　维生素缺乏的临床症状

水溶性维生素	功能	缺乏综合征
维生素 B_1（硫胺素）	硫胺素焦磷酸盐	脚气-充血性心力衰竭（湿性脚气病）、失音、周围神经病、韦尼克脑病（鼻痛、眼痛、厌食症）、精神混乱或昏迷
维生素 B_2（核黄素）	腺嘌呤黄素	非特异性症状，包括黏膜水肿、角性口腔炎、舌炎和脂溢性皮炎
烟酸	烟酰胺腺嘌呤二核苷酸（NADH）	糙皮病-暴露在阳光下的皮肤炎；腹泻伴呕吐、吞咽困难、口腔炎症（舌炎、口角炎、唇炎）；头痛、痴呆、周围神经病变、记忆力减退、精神病、谵妄、紧张症
维生素 B_6	转氨酶辅因子	贫血、虚弱、失眠、行走困难、鼻唇脂溢性皮炎、唇炎、口炎
维生素 B_{12}（钴胺素）	一碳转移	巨幼细胞性贫血（恶性贫血）
叶酸	一碳转移	巨幼细胞性贫血
生物素	丙酮酸羧化酶辅因子	非特异性症状，包括精神状态改变、肌痛、感觉障碍、厌食、黄斑鳞状皮炎
泛酸盐	辅酶 A	非特异性症状，包括感觉异常、感觉障碍（"脚部灼烧感"）、贫血、胃肠道症状
维生素 C（抗坏血酸）	抗氧化剂，胶原蛋白合成	坏血病-疲劳、瘀点、瘀斑、牙龈出血、抑郁、皮肤干燥、伤口愈合受损
维生素 A（视黄醇、视网膜、维甲酸）	视觉，上皮分化	夜盲症、干眼症、角膜软化、毕特斑、滤泡角化过度症
维生素 D（胆钙化醇、麦角钙化醇）	钙调节激素原	佝偻病、骨软化、颅板、佝偻病念珠
维生素 E（生育酚）	抗氧化剂	感觉和运动神经病、共济失调、视网膜变性、溶血性贫血
维生素 K（叶绿醌、甲基萘醌、甲萘醌）	凝血因子，骨蛋白	出血性疾病

改编自 UpToDate.com（2010）。

减重术后患者锌缺乏尚未有较好的研究。但已发现在 RYGB 术后尽管充分的补充锌,但锌的含量仍会下降[49]。缺锌的临床意义尚不清楚,在非减重手术患者中,缺锌会导致皮肤疾病,例如脱发、皮炎、舌炎和指甲营养不良[50]。

硒缺乏症虽然很罕见,但可发生在晚期,通常是由于严重的吸收不良引起的,可导致克山病,称为营养性心肌病[51]。

家庭医生、减重外科医生和减重医学专家应了解许多微量营养素缺乏症的症状从而关注术后患者。通过特定的实验室检查来判断出特定的微量营养素缺乏将能确保准确的补充所缺乏的微量营养素并逆转其临床症状。如果减重手术的患者术后出现不明原因的腹部疼痛、心脏不适和神经系统症状时,应立即转诊给专科医生。

腹痛是减重术后常见的问题。在一项对 283 例减重手术患者的回顾性研究中,三个月内来急诊就诊最常见原因是:腹痛、呕吐、脱水和恶心[52]。

这里重点强调的是在第一阶段康复后(不是在术后短时间)出现腹痛的患者。减重外科医生在术后应密切关注患者(第一阶段),在此期间发生腹痛的治疗,很可能需要减重外科医生的参与。

腹部疼痛的病因很多,是胃肠道疾病的常见症状[52]。表 9.2 列出了胃旁路术后发生急性和慢性腹痛的一些常见原因。然而,术后早期出现腹痛的患者应转诊给当时参与手术的减重外科医生。通常,减重医学专家或家庭医生更容易遇到患有慢性而非急性腹痛的患者。

表 9.2　术后腹痛的原因

急性
部分小肠梗阻
胰胆管梗阻
吻合口溃疡
胆囊炎
胆总管结石病
心肌梗死
慢性
小肠细菌过度生长
胰胆管梗阻
腹壁疼痛
幽门螺杆菌感染 - 十二指肠 / 胃溃疡
倾倒综合征
硫胺缺乏症(罕见)

如果患者以前曾行过胆囊切除术,并且疼痛是急性或慢性的,则确定手术后的时间对于初步评估很重要。其他考虑因素包括同时使用 NSAID 或阿司匹林,以及患者是否会经常性的吸烟。

在未进行胆囊切除术的患者中,超声可能会显示胆结石、胆汁淤积、胆总管扩张和胆囊壁增厚。对怀疑患有急性胆囊炎,胆石症或反复发作的胆囊炎的患者,如果可能应转诊给当时实施手术的减重外科医生。需 ERCP 治疗的胰胆管疾病应由经过专门技术培训过的胃肠病专家或外科医生进行,以应对肥胖患者的独特且具有挑战性的解剖结构。

胆石症与体重迅速下降相关[54],RYGB 术后 6 个月胆结石形成的患病率为 22%[55]。RYGB 后近 50% 的患者会发展为胆结石或胆汁淤积,超过 25% 的患者可能接受胆囊切除术[56]。患者可以用熊去氧胆酸(胆汁酸替代品)溶解因快速减重可能形成的胆固醇结石。药物治疗在术后即开始,疗程 6 个月。

腹部 CT 扫描可能显示出腹内疝,常见于胃旁路手术之后[53]。腹内疝通常出现在患者体重达到最低点时,症状包括进食时发生的腹部疼痛和不适感,并且会自发减轻。患者倾向于禁食以消除疼痛。腹内疝诊断很困难,因为 CT 扫描需要在急性发作期实施。大多数情况下,腹内疝是在诊断性腹腔镜检查中被发现的。

巨空肠或巨结肠是慢性腹痛的原因之一,正如上文所提到的,这提示可能有硫胺素缺乏。

胃镜检查(EGD)是评估腹痛的重要工具。当腹部 CT 扫描和胆囊超声检查均正常时,应考虑该操作。如果存在吻合口溃疡,则会在胃空肠吻合口近空肠侧。吻合口溃疡可由胃酸过多、局部缺血、非甾体抗炎药、吸烟、阿司匹林和类固醇类药物引起。对疑有残胃或十二指肠溃疡可进行经验性治疗,因为 RYGB 术后胃镜无法观察该区域。治疗应包括标准使用抗生素根除幽门螺杆菌的经验性治疗。

对 EGD 检查正常的慢性腹痛提示有小肠细菌过度生长(SIBO)的可能性。SIBO 的症状包括恶心、腹胀、腹泻和排气。口服葡萄糖后氢呼气试验阳性可确定诊断。

肥胖患者行 RYGB 术后患肾结石的风险会增加。肾结石可在手术后的几个月至几年内发生。一项回顾性研究纳入 2002—2006 年 4 639 例接受 RYGB 手术的肥胖患者,对照组为 4 639 例未进行手术的肥胖患者[57]。RYGB 手术患者中,7.65%

(355/4 639)发生了肾结石,而对照组肥胖患者的肾结石发生率为 4.63%(215/4 639)[57]。其结论为 RYGB 手术后高草酸尿症使患者容易出现肾结石。在本研究中,24 小时尿草酸水平升高与 24 小时尿柠檬酸盐水平降低有关,是导致草酸钙结石的原因。减重手术后肠内草酸盐的吸收增加[58]。胃旁路手术后适当摄入钙和水并限制含草酸食物的摄入对预防草酸钙结石很重要。

RYBG 后的体重快速下降通常在前 6 个月,一般在 1 年时趋于达到最低点。LAGB 术后的体重下降缓慢而稳定,可持续数年。高达 20% 的患者可能会出现减肥失败,即手术后一年内减去的额外体重小于 50%[59]。详细的饮食史是寻找术后减重不足原因的重要一步。饮食不当、暴饮暴食、频繁食用高热量食物或液体都是减肥失败和复胖的原因。后者通常发生在大约术后 18~24 个月[60-62]。

复胖的原因很多,但行为或心理问题被认为是最常见的原因。一些专家将复胖归因于生理因素,而另一些专家则认为不良的应对策略是无法保持体重的根源[63]。此外,解剖学因素,例如大的扩张的胃囊、胃空肠吻合口扩大或胃囊 - 残胃瘘的形成,都会导致患者每餐可摄入更多的热量。以前餐后的饱腹感会减弱,最终导致的结果是复胖。内镜检查可以确定导致体重下降不足和复胖的解剖结构改变[64]。

术后医疗管理是至关重要的,随着患者体重减轻(在快速减肥阶段),肥胖相关合并症会出现显著的变化。在大多数减重手术计划中,家庭医生在快速减肥阶段参与患者糖尿病、降压和降脂药物的管理。需要经常监测,减少药物用量,在某些情况下完全停止所有或部分用于高血压、糖尿病和血脂异常的药物。最终,随着随访次数的减少,长期管理转移到家庭医生。在我们中心,鼓励患者在术后 3、6、9、12、18 和 24 个月按时随访,之后每年随访一次。随访由减重医学专家进行,他们将确保患者遵循饮食建议和运动指南,并坚持补充推荐的微量营养素。这一点很重要,因为选择进行减重手术的患者数量在增加。手术后的连续管理对于维持减重患者的长期效果至关重要。长期管理包括监测微量营养素缺乏、并发症、体重减轻不足或复胖的原因,以及在患者适应生活方式变化时为其提供支持。

(朱孝成 洪健 译)

参考文献

1. Boan J, Mun EC. Management of patients after bariatric surgery. *UpToDate*. September 4, 2007.
2. Schauer PR, Ikramuddin S. Laparoscopic surgery for morbid obesity. *Surg Clin North Am*. 2001; 81: 1145.
3. Santry HP, Gillen DL, Lauderdale DS. Trends in bariatric surgical procedures. *JAMA*. 2005; 294: 1909.
4. Maggard MA, Shugarman LR, Suttorp M, et al. Meta-analysis: surgical treatment of obesity. *Ann Intern Med*. 2005; 142: 547.
5. Lancaster R, Hutter MM. Band and bypasses: 30-day morbidity and mortality of bariatric surgical procedures as assessed by prospective, multi-center, risk-adjusted ACS-NSQIP data. *Surg Endosc*. 2008; 22: 2554.
6. Flum DR, Salem L, Elrod JA, et al. Early mortality among Medicare beneficiaries undergoing bariaric surgical procedures. *JAMA*. 2005; 294: 1903.
7. Melinek J, Livingston E, Cortina G, Fishbein MC. Autopsy findings following gastric bypass surgery for morbid obesity. *Arch Pathol Lab Med*. 2002; 126: 1901.
8. Clinical Issues Committee of the American Society for Metbolic and Bariatric Surgery. Prophylactic measures to reduce the risk of venous thromboembolism in bariatric surgery patients. *Surg Obes Relat Dis*. 2007; 3(5): 494–495.
9. Ali LK, Avidan AY. Sleep-disordered breathing and stroke. *Rev Neurol Dis*. 2008; 5(4): 191–198.
10. Yaggi HK, Concato J, Kernana WN, et al. Obstructive sleep apnea as a risk factor for stroke and death. *N Engl J Med*. 2005; 353: 2034–2041.
11. Gami AS, et al. Obstructive sleep apnea increases the risk of sudden death: a longitudinal study of 10,701 adults. *Circulation*. 2008; 118: S307.
12. Chung F, Yegneswaran B, Liao P, et al. Validation of the Berlin questionnaire and American Society of Anesthesiologists checklist as screening tools for obstructive sleep apnea in surgical patients. *Anesthesiology*. 2008; 108: 822–830.
13. Netzer NC, Stoohs RA, Netzer CM, Clark K, Strohl KP. Using the Berlin questionnaire to identify patients at risk for the sleep apnea syndrome. *Ann Intern Med*. 1999; 131: 485–491.
14. Gross JB, Bachenberg KL, Benumof JL, et al., American Society of Anesthesiologists Task Force on Perioperative Management. Practical guidelines for the perioperative management of patients with obstructive sleep apnea: a report by the American Society of Anesthesiologists Task Force on Perioperative Management of Patients with Obstructive Sleep Apnea. *Anesthesiology*. 2006; 104: 1081–1093.
15. Chung F, Yegneswaran B, Liao P, et al. STOP questionnaire: a tool to screen patients for obstructive sleep apnea. *Anesthesiology*. 2008; 108: 812–821.
16. Weingarten TN, et al. Obstructive sleep apnea and perioperative complications in bariatric patients. *Br J Anaesth*. 2011; 106(1): 131–139.
17. Gupta PK, et al. Predictors of pulmonary complications after bariatric surgery. *Surg Obes Relat Dis*. 2012; 5: 574–581.
18. Arozullah AM, Daley J, Henderson WG, Khuri SF, for the National Veterans Administration Surgical Quality Improvement Program. Multifactorial risk index for predicting postoperative respiratory failure in men after major noncardiac surgery. *Ann Surg*. 2000; 232: 242–253.
19. Arozullah AM, Khuri SF, Henderson WG, Daley J, for the participants in the National Veterans Affairs Surgical Quality Improvement Program. Development and validation of a multifactorial risk index for predicting postoperative pneumonia after major noncardiac surgery. *Ann Intern Med*. 2001; 135: 847–857.
20. Ahmad J, Martin J, Ikramuddin S, et al. Endoscopic balloon dilation of gastroenteric anastomotic stricture after laparoscopic gastric bypass. *Endoscopy*. 2003; 35: 725.
21. Schneider BE, Villegas L, Blackburn GL, et al. Laparoscopic gastric bypass surgery: outcomes. *J Laparoendosc Adv Surg Tech A*. 2003; 13: 247.

22. Suter M, Jayet C, Jayet A. Vertical banded gastroplasty: long-term results comparing three different techniques. *Obes Surg*. 2000; 10: 41.

23. Potoczna N, Harfman S, Steffen R, et al. Bowel habits after bariatric surgery. *Obes Surg*. 2008; 18: 1287.

24. Bristol J, Williamson R. Postoperative adaptation of the small intestine. *World J Surg*. 1985; 9(6): 825–832.

25. Maggard MA, Shugarman LR, Suttorp M, et al. Meta-analysis: surgical treatment of obesity. *Ann Intern Med*. 2005; 142: 547.

26. Spiller R. Role of motility in chronic diarrhea. *Neurogastroenterol Motil*. 2006; 18(12): 1045–1055.

27. Akimov VP, Dvaladze LG, Shengelia TD, Veselov IE. A new view on pathogenesis of dumping syndrome. *Vestn Khir IM I I Grek*. 2008; 167(6): 22–25.

28. Dietel M. The challenge in the dumping syndrome concept. *Obes Surg*. 2008; 18(12): 1622–1624.

29. Gebhard B, Holst JJ, Biegelmayer B, Miholic J. Postprandial GLP-1, norepinephrine, and reactive hypoglycemia in dumping syndrome. *Dig Dis Sci*. 2001; 46: 1915–1923.

30. Miholic JC, Orskov JJ, Holst JJ, Kotzerke J, Meyer HJ. Emptying of the gastric substitute, glucacon-like peptide-1 (GLP-1), and reactive hypoglycemia after total gastrectomy. *Dig Dis Sci*. 1991; 36: 1361–1370.

31. Andreasen JJ, Orskov C, Holst JJ. Secretion of glucagon-like peptide-1 and reactive hypoglycemia after partial gastrectomy. *Digestion*. 1994; 55: 221–228.

32. Schauer PR, Burguera B, Ikramuddin S, et al. Effect of laparoscopic Roux-en-Y gastric bypass on type 2 diabetes mellitus. *Ann Surg*. 2003; 238: 467–484.

33. Campbell IL, Harrison LC, Ley CJ, et al. Nesidioblastosis and multifocal pancreatic islet cell hyperplasia in an adult. Clinicopathologic features and in vitro pancreatic studies. *Am J Clin Pathol*. 1985; 84(4): 534–541.

34. Service FJ, Natt N, Thompson GB, et al. Noninsulinoma pancreatogenous hypoglycemia: a syndrome of hyperinsulinemic hypoglycemia in adults independent of mutations in *Kir6.2* and *SUR1* genes. *J Clin Endocrinol Metab*. 1999; 84: 1582–1589.

35. Thompson GB, Service FJ, Andrews JC, et al. Noninsulinoma pancreatogenous hypoglycemia syndrome: an update in 10 surgically treated patients. *Surgery*. 2000; 128: 937–944.

36. Kellog TA, et al. Postgastric bypass hyperinsulinemic hypoglycemia syndrome: characterization and response to a modified diet. *Surg Obes Relat Dis*. 2008; 4(4): 492–499.

37. Lakhani SV, Shah HN, Alexander K, et al. Small intestinal bacterial overgrowth and thiamine deficiency after Roux-en-Y gastric bypass surgery in obese patients. *Nutr Res*. 2008; 28: 293–298.

38. Rindi G. In: *Present Knowledge in Nutrition*. 7th ed. Washington, DC: International Life Sciences Institute; 1996:160–166.

39. Jiang W, Gagliardi JP, Raj YP, et al. Acute psychotic disorder after gastric bypass surgery: differential diagnosis and treatment. *Am J Psychiatry*. 2006; 163: 15–19.

40. Lewandowski H, Breen TL, Huang EY. Kwashiorkor and an acrodermatitis enteropathica-like eruption after a distal gastric bypass surgical procedure. *Endocr Pract*. 2007; 13: 277–282.

41. Faintuch J, Matsuda M, Cruz ME, et al. Severe protein-calorie malnutrition after bariatric procedures. *Obes Surg*. 2004; 14: 175–181.

42. Collazo-Clavell M L, Jimenez A, Hodgson SF, Sarr MG. Osteomalacia after Roux-en-Y gastric bypass. *Endocr Pract*. 2004; 10: 195–198.

43. Youssef Y, Richards WO, Sekhar N, et al. Risk of secondary hyperparathyroidism after laparoscopic gastric bypass surgery in obese women. *Surg Endosc*. 2007; 21: 1393.

44. Marinella MA. Anemia following Roux-en-Y surgery for morbid obesity: a review. *South Med J*. 2008; 101: 1024–1031.

45. Von Drygalski A, Andris DA. Anemia after bariatric surgery: more than just iron deficiency. *Nutr Clin Pract*. 2009; 24: 217–226.

46. Wolters Kluwer Health. Clinical symptoms of selected vitamin deficiencies. *UpToDate*. 2012.

47. Hill GM, Link JE. Transporters in the absorption and utilization of zinc and copper. *J Anim Sci*. 2009; 87: E85–E89 (2009).

48. Kumar N. Copper deficiency myelopathy (human swayback). *Mayo Clin Proc*. 2006; 81: 1371–1384.

49. Pires LV, Martins LM, Geloneze B, et al. The effect of Roux-en-Y gastric bypass on zinc nutritional status. *Obes Surg*. 2007; 17: 617–621.

50. Yu HH, Shan YS, Lin PW. Zinc deficiency with acrodermatitis enteropathica-like eruption after pancreaticoduodenectomy. *J Formos Med Assoc*. 2007; 106: 864–868.

51. Li GS, Wang F, Kang D, Li C. Keshan disease: an endemic cardiomyopathy in China. *Hum Pathol*. 1985; 16: 602–609.

52. Gonzalez-Sanchez JA, Corujo-Vazquez O, Sahai-Hernandez M. Bariatric surgery patients: reasons to visit emergency department after surgery. *Bol Assoc Med PR*. 2007; 99: 279–283.

53. Filip JE, Mattar SG, Bowers SP, Smith CD. Internal hernia formation after laparoscopic Roux-en-Y gastric bypass for morbid obesity. *Am Surg*. 2002; 68, 640–643.

54. Weinsier RL, Wilson LJ, Lee J. Medically safe rate of weight loss for the treatment of obesity: a guideline based on risk of gallstone formation. *Am J Med*. 1995; 98: 115.

55. Villegas L, Schneider B, Provost D, et al. Is routine cholecystectomy required during laparoscopic gastric bypass? *Obes Surg*. 2004; 14: 60.

56. Shiffman ML, Sugerman HJ, Kellum JM, et al. Gallstone formation after rapid weight loss: a prospective study in patients undergoing gastric bypass surgery for treatment of morbid obesity. *Am J Gastroenterol*. 1991; 86: 1000–1005.

57. Matlaga BR, Shore AD, Magnuson T, et al. Effect of gastric bypass surgery on kidney stone disease. *J Urol*. 2009; 181: 2573–2577.

58. Nordenvall B, Backman L, Larsson L. Oxalate metabolism after intestinal bypass operations. *Scand J Gastroenterol*. 1981; 16: 395–399.

59. Brolin RE. Bariatric surgery and long-term control of morbid obesity. *JAMA*. 2002; 288: 2793–2796.

60. Shamblin JR, Shamblin WR. Bariatric surgery should be more widely accepted. *South Med J*. 1987; 80: 861.

61. Hsu LK, Benotti PN, Dwyer J, et al. Nonsurgical factors that influence the outcome of bariatric surgery: a review. *Psychosom Med*. 1998; 60: 338.

62. Powers PS, Rosemurgy A, Boyd F, Perez A. Outcome of gastric restriction procedures: weight, psychiatric diagnoses, and satisfaction. *Obes Surg*. 1997; 7: 471.

63. Delin CR, Watts JM. Success in surgical intervention for morbid obesity: is weight loss enough? *Obes Surg*. 1995; 5: 189.

64. Brethauer SA, Nfonsam V, Sherman V, et al. Endoscopy and upper gastrointestinal contrast studies are complementary in evaluation of weight regain after bariatric surgery. *Surg Obes Relat Dis*. 2007; 3: 526–530.

第 10 章

减重手术与围手术期感染

Mohammad Alsulaimy，Seyed Mohammad Kalantar Motamedi

简介

肥胖会增加包括院内感染,特别是外科手术相关感染性并发症发生的风险。其发生机制与多种因素相关,从免疫功能的受损到肺和循环系统机械功能的改变。尽管减重手术在今天已经有了很大的改进和优化,但感染仍然是其主要并发症。围手术期手术部位感染(surgical-site infection,SSI)就是其中最常见的一种并发症,本章将对其进行详细讨论,其次将讨论尿路感染(urinary tract infection,UTI)和肺部感染。

围手术期感染的定义是发生在手术后 30 天内的感染。与肺部感染和呼吸道问题不同,SSI 和 UTI 在出院后比住院期间更为常见。由于 SSI 和 UTI 往往发生在手术后 10 天内,因此建议在术后 7~10 天对患者进行随访以了解是否存在这些问题。

危险因素

开放减重手术已被证实比腹腔镜减重手术具有更高的发生感染的风险。影响 SSI 发生率的危险因素包括患者因素、手术环境和手术方式。患者因素包括:

- 年龄
- 糖尿病
- 肥胖
- 吸烟
- 慢性肺部疾病
- 免疫抑制(例如感染 HIV 或使用皮质类固醇激素)
- 营养不良(低白蛋白血症与包括切口感染在内的手术并发症发生的增加密切相关)

- 潜在的基础性疾病
- 皮肤被潜在致病菌定植
- 非手术部位的远处感染
- 术前住院时间(正常共生菌群被院内菌群取代)
- 近期手术史
- 动脉和皮下组织含氧水平低

影响感染发生风险的手术环境和手术方式包括:

- 是否注意基本的感染控制措施(如适当的手部卫生与包括口罩、手术衣和手套等的屏障保护)
- 术前备皮
- 过度电切
- 组织创伤程度
- 手术时间长短
- 是否需要输血
- 是否置放异物或假体

手术部位感染的预防

手术部位感染的预防可分为术前、术中和术后预防。

术前预防

研究表明,实施有效的感染控制措施可以将 SSI 的发生率降低 40%。一些重要的术前预防措施包括:戒烟(只要戒烟一周就能显著降低 SSI 的风险)、充分控制糖尿病、有效控制潜在的疾病以及纠正任何营养素的缺乏。积极的抗感染治疗很重要:对合并感染的患者在接受择期手术之前应进行彻底治疗。

预防性抗生素

需要涉及消化道的减重手术(如袖状胃切除、

Roux-en-Y 胃旁路手术、十二指肠转流术)被列为清洁 - 污染手术,因此建议胃肠道切开前 1 小时使用预防性抗生素,术后 24 小时继续使用。推荐使用头孢唑啉(剂量:<120kg,2g;>120kg,3g;给药间隔:4 小时)。

青霉素过敏患者可在皮肤切开前 1~2 小时输注万古霉素以保证其在组织内的浓度水平,最大限度地减少麻醉诱导时输液反应发生的可能性(剂量:15mg/kg;给药间隔:N/A)。

皮肤消毒

术前使用洗必泰溶液消毒皮肤优于使用碘或聚维酮溶液。

备皮

如果手术部位需要备皮,应使用剪刀或脱毛膏。不推荐使用剃须刀,因为剃须刀造成的皮肤损伤可能会导致感染发生。另外,备皮应该在手术前在手术室或术前准备室中进行。手术前一晚备皮与高 SSI 风险密切相关。

术中预防

研究表明由于手术切口的明显变小,微创手术 SSI 的发生率显著降低。

其他重要的术中预防措施还包括以下内容。避免体温过低有助于降低 SSI。使用强制空气装置(如空气保温器)可为手术中患者保暖提供一种简单而经济的方法。在取出标本时使用切口保护器有助于预防腹部切口边缘受到污染。例如,使用回收袋取出胃袖状切除标本有助于减少取出部位 SSI 的发生。

一些特殊注意事项

圆形吻合器胃空肠吻合

在胃旁路术中行胃空肠吻合术时,应用圆形吻合器的 SSI 发生率较高。对于那些仍倾向于使用圆形吻合器技术的外科医生,可以采取一些措施来预防圆形吻合器置入部位 SSI 的发生。这些措施包括:

- 使用吻合器保护膜
- 用生理盐水进行切口冲洗
- 使用间断缝线或皮钉关闭切口
- 切口伤口应用局部抗生素

外科技术影响 SSI 发生的因素包括:

- 充分止血
- 锐性分离
- 避免血肿和凝血块

- 坏死组织的清除

手术时间

研究表明,污染程度会随着手术时间的延长而增加。因此,手术应高效进行,但不能以牺牲技术和止血不充分为代价。

电凝

在皮下组织使用电凝设备有可能导致因热损伤而继发的组织失活,进而导致浅表 SSI 的发生率增加。因此最好是通过对出血的血管进行针点式凝固来避免组织碳化(例如,可用细血管钳夹住血管然后通过电灼血管钳进行烧灼止血)。

避免在皮肤皱褶上进行切开

皮肤皱褶处通常存在皮肤的擦破和大量的细菌(因为皮肤皱褶经常很难得到充分的清洁),这可能会增加切口感染的发生。

术后预防

输血

输注红细胞会导致免疫抑制,增加感染(包括 SSI)的风险。因此,必须实施限制性输血方案(如只给血红蛋白低于 6.5g/dl 或低于 10g/dl 但伴有症状的贫血患者进行输血)。外科医生在实施手术过程中应尽可能在任何时候都进行充分的止血,以避免输血的需要,同时应避免损伤脾脏或肝脏,以避免大量出血情况的发生。在术中发生或预计大出血的情况下,其他可用于减少输血的策略包括血液回收(使用细胞保存器)、术中血液稀释和术前自体献血等。

血糖控制

术后高血糖是糖尿病和非糖尿病患者感染(包括 SSI)发生的危险因素。高血糖会导致免疫抑制和组织中氧分压降低。

手术部位感染的治疗

切开引流

所有出现临床感染症状的切口部位都应行切开、探查、冲洗或清创(切除所有坏死组织),然后采用敷料覆盖。冲洗应该使用生理盐水,因为生理盐水是等渗性的,不会影响正常的组织愈合过程,所以是首选的冲洗剂。过氧化氢、洗必泰和含碘冲洗液会破坏所有活细胞,包括伤口愈合所必需的成纤维细胞,因此是不必要的。深部伤口应填塞包扎,以避免浅表伤口过早闭合。用生理盐水湿润的纱布填塞，然后再用干纱布覆盖，这种"湿到干"的方式是经典的治疗方法。每天更换湿纱布（最好是在它完全干燥之前）提供了一种通过去除坏死组织来对伤口进行机械清创的方法。根据感染程度的不同，可能需要每天更换1~4次敷料。处理深部创面的另一种方法是在大部分坏死组织通过几天的更换湿-干敷料换药去除后，使用负压敷料（伤口VAC装置）进行处理。伤口VAC装置的优点是，它只需要每3~5天更换一次，以二期愈合的方式加速实现组织愈合。一旦肉芽组织填满伤口，这种包扎或伤口VAC治疗即可终止。敷料填塞包扎对于浅表感染并不需要，实施简单的无创换药即可。

抗生素

具备以下特征的患者应使用抗生素：

- 免疫缺陷
- 糖尿病
- 系统性中毒
- 严重蜂窝织炎（2cm以上）
- 筋膜裂开
- 深部引流

建议可通过仔细应用棉签或无菌抽吸的方法来实施伤口细菌培养，从而进行个体化抗生素治疗（但仅适用于计划进行抗生素治疗的患者）。通常是首先开始经验性治疗（主要针对包括覆盖皮肤、肠道或胃部的革兰氏阳性球菌），然后根据培养结果进行个体化治疗。住院时间长的患者，应考虑到MRSA感染可能，并考虑使用对抗MRSA的抗生素。

尿路感染

尿路感染（urinary tract infection，UTI）是仅次于SSI的第二大常见感染，占减重手术后所有并发症的16.9%。开放性胃旁路术出院后泌尿系感染发生率最高，其次是腹腔镜下胃旁路术、袖状胃切除术和腹腔镜下胃绑带术。

危险因素

最重要的危险因素是导尿管的放置时间。其他危险因素还包括导管管理的失误。

诊断

发热是导管相关性UTI最常见的症状。通常会出现脓尿。局部症状可能包括腰部或耻骨上不适，肋脊角压痛和导尿管阻塞。然而，通常情况下导管相关性UTI很少出现症状。脓尿（WBC>10个/μL）是一个提示性特征，但其在有细菌尿但没有UTI的插尿管患者中也很常见。

尿液的浑浊外观或恶臭都与菌尿或尿路感染无关。

美国传染病学会（IDSA）指南对导尿管相关性细菌尿进行了定义。如果患者不再有导尿，但在过去48小时内有经尿道、耻骨上导尿或避孕套导尿，当其符合这些定义，也被认为是导尿管相关性尿路感染或无症状菌尿。

1. 症状性菌尿（尿路感染）：留置尿管、耻骨上尿管或间歇性导尿的患者，在出现与UTI相符合的症状或体征且无其他感染来源的情况下，细菌培养泌尿系致病菌 ≥ 10^3cfu/ml。相伴的症状包括发烧、耻骨上或肋脊角压痛，以及其他无法解释的全身症状，如精神状态改变、低血压或出现全身炎症反应综合征表现。

2. 无症状性菌尿：留置尿管、耻骨上尿管或间歇性导尿的患者，在无UTI症状的情况下，培养出 ≥ 10^5cfu/ml 的泌尿系致病菌。

预防

预防导管相关性UTI最重要的方法是避免不必要的导尿，在放置导管时采用无菌技术，及尽早拔除导管。使用抗生素涂层导尿管或预防性使用抗生素来降低导尿管相关性UTI的风险并没有得到明确证实。

治疗

总体而言，不再需要导尿管的感染患者应该拔掉导尿管，并接受适当的抗菌治疗。抗菌药物的选择应基于细菌培养结果，然而在某些情况下，在获得培养结果之前需要及时治疗。在这种情况下，经验性的抗菌药物选择应该根据过去的细菌培养结果、先前抗菌治疗的情况、社区抗菌药物耐药率和患者对抗菌药物过敏情况来进行针对性选择。可能的情况下对尿液行革兰氏染色检查也有助于指导经验性抗菌药物的选择。根据临床反应、感染的

微生物和用于治疗的制剂,7~14 天的疗程通常是
合适的。

如果患者病情不重,并且无可疑多重耐药情况
发生,针对革兰氏阴性杆菌可以经验性地使用第三
代头孢菌素(例如,头孢曲松 1g,静脉注射,每日一
次或头孢噻肟 1g,静脉注射,每 8 小时一次)或氟
喹诺酮(例如,环丙沙星 500mg,口服或 400mg,静
脉注射,每天两次,或左氧氟沙星 250~500mg,口服
或静脉注射,每天一次)进行治疗。如果患者病情
较重或怀疑存在多重耐药(例如,ICU 中的患者或
已住院数天的患者),则应使用更广谱的经验性方
案。例如,如果怀疑是铜绿假单胞菌感染,可以使
用环丙沙星、头孢他啶(每 8 小时 1g,静脉注射)或
头孢吡肟(每 12 小时 1g,静脉注射)进行治疗。如
果怀疑是超广谱 β- 内酰胺酶(ESBL)的微生物(通
常基于先前的培养结果)引起的感染,治疗一般多
需采用碳青霉烯类。

肺部感染

大约五分之一的减重围手术期疾病与肺部并
发症有关。据报道,术后肺部感染发生率为 0.6%
(2012)~2.6%(2004)。虽然肺部感染不是很常见,但
它发生死亡的风险高。研究表明,无论在开腹还是
腹腔镜胃旁路手术,肺部感染的发生率并没有任何
差异。

危险因素

肺部感染的危险因素包括:
- 最近诊断为充血性心力衰竭(CHF)或术后
  30 天内慢性 CHF 加重
- FEV1 低于 75% 或出现功能不全或需住院
  的慢性阻塞性肺疾病(COPD)
- 糖尿病
- 出血性疾病
- 手术一年内吸烟
- 年龄较大
- 手术类型
- 功能依赖
- 较高的 BMI
- 麻醉类型
- 两周前每天摄入两杯酒
- 使用类固醇药物治疗慢性病
肺炎风险计算见表 10.1。

表 10.1　术后肺炎的危险因素(多元分析)

术前危险因素	调整后的 OR	95% 可信区间
CHF——手术后 30 天内新出现或加重的 CHF	5.26	1.20~23.26
卒中伴神经功能缺损	4.05	1.42~11.49
FEV_1<75% 或导致功能障碍或住院的 COPD	3.19	1.87~5.46
出血障碍	1.99	1.03~3.85
手术后 1 年内抽烟	1.56	1.06~2.29
年龄增长 / 岁	1.02	1.007~1.035
LRYGB vs LAGB	2.90	1.007~1.035
ORYGB vs LAGB	8.62	4.61~16.13
VBG vs LAGB	4.54	1.02~20.41
Other GP vs LAGB	3.85	1.25~11.90
BPD-DS vs LAGB	8.06	2.92~22.22

BPD-DS,伴十二指肠开关的胆胰转移;CHF,充血性心
力衰竭;COPD,慢性阻塞性肺疾病;GP,其他胃成形术;
LAGB,腹腔镜可调节胃束带;LRYGB,腹腔镜 Roux-en-Y
胃旁路术;ORYGB,开放式 Roux-en-Y 胃旁路术;VBG,
垂直带状胃成形术。

诊断、治疗和预防措施

- 出现发热、白细胞增多、呼吸道分泌物增多、
  低氧血症、呼吸窘迫、呼吸困难、呼吸急促、
  潮气量小、白细胞减少或白细胞增多、胸部
  X 线表现浸润性改变、高碳酸血症等均提示
  可能发生肺炎。下呼吸道培养应在抗生素
  治疗前开始,但不应延误危重患者的治疗。
- 革兰氏阴性菌和金黄色葡萄球菌是最常见
  的培养菌,而最常见的细菌组合是肠杆菌和
  金黄色葡萄球菌或链球菌
- 预防和治疗应按美国传染病学会和美国胸
  科学会指南制定的重症监护标准进行。
一些特别预防措施的采取可使术后肺炎的发
病率下降 81%,包括:
- 应用侵入式肺量计帮助咳嗽和深呼吸练习
- 一天 2 次用洗必泰棉签保持口腔卫生
- 在有效镇痛基础上适当活动
- 卧床抬高至少 30°,坐起用餐
- 早期、适当、广谱的抗生素治疗,足够剂量以
  优化抗菌效果
- 经验性抗生素治疗包括应用与患者最近所
  用抗生素类别不同的抗生素

预防性抗菌药物应用的建议是头孢唑啉 2g（≥120kg 体重 3g）。β- 内酰胺类过敏的替代药物有克林霉素、万古霉素 + 氨基糖苷、氨曲南或氟喹诺酮。

可疑病例的诊断和治疗应遵循图 10.1、图 10.2、表 10.2、表 10.3 和表 10.4 所示的标准流程。

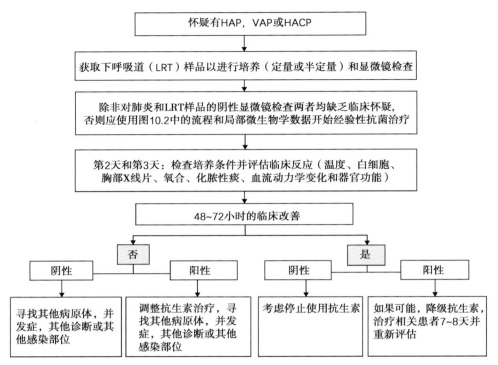

图 10.1　疑似医院获得性肺炎（HAP）、呼吸机相关性肺炎（VAP）或医疗保健相关性肺炎（HCAP）的患者的治疗策略概述。有关抗生素停用的决定可能取决于所收集样品的类型（PSB、BAL 或气管内抽吸物），以及是否以定量或半定量形式报告结果

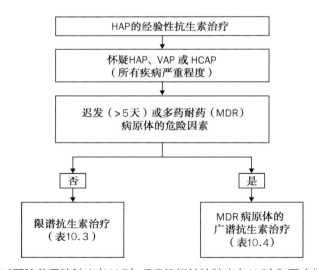

图 10.2　开始对医院获得性肺炎（HAP）、呼吸机相关性肺炎（VAP）和医疗相关性肺炎（HCAP）进行经验性抗生素治疗的流程

表 10.2　尚无多药耐药性病原,高发病率和任何疾病严重程度的已知危险因素的患者的医院获得性肺炎或呼吸机相关性肺炎的初始经验性抗生素治疗

潜在病原体	推荐抗生 [a]
肺炎 [b] 链球菌 流感嗜血杆菌 对甲氧西林敏感的金黄色葡萄球菌 对抗生素敏感的肠革兰氏阴性杆菌 　大肠杆菌 　肺炎克雷伯菌 　肠杆菌属 　变形杆菌种 　黏质沙雷菌	头孢曲松钠或左氧氟沙星,莫西沙星或 环丙沙星 或 氨苄青霉素 / 舒巴坦 或 厄他培南

[a] 正确的抗生素初始剂量见表 10.4。
[b] 对青霉素耐药的肺炎链球菌和对多药耐药的肺炎链球菌的发生频率在增加;左氧氟沙星或莫西沙星优于环丙沙星,尚未确定其他新喹诺酮类药物(如加替沙星)的作用。

表 10.3　初发疾病或多因素耐药性和所有疾病严重程度高危因素的患者感染医院获得性肺炎、呼吸机相关性肺炎和卫生保健相关性肺炎的初步经验性治疗

潜在病原体	联合抗生素治疗 [a]
表 10.2　列出的病原体和 MDR 病原体 铜绿假单胞菌 (ESBL+)不动杆菌属 抗甲氧西林金黄色葡萄球菌 (MRSA)肺炎军团菌	抗假单胞菌头孢菌素(头孢吡肟,头孢他啶) 或 抗假单胞菌碳青霉烯(甲胺培南或美罗培南) 或 β- 内酰胺 /β- 内酰胺酶抑制剂(哌拉西林 - 他唑巴坦) 加 抗假单胞菌氟喹诺酮 [b](环丙沙星霉素) 或 乙酰氨基糖苷 加 环磷酰胺或万古霉素 [c]

[a] 适当的初始抗生素剂量请参见表 10.4。初始抗生素治疗应根据微生物学数据和对治疗的临床反应进行调整或简化。
[b] 如果怀疑有 ESBL+ 株,例如肺炎克雷伯菌或不动杆菌,则碳青霉烯是可靠的选择。如果怀疑是肺炎链球菌,则应联合应用抗生素治疗方案,而不是使用氨基糖苷类药物,而应使用马科利特(例如阿奇霉素)或氟喹诺酮(例如环丙沙星或左氧氟沙星)。
[c] 如果存在 MRSA 危险因素或本地发生率很高。

表 10.4　初发静脉滴注的抗生素用于医院获得性肺炎的经验性治疗,包括通气相关的肺炎以及与疾病相关的多发或高危因素的患者的卫生相关的肺炎

抗生素	剂量 [a]
抗假性头孢菌素	
头孢吡肟	1~2g/8~12h
头孢他啶	2g/8h
碳青霉烯类抗生素	
亚胺培南	500mg/6h 或 1g/8h

抗生素	剂量 [a]
美罗培南	1g/8h
β- 内酰胺 /β- 内酰胺酶抑制剂	
哌拉西林他唑巴坦	4.5g/6h
氨基糖苷类抗生素	
庆大霉素	7mg/(kg·d) [b]
妥布霉素	7mg/(kg·d) [b]
阿米卡星	20mg/(kg·d) [b]
抗假性喹诺酮类药物	
左氧氟沙星	750mg/(kg·d)
环丙沙星	400mg/8h
万古霉素	15mg/(kg·12h) [b]
利奈唑胺	600mg/12h

[a] 剂量基于正常的肾和肝功能。

[b] 庆大霉素和妥布霉素的 MIC 值应小于 1μg/ml，丁胺卡那霉素的 MIC 值应小于 4~5μg/ml。

[c] 万古霉素的 MIC 值应为 15~20μg/ml。

（顾 岩　杨建军　译）

参考文献

1. Huttunen R, Karppelin M, Syrjanen J. Obesity and nosocomial infections. *J Hosp Infect*. 2013; 85(1): 8–16.
2. Falagas ME, Kompoti M. Obesity and infection. *Lancet Infect Dis*. 2006; 6(7): 438–446.
3. Kaspersen KA, Pedersen OB, Petersen MS, et al. Obesity and risk of infection: results from the Danish Blood Donor Study. *Epidemiology*. 2015; 26(4): 580–589.
4. Kakarla VR, Nandipati K, Lalla M, Castro A, Merola S. Are laparoscopic bariatric procedures safe in superobese (BMI ≥ 50 kg/m²) patients? An NSQIP data analysis. *Surg Obes Relat Dis*. 2011; 7(4): 452–458.
5. Chen SY, Stem M, Schweitzer MA, Magnuson TH, Lidor AO. Assessment of postdischarge complications after bariatric surgery: a National Surgical Quality Improvement Program analysis. *Surgery*. 2015; 158(3): 777–786.
6. Lidor AO, Moran-Atkin E, Stem M, et al. Hospital-acquired conditions after bariatric surgery: we can predict, but can we prevent? *Surg Endosc*. 2014; 28(12): 3285–3292.
7. Masoomi H, Nguyen N, Stamos M, Smith B. Overview of outcomes of laparoscopic and open Roux-en-Y gastric bypass in the United States. *Surg Technol Int*. 2012; 22: 72–76.
8. Bratzler DW, Dellinger EP, Olsen KM, et al. Clinical practice guidelines for antimicrobial prophylaxis in surgery. *Surg Infect*. 2013; 14(1): 73–156.
9. Anderson DJ, Podgorny K, Berrios-Torres SI, et al. Strategies to prevent surgical site infections in acute care hospitals: 2014 update. *Infect Control Hosp Epidemiol*. 2014; 35(Suppl 2): S66–S88.
10. Fleischmann E, Kurz A, Niedermayr M, et al. Tissue oxygenation in obese and non-obese patients during laparoscopy. *Obes Surg*. 2005; 15(6): 813–819.
11. Haley RW, Culver DH, White JW, et al. The efficacy of infection surveillance and control programs in preventing nosocomial infections in US hospitals. *Am J Epidemiol*. 1985; 121(2): 182–205.
12. Moller AM, Villebro N, Pedersen T, Tonnesen H. Effect of preoperative smoking intervention on postoperative complications: a randomised clinical trial. *Lancet*. 2002; 359(9301): 114–117.
13. Fischer MI, Dias C, Stein A, Meinhardt NG, Heineck I. Antibiotic prophylaxis in obese patients submitted to bariatric surgery. A systematic review. *Acta Cir Bras*. 2014; 29(3): 209–217.
14. Darouiche RO, Wall MJ Jr, Itani KM, et al. Chlorhexidine-alcohol versus povidone-iodine for surgical-site antisepsis. *N Engl J Med*. 2010; 362(1): 18–26.
15. Dumville JC, McFarlane E, Edwards P, Lipp A, Holmes A, Liu Z. Preoperative skin antiseptics for preventing surgical wound infections after clean surgery. *Cochrane DB Syst Rev*. 2015; 4: Cd003949.
16. Tuuli MG, Liu J, Stout MJ, et al. A randomized trial comparing skin antiseptic agents at cesarean delivery. *N Engl J Med*. 2016; 374(7): 647–655.
17. Tanner J, Norrie P, Melen K. Preoperative hair removal to reduce surgical site infection. *Cochrane DB Syst Rev*. 2011; (11): Cd004122.
18. Gandaglia G, Ghani KR, Sood A, et al. Effect of minimally invasive surgery on the risk for surgical site infections: results from the National Surgical Quality Improvement Program (NSQIP) database. *JAMA Surg*. 2014; 149(10): 1039–1044.
19. Kurz A, Sessler DI, Lenhardt R. Perioperative normothermia to reduce the incidence of surgical-wound infection and shorten hospitalization. Study of Wound Infection and Temperature Group. *N Engl J Med*. 1996; 334(19): 1209–1215.
20. Edwards JP, Ho AL, Tee MC, Dixon E, Ball CG. Wound protectors reduce surgical site infection: a meta-analysis of randomized controlled trials. *Ann Surg*. 2012; 256(1): 53–59.
21. Shabino PJ, Khoraki J, Elegbede AF, et al. Reduction of surgical site infections after laparoscopic gastric bypass with circular stapled gastrojejunostomy. *Surg Obes Relat Dis*. 2016; 12(1): 4–9.
22. Wangensteen OH, Wangensteen SD. *The Rise of Surgery: From Empiric Craft to Scientific Discipline*. Minneapolis, MN: University

of Minnesota Press; 1978.

23. Cruse PJ, Foord R. The epidemiology of wound infection. A 10-year prospective study of 62,939 wounds. *Surg Clin North Am.* 1980; 60(1): 27–40.

24. Haley RW, Culver DH, Morgan WM, White JW, Emori TG, Hooton TM. Identifying patients at high risk of surgical wound infection. A simple multivariate index of patient susceptibility and wound contamination. *Am J Epidemiol.* 1985; 121(2): 206–215.

25. Rohde JM, Dimcheff DE, Blumberg N, et al. Health care-associated infection after red blood cell transfusion: a systematic review and meta-analysis. *JAMA.* 2014; 311(13): 1317–1326.

26. Hollander JE, Singer AJ. Laceration management. *Ann Emerg Med.* 1999; 34(3): 356–367.

27. Ovington LG. Hanging wet-to-dry dressings out to dry. *Adv Skin Wound Care.* 2002; 15(2): 79–84.

28. Cameron JL, Cameron AM. *Current Surgical Therapy.* 11th ed. Amsterdam: Elsevier Health Sciences; 2013.

29. Hooton TM, Bradley SF, Cardenas DD, et al. Diagnosis, prevention, and treatment of catheter-associated urinary tract infection in adults: 2009 international clinical practice guidelines from the Infectious Diseases Society of America. *Clin Infect Dis.* 2010; 50(5): 625–663.

30. Tambyah PA, Maki DG. Catheter-associated urinary tract infection is rarely symptomatic: a prospective study of 1,497 catheterized patients. *Arch Intern Med.* 2000; 160(5): 678–682.

31. Tambyah PA, Maki DG. The relationship between pyuria and in-fection in patients with indwelling urinary catheters: a prospective study of 761 patients. *Arch Intern Med.* 2000; 160(5): 673–677.

32. Gupta PK, Gupta H, Kaushik M, et al. Predictors of pulmonary complications after bariatric surgery. *Surg Obes Relat Dis.* 2012; 8(5): 574–581.

33. Livingston EH. Procedure incidence and in-hospital complication rates of bariatric surgery in the United States. Am J Surg. 2004; 188(2): 105–110.

34. Podnos YD, Jimenez JC, Wilson SE, Stevens C, Nguyen NT. Complications after laparoscopic gastric bypass: a review of 3464 cases. *Arch Surg.* 2003; 138(9): 957–961.

35. Anaya DA, Dellinger EP. The obese surgical patient: a susceptible host for infection. *Surg Infect.* 2006; 7(5): 473–480.

36. Guidelines for the management of adults with hospital-acquired, ventilator-associated, and healthcare-associated pneumonia. *Am J Resp Crit Care Med.* 2005; 171(4): 388–416.

37. Montravers P, Veber B, Auboyer C, et al. Diagnostic and therapeutic management of nosocomial pneumonia in surgical patients: results of the Eole study. *Crit Care Med.* 2002; 30(2): 368–375.

38. Wren SM, Martin M, Yoon JK, Bech F. Postoperative pneumonia-prevention program for the inpatient surgical ward. *J Am Coll Surg.* 2010; 210(4): 491–495.

39. Bratzler DW, Dellinger EP, Olsen KM, et al. Clinical practice guidelines for antimicrobial prophylaxis in surgery. *Am J Health Syst Pharm.* 2013; 70(3): 195–283.

第 11 章

减重术后血栓栓塞并发症

Ashok Menon, Olga Lavryk, Haris A. Khwaja, John R. Bartholomew, and Zubaidah Nor Hanipah

发生率

尽管已经采用了既往制定的多种预防静脉血栓栓塞症(VTE)的指南和方案,但是 VTE 仍然是减重手术后早期死亡的主要原因之一。在国内外报道的减重术后 30 天死亡率的病因中,它约占三分之一[1,2]。48% 受访的减重外科医生自述至少曾经有一名患者死于肺栓塞(PE)[3]。

减重手术术后 VTE 的发生率在已发表的研究中存在很大的差异,术后深静脉血栓形成(DVT)和 PE 的发病率分别在 0~5.4%[4,5] 和 0~6.4%[6,7]。随着国家注册系统和大规模纵向协作研究的发展,人们对 DVT 的认识更加深入透彻。根据减重手术纵向评估(LABS)和减重结果纵向数据库(BOLD)的报告估计,减重术后 30 天和 90 天的 VTE 发生率分别为 0.4% 和 0.35%[8,9]。Jamal 等人的一项多中心研究结果显示:4 293 名减重患者术后 VTE 率为 1.3%[10],而在 Becattini 等人的一项包含 12 个研究、涉及 3 991 名患者的系统评价里估计术后 PE 的发生率为 0.5%[11]。

然而,一项使用全美住院患者样本数据库的研究估计,在 2007—2009 年进行的 508 230 例减重手术中,DVT 和 PE 的患病率更高,分别为 2.2% 和 0.9%[12]。减重手术后流行率和发病率之间报道的显著差异,可能是由于患者在一般文献报道的术后 30~90 天的时间段之外同样处于比较高的患病风险。

约翰·霍普金斯大学的另一项大型纵向队列研究证实了这一点,该研究显示,VTE 的累积发生率从 1 个月的 2.17% 上升到 6 个月的 2.99%,12 个月上升到 3.42%。术后无症状 VTE 是造成差异的另一个因素,术后超声检查报告 VTE 发生率为 1.2%~2%,这种差异取决于所用的药物预防方案。

腹腔镜 Roux-en-Y 胃旁路手术(RYGB)的发生 VTE 风险要比开放 RYGB 小得多。LABS 研究报告开放和腹腔镜手术后 30 天的 VTE 发生率分别为 1.1% 和 0.4%[8],而 BOLD 研究报告开腹手术和腹腔镜手术后 90 天的 VTE 的发生率分别为 1.54% 和 0.34%[9]。然而,约翰·霍普金斯大学的纵向研究结果显示,这种因手术入路的不同导致的 VTE 发病率差异在术后 6 个月时远没有那么明显,开放手术和腹腔镜手术的 VTE 发生率分别为 3.3% 和 2.7%[13]。

不同减重手术术式发生的 VTE 风险似乎也不同,腹腔镜可调节胃绑带手术(LAGB)风险最低。LABS 和 BOLD 两项研究都报告了 LAGB 术后第 30 天和 90 天较低的 VTE 发生率:分别为 0.3% 和 0.1%[8,9],这一结果均低于同期行 RYGB 的患者 VTE 的发生率,且两种术式之间的差异在术后第 6 个月时更加明显[13]。相比之下,胆胰袢转流/十二指肠转流术(BPD/DS)似乎具有最高的 VTE 发病风险,BOLD 研究和密歇根减重手术协作组(MBSC)报告接受 BPD/DS 手术患者的 VTE 发生率分别为 2.53% 和 1.54%[9,14]。意大利肥胖外科协会登记处报告 1 988 例 BPD/DS 患者中发生了 0.4% 的致死性 PE[15]。在 BOLD、MBSC 和德国减重外科注册系统中,腹腔镜袖状胃切除术(LSG)术后 VTE 的发生率在 0.1%~0.63%,与 RYGB 术后发生率相似[9,14,16,17]。这一结果在一项荟萃分析中得到证实,该项研究统计了 795 名接受 LSG 术和 1 889 名接受 RYGB 术的患者减重并发症的情况,两项术式患者的 VTE 发生率分别为 0.63% 和 0.74%[18]。

减重手术后发生静脉血栓栓塞症的危险因素

腹盆腔大手术、既往静脉血栓栓塞病史以及具有血栓形成倾向的危险因素,如使用抗凝血酶Ⅲ、蛋白 C 和蛋白 S 缺乏、使用狼疮抗凝剂、凝血因子 V 和凝血酶原突变、心脏和呼吸衰竭、服用口服避孕药和接受激素替代治疗,都是 VTE 的重要风险因素,发生风险一般至少是普通人群的两倍[19]。而且现在更加清楚地认识到,一些既往认为对血栓发生预测价值不高的风险因素,现在在减重手术中被证实对术后血栓的发生风险具有独立的预测价值。这些因素包括男性[9,14,20]、高龄[14,21]、手术时间超过 180 分钟[14,22]、手术入路选择[20]和手术方式。具体地说 LAGB 比 BPD/DS、RYGB 和 LSG的 VTE 的风险增加了 3~10 倍[9]。其他显著的但不能独立预测 VET 风险的危险因素包括肥胖低通气综合征,超级肥胖(体重指数 $\geqslant 50kg/m^2$)和静脉瘀滞[23,24]。

肥胖因素(体重指数 $\geqslant 30kg/m^2$)增加减重术后 VTE 的发生风险,这种风险甚至超过了由于减重手术本身可能诱发 VTE 的风险[25]。大规模的横断面调查研究[26,27]和病例对照研究[28]表明,肥胖是 VET 发生的独立危险因素。一项为期 6 年的大型队列研究通过对英国国家乳腺筛查项目招募的 100 多万名女性进行研究发现,BMI>35kg/m² 的女性患 VTE 的可能性是 BMI 在 20~25kg/m² 之间的女性患者 3~4 倍[29]。另一项包含 1 107 名患者的队列研究则发现,肥胖患者再发 VTE 的可能性是正常患者的 1.6 倍[30]。

理论上已经证实向心性肥胖症对 VTE 的发展具有特殊的风险。Tromso 研究调查了各种人体测量参数对 VTE 的预测价值,发现 BMI 增加、女性腰围大于 85cm、男性腰围大于 95cm,都与 VTE 风险增加显著相关[31]。

病理生理学

既往 Virchow[32]提出了静脉血栓形成的三大要素,即静脉淤滞、血管内皮损伤和血液高凝状态。其中,静脉淤血被普遍认为是术后 VTE 发生的关键机制,推测其主要原因是围手术期卧床缺乏锻炼,继而导致小腿肌泵失活,增加 VTE 的发生

可能。

尽管发现采用腹腔镜进行减重手术后 VTE 的发病率较低,原因可能是术后恢复和术后卧床时间相对较短[33],但腹腔镜手术术中的一些因素则被认为可能会导致静脉淤滞。使用气腹和头高足低卧位(反特伦德伦伯格卧位,RTP)会不利于外周血液动力循环,如下肢静脉回流速度减慢[34,35]。静脉淤滞还会被认为与解剖和生理变异有关,这些变异在肥胖患者中很常见,如下肢静脉功能受损,尤其静脉反流以及静脉弹性的降低[36,37]。

肥胖同样还影响 Virchow 提出的血栓三要素理论的第二个影响因素:血液高凝状态。与非肥胖的对照组相比,肥胖者的血清中血栓前因子[纤维蛋白原、血管性血友病因子(Vwf)和Ⅶ因子]水平升高,除抗纤溶因子(纤溶酶原激活物抑制物 -1)水平升高之外,抗血栓因子(如组织型纤溶酶原激活剂(t-PA))和 C 反应蛋白水平也会升高[38]。不管怎样,促进血栓形成和抑制血栓溶解具有协同作用的效果,在动脉和静脉血栓性疾病的发生、发展过程中是一个重要的因素。

肥胖容易导致血栓的部分原因可能在于脂肪组织的代谢活动异常。最近的研究表明,脂肪细胞不仅是脂质储存和动员的场所,还能产生多种生物活性物质。脂肪细胞因子,如白细胞介素 -6(IL-6)和肿瘤坏死因子 -α(TNF-α)是促炎因子,而脂联素则具有抗炎作用[39]。内脏肥胖过多会导致脂联素水平降低和组织缺氧,从而导致促炎细胞因子和游离脂肪酸的分泌不受抑制,并最终将它们输送到肝脏[40]。这会诱导肝脏线粒体形成活性氧,它将通过启动全身凝血系统和激活内皮细胞来促进血栓形成[41]。

此外,脂肪细胞还具有抗纤溶作用,因为它们是纤溶酶原激活物抑制物 -1(PAI-1)分泌的非内皮细胞的主要作用位点[42]。肥胖患者脂肪细胞分泌的促炎细胞因子增加被认为上调了 PAI-1 的表达,从而导致肥胖患者血液循环中 PAI-1 水平升高[43]。

血栓形成倾向已被证明是 VTE 发生的重要危险因素。Overby 等在 180 名即将接受减重手术的患者中进行筛查,发现获得性和遗传性血栓形成症的流行率远远高于普通人群,包括 D- 二聚体、纤维蛋白原、狼疮抗凝剂和第Ⅷ、Ⅸ和Ⅺ因子水平的升高[44]。最近,Hollander 等研究发现,蛋白 S 缺乏症的患病率在重度肥胖人群中显著升高,而其他遗传性血友病(如蛋白 C 和抗凝血酶Ⅲ缺乏症)的患病

率却没有相应增加[45]。从而推断,重度肥胖者中蛋白 S 缺乏症是后天获得的,可能是由于肥胖干扰了肝脏凝血因子合成的结果。这些发现可能会促使人们讨论是否应该对减重手术患者进行常规的术前血栓筛查,以及是否应该采用更具有个体化针对性的预防术后 VTE 的方法。

VTE 预防措施

减重手术患者的 VTE 预防仍然存在争议,已发表的文献中方案的选择也存在很大的分歧。理想的治疗方案除了提供有效的 VTE 预防措施以外,应该是在不引起围手术期出血的前提下针对不同 VTE 的风险进行更具体的调整。这种方案可能包括早期下床活动锻炼、机械压力装置(气压治疗仪)以及药物预防。下腔静脉滤器在某些高风险人群中的预防性使用最近也被重新审视。

美国减重与代谢外科学会(ASMBS)在 2013 年发布的立场声明中建议所有减重手术患者术后早期下床活动和进行机械预防,并考虑将其与药物预防的方式相结合[46]。美国胸科学会 2012 年发布的指南建议,对于病态性肥胖患者建议根据 VTE 和围手术期出血风险调整治疗方案,联合机械压力装置和使用普通肝素(UFH)或低分子肝素(LMWH)进行预防[47]。

由于减重手术领域缺乏随机对照试验(RCT),针对减重手术患者的 VTE 预防指南主要基于一些低级别的循证学依据。因此,依然有许多问题特别是关于预防药物的类型和使用时间没有得到解决。

机械压力装置

机械压力装置主要包括一系列压力装置机械(SCD),该装置包括一个泵装置,该装置连接到一个缠绕在患者下肢可以定期充放气的气囊上。气囊的充气会导致下肢深静脉受压,而放气则会让它们重新充盈。因此,通过定期的充放气过程保持了深静脉血液流动的周期性,模仿了可能由于麻醉或者静卧不动而缺乏的小腿自然动作。在腹腔镜胆囊切除术中通过对股静脉进行多普勒超声检查发现,使用了 SCD 设备后,可以完全抵消了气腹引起的股静脉峰值收缩速度的降低[48]和 RTP 体位的不利影响[2]。

虽然 SCD 已被推荐用于减重手术患者,但尚不清楚是否需要同时进行化学药物预防。

Frantzides 等人在一项对 1 692 名患者进行的回顾性研究中,比较了预防性联合使用机械压力装置、低分子肝素以及早期活动锻炼与单独使用机械压力装置的预防效果。低分子肝素组的 DVT、PE 和出血的并发症发生率明显较高,但该项研究组内参数的差异太大导致研究结果难以推广[49]。

Gagner 等人利用 LABS 队列研究的数据,还比较了单独使用机械压力装置和联合了药物预防 VTE 的效果,报告术后 30 天的 VTE 发生率分别为 0.25% 和 0.47%。然而,基于这些结果的推荐受到多中心队列研究的设计限制,这可能意味着不同研究中心所使用的化学药物预防方案存在显著的异质性差异。此外,作者也承认,LABS 队列研究本身的规模不足以充分支持任何两组结果之间进行统计比较[50]。

药物预防

在接受问卷调查的北美减重外科医生中,95% 的受访者将减重手术后常规使用抗凝剂作为 VTE 预防方案的一部分[3]。目前大多数该类研究都是采用普通肝素(UFH)和低分子肝素(LMWH),这两种药物都可以通过与抗凝血酶Ⅲ形成复合物来间接抑制凝血酶Ⅹa 和Ⅱa(凝血酶)最终防止纤维蛋白凝块的形成。新的药物,如磺达肝素和新型口服抗凝剂(NOAC),相对具有更高的药物选择性,但效果目前正在评估过程中。而且由于缺乏高水平的循证学证据,很难就如何构建最安全和最有效的药物预防方案发布明确的指导意见。

与 UFH 相比,由于 LMWH 组成的分子量更少,对凝血因子Ⅹa 具有更高的特异性,可以与抗凝血酶Ⅲ特异性结合(从而具有抗凝血因子Ⅹa 活性),但与包括凝血因子Ⅱa(凝血酶)在内的其他蛋白质的非特异性结合要少得多。基于此使用低分子肝素被认为药代动力学特征更容易预测,这就减少了使用过程中监测的必要性,并降低了肝素诱导的血小板减少的发生率。低分子肝素还具有更好的生物利用度,这使得它更适合皮下给药。

Agarwal 等人在系统地回顾了 30 项研究后强调,尽管低分子肝素有着明显的优势,但目前还没有足够的高级别循证学证据证实其优于普通肝素,特别是目前还没将两者直接进行比较研究的情况下。他们认为,无论是从手术前开始每天三次皮下注射 5 000IU 的普通肝素,还是每天两次皮下注射 30~40mg 的低分子肝素再联合使用机械压力装置,都是减重手术患者中预防术后VTE的合理方法[51]。

虽然目前还没有研究直接比较使用普通肝素和低分子肝素在减重手术中预防VTE的差别,Birkmeyer等人已经证实了在减重手术中使用低分子肝素,可以降低VTE的发生率。他们通过使用MBSC数据注册系统研究比较了24 727例采用不同药物预防方案的患者VTE的发生情况,分为手术前和手术后使用UFH(UFH/UFH)、手术前和手术后使用LMWH(LMWH/LMWH)、手术前使用UFH和手术后使用LMWH(UFH/LMWH)。与UFH/UFH方案相比,LMWH/LMWH和UFH/LMWH方案均显著降低了术后VTE的发生率,优势比分别为0.29和0.25,但这种统计学差异仅在LMWH/LMWH组中高危VTE亚组中体现。组间围手术期出血率并没有显著差异[52]。然而,Kothari等人的进一步研究表明,在238名分别采用UFH或LMWH预防方案的患者中,术后静脉血栓发生率并无显著差异[53]。

虽然目前有几项研究比较了不同剂量低分子肝素预防VTE的疗效,但目前这些研究中采用随机对照方法进行的研究仅有一项,是由Kalfarentzos等人完成的。研究发现低剂量低分子肝素组(5 700IU)和采用高剂量低分子肝素组(9 500IU)在术后6个月的VTE发生率上并没有差异[54]。这些发现在Brotman等人发表的一篇系统评价中得到支持,他们也发现没有证据表明使用更高剂量低分子肝素在减少VTE方面有更好的疗效。反而在高剂量低分子肝素组中发现,术后出血事件有轻度增加的趋势[55]。

虽然目前对于术后使用药物预防VTE的最佳使用持续时间没有达成共识,但研究者已经认识到,接受减重手术后的患者出院后发生VTE的风险仍然很高[13]。针对这一问题,Raftopoulos等人对308名减重患者采用了术后每天两次使用低分子肝素延用10天的预防VTE方案,发现术后30天的VTE发生率显著降低,从4.5%降低至0,据此他们提出的延长术后药物预防VTE的方案已经被许多中心采纳[56]。这一发现得到了Magee等人的支持,他们报告在506名接受RYGB、BPD/DS、LSG和减重修正手术后的患者中,使用术后为期3周每天一次低分子肝素的预防方案和在229名接受RYGB手术后的患者中使用了术后为期1周同样剂量的预防方案,在术后第6个月时VTE发生

率为0[57]。

磺达肝素的药物设计目的是有更高的选择性作用,以提高疗效和生物利用度,并具有更易预测的药代动力学特征。它是一种人工合成的间接凝血因子Xa抑制剂,作用方式与UFH和LMWH相同,与抗凝血酶Ⅲ形成活性复合物,但对凝血因子Xa有更高的特异性,对凝血因子Ⅱa(凝血酶)没有直接活性[58,59]。它的半衰期长达17~21小时,所以可以每天一次给药[60]。磺达肝素在骨科手术中的使用已被广泛报道,一项包含15项双盲随机对照试验的系统评价结果显示,在降低DVT风险、非致命性PE和全因死亡率[相对危险度(RR)0.5]方面,磺达肝素的疗效优于低分子肝素,但出血风险略高(RR=1.27)[61]。但是这些结论并没有在一项包含198名接受减重手术患者的双盲随机对照试验中得到重复验证。EFFORT试验报告接受磺达肝素和低分子肝素预防治疗的患者之间DVT发病率相似(分别为2.2%和2.4%)。然而,在磺达肝素组中达到治疗性抗凝血因子Xa水平的患者明显更多(74.2% vs 25%)[62]。

NOAC也被称为直接口服抗凝剂,其设计目的是对Xa或Ⅱa因子具有特定的活性,具有更高的生物利用度,以便在克服现有用于长期抗凝的口服抗凝剂(如华法林)的多种局限。更具体地说,其目的是减少与其他药物的相互作用,并减少定期监测的必要。NOAC的其中一类为凝血因子Xa抑制剂,如利伐沙班、阿哌沙班和依多沙班,可以直接抑制凝血因子Xa的游离形式和作为凝血酶原酶复合体与血小板结合的凝血因子Xa。其中利伐沙班的口服生物利用度为60%~80%,半衰期为12小时[63];阿哌沙班的生物利用度为50%,半衰期为12小时;依多沙班的生物利用度为62%,半衰期为12~14小时。此外,骨科也有大量高水平的关于NOAC的循证学证据。针对利伐沙班的Record-1和Record-2试验以及针对阿哌沙班的Advance 1、2和3试验显示,利伐沙班和阿哌沙班(针对髋关节,而不是膝关节)在预防膝关节置换术后患者静脉血栓栓塞方面的疗效优于低分子肝素[64-67],而Record-3和Record-4试验显示两种预防性抗凝药物在髋关节成形术后患者的VTE预防疗效中没有表现出明显差异[68,69]。这类NOAC药物在减重手术领域的预防疗效分析目前仍需要高级别的试验证据来论证。

达比加群是另一种NOAC,可以直接抑制凝

血酶,影响纤维蛋白的生成。达比加群已被用于骨科手术和非瓣膜性心房颤动的卒中预防,但目前几乎没有它在减重手术中应用的文献报道。然而,最近的一份病例报告提出了对 RYGB 术后达比加群在肠道吸收减少的担忧[70]。这可能是因为达比加群的生物利用度比直接 X a 因子抑制剂低得多,因此需要更高的剂量来维持血浆浓度[63]。有报告指出另一个相关因素可能是在同时服用质子泵抑制剂治疗的患者中,达比加群的吸收减少了20%~25%[71]。

综上所述,利用药物和低分子肝素确实能有效减少减重手术后的静脉血栓形成。然而,目前没有足够的高级别循证学证据来对最佳药物类型、使用剂量和用药时间提出确切的建议。然而从其他学科领域的研究结果来看,新型口服抗凝药的疗效还是值得期待的,但是在减重领域还需要进一步的研究。

IVC 过滤器

下腔静脉滤器是一种血管内设备,旨在通过截留从下肢静脉脱落的静脉栓子来预防具有临床意义的 PE。既往下腔静脉滤器被建议用于术后 VTE 高风险的患者,特别是那些 BMI 高于 55~60kg/m^2、有 VTE 病史、血栓形成、静脉淤滞和肺高压的患者[23,72]。然而,目前同样缺乏高级别的循证学证据来证明在减重手术患者中使用 IVC 滤器预防 VTE 的合理性。此外,最近的研究表明,术后 DVT 发生率和滤器植入相关的并发症风险更高(如滤器移位和滤器断裂以及下腔静脉血栓形成 / 闭塞),这种风险可能超过了植入滤器预防 VTE 所能获得的临床收益。

从早期的一些报道来看,在减重手术患者中植入 IVC 是有希望的。既往 Gargiulo 等人的研究证实了滤器植入的安全性和有效性,他们发现通过在 BMI>55kg/m^2 的开腹 RYGB 患者中植入下腔静脉滤器可将术后 PE 发生率和 PE 相关死亡率分别从 28% 降至 0 和 11% 降至 0[72]。在一项较大规模的回顾性研究中,Obeid 等人将 246 名在腹腔镜或者开腹减重手术前预防性置入下腔静脉滤器的高危患者和 1 847 名未植入滤器的患者进行了对比,术后 PE 发生率分别为 0.8% 和 0.6%[73]。而一些较小规模的研究显示,减重手术预防性植入 IVC 并没有发生滤器相关并发症,同时 VTE 和相关死亡率更低[74,75]。

然而,这些研究结果并没有在过去 5 年进行的大规模研究结果中被重复验证。Birkmeyer 等人,使用 MSBC 全国性的数据库对 1 077 名术前植入下腔静脉滤器的 RYGB 患者和 34 400 名对照组患者的术后 30 天结局进行了比较,发现试验组 VTE 的 30 天发生率和死亡率都较对照组高。这项系列研究中的所有死亡原因都可归因于 PE 或与滤器相关的下腔静脉血栓形成 / 闭塞[76]。Li 等人的一项研究也验证了这一结论,他们使用 BOLD 数据库研究了 322 名接受 IVC 滤器植入的减重手术患者情况,结果发现植入 IVC 滤器组术后静脉血栓发生率和死亡率分别为 0.93% 和 0.3%,显著高于未植入滤器的对照组[77]。进一步对 BOLD 数据库中的 7 万多名患者进行分析表明,下腔静脉滤器植入导致减重术后 VTE 风险增加 7.66 倍[9]。

一些系统评价和 META 分析试图综合多项研究的证据。Rajasekhar 等人,在对 11 项描述性研究进行分析后发现减重患者植入 IVC 后 PE 发生率降低,但他们也声明与对照组相比,这些研究的试验组间存在显著异质性差异,而且如何定义高 VTE 风险的减重患者和药物预防 VTE 的方案在不同的研究之间也存在较大差异[78]。但 Brotman 等人的一篇 META 分析提出了不同观点,他们认为与对照组相比,术前植入下腔静脉滤器并没有降低 PE 的发生风险,而且增加了 4 倍的术后死亡风险和 3 倍的 DVT 发生率[55]。Kaw 等人的后续的一项 META 分析也显示了非常相似的结果,但是由于植入滤器组和非植入滤器组间的发生 VTE 的风险存在较大差异,他们不能排除植入 IVC 对降低减重术后 PE 的发生没有任何潜在的获益[79]。

目前似乎没有足够的证据来定论预防性置入 IVC 滤器可以降低 VTE 高危的减重患者术后 PE 的发生率。这需要进行更多的随机对照试验,但随着目前越来越多的低级别的循证医学证据显示,植入下腔静脉滤器会增加 DVT 和死亡率,在这一背景下进行更多的相关的 RCT 研究可能会遭到伦理道德的质疑。

延长药物预防时间

VTE 是减重手术后死亡的最常见原因,其中 80% 以上发生在出院后。Aminian 等人的研究结果显示,出院后 30 天内 VTE 的总发生率为 0.29%,出院后 VTE 导致的死亡率较住院期间增加了 28 倍。肥胖同时患有充血性心力衰竭、截瘫和静息呼吸困难，在出院后接受再次手术的患者，发生 VTE 的风险更高[80]。因此，在这些高危人群中延长药物预防的用药时间将有助于降低减重患者出院后 VTE 的发生率。然而，对于该类高危患者出院后延长使用药物预防 VTE 的剂量和用药时间还没有达成共识[46]。

结论

术后 VTE 仍然是减重手术死亡发生的主要原因。虽然对于减重手术后预防 VTE 最有效策略的具体实施细节仍有相当大的争议，但仍推荐采用联合早期下床活动、机械压力装置和采用一些化学药物的综合方式来预防 VTE。使用低分子肝素的药物预防方案已被证明优于使用普通肝素的方案；然而，目前还没有关于低分子肝素的最佳使用剂量、使用方法和使用时间的证据。新型口服抗凝药 NOAC 目前看来具有使用的前景，但在减重手术中的疗效尚有待验证。最新的研究证据表明，在减重手术患者中预防性放置下腔静脉滤器可能会导致较高的术后死亡率和 DVT 的发生率，并且尚没有证据证实这样做对降低术后 PE 的发生率有任何好处，这些证据会促使大多数患者避免使用滤器。

（贾犇黎　汪泳　译）

参考文献

1. Mason EE, Renquist KE, Huang YH, Jamal M, Samuel I. Causes of 30-day bariatric surgery mortality: with emphasis on bypass obstruction. *Obes Surg*. 2007;17(1):9–14.
2. Millard JA, Hill BB, Cook PS, Fenoglio ME, Hill BB. Intermittent sequential pneumatic compression in prevention of venous stasis associated with pneumoperitoneum during laparoscopic cholecystectomy. *Arch Surg*. 1993;128(8):914–918, discussion 918–919.
3. Barba CA, Harrington C, Loewen M. Status of venous thromboembolism prophylaxis among bariatric surgeons: have we changed our practice during the past decade? *Surg Obes Relat Dis*. 2009;5(3):352–356.
4. Scholten DJ, Hoedema RM, Scholten SE. A comparison of two different prophylactic dose regimens of low molecular weight heparin in bariatric surgery. *Obes Surg*. 2002;12(1):19–24.
5. Quebbemann B, Akhondzadeh M, Dallal R. Continuous intravenous heparin infusion prevents peri-operative thromboembolic events in bariatric surgery patients. *Obes Surg*. 2005;15(9):1221–1224.
6. Escalante-Tattersfield T, Tucker O, Fajnwaks P, Szomstein S, Rosenthal RJ. Incidence of deep vein thrombosis in morbidly obese patients undergoing laparoscopic Roux-en-Y gastric bypass. *Surg Obes Relat Dis*. 2008;4(2):126–130.
7. Kardys CM, Stoner MC, Manwaring ML, et al. Safety and efficacy of intravascular ultrasound-guided inferior vena cava filter in super obese bariatric patients. *Surg Obes Relat Dis*. 2008;4(1):50–54.
8. The Longitudinal Assessment of Bariatric Surgery (LABS) Consortium. Perioperative safety in the longitudinal assessment of bariatric surgery. *N Engl J Med*. 2009; 361(5): 445–454.
9. Winegar D, Sherif B, Pate V, DeMaria E. Venous thromboembolism after bariatric surgery performed by Bariatric Surgery Center of Excellence participants: analysis of the Bariatric Outcomes Longitudinal Database. *Surg Obes Relat Dis*. 2011;7:181–188.
10. Jamal MH, Corcelles R, Shimizu H, et al. Thromboembolic events in bariatric surgery: a large multi-institutional referral center experience. *Surg Endosc*. 2015;29(2):376–380.
11. Becattini C, Agnelli G, Manina G, et al. Venous thromboembolism after laparoscopic bariatric surgery for morbid obesity: clinical burden and prevention. *Surg Obes Relat Dis*. 2012;8(1):108–115.
12. Stein PD, Matta F. Pulmonary embolism and deep venous thrombosis following bariatric surgery. *Obes Surg*. 2013;23(5):663–668.
13. Steele KE, Schweitzer MA, Prokopowicz G, et al. The long-term risk of venous thromboembolism following bariatric surgery. *Obes Surg*. 2011;21(9):1371–1376.
14. Finks JF, English WJ, Carlin AM, et al. Predicting risk for venous thromboembolism with bariatric surgery: results from the Michigan Bariatric Surgery Collaborative. *Ann Surg*. 2012;255(6):1100–1104.
15. Morino M, Toppino M, Forestieri P, Angrisani L, Allaix ME, Scopinaro N. Mortality after bariatric surgery: analysis of 13,871 morbidly obese patients from a national registry. *Ann Surg*. 2007;246(6):1002–1007, discussion 1007–1009.
16. Stroh C, Weiner R, Wolff S, Knoll C, Manger T; Obesity Surgery Working Group; Competence Network Obesity. Influences of gender on complication rate and outcome after Roux-en-Y gastric bypass: data analysis of more than 10,000 operations from the German Bariatric Surgery Registry. *Obes Surg*. 2014;24(10):1625–1633. doi: 10.1007/s11695-014-1252-8
17. Stroh C, Köckerling F, Volker L, et al. Obesity surgery working group, competence network obesity. Results of more than 11,800 sleeve gastrectomies: data analysis of the German Bariatric Surgery Registry. *Ann Surg*. 2016;263(5):949–955.
18. Zellmer JD, Mathiason MA, Kallies KJ, Kothari SN. Is laparoscopic sleeve gastrectomy a lower risk bariatric procedure compared with laparoscopic Roux-en-Y gastric bypass? A meta-analysis. *Am J Surg*. 2014;208(6):903–910, discussion 909–910.
19. Anderson JA, Weitz JI. Hypercoagulable states. *Crit Care Clin*. 2011;27(4):933–952.
20. Masoomi H, Buchberg B, Reavis KM, Mills SD, Stamos M, Nguyen NT. Factors predictive of venous thromboembolism in bariatric surgery. *Am Surg*. 2011;77(10):1403–1406.
21. Froehling DA, Daniels PR, Mauck KF, et al. Incidence of venous thromboembolism after bariatric surgery: a population-based cohort study. *Obes Surg*. 2013;23(11):1874–1879.
22. Chan MM, Hamza N, Ammori BJ. Duration of surgery independently influences risk of venous thromboembolism after laparoscopic bariatric surgery. *Surg Obes Relat Dis*. 2013;9(1):88–93.
23. Sapala JA, Wood MH, Schuhknecht MP, Sapala MA. Fatal pulmonary embolism after bariatric operations for morbid obesity: a 24-year retrospective analysis. *Obes Surg*. 2003 13(6):819–825.
24. Carmody BJ, Sugerman HJ, Kellum JM, et al. Pulmonary embolism complicating bariatric surgery: detailed analysis of a single institution's 24-year experience. *J Am Coll Surg*. 2006;203(6):831–837.
25. Rocha AT, de Vasconcellos AG, da Luz Neto ER, Araújo DM, Alves ES, Lopes AA. Risk of venous thromboembolism and efficacy of thromboprophylaxis in hospitalized obese medical patients and in obese patients undergoing bariatric surgery. *Obes Surg*. 2006;16(12):1645–1655.
26. Benigni JP, Cazaubon M, Tourneroche A, et al. Is obesity an aggravating factor in chronic venous disease? Results of a French epidemiological study in male patients. *Int Angiol*. 2006;25(3):297–303.
27. Pomp ER, le Cessie S, Rosendaal FR, et al. Risk of venous thrombosis: obesity and its joint effect with oral contraceptive use and prothrombotic mutations. *Br J Haematol*. 2007;139(2):289–296.
28. Canonico M, Oger E, Conard J, et al; EStrogen and ThromboEmbolism Risk (ESTHER) Study Group. Obesity and risk of venous thromboembolism among postmenopausal women: differential impact of hormone therapy by route of estrogen administration. The ESTHER Study. *J Thromb Haemost*. 2006;4(6):1259–1265.

29. Parkin L, Sweetland S, Balkwill A, Green J, Reeves G, Beral V; Million Women Study Collaborators. Body mass index, surgery, and risk of venous thromboembolism in middle-aged women: a cohort study. *Circulation*. 2012;125(15):1897–1904.

30. Eichinger S, Hron G, Bialonczyk C, et al. Overweight, obesity, and the risk of recurrent venous thromboembolism. *Arch Intern Med*. 2008;168(15):1678–1683.

31. Borch KH, Braekkan SK, Mathiesen EB. Anthropometric measures of obesity and risk of venous thromboembolism: the Tromso study. *Arterioscler Thromb Vasc Biol*. 2010;30(1):121–127.

32. Virchow RLK. *Gesammelte Abhandlungen zur Wissenschaftlichen Medicine*. Frankfurt, Germany: Meidinger Sohn & Co., 1856.

33. Nguyen NT, Goldman C, Rosenquist CJ, et al. Laparoscopic versus open gastric bypass: a randomized study of outcomes, quality of life, and costs. *Ann Surg*. 2001;234(3): 279–289, discussion 289–291.

34. Nguyen NT, Cronan M, Braley S, et al. Duplex ultrasound assessment of femoral venous flow during laparoscopic and open gastric bypass. *Surg Endosc*. 2003;17(2):285–290.

35. Perilli V, Sollazzi L, Modesti C, et al. Comparison of positive end-expiratory pressure with reverse Trendelenburg position in morbidly obese patients undergoing bariatric surgery: effects on hemodynamics and pulmonary gas exchange. *Obes Surg*. 2003;13(4):605–609.

36. Stepniakowski K, Egan BM. Additive effects of obesity and hypertension to limit venous volume. *Am J Physiol*. 1995;268(2, pt 2):R562–R568.

37. Van Rij AM, De Alwis CS, Jiang P, et al. Obesity and impaired venous function. Eur J Vasc Endovasc Surg. 2008;35(6):739–744.

38. De Pergola G, Pannacciulli N. Coagulation and fibrinolysis abnormalities in obesity. *J Endocrinol Invest*. 2002;25(10):899–904.

39. Després JP, Lemieux I. Abdominal obesity and metabolic syndrome. *Nature*. 2006;444(7121):881–887.

40. O'Rourke RW, White AE, Metcalf MD, et al. Hypoxia-induced inflammatory cytokine secretion in human adipose tissue stromovascular cells. *Diabetologia*. 2011;54(6):1480–1490.

41. Görlach A. Review: Redox regulation of the coagulation cascade. *Antiox Redox Signal*. 2005;7(9–10):1398–1404.

42. Lundgren CH, Brown SL, Nordt TK, Sobel BE, Fujii S. Elaboration of type-1 plasminogen activator inhibitor from adipocytes. A potential pathogenetic link between obesity and cardiovascular disease. *Circulation*. 1996;93(1):106–110.

43. Alessi MC, Bastelica D, Morange P, et al. Plasminogen activator inhibitor 1, transforming growth factor-beta1, and BMI are closely associated in human adipose tissue during morbid obesity. *Diabetes*. 2000;49(8):1374–1380.

44. Overby DW, Kohn GP, Cahan MA, et al. Prevalence of thrombophilias in patients presenting for bariatric surgery. *Obes Surg*. 2009;19(9):1278–1285.

45. Holländer SW, Sifft A, Hess S, Klingen HJ, Djalali P, Birk D. Identifying the bariatric patient at risk for pulmonary embolism: prospective clinical trial using duplex sonography and blood screening. *Obes Surg*. 2015;25(11):2011–2017.

46. American Society for Metabolic and Bariatric Surgery Clinical Issues Committee. ASMBS updated position statement on prophylactic measures to reduce the risk of venous thromboembolism in bariatric surgery patients. *SOARD*. 2013;9:493–497.

47. Gould MK, Garcia DA, Wren SM, et al; American College of Chest Physicians. Prevention of VTE in nonorthopedic surgical patients: antithrombotic therapy and prevention of thrombosis, 9th ed: American College of Chest Physicians evidence-based clinical practice guidelines. *Chest*. 2012;141(2)(suppl):e227S–e277S.

48. Schwenk W, Bohm B, Fügener A, et al. Intermittent pneumatic sequential compression (ISC) of the lower extremities prevents venous stasis during laparoscopic cholecystectomy. A prospective randomized study. *Surg Endosc*. 1998;12(1):7–11.

49. Frantzides C, Welle S, Ruff T, Frantzides A. Routine anticoagulation for venous thromboembolism prevention following laparoscopic gastric bypass. *JSLS*. 2012; 16:33–37.

50. Gagner M, Selzer F, Belle S, et al. Adding chemoprophylaxis to sequential compression might not reduce risk of venous thromboembolism in bariatric surgery patients. *Surg Obes Relat Dis*. 2012;8:663–670.

51. Agarwal R, Hecht TE, Lazo MC, Umscheid CA. Venous thromboembolism prophylaxis for patients undergoing bariatric surgery: a systematic review. *Surg Obes Relat Dis*. 2010;6(2):213–220.

52. Birkmeyer N, Finks J, Carlin A, et al; The Michigan Bariatric Surgery Collaborative. Comparative effectiveness of unfractionated and low-molecular-weight heparin for prevention of venous thromboembolism following bariatric surgery. *Arch Surg*. 2012;147(11):994–998.

53. Kothari SN, Lambert PJ, Mathiason MA. Best Poster Award (A comparison of thromboembolic and bleeding events following laparoscopic gastric bypass in patients treated with prophylactic regimens of unfractionated heparin or enoxaparin). *Am J Surg*. 2007;194:709–711.

54. Kalfarentzos F, Stavropoulou F, Yarmenitis S, et al. Prophylaxis of venous thromboembolism using two different doses of low-molecular-weight heparin (nadroparin) in bariatric surgery: a prospective randomized trial. *Obes Surg*. 2001;11(6):670–676.

55. Brotman D, Shihab H, Prakasa K, et al. Pharmacologic and mechanical strategies for preventing venous thromboembolism after bariatric surgery. *JAMA Surg*. 2013;148(7):675–686.

56. Raftopoulos I, Martindale R, Cronin A, Steinberg J. The effect of extended post-discharge chemical thromboprophylaxis on venous thromboembolism rates after bariatric surgery: a prospective comparison trial. *Surg Endosc*. 2008;22(11):2384–2391.

57. Magee CJ, Barry J, Javed S, Macadam R, Kerrigan D. Extended thromboprophylaxis reduces incidence of postoperative venous thromboembolism in laparoscopic bariatric surgery. *Surg Obes Relat Dis*. 2010;6(3):322–325.

58. Petitou M, Lormeau J-C, Choay J. Chemical synthesis of glycosaminoglycans: new approaches to antithrombotic drugs. *Nature*. 1991;350 (suppl):30–36.

59. Van Boeckel CAA, Petitou M. The unique antithrombin III binding domain of heparin: a lead to new synthetic antithrombotics. *Angew Chem Int Ed Engl*. 1993; 32:1671–1690.

60. Bauer KA, Hawkins DW, Peters PC, et al. Fondaparinux, a synthetic pentasaccharide: the first in a new class of antithrombotic agents—the selective factor Xa inhibitors. *Cardiovasc Drug Rev*. 2002;20(1):37–52.

61. Yoshida RA, Yoshida WB, Maffei FH, El Dib R, Nunes R, Rollo HA. Systematic review of randomized controlled trials of new anticoagulants for venous thromboembolism prophylaxis in major orthopedic surgeries, compared with enoxaparin. *Ann Vasc Surg*. 2013;27(3):355–369.

62. Steele KE, Canner J, Prokopowicz G, et al. The EFFORT trial: preoperative enoxaparin versus postoperative fondaparinux for thromboprophylaxis in bariatric surgical patients: a randomized double-blind pilot trial. *Surg Obes Relat Dis*. 2015;11(3):672–683.

63. Khoo CW, Tay KH, Shantsila E, Lip GY. Novel oral anticoagulants. *Int J Clin Pract*. 2009;63(4):630–641.

64. Eriksson BI, Borris LC, Friedman RJ, et al. Rivaroxaban versus enoxaparin for thromboprophylaxis after hip arthroplasty. *N Engl J Med*. 2008;358:2765–2775.

65. Kakkar AK, Brenner B, Dahl OE, et al; RECORD2 investigators. Extended duration rivaroxaban versus short-term enoxaparin for the prevention of venous thromboembolism after total hip arthroplasty: a double-blind, randomised controlled study. *Lancet*. 2008;372(9632):31–39.

66. Lassen MR, Gallus A, Raskob GE, Pineo G, Chen D, Ramirez LM; ADVANCE-3 Investigators. Apixaban versus enoxaparin for thromboprophylaxis after hip replacement. *N Engl J Med*. 2010;363(26):2487–2498.

67. Lassen MR, Raskob GE, Gallus A, Pineo G, Chen D, Portman RJ. Apixaban or enoxaparin for thromboprophylaxis after knee replacement. *N Engl J Med*. 2009;361(6):594–604.

68. Lassen MR, Ageno W, Borris LC, et al. Rivaroxaban versus enoxaparin for thromboprophylaxis after total knee arthroplasty. *N Engl J Med*. 2008;358:2776–2786.

69. Turpie AG, Lassen MR, Davidson BL, et al; RECORD4 Investigators. Rivaroxaban versus enoxaparin for thromboprophylaxis after total knee arthroplasty (RECORD4): a randomised trial. *Lancet*. 2009;373(9676):1673–1680.

70. Lachant DJ, Uraizee I, Gupta R, Pedulla AJ. Novel oral anticoagulants after gastric bypass surgery: caveat emptor. *IJCRI*. 2013;4(11):663–665.

71. Stangier J, Eriksson BI, Dahl OE, et al. Pharmacokinetic profile of the oral direct thrombin inhibitor dabigatran etexilate in healthy volunteers and patients undergoing total hip replacement. *J Clin Pharmacol*. 2005;45(5):555–563.

72. Gargiulo NJ, Veith FJ, Lipsitz EC, Suggs WD, Ohki T, Goodman E. Experience with inferior vena cava filter placement in patients undergoing open gastric bypass procedures. *J Vasc Surg*. 2006;44:1301–1305.

73. Obeid FN, Bowling WM, Fike JS, Durant JA. Efficacy of prophylactic inferior vena cava filter placement in bariatric surgery. *Surg Obes Relat Dis*. 2007;3(6):606–608, discussion 609–610.

74. Trigilio-Black CM, Ringley CD, McBride CL, et al. Inferior vena cava filter placement for pulmonary embolism risk reduction in super morbidly obese undergoing bariatric surgery. *Surg Obes Relat Dis*. 2007;3(4):461–464.

75. Halmi D, Kolesnikov E. Preoperative placement of retreivable inferior vena cava filters in bariatric surgery. *Surg Obes Relat Dis*. 2007;3(6):602–605.

76. Birkmeyer NJ, Finks JF, English WJ, et al; Michigan Bariatric Surgery Collaborative. Risks and benefits of prophylactic inferior vena cava filters in patients undergoing bariatric surgery. *J Hosp Med*. 2013;8(4):173–177.

77. Li W, Gorecki P, Semaan E, Briggs W, Tortolani AJ, D'Ayala M. Concurrent prophylactic placement of inferior vena cava filter in gastric bypass and adjustable banding operations in the Bariatric Outcomes Longitudinal Database. *J Vasc Surg*. 2012;55(6):1690–1695.

78. Rajasekhar A, Crowther M. Inferior vena caval filter insertion prior to bariatric surgery: a systematic review of the literature. *J Thromb Haemost*. 2010;8(6):1266–1270.

79. Kaw R, Pasupuleti V, Wayne Overby D, et al; Cardiovascular Meta-analysis Research Group. Inferior vena cava filters and postoperative outcomes in patients undergoing bariatric surgery: a meta-analysis. Surg Obes Relat Dis. 2014;10(4): 725–733.

80. Aminian A, Andalib A, Khorgami Z, et al. Who should get extended thromboprophylaxis after bariatric surgery? A risk assessment tool to guide indications for post-discharge pharmacoprophylaxis. *Ann Surg*. 2017;265(1):143–150.

第 12 章

减重代谢手术胆道并发症

Richard Corcelles and Jeffrey L. Ponsky

肥胖是一个伴有显著发病率和死亡率的普遍的公共健康问题,同时也是众所周知的胆结石形成的危险因素[1]。多项流行病学研究均发现,胆石症(无论是否有症状)的发病率与体重指数密切相关[2-4],而且在一些极高体重指数的患者(相对危险度是 5~6)、向心性肥胖的患者和女性患者中的发病率尤其高[5]。据报道,病态肥胖患者的胆道疾病发病率在 25%~45%,是一般人群的 3~4 倍[1,6]。

减重代谢手术后的胆囊问题

大多数肥胖人群的胆结石是胆固醇结石,其可能的形成机制有三:①胆固醇分泌增加导致肝脏分泌高饱和度胆汁;②胆固醇结晶形成与析出;③胆囊运动功能减弱导致胆汁淤积和胆固醇结石形成[2]。胆结石形成的危险因素包括种族(与美国白人比,北美洲和南美洲的土著居民风险更高)[7]、家族史、遗传、年龄(40 岁以后,风险高出 4~10 倍)[1]、性别(女性患结石的倾向性至少是 2 倍)[8]、饮食(高胆固醇,脂肪酸和碳水化合物饮食)、血脂异常、糖尿病、代谢综合征、慢性病(肝病,克罗恩病、囊性纤维化)、药物(抗生素,利尿剂和他汀类药物)、生活方式(体力活动减少)、社会经济状况和快速减肥[6]。

在限制热量和减肥期间,胆汁酸分泌减少,而胆固醇分泌量的减少要少于胆汁酸分泌,这导致胆汁饱和度增加,而减肥期间过量胆固醇的产生被认为是周围脂肪储存动员的结果[9]。

接受减重代谢手术的患者还有额外的胆结石形成的风险[10],而这个风险在减重术后 6 个月内体重快速下降期间尤为明显,当患者的体重减轻稳定下来后,风险也会相应地降低[11]。胃旁路术后胆结石的发病率为 2.2%~52.8%(表 12.1)[12]。

Oliveira 和他的同事回顾性研究了 103 例接受开放性 RYGB 手术的患者,术后进行了 36 次超声检查,发现术后胆结石的发病率高达 52.8%[13]。Shiffman 等人[14]在 92 例开放性 RYGB 的患者中观察到 37% 的胆结石发病率,Sugerman 及其同事[15]报道的发病率与之类似,为 32%。更多的同时期的关于 RYGB 的系列研究报道的胆结石发病率相对较低。Nagem[12]等人的前瞻性观察研究发现术后胆结石发病率是 29%,作者在 3 年的随访期间未能确定胆结石形成的预测因素。相应地,Scott 等人[16]报道了减重术后患者预防性口服熊去氧胆酸 6 个月后胆石症的发生率是 28%。

表 12.1　胃转流术后胆道并发症发病率

作者	年份	发病率 /%	随访时间 / 月
Amaral and Thompson[3]	1985	28	36
Wattchow[41]	1983	33.3	4~27
Shiffman 等[14]	1993	36.9	6
Sugerman 等[15]	1995	32.1	6
Scott 等[16]	2003	27.5	10
Oliveira 等[13]	2003	52.8	12
Hamad[42]	2003	2.2	12
Villegas 等[18]	2004	21.8	6
Teivelis[43]	2007	26.8	4~28
Fuller 等[27]	2007	7.6	12
Bastouly 等[17]	2009	30	6
Nagem 等[12]	2012	42.5	6~36
Moon 等[19]	2014	5.7	2~14

对于哪一种减重代谢手术更容易导致术后胆道疾病,目前还没有明确的共识。多项研究表

明,RYGB 和胆石症之间关系更加密切,这可能与 RYGB 术后胃肠道改道有关[17-19]。另一方面,胆石症在一些限制性减重手术(如腹腔镜可调节胃束带或腹腔镜袖状胃切除术)患者中似乎并不常见。Moon 等人回顾性研究了 586 例接受 RYGB、SG 和 LAGB 的患者[19],比较了三种术式术后胆囊相关并发症(行胆囊切除术)的发生率,结果发现 RYGB(5.7%)和 SG(6.1%)两组间并没有统计学差异。Li 等人[4]也报道了类似的结果,他也发现了接受 RYGB 和 SG 的患者术后胆石症发生率没有差异。然而 Moon 等人报告了 RYGB 和 LAGB 组之间,以及 SG 和 LAGB 组之间,的胆结石发生率具有显著的统计学差异[19]。作者总结认为,LAGB 术后胆石症发生率较低与术后体重下降幅度较小有关。

一项大型临床队列研究结果显示,RYGB 术后胆道并发症的发生率更高[20]。Tsirline 等研究了 1 398 名患者在减重代谢手术后接受胆囊切除术的比例,在 49 个月的随访时间中,RYGB 术后接受胆囊切除术的病例约占 10.6%,SG 术后接受胆囊切除术的病例约占 3.5%(P=0.04),而 LAGB 术后行胆囊切除术的患者仅有 2.9%(P<0.01)。胆道并发症的发病率在术后 6 个月内较高,且与术后多余体重减少总量(EWL)密切相关。所以,术后体重降低总量可能是不同减重方式术后胆结石发病率不同的主要原因。

病态肥胖患者合并胆石症的临床诊断是另一个值得讨论的话题。大多数医生使用常规的腹部超声进行诊断,但其准确性受到部分专家的质疑[21]。肥胖患者超声检查的局限性在于患者腹部皮下和内脏组织的深度较深,超声探头与胆囊的距离更大[22]。事实上,相关研究报告显示,术前评估胆结石假阴性率偏高,Silidker 等[22]研究结果显示其假阴性率竟高达 20%。有研究与这些结论相反,Oria 等人[23]在一项 5 257 名老年肥胖患者的回顾性研究中发现,影像学和病理学结果之间仅存在 1.1% 的差异,表明腹部超声检查的准确性。同时该研究还采用了其他诊断方式作为对照,包括 CT 胆囊造影和术中腹腔镜超声检查,但由于负面性的性价比报告,其适用性未达成共识[24]。

减重手术时的胆囊处理存在争议。目前有三种不同的应对策略[11]:一是所有接受减重手术的病态性肥胖患者均进行预防性胆囊切除术;二是仅对明确诊断胆结石或伴有胆囊炎症状的患者进行胆囊切除术;三是不同期行胆囊切除,但术后常规行预防性口服药物治疗(熊去氧胆酸)。

一些作者建议对所有接受 RYGB 治疗的患者行常规预防性胆囊切除术,一方面是因为既往切除的胆囊中存在很高比例的术前未明确诊断的胆结石,另一方面也与减重手术后早期(最初 6 个月)体重快速下降诱发胆石症的风险较高有关。Fobi 等人[25]在实施硅橡胶环垂直胃转流术的同时进行胆囊切除术(独立于术前超声检查结果),通过记录这些患者的病理结果发现,20% 的患者在行减重手术的同时就有胆结石。而在 429 例术前胆囊超声检查阴性的患者中,有 324 例术后病理证实具有胆囊问题。因此,作者认为即使术前腹部超声检查阴性,对于经验丰富的专家而言同时实施胆囊切除术也是可取的。在腹腔镜时代,常规同期行胆囊切除术似乎是更合理的选择。实际上,对于有经验的外科医师切除胆囊仅仅平均增加 15~18 分钟的手术操作时间[25,26]。同期胆囊切除的原因是后期严重的胆道并发症(胆总管结石,胆源性胰腺炎)和 RYGB 术后胃肠改道增加了 ERCP 操作的复杂性。

所有外科手术都有潜在的并发症风险,因此对所有肥胖患者进行预防性胆囊切除术的手术策略并未形成专家共识[27]。在对接受 RYGB 患者进行的回顾性研究中,有 22 例患者术前诊断有胆石症,其中 9 例(41%)伴有临床症状,并同时实施了腹腔镜胆囊切除术和 RYGB[27],其余 13 例(59%)因术前诊断为无症状性胆石症,因此未进行胆囊切除术。在一年的随访期间,只有一名无症状患者出现了相应症状需要接受胆囊切除术。因此,作者得出结论,无症状胆结石病例并非绝对建议常规行胆囊切除术。Taylor 等[28]也得出了类似的结论,492 例 RYGB 术后患者中,仅有 14 例(3%)因胆囊炎症状进行了胆囊切除术。所有胆囊切除手术均在腹腔镜下完成,无手术并发症发生。

一项来自美国针对 70 287 例接受腹腔镜 RYGB 患者的全国性队列研究,推荐了一种术后效果更好、总体并发症发生率更低的可选方案[29],然而作者并未报告长期的需行胆囊切除术的胆道相关并发症的情况。Warschkow 等发表了一项旨在评估腹腔镜 RYGB 术后胆囊切除术发生率和发病率的荟萃分析[30],共有 13 项研究(6 048 名患者)符合纳入标准,结果表明 RYGB 术后胆囊切除术的发生率较低,6 048 名接受腹腔镜 RYGB 手术的肥胖患者中总发生率仅为(6.8%)。而对这些接受胆囊切除术的患者常见原因分析显示,胆绞痛或动力障碍引起的比例约占 5.3%,胆囊炎引起的比例约占 1.0%,胆总管结石引起的比例约占 0.2%,胆源性胰腺炎的比例约占 0.2%。因此,分析结果显示,在接受 RYGB 手术而未同期行胆囊切除术的患者中,仅 6.8% 的患者术后发展为有症状的胆囊结石而需要接受胆囊切除术。该研究印证了以下策略:对不伴发胆石症的患者应避免进行预防性胆囊切除术,只有胆囊炎症状的患者才需要接受同期手术。Worni 等在一项大型队列研究中报道,接受腹腔镜 RYGB 手术并同期行胆囊切除术的患者围手术期的并发症发生率显著升高(同期做胆囊切除术者为 6.2%,未做胆囊切除术者为 5.1%,P=0.012)[29]。而 Warschkow 等[30] 荟萃分析的结果与之对比明显,减重术后再行胆囊切除术的并发症发生率仅为 0.1%,而减重手术后体重下降导致的 BMI 降低和内脏脂肪减少可能是减重术后再行胆囊切除术并发症发生率降低的原因。

支持同期行胆囊切除术的另一个论点是,由于手术导致了解剖结构的改变,使得内镜在 RYGB 术后进入胆道的操作更为复杂。既往行 RYGB 手术的患者如果接受传统经口 ERCP 治疗,需要内镜通过空肠 - 空肠吻合口才能前进到胰胆管中,经验丰富的医生检查成功率介于 33% 和 67% 之间[31,32]。为了提高经口 ERCP 检查的成功率,已研发出可以达到乳头并治疗 RYGB 术后胆总管相关并发症的新技术。一些研究通过单气囊和双气囊经口内镜检查(通过吹气和放气来协助内镜镜身的前进)证明其达到乳头的功效[33,34]。尽管有显著的效果,然而在大多数医疗中心因缺乏先进的设备,同时存在肠道损伤的潜在风险,这种技术无法得到广泛推广。腹腔镜下经残胃行胃镜检查是 RYGB 术后患者 ERCP 检查的替代方法,并被证实是一种安全可靠的选择。Richardson 等[35] 回顾了 13 例有 RYGB 手术史的患者,术后行腹腔镜下经残胃胃镜检查。在 13 名患者中,有 11 名成功地进行了胆道插管和括约肌切开术。作者未报告有中转为开放手术或出血并发症的病例。Bertin 等[36] 报道了 21 例通过腹腔镜下经残胃行 ERCP 检查成功评估了 Oddi 括约肌功能障碍。

腹腔镜下经胃行内镜检查的另一个潜在好处是可以深入探查腹腔并修复其他异常,例如内疝等。在 Gutierrez 等[37] 发表的研究中,超过 30% 的患者在腹腔镜经胃 ERCP 检查时被发现有内疝。

一种较为保守的选择是预防性使用胆盐(熊去氧胆酸)来预防减重手术后体重迅速减轻导致的结石形成。一项多中心随机对照试验[15]证实了术后预防性使用熊去氧胆酸的效果。在这项研究中,有 233 例无胆结石的患者在 RYGB 手术后 10 天开始接受持续 6 个月的熊去氧胆酸治疗。与安慰剂组相比,服用熊去氧胆酸组的患者胆结石形成显著减少(下降 30%)。作者建议剂量为每天 600mg,与减重手术后体重减轻最快的时间段对应,治疗期为 6 个月。另一项 Wudel 等[38]设计的双盲 RCT 研究纳入了 60 例接受标准 RYGB 手术时未发现胆结石的肥胖症患者。患者随机分为三组,分别口服为期六个月的熊去氧胆酸、布洛芬或安慰剂,结果发现胆结石的发生率竟高达 71%。他们将结果归因于对药物治疗的依从性差(28%)。Uy 等人[39]的荟萃分析结论认为,减重手术后给予熊去氧胆酸治疗可预防胆结石的形成。

总之,目前对减重手术患者是否实施同期胆囊切除术取决于外科医生的个人决定。然而,相对合理的选择可能是:如果术前存在有症状的胆结石,则应在减重手术的同时行胆囊切除术,这并不会显著延长手术时间;对于术前存在无症状性胆石症的患者,只要胆囊切除术不会影响患者的术后恢复,我们也建议同期行胆囊切除术。对于无胆囊结石的患者,同期切除胆囊尚没有证据证明能明显获益。此外,减重手术后 6 个月内每天口服熊去氧胆酸(600mg)可以有效避免胆结石的形成或胆道并发症的发生。

减重手术后 ERCP 检查

近四十年来,内镜逆行胰胆管造影(ERCP)主要用于诊断和治疗胆道和胰腺疾病。该方法是将一个斜视内镜通过口腔进入胃内,然后进入十二指肠,再插管进入 Vater 壶腹(在某些病例为副乳头)并注入对比剂进行造影检查。其适应证包括黄疸、肝功能检查异常、可疑或已知的胆总管结石、胆管炎、胆道恶性肿瘤、反复发作的胰腺炎、胰腺恶性肿瘤以及许多少见的胆胰疾病。治疗措施包括括约肌切开和结石取出、肿瘤的支架置入和假性囊肿引流术等。

一些减重手术对 ERCP 的操作影响很小,如垂直胃绑带成形术,胃绑带术、胃折叠术和袖状胃成形术等多种术式都不影响镜身通过经口途径进入十二指肠。但是,Roux-en-Y 胃旁路(RYGB)旷置和绕道了十二指肠,内镜离开胃小囊后,需通过长达150cm的食物支才能进入胆胰支。内镜医师努力尝试通过更长的结肠镜或双气囊肠镜到达十二指肠降部和Vater壶腹,以进行ERCP检查或治疗[40]。这种操作常常既麻烦,又费时,且失败率很高。腹腔镜下通过残胃行内镜检查是安全且极为有效的选择[35]。

经胃ERCP技术

患者取仰卧位并全身麻醉,通过直接切开或可视Trocar进入腹腔建立气腹,放置其他Trocar并确定残胃位置。分离残胃周围粘连使其有足够的活动度能提起至左侧腹壁;在残胃靠近胃窦大弯处的前壁进行预留式的荷包式缝合或通过一种经腹壁缝合装置进行固定缝合,然后在缝合处的中间切开胃壁,并在左肋缘附近置入一个15mm的Trocar,并将其引入切开的胃中,该套管针应朝向幽门以方便内镜进入十二指肠(图12.1),然后将缝线收紧,将胃固定在腹壁上。

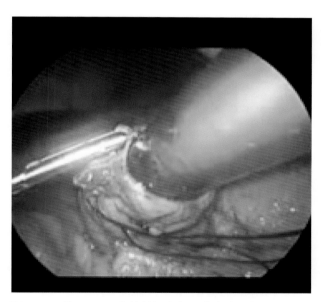

图12.1 将15mm套管针插入经胃窦大弯侧切开的胃腔中并指向幽门,然后将十二指肠镜通过Trocar插入

在引入内镜之前应先确定RYGB胆胰支的位置,并用一个大的无创伤性肠钳将其夹闭,以防止操作过程中远端肠腔充气而影响检查。

完成上述操作后,应立即用灭菌洞巾盖住腹部,并在洞巾上开一个小孔,露出15mm套管针的头部,以免消化液污染。

内镜医师操作内镜通过远端胃,穿过幽门后进入十二指肠降部,借助透视检查进行常规的ERCP操作(图12.2)。因为ERCP通常是在患者俯卧的情况下进行的,此时患者是仰卧的,所以Vater壶腹的位置向左偏,插管可能需要一些小技巧。

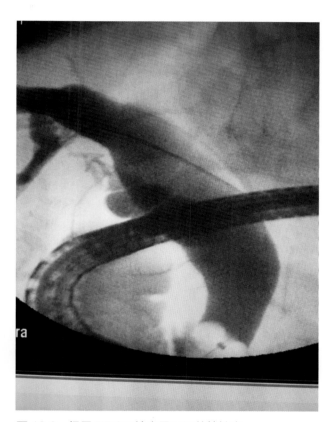

图12.2 经胃ERCP检查显示胆总管扩张

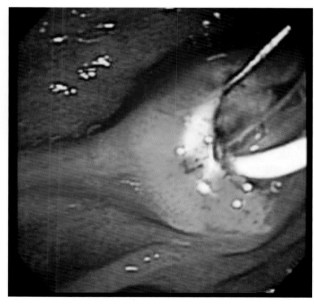

图12.3 经胃内镜下括约肌切开术

一旦插管成功，ERCP 几乎所有的治疗操作均可照常进行（图 12.3）。如果单次操作就可以解决问题，例如很多胆总管结石的去除，那么操作结束后需要用内镜吸尽十二指肠和胃腔内容物，然后将胃壁开口钉合或手工缝合。如果预计要进行反复多次操作，宜在胃中留有一根较大的胃造瘘管，以便后续进一步的治疗。当然，在 ERCP 操作结束时，记得将夹闭在胆胰支上的肠钳取出。

经胃行逆行胰胆管造影（ERCP）为内镜诊断和治疗提供了安全、高效的途径。

（孙喜太　译）

参考文献

1. Shaffer EA. Epidemiology and risk factors for gallstone disease: has the paradigm changed in the 21st century? *Curr Gastroenterol Rep.* 2005;7(2):132–140.
2. Erlinger S. 2000. Gallstones in obesity and weight loss. *Eur J Gastroenterol Hepatol.* 2000;12(12):1347–1352.
3. Amaral JF, Thompson WR. Gallbladder disease in the morbidly obese. *Am J Surg.* 1985;149(4):551–557.
4. Li VK, Pulido N, Fajnwaks P, Szomstein S, Rosenthal R, Martinez-Duartez P. Predictors of gallstone formation after bariatric surgery: a multivariate analysis of risk factors comparing gastric bypass, gastric banding, and sleeve gastrectomy. *Surg Endosc.* 2009;23(7):1640–1644.
5. Stampfer MJ, Maclure KM, Colditz GA, Manson JE, Willett WC. Risk of symptomatic gallstones in women with severe obesity. *Am J Clin Nutr.*1992;55(3):652–658.
6. Stinton LM, Shaffer EA. Epidemiology of gallbladder disease: cholelithiasis and cancer. *Gut Liver* 2012;6(2):172–187.
7. Everhart JE. Gallstones and ethnicity in the Americas. *J Assoc Acad Minor Phys.* 2001;12(3):137–143.
8. Cirillo DJ, Wallace RB, Rodabough RJ, et al. Effect of estrogen therapy on gallbladder disease. *JAMA.* 2005;293(3):330–339.
9. Gustafsson U, Benthin L, Granström L, Groen AK, Sahlin S, Einarsson C. Changes in gallbladder bile composition and crystal detection time in morbidly obese subjects after bariatric surgery. *Hepatology.* 2005;41(6):1322–1328.
10. Sjöström L, Narbro K, Sjöström CD, et al. Effects of bariatric surgery on mortality in Swedish obese subjects. *N Engl J Med.* 2007;357(8):741–752.
11. Desbeaux A, Hec F, Andrieux S, et al. Risk of biliary complications in bariatric surgery. *J Visc Surg.* 2010;147(4):e217–e220.
12. Nagem R, Lazaro-da-Silva A. Cholecystolithiasis after gastric bypass: a clinical, biochemical, and ultrasonographic 3-year follow-up study. *Obes Surg.* 2012;22(10):1594–1599.
13. Nagem RG, Lázaro-da-Silva A, de Oliveira RM, Morato VG. Gallstone-related complications after Roux-en-Y gastric bypass: a prospective study. *Hepatobiliary Pancreat Dis Int.* 2012 Dec 15;11(6):630–635.
14. Shiffman ML, Sugerman HJ, Kellum JH, Brewer WH, Moore EW. Gallstones in patients with morbid obesity. Relationship to body weight, weight loss and gallbladder bile cholesterol solubility. *Int J Obes Relat Metab Disord.* 1993;17(3):153–158.
15. Sugerman HJ, Brewer WH, Shiffman ML. A multicenter, placebo-controlled, randomized, double-blind, prospective trial of prophylactic ursodiol for the prevention of gallstone formation following gastric-bypass-induced rapid weight loss. *Am J Surg.*1995;169(1):91–96, discussion 96–97.
16. Scott DJ, Villegas L, Sims TL, Hamilton EC, et al. Intraoperative ultrasound and prophylactic ursodiol for gallstone prevention following laparoscopic gastric bypass. *Surg Endosc.* 2003 Nov;17(11):1796–1802.
17. Bastouly M, Arasaki CH, Ferreira JB, Zanoto A, Borges FG, Del Grande JC. Early changes in postprandial gallbladder emptying in morbidly obese patients undergoing Roux-en-Y gastric bypass: correlation with the occurrence of biliary sludge and gallstones. *Obes Surg.* 2009;19(1):22–28.
18. Villegas L, Schneider B, Provost D, et al. Is routine cholecystectomy required during laparoscopic gastric bypass? *Obes Surg.* 2004;14(2):206–211.
19. Moon RC, Teixeira AF, DuCoin C, Varnadore S, Jawad MA. Comparison of cholecystectomy cases after Roux-en-Y gastric bypass, sleeve gastrectomy, and gastric banding. *Surg Obes Relat Dis.* 2014;10(1):64–68.
20. Tsirline VB, Keilani ZM, El Djouzi S, et al. How frequently and when do patients undergo cholecystectomy after bariatric surgery? *Surg Obes Relat Dis.* 2014;10(2):313–321.
21. Neitlich T, Neitlich J. The imaging evaluation of cholelithiasis in the obese patient—ultrasound vs CT cholecystography: our experience with the bariatric surgery population. *Obes Surg.* 2009;19(2):207–210.
22. Silidker MS, Cronan JJ, Scola FH, et al. Ultrasound evaluation of cholelithiasis in the morbidly obese. *Gastrointest Radiol.* 1988;13(4):345–346.
23. Oria HE. Pitfalls in the diagnosis of gallbladder disease in clinically severe obesity. *Obes Surg.* 1998;8(4):444–451.
24. Kothari SN, Obinwanne KM, Baker MT, Mathiason MA, Kallies KJ. A prospective, blinded comparison of laparoscopic ultrasound with transabdominal ultrasound for the detection of gallbladder pathology in morbidly obese patients. *J Am Coll Surg.* 2013;216(6):1057–1062.
25. Fobi M, Lee H, Igwe D, et al. Prophylactic cholecystectomy with gastric bypass operation: incidence of gallbladder disease. *Obes Surg.* 2002;12(3):350–353.
26. Tucker ON, Fajnwaks P, Szomstein S, Rosenthal RJ. Is concomitant cholecystectomy necessary in obese patients undergoing laparoscopic gastric bypass surgery? *Surg Endosc.* 2008;22(11):2450–2454.
27. Fuller W, Rasmussen JJ, Ghosh J, Ali MR. Is routine cholecystectomy indicated for asymptomatic cholelithiasis in patients undergoing gastric bypass? *Obes Surg.* 2007;17(6):747–751.
28. Taylor J, Leitman IM, Horowitz M. Is routine cholecystectomy necessary at the time of Roux-en-Y gastric bypass? *Obes Surg.* 2006;16(6):759–761.
29. Worni M, Guller U, Shah A, et al. Cholecystectomy concomitant with laparoscopic gastric bypass: a trend analysis of the nationwide inpatient sample from 2001 to 2008. *Obes Surg.* 2012;22(2):220–229.
30. Warschkow R, Tarantino I, Ukegjini K, et al. Concomitant cholecystectomy during laparoscopic Roux-en-Y gastric bypass in obese patients is not justified: a meta-analysis. *Obes Surg.* 2013;23(3):397–407.
31. Wright BE, Cass OW, Freeman ML. ERCP in patients with long-limb Roux-en-Y gastrojejunostomy and intact papilla. *Gastrointest Endosc.* 2002;56(2):225–232.
32. Hintze RE, Adler A, Veltzke W, Abou-Rebyeh H. Endoscopic access to the papilla of Vater for endoscopic retrograde cholangiopancreatography in patients with billroth II or Roux-en-Y gastrojejunostomy. *Endoscopy.* 1997;29(2):69–73.
33. Sakai P, Kuga R, Safatle-Ribeiro AV, et al. Is it feasible to reach the bypassed stomach after Roux-en-Y gastric bypass for morbid obesity? The use of the double-balloon enteroscope. *Endoscopy.* 2005;37(6):566–569.
34. Itoi T, Ishii K, Sofuni A, et al. Long- and short-type double-balloon enteroscopy-assisted therapeutic ERCP for intact papilla in patients with a Roux-en-Y anastomosis. *Surg Endosc.* 2011;25(3):713–721.
35. Richardson JF, Lee JG, Smith BR, Nguyen B, Pham KP, Nguyen NT. Laparoscopic transgastric endoscopy after Roux-en-Y gastric bypass: case series and review of the literature. *Am Surg.* 2012;78(10):1182–1186.
36. Bertin PM, Singh K, Arregui ME. Laparoscopic transgastric endoscopic retrograde cholangiopancreatography (ERCP) after gastric bypass: case series and a description of technique. *Surg Endosc.* 2011;25(8):2592–2596.
37. Gutierrez JM, Lederer H, Krook JC, Kinney TP, Freeman ML,

Jensen EH. Surgical gastrostomy for pancreatobiliary and duodenal access following Roux en Y gastric bypass. *J Gastrointest Surg.* 2009;13(12):2170–2175.

38. Wudel LJ Jr, Wright JK, Debelak JP, Allos TM, Shyr Y, Chapman WC. Prevention of gallstone formation in morbidly obese patients undergoing rapid weight loss: results of a randomized controlled pilot study. *J Surg Res* 2002;102(1):50–56.

39. Uy MC, Talingdan-Te MC, Espinosa WZ, Daez ML, Ong JP. Ursodeoxycholic acid in the prevention of gallstone formation after bariatric surgery: a meta-analysis. *Obes Surg.* 2008;18(12):1532–1538.

40. Sakai P, Kuga R, Safatle-Ribeiro AV, et al. Is it feasible to reach the bypassed stomach after Roux-en-Y gastric bypass for morbid obesity? The use of the double-balloon enteroscope. *Endoscopy.* 2005;37(6):566–569.

41. Wattchow DA, Hall JC, Whiting MJ, et al. Prevalence and treatment of gall stones after gastric bypass surgery for morbid obesity. *Br Med J (Clin Res Ed).* 1983 Mar 5;286(6367):763.

42. Hamad GG, Ikramuddin S, Gourash WF, et al. Elective cholecystectomy during laparoscopic Roux-en-Y gastric bypass: is it worth the wait? *Obes Surg.* 2003 Feb;13(1):76–81.

43. Teivelis MP, Faintuch J, Ishida R, Sakai P, et al. Endoscopic and ultrasonographic evaluation before and after Roux-en-Y gastric bypass for morbid obesity. *Arq Gastroenterol.* 2007 Jan-Mar;44(1):8–13.

第 13 章

营养不良和减重手术

Anthony B. Mozer，Konstantinos Spaniolas，and Walter J. Pories

对肠道手术调节营养代谢效果的现代临床研究起源于对急症肠切除患者预后的观察[1]。直到20 世纪 50 年代和 60 年代，随着可控制的或者选择性的空肠结肠旁路术的发展，胃肠道手术治疗病态肥胖症的概念才逐渐成形[1,2]。虽然术后体重迅速、显著的下降，但机体也发生了一些严重的紊乱，常见的包括电解质异常、蛋白质缺乏、贫血和肠道吸收不良，伴随着痛苦的胃肠传输功能的改变[2]。由于患者不耐受和并发症严重，之后该手术被调整为空肠回肠旁路手术（JIB）。在 DeWind 和 Payne的首个 JIB 队列中，8% 的患者在术后 39 个月内死于并发症，主要死因是肝和肾功能衰竭[3]。Griffen等报道说，除了许多严重并发症之外，还有 91 人在JIB 术后死于暴发性肝衰竭，因此他们提出该手术应该完全禁止[4]。

减重手术的不断发展使手术后并发症得到了明显的控制。虽然胆胰分流术（BPD）仍然在加拿大和其他一些国家广泛开展，但是 Roux-en-Y 胃旁路术（RYGB）和腹腔镜胃袖状切除术（LSG）已成为美国最普遍的减重手术术式[5,6]。近期手术方式变化呈现为 LSG 逐渐增加和可调节胃束带术（AGB）的同期下降[5,6]。总体来讲，减重手术是安全有效的，围手术期风险低、术后 30 天内的死亡率为 0.1%~0.3%，但是手术带来了一系列获益，包括降低患者长期死亡风险、63%~78% 的糖尿病缓解率和高血压、血脂异常和阻塞性睡眠呼吸暂停等肥胖合并症的良好控制[7-14]。对营养的术前关注、术后维持和监测是保证代谢手术长期成功疗效的关键因素。尽管营养相关研究进展迅速，外科医生仍然需要注意营养并发症的诊断、治疗和预防。实际上，这些并发症在代谢外科发展之初即已明确，包括蛋白质缺乏和营养不良、维生素和矿物质缺乏、潜在的诊断性和治疗性肠内营养、倾倒综合征等。

蛋白质缺乏和营养不良

虽然在 JIB 时代经常发生严重的蛋白质 - 热量相关的营养不良，目前该并发症相对少见，而且干预十分有效[3,15,16,17]。蛋白质缺乏可导致全身无力、肌肉萎缩、头发干枯和晚期出现的全身水肿[18]。据报道，减重手术患者术前蛋白缺乏的发生率高达 15.6%[18]。术后蛋白缺乏的发生率为3%~18%，通常发生于胆胰转流合并十二指肠转位术（BPD-DS）等吸收障碍型代谢手术之后[18-20]。

患者不遵守饮食指南和术后晚期并发症，包括内疝、肠扭转、吻合口溃疡和狭窄，是代谢手术后一般营养不良最常见的原因。无视行为调整方式的建议，如补充维生素和矿物质、小口进食、细嚼慢咽等，可能造成不必要的呕吐、倾倒、恶心和食物不耐受[15,16]。不耐受高蛋白食物（如肉），特别在手术后的第一年，已被证实与达不到 1.5g/kg理想体重（IBW）的蛋白摄入推荐量有关[21-23]。一项超过 1 100 名患者的单中心回顾性研究显示，术后轻度低蛋白血症主要与饮食依从性差有关[24]。Skroubis 等对 174 例 RYGB 或 BPD 患者 3 年的随访发现，低蛋白血症发生率为 1.72%[25]。一项对 75 例 RYGB 患者术后 5 年的营养状况分析发现，低蛋白血症的发生率为 5.3%[20]。虽然临床症状不典型，蛋白质缺乏和营养不良值得重视。长襻BPD 术后晚发的、临床症状典型的低蛋白血症发生率为 3.58%（$n=25/699$），仅次于再次手术的患者（8%，$n=4/50$）[24]。Faintuch 等发现 RYGB 术后 18个月严重营养不良的发生率为 4.7%[16]。

蛋白质缺乏和营养不良的预防和治疗主要依赖于术前患者和医生之间的良好沟通，术后定期门诊评估、补充蛋白质，以及作为最后手段的修正手术。术后的机械性并发症很少导致营养不良和蛋白质缺乏[15]。狭窄、溃疡、束带滑脱或侵蚀胃壁发展较慢，如果患者不能定期进行随访，可能不会被发现。对饮食干预无效的患者应考虑存在机械并发症，这类患者在再手术前应通过内镜或其他影像学方法进行评估。

维生素和矿物质缺乏

虽然各种营养不良很大程度上取决于手术方式，但所有接受减重手术的患者都应该常规参加术前和术后的营养咨询和实验室评估。患者术后需要补充多种维生素和矿物质制剂，并在随访期间进行定期监测。多数患者甚至在手术前已经开始了维生素、微量元素的补充。美国减重与代谢外科学会（ASMBS）依据 A 类和 BEL 2 级证据推荐已经出现微量营养素不足或缺乏，或者具有相关风险的患者及时接受治疗[23]。强有力的证据表明，接受减重手术的患者需至少服用两粒成人复合维生素和矿物质制剂（AGB 术后的患者一粒），通过饮食或补充剂每天摄入 1 200~1 500mg 的钙、3 000IU 的维生素 D，并保持维生素 B_{12} 和 Fe 处于正常水平[23]。

由于 RYGB 和 BPD 引起肠内容物延迟接触消化酶和胆汁，维生素和矿物质缺乏是吸收不良型减重手术的第二大常见并发症。一项荟萃分析显示其发病率为 10.98%[26]。据报道，如果将接受 AGB 和 LSG 的患者一并纳入统计，有高达 49% 的患者术后合并有明显症状的维生素 B_1 缺乏，亚临床维生素 B_1 术前缺乏可能在其中发挥重要作用[18]。那些合并顽固性呕吐但未能及时接受静脉维生素 B_1 补充的患者有风险患上干性和湿性脚气病和神经精神疾病，包括韦尼克脑病。既往发表的一篇综述共报道了 80 例减重手术后患上述疾病的病例[27]。ASMBS 2013 版指南推荐常规进行维生素 B_1 补充和监测的级别为 D 级（同意数少于三分之二），对急性临床维生素 B_1 缺乏进行 500mg/d（持续 3~5 天）、250mg/d（持续 3~5 天）以及 100mg/d（无明确规定期限）方案的治疗（C 级共识，BEL 3C 类证据推荐）[23]。

尽管已经建议术前补充，但维生素 B_{12} 缺乏在吸收不良型手术后仍较为常见，这是由于摄入不足、产生内因子的壁细胞数量减少和 / 或细菌过度生长造成的[28]。一项荟萃分析中报道术后维生素

B_{12} 发病率在 4%~70%，RYGB 较 LSG 术后更为严重（OR=3.55，95%CL：1.26~10.01；P<0.001）[18,28,29]。一项对 95 名患者平均随访 4 年的横断面研究也显示 RYGB 术后维生素 B_{12} 缺乏的发生率明显高于 LSG（42% vs 5%，P=0.003）[30]。维生素 B_{12} 缺乏的临床表现从轻微的周围神经病变和精神影响到严重的巨幼细胞性贫血和感觉运动障碍。一项基于 RCT 研究数据的荟萃分析显示：肌肉注射补充维生素 B_1（1 000μg/d，持续 5~7 天，1 000μg/ 周、持续 4~8 周）具有更高的生物利用度，被推荐用于紧急处理；口服补充（1 000~2 000μg/d）在治疗效果上与肌肉注射相当[18,23,28,31]。虽然临床经验需要更多的证据支持，鼻喷制剂可能更好实施更便于应用，并有利于提高患者的依从性。叶酸缺乏症相对较少见，在限制型和吸收不良型手术后发生率分别为 9% 和 39%。一篇报告对 30 名 RYGB 术后患者进行了 24 个月随访，未发现叶酸缺乏[18,32]。叶酸缺乏症可以通过每日口服 1mg 来预防，也可以通过每日口服 5mg 进行治疗，但对于减重手术后怀孕的患者需要特别考虑[18,33]。铁缺乏可见于 RYGB 和 BPD 术后 1~2 年（发生率为 6%~52%），也可见于约 17% 的 LSG 患者[18,31]。铁缺乏的症状主要包括疲劳和贫血。与一般人群一样，缺铁性贫血在月经期妇女中更为常见，她们需要额外补充以预防（至少每天 40~60mg 加维生素 C）或治疗（至少每天 150~200mg 加维生素 C）[21,23]。维生素 C 缺乏相对罕见，在减重手术人群中也不多见。维生素 C 在铁元素吸收、胶原交联以及伤口愈合中均发挥重要作用，可以安全地加入多元维生素补充剂中。

脂溶性维生素（A、D、E、K）的缺乏相对少见，但可见于吸收不良型手术后，特别是 BPD。建议在吸收不良型减重手术后补充钙和维生素 D，以防止继发性甲状旁腺功能亢进和低钙血症合并代谢性骨病的罕见并发症[21,23]。然而，关于减重手术是否能够、且在何种程度上导致继发性甲状旁腺功能亢进，以及补钙剂是否能在术后逆转代谢性骨病，仍存在一些争议[34]。低磷血症也可以由于维生素 D 缺乏引起，口服制剂可治疗。维生素 A 的吸收主要在空肠近端，需要结合胆汁酸的存在。据报道，RYGB 患者维生素 A 缺乏的比例为 11%[18,31]。维生素 A 缺乏的早期临床症状是夜盲症，接着是眼睛、头发和皮肤干燥[31]。ASMBS 未就维生素 A 监测达成共识，除非是 BPD-DS 患者，对维生素 A、E 和 K 进行常规筛查的证据不足[23]。

微量元素,如铁、锌、铜、硒,主要在十二指肠和近端空肠吸收[35]。减重手术后微量元素缺乏并不少见,因此必须依据他们的关键生物作用进行监测。Delcanale等人对75例RYGB患者队列的研究显示,32.1%的患者术后5年出现低镁血症,40.5%的患者出现低锌血症[20]。锌是300多种酶促反应的主要辅助因子,74%~91%的BPD术后患者存在锌缺乏[18]。术前9%~30%的患者可能存在低锌血症,RYGB和LSG术后患者血清锌水平明显低于BPD术后患者[18,22,23]。锌元素缺乏可表现为贫血、皮炎、情绪和认知改变、脱发、舌炎、饮食失调、指甲改变、勃起功能障碍和性腺功能减退等症状[18,23,25]。需要注意的是,锌的置换疗法可能加剧铜元素缺乏[33]。虽然ASMBS鼓励在吸收不良型手术后进行锌元素的常规筛查,但需要更便宜和更可靠的评估方法[23]。铜元素缺乏可导致贫血、疲劳、神经系统缺陷和皮肤感觉异常。研究表明RYGB术后铜元素缺乏发生率为9.6%,BPD术后铜缺乏的发生率高达24%[18,37]。ASMBS建议在多元维生素和矿物质制剂中添加铜,并对铜缺乏的患者进行静脉(2~4mg/d,持续6天)或口服(3~8mg/d)治疗,但未建议进行常规筛查[23]。硒在抗自由基氧化损伤中起关键作用,减重手术后硒缺乏的发生率为14%~25%[18,21,35]。除了一例BPD术后患者在硒替代治疗后心肌病改善的病例报告外,硒缺乏的症状,如周围性肌炎和虚弱,通常是亚临床和罕见的[18,21,35]。目前硒水平的检测并未纳入术后常规[23]。

由于减重手术后可能存在潜在的维生素和微量矿元素缺乏,建议进行定期监测。在临床实践中,额外的实验室检测容易造成浪费和过度花费。使用质谱法进行微量元素分析的成本太高,导致许多测定不能常规进行。由于医院使用的手套中本身含有锌等微量元素,由此导致的样本污染使得术后检测变得更加复杂。此外,部分患者、尤其青少年患者术后补充复合维生素的依从性较低,长期随访不佳,对术后微量元素的评估也造成了障碍[36]。贫血通常与维生素和微量元素缺乏共同存在。虽然没有文献明确支持,但在无贫血的情况下,患者不太可能出现严重的微量元素异常。因此,在临床实践中,我们常常用术后患者的血红蛋白、红细胞比容、体格检查、临床表现等对患者维生素和矿物质水平进行评估,这不失为一个低成本却十分有效的方法。

最佳进食途径

减重手术后的严重并发症虽然不常见,但出于诊断和治疗目的,可能需要替代性的胃肠营养通路。饮食不耐受和摄入量不足导致了异常高的患者急诊就诊和再入院次数。在对超过1 200名RYGB患者的术后早期再入院的回顾性分析发现,近三分之一的患者在术后90天内出现胃肠道不适,包括恶心、呕吐、脱水和腹痛,30天内的再次入院率为7%[38]。一些早期(在30天内)的并发症可以通过临时的肠外营养进行处理,包括术后肠梗阻、伴随恶心和呕吐的严重口腔不耐受、胆囊切除术时胆瘘、吻合口瘘和内疝。犹如术后管理的真理一样,肠内营养是治疗的最佳方案,具有营养、免疫效果好、治疗成本低等益处[39,40]。创伤最小的方法最受欢迎,鼻胃管、鼻十二指肠管或鼻空肠管都是有效的。但是术后早期置管时要十分小心,以免戳破切缘。一些新型的辅助设备,如二氧化碳传感器、pH监测器和磁性设备,对这种盲插技术会有所帮助[39]。当营养支持需求时间不足4周时,建议使用鼻肠管。虽然该方法通常是安全的,但并不意味着没有风险,相关并发症包括不舒适和不耐受、脱位、再次闭塞和误吸倾向增加等[39]。

虽然不是标准的治疗,一些医生提倡在RYGB手术时常规于残胃内放置胃造瘘管作为进食、进水的通道,同时进行减压、减少患者的急诊就诊和再入院率[41]。Moon等对838例RYGB合并Stamm胃造瘘术的观察发现,患者术后平均住院时间为1.1天,30天再入院率为3.7%,胃造瘘管相关的并发症发生率为0.9%[41]。Santo等对538例患者的报告中证实,常规行腹腔镜胃造瘘术在早期并发症的诊断和营养管理方面有显著优势[42]。

代谢手术的晚期并发症包括吻合口溃疡、切口疝、梗阻和饮食依从性差,上述任何一种情况都可以导致患者营养不良,需要通过其他途径进食。RYGB术后常见的方法是通过X线或超声引导等微创技术在残胃中放置胃造瘘管[43-46]。通过腹腔镜或者开腹行Stamm或Witzel胃造瘘或者空肠造瘘,也是可行的。考虑到患者的情况和距离上次手术时间短、腹腔操作平面临近等不利因素,上述方案并不太可取。经皮或手术放置的造瘘管应至少保留10天,直到窦道形成,以便拔管后肠内容物不会漏入腹腔引起腹膜炎或脓毒症。对于时机不成熟却将造瘘管拔除者,要进行严密观察。已拔除但仍有营养需求的患者,可于床旁将原管替换为MIC管(Halyard Health[以前是Kimberly-Clark],Roswell,GA)、带有充气气囊的Foley尿管、蘑菇头胃管或者Malecot管。替换后可选择性进行荧光内镜检查以确定位置。

在我们的临床实践中,建议在复杂的吻合口穿孔、大的修正手术或者RYGB术后早期吻合口瘘等情况下行腹腔镜胃造瘘。造瘘术在大部分患者中都比较简单,无论食物袢位于结肠前还是结肠后。对于LSG术后需要营养支持通道的患者,X线辅助或内镜下置入鼻十二指肠管可以满足短期的需要。对于需要长时间置管的患者,首选腹腔镜空肠造瘘术,手术多可以顺利进行。

无论采用何种进食方式,在术后经口摄入量不足时应立即开始补充营养。ASMBS支持高风险患者在无法满足每日需求的3~7天内开始肠内或肠外营养,营养管留置时间要足够长以保证充足的营养[23]。肠内营养配方的选择很大程度上取决于各医院,目前估计有230种肠内营养配方可供选择[47]。每天基本的营养建议包括:能量消耗为25kcal/kg IBW;蛋白质摄入为1.5g/kg IBW;脂质摄入(包括鱼油)占总热量的10%;补充微量元素镁、锌、硒[16,23,47]。一些基于RCT的证据支持在术后使用免疫调节营养配方(如Impact,Nestle HealthCare Nutrition,NJ)。一些基于Cochrane的系统评估数据也支持胃肠手术前给予患者免疫增强性营养产品[40,48]。针对肥胖患者或者减重手术后患者的营养配方选择,目前还没有形成共识、也缺乏相关研究[47]。

倾倒综合征

倾倒综合征是一种明确的胃部分切除术并发症,在手术治疗难治性溃疡和质子泵抑制剂广泛应用的时代十分常见。早期倾倒综合征主要表现为餐后1小时内发生的胃肠道不适。高渗性营养物质进入小肠后刺激胃肠激素的释放,进而促使肠腔内液体分泌,引起恶心、疼痛、腹胀、腹泻和血管舒缩症状,如潮红、心悸、心动过速、发汗和晕厥[33,49]。通过临床观察和评分通常可以明确诊断[50]。倾倒综合征多见于吸收不良型或混合型吸收不良型减重手术,尤其RYGB,而且最常在术后的12~24个月内发生。在一项涵盖7 000多名患者的荟萃分析中,倾倒综合征是发生率最高的术后并发症(14.64%,n=531/3 626),但在限制型手术中的发生率仅为0.28%(n=10/3 568)[26]。有趣的是,尚无足够的证据表明,最初被认为是限制性手术的LSG会引发包括胃肠道动力改变(肠道造影或MRI法评估)在内的额外的生理学作用[51]。LSG术后多达40%~45%的患者可以诱发出倾倒综合征[52]。根据Sigstad标准,减重手术患者倾倒综合征的发病率在15.2%~76.9%[53,54]。倾倒综合征似乎并不会有利于术后体重减轻。事实上,一项基于50例RYGB患者的研究显示,通过饮食调整避免倾倒综合征有助于增强减重效果[53]。先前所述的餐后1~3小时发生的"晚期"倾倒综合征,现在被认为是由餐后胰岛素、GLP-1和其他胃肠激素分泌失调介导的低血糖症状[55]。

预防和治疗倾倒综合征的主要方法是坚持饮食方案、加强饮食咨询,避免食用高浓度的甜食和高单糖膳食,增加膳食纤维的摄入量,少食多餐[21,23]。目前还没有明确的证据证实将固体食物和液体食物分开对治疗倾倒综合征有效。倾倒综合征的症状可以有效地提醒患者提高营养依从性,大约95%的患者进行饮食调整有明确效果[49,56]。在我们临床实践中,饮食调整可以有效治疗RYGB术后倾倒综合征和旁路术后低血糖[57]。目前已有几种药物对倾倒综合征有效,包括阿卡波糖、钙离子通道阻滞剂、二氮嗪和奥曲肽。对饮食或药物治疗无效的顽固性倾倒综合征,可以将RYGB修正为LSG[58]。

总结

尽管手术并不是零风险的,但是手术减肥的安全性和有效性已经得到了很好的证实。在术后主要的营养和代谢并发症中,倾倒综合征大概是最常见的并发症,但可以通过饮食和行为调整有效控制。如果患者不坚持在门诊持续监测,维生素和矿物质的缺乏也可导致显著的临床症状,如贫血和神经功能紊乱。外科医生应合理的开具检查项目,避免昂贵的、无临床指导意义的实验室检查。虽然严重蛋白质缺乏和全身性营养不良很少见,但由饮食不耐受、恶心、呕吐和胃肠不适引起的营养不良是患者术后急症就诊和再入院的常见原因。值得注意的是,这些营养风险也常见于LSG手术。因此,虽然LSG手术已普及,但也不应减少患者的适时咨询、优化随访和谨慎管理。医生应告知患者术前和术后营养并发症的识别和预防,对一系列虽不常见但后果严重的术后并发症保持警惕。这些并发症一旦出现,可能会需要肠内营养支持,甚至需要再次手术。

(刘少壮 译)

参考文献

1. Kremen A, Linner J, Nelson C. An experimental evaluation of the nutritional importance of proximal and distal small intestine. *Ann Surg.* 1954;140(3):439–447.
2. Shibata H, MacKenzie J, Long R. Metabolic effects of controlled jejunocolic bypass. *Arch Surg.* 1967;95:413–428.
3. DeWind L, Payne J. Intestinal bypass surgery for morbid obesity. *JAMA.* 1976;236(20):2298–2301.
4. Griffen W Jr, Bivins B, Bell R. The decline and fall of the jejunoileal bypass. *Surg Gynecol Obstet.* 1983;157(4):301–308.
5. Nguyen NT, Nguyen B, Gebhart A, Hohmann S. Changes in the makeup of bariatric surgery: a national increase in use of laparoscopic sleeve gastrectomy. *J Am Coll Surg.* 2013;216(2):252–257.
6. Reames B, Finks J, Bacal D, Carlin A, Dimick J. Changes in bariatric surgery procedure use in Michigan, 2006–2013. *JAMA.* 2014;312(9):959–961.
7. Flum D, Belle S, King W, et al. Perioperative safety in the longitudinal assessment of bariatric surgery. *N Engl J Med.* 2009;361(5):445–454.
8. Sjostrom L. Review of the key results from the Swedish Obese Subjects (SOS) trial—a prospective controlled intervention study of bariatric surgery. *J Intern Med.* 2013; 273:219–234.
9. Mingrone G, Panunzi S, De Gaetano A, et al. Bariatric surgery versus conventional medical therapy for type 2 diabetes. *N Engl J Med.* 2012;366(17):1577–1585.
10. Buchwald H, Estok R, Fahrback K, et al. Weight and type 2 diabetes after bariatric surgery: systematic review and meta-analysis. *Am J Med.* 2009;122(3):249–256.e4.
11. Ribaric G, Buchwald J, McGlennon T. Diabetes and weight in comparative studies of bariatric surgery vs. conventional medical therapy: a systematic review and meta-analysis. *Obes Surg.* 2014;24:437–455.
12. DeMaria E, Pate V, Warthen M, Winegar D. Baseline data from American Society for Metabolic Surgery-designated Bariatric Surgery Centers of Excellence using the Bariatric Outcomes Longitudinal Database. *Surg Obes Relat Dis.* 2010;6:347–355.
13. Hutter M, Schirmer, B, Jones D, et al. First report from the American College of Surgeons—Bariatric Surgery Center Network: laparoscopic sleeve gastrectomy has morbidity and effectiveness positioned between the band and the bypass. *Ann Surg.* 2011;254(3):410–422.
14. Birkmeyer N, Dimick J, Share D, et al. Hospital complication rates with bariatric surgery in Michigan. *JAMA.* 2010;304(4):435–442.
15. Kushner R. Managing the obese patient after bariatric surgery: a case report of severe malnutrition and review of the literature. *JPEN.* 2000;24(2):126–132.
16. Faintuch J, Matsuda M, Cruz M, et al. Severe protein-calorie malnutrition after bariatric procedures. *Obes Surg.* 2004;14:175–181.
17. Thorell A. Clinical nutrition university: nutritional support after bariatric surgery. *Eur J Clin Nutr Metab.* 2011;6:e96–e100.
18. Stein J, Stier C, Raab H, Weiner, R. Review article: the nutritional and pharmacological consequences of obesity surgery. *Aliment Pharmacol Ther.* 2014;40:582–609.
19. Blume C, Boni C, Casagrande D, Rizzolli J, Padoin A, Mottin C. Nutritional profile of patients before and after Roux-en-Y gastric bypass: 3-year follow-up. *Obes Surg.* 2012;11:1676–1685.
20. Delcanale L, Oliviera C, Faintuch J, et al. Long-term nutritional outcome after gastric bypass. *Obes Surg.* 2010;20:181–187.
21. Ziegler O, Sirveaux M, Brunaud L, Reibel N, Quilliot D. Medical follow up after bariatric surgery: nutritional and drug issues—general recommendations for the prevention and treatment of nutritional deficiencies. *Diabetes Metab.* 2009;35: 544–557.
22. Moize V, Geliebter A, Gluck M, et al. Obese patients have inadequate protein intake related to protein intolerance up to 1 year following Roux-en-Y gastric bypass. *Obes Surg.* 2003;13:23–28.
23. Mechanick J, Youdim A, Jones D, et al. Clinical practice guidelines for the perioperative nutritional, metabolic, and nonsurgical support of the bariatric surgery patient—2013 update. *Surg Obes Relat Dis.* 2013;9:159–191.
24. Skroubis G, Karamanakos S, Sakellaropoulos G, Panagopoulos K, Kalfarentzos F. Comparison of early and late complications after various bariatric procedures: incidence and treatment during 15 years at a single institution. *World J Surg.* 2010;35:93–101.
25. Skroubis G, Sakellaropoulos G, Pouggouras K, Mead N, Nikiforidis G. Comparison of nutritional deficiencies after Roux-en-Y gastric bypass and after biliopancreatic diversion with Roux-en-Y gastric bypass. *Obes Surg.* 2002;12:551–558.
26. Monteforte M, Turkelson C. Bariatric surgery for morbid obesity. *Obes Surg.* 2000; 10:391–401.
27. Aashiem E. Wernicke encephalopathy after bariatric surgery. *Ann Surg.* 2008;248: 714–720.
28. Majumder S, Soriano J, Cruz A, Dasanu, C. Vitamin B_{12} deficiency in patients undergoing bariatric surgery; preventive strategies and key recommendations. *Surg Obes Relat Dis.* 2013;9:1013–1019.
29. Kwon Y, Kim H, Menzo E, Park S, Szomstein S, Rosenthal R. Anemia, iron and vitamin B_{12} deficiencies after sleeve gastrectomy compared to Roux-en-Y gastric bypass: a meta-analysis. *Surg Obes Relat Dis.* 2014;10:589–599.
30. Alexandrou A, Armeni E, Kouskouni E, Tsoka E, Diamantis T, Lambrinoudaki I. Cross-sectional long-term micronutrient deficiencies after sleeve gastrectomy versus Roux-en-Y gastric bypass: a pilot study. *Surg Obes Relat Dis.* 2014;10:262–268.
31. Levinson R, Silverman J, Catella J, Rybak I, Jolin H, Isom K. Pharmacotherapy prevention and management of nutritional deficiencies post Roux-en-Y gastric bypass. *Obes Surg.* 2013;23:992–1000.
32. Vargas-Ruiz A, Hernandez-Rivera G, Herrera M. Prevalence of iron, folate, and vitamin B_{12} deficiency anemia after laparoscopic Roux-en-Y gastric bypass. *Obes Surg.* 2008;18.3:288–293.
33. Tack J, Deloose E. Complications of bariatric surgery: dumping syndrome, reflux and vitamin deficiencies. *Best Pract Res CL GA.* 2014;28:741–749.
34. Toelle P, Peterli R, Zobel I, Noppen C, Christoffel-Courtin C, Peters T. Risk factors for secondary hyperparathyroidism after bariatric surgery: a comparison of 4 different operations and of vitamin D-receptor polymorphism. *Exp Clin Endocrinol Diabetes.* 2012;120(10):629–634.
35. Shankar P, Boylan M, Sriram K. Micronutrient deficiencies after bariatric surgery. *Nutrition.* 2010;26:1031–1037.
36. Modi A, Zeller M, Xanthakos S, Jenkins T, Inge T. Adherence to vitamin supplementation following adolescent bariatric surgery. *Obesity.* 2013; 21(3): E190–E195.
37. Gletsu-Miller N, Broderius M, Frediani J, et al. Incidence and prevalence of copper deficiency following Roux-en-Y gastric bypass surgery. *Int J Obes.* 2012;36:328–335.
38. Kellogg T, Swan T, Leslie D, Buchwald H, Ikramuddin S. Patterns of readmission and reoperation within 90 days after Roux-en-Y gastric bypass. *Surg Obes Relat Dis.* 2009; 5:416–24.
39. Miller K, McClave S, Kiraly L, Martindale R, Benns M. A tutorial on enteral access in adult patients in the hospitalized setting. *JPEN.* 2014;38:282–295.
40. Nespoli L, Coppola S, Gianotti L. The role of the enteral route and the composition of feeds in the nutritional support of malnourished surgical patients. *Nutrients.* 2012;4:1230–1236.
41. Moon R, Tiexiera A, Potenza K, Jawad M. Routine gastrostomy tube placement in gastric bypass patients: impact on length of stay and 30-day readmission rate. *Obes Surg.* 2013;23:216–221.
42. Santo M, Pajecki D, Riccioppo D, Cleva R, Kawamoto F, Cecconello I. Early complications in bariatric surgery: incidence, diagnosis and treatment. *Arq Gastroenterol.* 2013;50(1):50–55.
43. Rueth N, Ikramuddin S, Andrade R. Endoscopic gastrostomy after bariatric surgery: a unique approach. *Obes Surg.* 2010;20:509–511.
44. Nosher J, Bodner L, Wahid G, Brolin R, Siegel R, Gribbin C.

Percutaneous gastrostomy for treating dilatation of the bypassed stomach after bariatric surgery for morbid obesity. *Am J Roentgenol.* 2004;183(5):1431–1435.

45. Goitein D, Gagne D, Papasavas P, et al. Percutaneous computed tomography-guided gastric remnant access after laparoscopic Roux-en-Y gastric bypass. *Surg Obes Relat Dis.* 2006;2: 651–655.

46. Attam R, Leslie D, Freeman M, Ikramuddin S, Andrade R. EUS-assisted, fluoroscopically guided gastrostomy tube placement in patients with Roux-en-Y gastric bypass: a novel technique for access to the gastric remnant. *Gastrointest Endosc.* 2011;74(3):677–682.

47. Martindale R, DeLegge M, McClave S, Monroe C, Smith V, Kiraly L. Nutrition delivery for obese ICU patients. *JPEN.* 2011;35(5):80S–87S.

48. Burden S, Todd C, Hill J, Lal S. Pre-operative nutrition support in patients undergoing gastrointestinal surgery. *Cochrane DB Syst Rev.* 2012;11:CD008879.

49. Ukleja A. Dumping syndrome: pathophysiology and treatment. *Nutr Clin Prac.* 2005;20:517–525.

50. Sigstad H. A clinical diagnostic index in the diagnosis of the dumping syndrome. Changes in plasma volume and blood sugar after a test meal. *Acta Med Scand.* 1970;188(6):479–486.

51. Tzovaras G, Papamargaritis D, Sioka E, et al. Symptoms suggestive of dumping syndrome after provocation in patients after laparo-scopic sleeve gastrectomy. *Obes Surg.* 2012;22:23–28.

52. Papamargaritis D, Koukoulis G, Sioka E, et al. Dumping symptoms and incidence of hypoglycaemia after provocation test at 6 and 12 months after laparoscopic sleeve gastrectomy. *Obes Surg.* 2012;22(10):1600–1606.

53. Banerjee A, Ding Y, Mikami D, Needleman B. The role of dumping syndrome in weight loss after gastric bypass surgery. *Surg Endosc.* 2013;27:1573–1578.

54. Mallory G, Macgregor A, Rand C. The influence of dumping on weight loss after gastric restrictive surgery for morbid obesity. *Obes Surg.* 1996;6:474–478.

55. Salehi M, Gastaldelli A, D'Alessio D. Blockade of glucagon-like peptide 1 receptor corrects postprandial hypoglycemia after gastric bypass. *Gastroenterology.* 2014;146:669–680.

56. Sarwer D, Dilks R, West-Smith L. Dietary intake and eating behavior after bariatric surgery: threats to weight loss maintenance and strategies for success. *Surg Obes Relat Dis.* 2011;7:644–651.

57. Pories W, Swanson M, MacDonald K, et al. Who would have thought it? An operation proves to be the most effective therapy for adult-onset diabetes mellitus. *Ann Surg.* 1995;222(3): 339–352.

58. Zurita L, Tabari M, Hong D. Laparoscopic conversion of laparoscopic Roux-en-Y gastric bypass to laparoscopic sleeve gastrectomy for intractable dumping syndrome and excessive weight loss. *Surg Obes Relat Dis.* 2013;9:e34–e37.

第 14 章

减重手术后内分泌紊乱的医疗管理——重新评估糖尿病和餐后低血糖

Sangeetaa Kashyap

简介

减重手术作为一种治疗严重肥胖的方法正迅速获得人们的认可,特别是在其治疗肥胖合并2 型糖尿病(T2DM)方面。在一些优秀的减重中心,术后护理通常是由管理患者的内分泌学专家和多学科肥胖团队共同进行,并对合并症状况、体重增加和多种营养素缺乏进行长期评估。但是在私立机构里,自费手术的患者往往不参与随访,而且高失访率也是一个重大挑战。虽然许多观察性研究表明减重手术治疗糖尿病合并病态肥胖十分有效,但近期有研究发现,越来越多的 T2DM 患者(25%~40%)无法实现高血糖的"生化缓解",即不需要服用降糖药物控制血糖正常(HbA1c<6% 或<42mmol/mol)[1],或是尽管最初的减肥是成功的,但体重无法长期维持[2-4]。

尽管对糖尿病缓解的定义是不断变化且有争议的,但是 Buse 等人[1]将高血糖的部分缓解定义为 HbA1c 低于 6.5%(48mmol/mol),且不需要降糖药物,完全不缓解定义为无论是否使用药物,HbA1c 高于 7%(53mmol/mol)。糖尿病的缓解不能也不应该仅仅定义为 HbA1c 恢复到"正常"水平,而且该定义与 ADA 对糖尿病前期的定义有所重叠,例如,患者胰岛素达到这"正常"HbA1c 水平会被称为控制良好,而不是部分缓解。许多人也反对这一定义,因为糖尿病不仅仅是高血糖,人们对减重手术后微血管和大血管疾病的自然病程知之甚少。然而,根据 Buse 等人提出的糖尿病缓解定义标准,在一项回顾性研究中,共有 1 006 名接受减重手术的患者,23 个月的糖尿病完全缓解率为 34.4%[5]。另一研究表明,177 名超级肥胖合并糖尿病的患者中,在胃旁路手术后 43% 的患者糖尿病最初都得到了缓解,但又重新发展成为糖尿病[4]。另一更大的回顾性研究则是从多个方面都表明了,在 4 434 名糖尿病患者中,68% 的患者在胃旁路手术后的 5 年里得到完全缓解[6],其中,35% 的人在 5 年内又重新患上了糖尿病。此外,与胃旁路术和 BPD 相比,患者在进行胃绑带手术、袖状胃切除术和其他胃限制性手术后,更容易出现在起初体重下降后再次出现血糖升高的情况,这通常与术前糖尿病的病程时间和严重程度有关,也与体重减轻和 / 或体重再次增加有关[2,3,7,8]。晚期 T2DM 的特点是胰岛素分泌严重受损,由于胰腺 β 细胞衰竭,从而需要使用外源性胰岛素。临床上会选择性对一些减重手术后患者(例如胃绑带手术后)使用胰高血糖素样肽(GLP)激动剂,这样可以帮助降低患者的血糖以及体重,这些临床应用似乎是合乎逻辑的,但目前在肥胖人群中的应用缺少实验证据。在进行了各种手术方式之后,由于观察性研究是一个估计值,且关于减重手术后糖尿病的长期管理信息也较少。因此,根据我们的临床经验,各种方式的减重手术后仍存在糖尿病的病例,我们为其长期的临床管理提供了理论依据,基于减重手术对糖尿病的已知病理生理作用,我们也提出了降糖药物的临床使用方法。

减重手术对糖尿病控制和糖尿病病理生理学的影响

能量限制和减重是糖尿病管理的关键组成部分,这些都可能让糖尿病得到生化水平的缓解。非常低热量的饮食(并非手术诱导的),只需要一周就会让 T2DM 在患者体内出现生化水平的逆转,这与 β 细胞功能正常化和肝糖原产生减少有关,同时也与胰腺和肝脏三酰甘油减少有关[9]。有两项减重手术的荟萃分析研究表明,手术后患者会有明显的总体重减轻情况(15%~25%),大多数 T2DM 的患者恢复到了正常的血糖水平(平均为78%),且停止使用降糖药物(这种情况被定义为T2DM 的缓解)[2]。总的来说,87% 的患者在减重手术后不再使用降糖药物,血糖水平得以改善控制[2]。在瑞典肥胖研究(SOS)的队列研究中,Sjostrom 等人[10]报告了与传统药物治疗相比,减重手术后 2 年和 10 年的糖尿病缓解率均有所改善;然而,糖尿病的缓解率从术后 2 年的 72% 下降到术后 10 年的 36%,这就说明术后糖尿病的复发率约为 50%。另一项胆胰分流手术后为期 10 年的随访研究表明,除了高血糖的生化缓解外,糖尿病患者的肾脏和可能出现的心血管并发症也有所减少[11]。目前,其他减重手术后糖尿病并发症的发生率尚不清楚,但一些权威的医疗中心正在进行临床试验(clinicaltrials.gov)。有两项随机对照试验研究(RCT)显示,胃旁路手术后严重肥胖患者的糖尿病缓解率为 75%(BMI=42kg/m²)和中度肥胖患者(BMI 36kg/m²)约为 40%[2],虽然体重减轻水平都在正常范围内,但是袖状胃切除术后第二年的糖尿病复发率较高[12,13]。

起初,减重手术主要分为两大类:单纯胃限制性手术[腹腔镜下可调节胃绑带术(LAGB)、袖状胃切除术和垂直胃成形术]和肠旁路手术[胃旁路手术(RYGB)、胆胰分流手术(BPD)]。这些手术的分类最初都是基于可能的减重机制;然而,目前这两种手术分类都是由于产生了各种神经激素效应,改变了肠道内的营养流动,所以模糊了两种类别之间的区别。胃限制性手术限制了胃的容量,通过诱导饱腹感从而限制能量 / 热量的摄入,促进总体重减轻范围在 10%~20%。包括 RCT 的多项研究表明,LAGB 可以缓解 T2DM(相对于传统的药物治疗),主要是通过降低体重和改善胰岛素敏感性的方式,这两种方式都会在糖尿病患者手术后几个月内出现。相反,肠旁路手术(RYGB、BPD)可通过外科手术对胃进行限制,从而限制热量的摄取,这是类似于 LAGB 和垂直胃成形术。此外,这种手术还会缩短小肠长度,导致吸收不良。与胃限制性手术相比,糖尿病患者(82%~99%)的缓解率更高,

其中包括使用胰岛素治疗的患者。因此,我们在众多手术方式中发现,体重减轻所带来的剂量依赖对糖尿病缓解率有所作用[3]。此外,随着时间的推移,T2DM 的缓解率在胃限制性手术和肠旁路手术之间也有差异:在 RYGB 和 BPD 手术后,在明显的体重减轻之前,可以在体重明显减轻前便可观察到糖尿病的缓解[14],但这通常无法在胃限制性手术后观察到[3,15]。袖状胃切除术涉及胃容量的限制,但一些研究表明,它可能会产生肠道激素和葡萄糖稳态的变化,就类似于糖尿病患者进行 RYGB 手术之后发生的变化[16]。

据观察,病程时间长(>10 年),控制不佳,且需要胰岛素治疗的糖尿病患者,糖尿病缓解率较低。Schauer 等人[7]研究了 RYGB 手术对病态肥胖患者 T2DM 的影响,发现糖尿病持续时间最短(5 年)的患者、其最温和的减重方式(饮食控制)和术后最大限度的体重减轻是最有可能完全治愈糖尿病的。术前血糖控制也影响糖尿病的缓解率。Schauer 等人指出,根据持续时间和胰岛素使用情况,相比 T2DM 病情较轻的患者,病情严重的患者体重明显减轻。有一项研究,对 191 例的患者随访 5 年,其中 65% 的口服药物治疗的患者和 27% 的胰岛素治疗的患者都有血糖降低的情况,这大大消除了患者对降糖药物的需求。研究者还发现 T2DM 患者的体重总体低于非糖尿病患者,同时 Dixon 等人也做了相同的研究[17],发现胃绑带手术也会带来相同的效果。在 Schauer 等人的研究中[7],口服药物(57%)或使用胰岛素(59%)的患者体重减轻明显低于空腹血糖受损(73%)和单纯饮食控制(65%)的患者。此外,使用胰岛素的患者术后 HbA1c 水平明显高于空腹血糖受损的患者:6.0%(42mmol/mol)和 5.0%(30mmol/mol)(P<0.001)。

减重手术后的不同时间阶段,血糖控制情况的改善必须考虑在内。大多数情况下,手术后几天到几周,在摄入热量限制的情况下,体重还未减轻之前便可观察到葡萄糖水平显著降低[14,18]。在这阶段之后,随着体重的减轻,持续性糖尿病也随之逐渐改善[17]。相较于接受胃绑带术或袖状胃切除术的患者,接受 RYGB 和 BPD 手术后其状况改善更明显,并能在更长时间内保持血糖稳定。然而,与采用极低热量饮食后体重减轻的患者相比,接受 RYGB 手术的患者在口服葡萄糖后,其胰岛素、C 肽、GLP-1 和胃抑制肽(GIP)的分泌增加,这与肠促胰岛素的作用一致[18]。据报道,过度刺激

肠促胰岛素轴(主要由 GLP-1)促进大量胰岛素反应,从而导致 RYGB 后低血糖[19],这些患者可能需要通过胃造口管喂养的方式得以改善[20]。这些提示可能是营养物质肠道转运的改变造成了低血糖,而不是 β 细胞的增生所致[21]。用胰高血糖素样肽 9~39 阻断 GLP-1 受体,可以在 RYGB 手术后,使餐后胰岛素分泌减少一半,这提示 GLP-1 是与餐前胰岛素分泌增加有关的主要肠道激素[22]。Laferre 等人发现糖尿病在患者 RYGB 后 1 年和 2 年,其 GLP-1 水平的存在高度变异性,提示除了肠道排斥以外,其他因素可能调节 GLP-1 水平,并参与了长期葡萄糖调控[23]。使用居家血糖监测或持续性葡萄糖来观察低血糖可以发现患者的肾上腺素能症状和/或神经性低血糖。治疗方案包括减少简单的碳水化合物摄入,饮食结构改变,服用阿卡波糖(每餐 25~100mg),以及居家血糖监测。对于严重的低血糖和神经性低血糖,我们则用二氮嗪来抑制胰岛素分泌。

体重大幅度下降可能在巩固减重手术的长期降糖效果方面起到重要作用[24]。然而,在胃旁路手术后,体重指数较低的组中,其代谢改善明显[25]。胃旁路手术后,胃饥饿素和 PYY 等饱腹感的激素有明显改善,但胃限制性手术后这些激素并没有改变,这些都与手术后持续性体重下降有关[26-28]。然而,T2DM 在减重手术后,饱腹感激素是否对葡萄糖调节(胰岛素分泌/敏感性)存在影响,仍不清楚。胃旁路术后胰岛素敏感性显著增加,并伴有脂联素水平升高,游离脂肪酸水平降低,且在关键靶组织中胰岛素信号增强,肌内和肝脏脂肪减少等[29-33]。但我们仍不清楚是单纯性体重减轻,又或肠促胰岛素相关作用于 β 细胞功能成为糖尿病长期缓解的主要机制。而其他胃肠激素,包括 PYY 和氧化调节素[34],可能也是增加餐后胰岛素分泌的原因,这需要进一步的研究。RYGB 手术后促进糖代谢改善的机制包括:胃旁路术后胆汁盐再循环增加,这可能与葡萄糖和脂质水平改善有关[35]。肥胖患者的肠道菌群也发生了改变,这可能也与胃旁路术后肠道-胰岛反应的改变有关。

减重术后糖尿病的再次出现——临床思考

基于观察性临床研究分析,与糖尿病不缓解有关的因素可见表 14.1。特别是在胃限制性手术之后,糖尿病不缓解和再复发越来越被重视,虽然缺乏实验研究证明,但临床观察研究表明,体重下降不足和体重再增加是这些手术后,糖尿病控制不佳的因素之一[36,37]。体重减轻不明显和体重再次上升,这些都与患者不听从饮食和生活方式的建议、手术前体重减轻的差异性以及偶然出现的手术失败病例有关[38]。预防体重再次增加需要优化选择患者的标准,考虑到旁路手术与 LAGB 或袖状胃切除术的优点,并坚持按规定时间随访。心理因素,如不受控制的抑郁、饮食失调和以前的性虐待史,这些也与体重再次增加和体重减轻不足有关,所以患者都需要评估和继续治疗[39]。手术后按照规定时间随访和依从性强也是维持体重的主要因素[37]。胃旁路术后 T2DM 复发的原因是患者年纪较大,基础 β 细胞功能差,患病时间长(例如需要使用胰岛素),T2DM 严重(例如高血糖)[4,7]。在一项 42 例 T2DM 患者的小型研究中,RYGB 术后 3 年仍患有 T2DM 或 T2DM 恶化的发生率是 26%,这与术前体重指数较低有关[40]。虽然大多数文献都集中关注减重手术后的生化缓解,但关于手术对长期糖尿病并发症影响的相关研究很少。所以我们有必要对术后患者的微血管和大血管并发症进行持续性监测。

表 14.1　导致糖尿病不缓解或复发的可能因素

年纪大
男性
术前 BMI 低
糖尿病患病时间>10 年
使用胰岛素
体重下降少和体重再增加
手术类型:LAGB、袖状胃切除术、RYGB 和 BPD
术前 β 细胞功能严重紊乱(例如高血糖)
手术后肠促胰岛素刺激不足?

改编自 Schauer 等人[7]和 Chikunguwo 等人[4]。

减重手术后残余糖尿病的治疗

尽管药物治疗干预的时间点需要对每个患者施行个体化治疗,图 14.1 提供了一个临床减重手术后对 T2DM 的诊疗流程图,这是基于各种手术对 T2DM 的病理生理学影响。HbA1c>7% 或 53mmol/mol 说明高血糖并无缓解,还需使用降糖药物。肥胖在所有糖尿病分类中的发病率都在不断增加,因而对 T2DM 的初步术前评估还应包括

1型糖尿病、潜伏性自身免疫性糖尿病（LADA）和 T2DM 等。在特定的临床病例中，C 肽和自身免疫状态有助于排除原发性 β 细胞缺失。有关糖尿病严重程度和胰腺 β 细胞功能不良的指标包括糖尿病病程时间 >10 年、使用胰岛素、虽然口服药物但血糖控制不良以及合并微血管并发症。如图 14.1 所示，在 LAGB 和袖状胃切除术后体重减轻不足或体重再次增加又或是 β 细胞衰竭家中但体重没有增加的患者，这种情况下应考虑糖尿病未缓解。LAGB/ 袖状胃切除术后残余糖尿病的治疗应以控制血糖和降低体重为目标，并服用降糖药物或中性药物治疗

　　二甲双胍仍然是治疗 T2DM 的一线药物，它通过抑制肝脏糖异生来改善胰岛素的敏感性，并通过增加 AMPK 的活性来增加肌肉 / 肝脏葡萄糖摄取。胃旁路手术与胃限制性手术相比，胰岛素敏感性改善程度更大，因此在胃限制手术后使用二甲双

胍控制血糖似乎是合理的，特别是在体重再次增加的情况下。相反，使用噻唑烷二酮可能会抑制体重下降，虽然胰岛素敏感性上升。最近的研究表明，胃旁路手术后，二甲双胍的吸收加快和生物利用度也有所提高，这样患者就需要较少剂量的二甲双胍便可控制血糖[41]。磺脲类药物（SFU）可以改善胰岛素分泌，减重手术后早期可能会出现低血糖和倾倒综合征。所以在术后早期使用这些药物是必要的。在胃限制性手术后几年内，糖尿病复发的患者中，二甲双胍合并使用磺脲类药物会靶向作用于衰竭的胰腺 β 细胞，从而增强胰岛素分泌并控制血糖。对磺脲类药物没有反应的患者，则应该使用胰岛素治疗，根据血糖水平，在使用随餐胰岛素之后添加基础胰岛素。

　　内分泌类似物（例如 DPP4 抑制剂和 GLP 激动剂）增强葡萄糖依赖的胰岛素分泌，并且可以帮助 T2DM 合并肥胖的患者降低体重，但目前缺

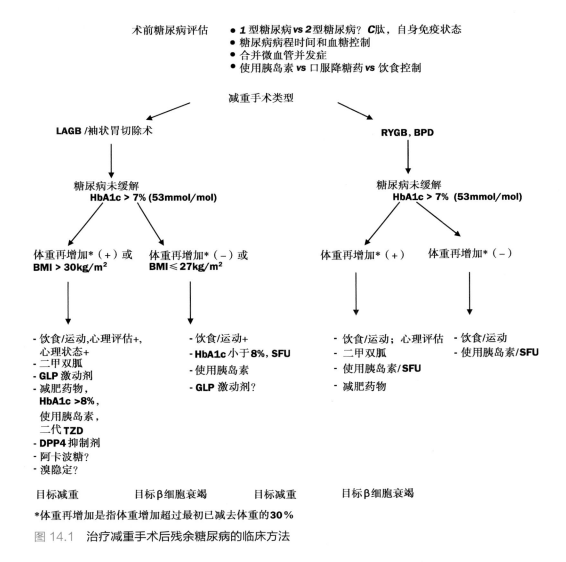

图 14.1　治疗减重手术后残余糖尿病的临床方法

乏临床中减重患者使用的相关证据。虽然 GLP-1 激动剂（–1% HbA1c）对葡萄糖的降血糖作用大于 DPP4 抑制剂（–0.5%~–0.7% HbA1c）[42]，但是用 GLP 激动剂、降糖药和利拉鲁肽减重效果更强[43]。在一项有关艾塞那肽的临床试验中发现，T2DM 合并肥胖的患者每天两次使用 10mg 艾塞那肽，在 1 年内体重减轻了 4.54kg（10 磅）[44]。一项关于利拉鲁肽的多中心随机试验研究表明，取决于利拉鲁肽的剂量大小，T2DM 患者的体重减少了 3~5kg[43]。由于肠促胰岛素刺激胰岛素分泌，这是胃旁路手术后葡萄糖水平迅速改善的部分原因，在 LAGB/ 袖状胃切除术和胃旁路手术后，长期辅助使用 GLP-1 药物效果显著，但需要进一步的临床研究。相反，这也可能说明糖尿病复发和体重增加与 GLP-1 刺激不足并无关联，而是与 GLP-1 轴并非重要或是被其他因素所掩盖有关。因此，除了临床试验数据外，还需要更多地了解糖尿病复发的病理生理学基础，来验证 GLP-1 水平明显上升是否能有助于控制血糖。

减肥药在肥胖合并 2 型糖尿病的外科患者中的应用

最近批准的减肥药使用效果良好，患者体重有明显下降。缓释苯特明 / 托吡酯和洛沙林都在 2012 年获得 FDA 的批准，中度肥胖和存在合并症的患者（包括 T2DM），其体重可减轻 5%~10%。这两种药物都可以抑制食欲，并可以帮助那些术后体重增加的患者控制体重。相较于生活方式改变和 / 或降糖药，目前尚不清楚抑制食欲的药物是否可以更有效地调节糖尿病患者减重术后的血糖水平。这些药物仍需要进一步研究。

虽然减重手术后糖尿病未缓解是目前公认的问题，但缺少基于临床证据的相关治疗措施。根据我们的临床经验，在没有体重再次增加的情况下，胃旁路手术后糖尿病复发可能与 β 细胞衰竭有关。除了饮食和运动咨询，我们建议针对衰竭的 β 细胞，实验性使用磺脲类药物和胰岛素。然而，考虑到糖尿病患者胃旁路实收数后胰岛素和胰岛素敏感性增加，需要谨慎使用磺脲类和短效胰岛素，因为可能导致低血糖的发生。修正手术与合并的其他病症有关，但手术失败的病例可以考虑选择修正手术。随着治疗肥胖和 T2DM 的减重手术数量增加，我们也有必要对长期控制糖尿病的辅助用药

进行研究，且需要更多地了解各种手术后糖尿病复发的病理生理学基础。临床试验证明了替代降糖药物（即 GLP 激动剂、阿卡波糖、溴隐亭）的有效性和安全性。各种手术后的生活方式随访也很重要。最重要的是，无论手术后糖尿病缓解状态如何，都有必要继续长期监测糖尿病的并发症。

声明

SRK 接受了美国国立卫生研究院和美国糖尿病协会的研究支持。

（张 频 译）

参考文献

1. Buse JB, Caprio S, Cefalu WT, et al. How do we define cure of diabetes? *Diabetes Care*. 2009;32:2133–2135.
2. Buchwald H, Avidor Y, Braunwald E, et al. Bariatric surgery: a systematic review and meta-analysis. *JAMA*. 2004;292:1724–1737.
3. Buchwald H, Estok R, Fahrbach K, et al. Weight and type 2 diabetes after bariatric surgery: systematic review and meta-analysis. *Am J Med*. 2009;122:248–256.
4. Chikunguwo SM, Wolfe LG, Dodson P, et al. Analysis of factors associated with durable remission of diabetes after Roux-en-Y gastric bypass. *Surg Obes Relat Dis*. 2010;6:254–259.
5. Pournaras DJ, Aasheim ET, Sovik TT, et al. Effect of the definition of type II diabetes remission in the evaluation of bariatric surgery for metabolic disorders. *Br J Surg*. 2012;99:100–103.
6. Arterburn DE, Bogart A, Sherwood NE, et al. A multisite study of long-term remission and relapse of type 2 diabetes mellitus following gastric bypass. *Obes Surg*. 2013;23:93–102.
7. Schauer PR, Burguera B, Ikramuddin S, et al. Effect of laparoscopic Roux-en Y gastric bypass on type 2 diabetes mellitus. *Ann Surg*. 2003;238:467–484.
8. Yska JP, van Roon EN, de Boer A, et al. Remission of type 2 diabetes mellitus in patients after different types of bariatric surgery: a population-based cohort study in the United Kingdom. *JAMA Surg*. 2015;150:1126–1133.
9. Lim EL, Hollingsworth KG, Aribisala BS, Chen MJ, Mathers JC, Taylor R. Reversal of type 2 diabetes: normalisation of beta cell function in association with decreased pancreas and liver triacylglycerol. *Diabetologia*. 2011;54:2506–2514.
10. Sjostrom L, Lindroos AK, Peltonen M, et al. Lifestyle, diabetes, and cardiovascular risk factors 10 years after bariatric surgery. *N Engl J Med*. 2004;351:2683–2693.
11. Iaconelli A, Panunzi S, De GA, et al. Effects of bilio-pancreatic diversion on diabetic complications: a 10-year follow-up. *Diabetes Care*. 2011;34:561–567.
12. Schauer PR, Kashyap SR, Wolski K, et al. Bariatric surgery versus intensive medical therapy in obese patients with diabetes. *N Engl J Med*. 2012;366:1567–1576.
13. Kashyap SR, Bhatt DL, Wolski K, et al. Metabolic effects of bariatric surgery in patients with moderate obesity and type 2 diabetes: analysis of a randomized control trial comparing surgery with intensive medical treatment. *Diabetes Care*. 2013;36:2175–2182.
14. Pories WJ, Swanson MS, MacDonald KG, et al. Who would have thought it? An operation proves to be the most effective therapy for adult-onset diabetes mellitus. *Ann Surg*. 1995;222:339–350.
15. Kashyap SR, Daud S, Kelly KR, et al. Acute effects of gastric bypass versus gastric restrictive surgery on beta-cell function and insulinotropic hormones in severely obese patients with type 2 diabetes. *Int J Obes (Lond)*. 2010;34:462–471.
16. Peterli R, Wolnerhanssen B, Peters T, et al. Improvement in glu-

cose metabolism after bariatric surgery: comparison of laparoscopic Roux-en-Y gastric bypass and laparoscopic sleeve gastrectomy: a prospective randomized trial. *Ann Surg.* 2009;250:234–241.

17. Dixon JB, O'Brien PE, Playfair J, et al. Adjustable gastric banding and conventional therapy for type 2 diabetes: a randomized controlled trial. *JAMA.* 2008;299:316–323.

18. Laferrere B, Teixeira J, McGinty J, et al. Effect of weight loss by gastric bypass surgery versus hypocaloric diet on glucose and incretin levels in patients with type 2 diabetes. *J Clin Endocrinol Metab.* 2008;93:2479–2485.

19. Goldfine AB, Mun EC, Devine E, et al. Patients with neuroglycopenia after gastric bypass surgery have exaggerated incretin and insulin secretory responses to a mixed meal. *J Clin Endocrinol Metab.* 2007;92:4678–4685.

20. McLaughlin T, Peck M, Holst J, Deacon C. Reversible hyperinsulinemic hypoglycemia after gastric bypass: a consequence of altered nutrient delivery. *J Clin Endocrinol Metab.* 2010;95:1851–1855.

21. Service GJ, Thompson GB, Service FJ, Andrews JC, Collazo-Clavell ML, Lloyd RV. Hyperinsulinemic hypoglycemia with nesidioblastosis after gastric-bypass surgery. *N Engl J Med.* 2005;353:249–254.

22. Salehi M, Prigeon RL, D'Alessio DA. Gastric bypass surgery enhances glucagon-like peptide 1-stimulated postprandial insulin secretion in humans. *Diabetes.* 2011;60:2308–2314.

23. Van der Schueren BJ, Homel P, Alam M, et al. Magnitude and variability of the glucagon-like peptide-1 response in patients with type 2 diabetes up to 2 years following gastric bypass surgery. *Diabetes Care.* 2012;35:42–46.

24. Weyer C, Hanson K, Bogardus C, Pratley RE. Long-term changes in insulin action and insulin secretion associated with gain, loss, regain and maintenance of body weight. *Diabetologia.* 2000;43:36–46.

25. Lomanto D, Lee WJ, Goel R, et al. Bariatric surgery in Asia in the last 5 years (2005–2009). *Obes Surg.* 2012;22:502–506.

26. Cummings DE, Weigle DS, Frayo RS, et al. Plasma ghrelin levels after diet-induced weight loss or gastric bypass surgery. *N Engl J Med.* 2002;346:1623–1630.

27. Korner J, Inabnet W, Conwell IM, et al. Differential effects of gastric bypass and banding on circulating gut hormone and leptin levels. *Obesity (Silver Spring).* 2006;14:1553–1561.

28. le Roux CW, Aylwin SJ, Batterham RL, et al. Gut hormone profiles following bariatric surgery favor an anorectic state, facilitate weight loss, and improve metabolic parameters. *Ann Surg.* 2006;243:108–114.

29. Diab DL, Yerian L, Schauer P, et al. Cytokeratin 18 fragment levels as a noninvasive biomarker for nonalcoholic steatohepatitis in bariatric surgery patients. *Clin Gastroenterol Hepatol.* 2008;6:1249–1254.

30. Alexandrides TK, Skroubis G, Kalfarentzos F. Resolution of diabetes mellitus and metabolic syndrome following Roux-en-Y gastric bypass and a variant of biliopancreatic diversion in patients with morbid obesity. *Obes Surg.* 2007;17:176–184.

31. Bikman BT, Zheng D, Pories WJ, et al. Mechanism for improved insulin sensitivity after gastric bypass surgery. *J Clin Endocrinol Metab.* 2008;93:4656–4663.

32. Polyzogopoulou EV, Kalfarentzos F, Vagenakis AG, Alexandrides TK. Restoration of euglycemia and normal acute insulin response to glucose in obese subjects with type 2 diabetes following bariatric surgery. *Diabetes.* 2003;52:1098–1103.

33. Navaneethan SD, Kelly KR, Sabbagh F, Schauer PR, Kirwan JP, Kashyap SR. Urinary albumin excretion, HMW adiponectin, and insulin sensitivity in type 2 diabetic patients undergoing bariatric surgery. *Obes Surg.* 2010;20:308–315.

34. Laferrere B, Swerdlow N, Bawa B, et al. Rise of oxyntomodulin in response to oral glucose after gastric bypass surgery in patients with type 2 diabetes. *J Clin Endocrinol Metab.* 2010;95:4072–4076.

35. Patti ME, Houten SM, Bianco AC, et al. Serum bile acids are higher in humans with prior gastric bypass: potential contribution to improved glucose and lipid metabolism. *Obesity (Silver Spring).* 2009;17:1671–1677.

36. Lee WJ, Ser KH, Chong K, et al. Laparoscopic sleeve gastrectomy for diabetes treatment in nonmorbidly obese patients: efficacy and change of insulin secretion. *Surgery.* 2010;147:664–669.

37. Heber D, Greenway FL, Kaplan LM, Livingston E, Salvador J, Still C. Endocrine and nutritional management of the post-bariatric surgery patient: an Endocrine Society Clinical Practice Guideline. *J Clin Endocrinol Metab.* 2010;95:4823–4843.

38. Himpens J, Dobbeleir J, Peeters G. Long-term results of laparoscopic sleeve gastrectomy for obesity. *Ann Surg.* 2010;252:319–324.

39. Fujioka K, Yan E, Wang HJ, Li Z. Evaluating preoperative weight loss, binge eating disorder, and sexual abuse history on Roux-en-Y gastric bypass outcome. *Surg Obes Relat Dis.* 2008;4:137–143.

40. DiGiorgi M, Rosen DJ, Choi JJ, et al. Re-emergence of diabetes after gastric bypass in patients with mid- to long-term follow-up. *Surg Obes Relat Dis.* 2010;6:249–253.

41. Padwal RS, Gabr RQ, Sharma AM, et al. Effect of gastric bypass surgery on the absorption and bioavailability of metformin. *Diabetes Care.* 2011;34:1295–1300.

42. Pratley RE, Nauck M, Bailey T, et al. Liraglutide versus sitagliptin for patients with type 2 diabetes who did not have adequate glycaemic control with metformin: a 26-week, randomised, parallel-group, open-label trial. *Lancet.* 2010;375:1447–1456.

43. Buse JB, Rosenstock J, Sesti G, et al. Liraglutide once a day versus exenatide twice a day for type 2 diabetes: a 26-week randomised, parallel-group, multinational, open-label trial (LEAD-6). *Lancet.* 2009;374:39–47.

44. Defronzo RA, Ratner RE, Han J, Kim DD, Fineman MS, Baron AD. Effects of exenatide (exendin-4) on glycemic control and weight over 30 weeks in metformin-treated patients with type 2 diabetes. *Diabetes Care.* 2005;28:1092–1100.

第 15 章

减重术后再入院

Zhamak Khorgami and Ali Aminian

简介

减重手术是对病态肥胖和肥胖相关合并症最有效的治疗方法[1-4]，许多因素都会影响减重手术的应用。其中一个因素是与不良事件相关的额外费用，可能阻止付款人和保险公司承保减重手术。减重手术后的再入院可使减重手术的平均费用增加 2.5 倍[5]。除了与再入院相关的直接医疗费用外，患者及其家庭还有许多间接费用（例如，工作日的损失）。

再次住院是医疗保健中不良事件的指标之一，"再入院率"被用作衡量所有外科专业质量的指标[3]。30 天计划外再入院率被认为是一个更加相关的变量，反映了医疗或外科管理质量指标，因为 30 天以后的再入院可能与患者的自身因素更相关，而医生和医院可改进的有限。2008 年，美国国家质量论坛（National Quality Forum）认为医院再入院率是评估绩效的中心因素[6]。医疗保险和医疗补助服务中心（CMS）在 2009 年开始报告 30 天再入院率。《2010 年患者保护和可承受医疗法案》还定义了医院对再入院的责任[7]。2012 年，CMS 考虑了对再入院率较高的中心减少支付来调整医院报销的计划[3]。同样，许多质控计划和保险公司为了质量和成本控制会对术后再入院情况进行追踪。

概率

据报道，减重手术后的再入院率在 5%~10%[8-12]。一些研究数据来自单中心或一个州范围，其中一些研究包括开腹手术和腹腔镜可调节胃绑带术（LAGB）。最近的全美国家数据显示 30

天的再入院率约为 5%。Abraham 等[13]从 NSQIP 2012 数据库中研究了接受减重手术的患者，包括可调节胃绑带术（LAGB）和开放的胃旁路手术（RYGB），并报告 5% 的 30 天再入院率。我们在 NSQIP 2012 和 2013 上报告了类似的结果，但仅限于腹腔镜袖状胃切除术（LSG）和腹腔镜胃旁路手术（LRYGB）的 30 天再入院率为 4.9%（LSG 后为 3.7%，LRYGB 后为 6.1%）[14]。

再入院的风险因素

确定再次入院风险较高的患者可以帮助制定预防计划以减少此类不良后果。许多研究已经确定了预测在不同的医学或手术后出现计划外再入院的因素，并由此提出了一些减少再入院的干预措施[15]。在减重手术中，已显示若干因素可作为再入院的预测因子，包括手术程序的选择，术后并发症，外科医师的数量和某些合并症[8-10,16]。然而，早期包括可调节胃绑带术（AGB）和开放手术的研究不仅在最近几年进行的较少，而且也存在术后并发症不同的问题[14]。

我们研究了 ACS-NSQIP 数据库，以确定首次 LSG 和 LRYGB 后再入院的危险因素[14]。对 35 000 多名患者的多因素分析显示，有以下重要的再入院预测指标：非西班牙裔黑人，西班牙裔，完全或部分依赖的身心功能状态，术前肌酐高，血清白蛋白低，糖尿病，长期使用胰岛素，类固醇或免疫抑制剂的糖尿病，有介入治疗的心脏病史，出血性疾病，LRYGB 对比 LSG，更长的手术时间，同期脾切除术以及在住院期间发生的任何术后并发症。表 15.1 列出了每组 LSG 和 RYGB 的危险因素。

表 15.1　LSG 和 LRYGB 之后 30 天再入院的重要预测指标

患者特征	LRYGB OR	LSG OR
种族		
非西班牙裔黑人	1.4	1.8
西班牙裔	1.4	–
术前实验室和合并症		
肌酐	1.2	–
白蛋白	0.8	0.7
糖尿病对胰岛素的影响	–	1.7
类固醇 / 免疫抑制剂	–	2.1
TIA/CVA 的病史	–	6.2
需要干预的心脏疾病	2.2	–
休息时呼吸困难	3.7	–
术中因素		
手术时间 / 小时	1.1	1.1
粘连溶解	1.3	–
术后		
入院时的并发症	2.9	2.4

其他研究发现,修正手术,种族,社会经济因素,心脏病史,术前功能状态,慢性类固醇使用和糖尿病是与术后并发症或再入院有关的因素[10,17-19]。为减少再入院负担,改善患者的术前功能状态可能是个重要目标[20]。体重指数高似乎并不能作为预测减重手术后的再入院率的指标[9,10]。

再入院的原因

再入院的最常见原因是手术操作相关的并发症,而不是潜在的疾病[21]。减重手术后再入院的主要原因是胃肠道问题[22]。我们的研究表明,近 25% 的再入院是由于口服摄入不足,最终导致脱水,总共三分之二的再入院与胃肠道系统有关,包括不良的口服摄入量,腹痛,手术部位或胃肠道出血,吻合口瘘和 / 或深部感染以及胃肠道梗阻。此外,约 11% 的早期再入院是由于心肺和静脉血栓栓塞事件(VTE)引起的,这些事件与外科手术有关,但与主要手术操作的技术性并发症无关[14]。查明这些原因非常重要,只有这样,才可以集中资源对患者关键问题进行干预。30 天再入院的几乎一半发生在出院后的第一周。表 15.2 列出了术后 30 天再入院的各种原因。

表 15.2　进行减重手术后 30 天内再入院的原因 *

再入院的原因	%
恶心,呕吐或脱水	22.6
腹痛	12.0
术后腹腔 / 胃肠道出血	6.8
吻合口瘘 / 腹腔脓肿 / 瘘管	6.4
肠梗阻	5.8
其他肠胃问题	10.0
伤口并发症	5.0
心肺并发症	5.5
DVT/PE	5.4
HBP 相关	2.7
肾功能不全	1.3
尿路感染	1.1
其他(非胃肠道)	15.3

DVT,深静脉血栓形成;HBP,肝胆胰;PE,肺栓塞。*在记录的 1 904 例再入院病例中,对应 1 758 名患者,记录了 1 665 例入院的原因。

防止再入院

已提出了一些减少计划外再入院的倡议[15]。考虑到再入院的不同原因,可以制定一些减少再入院的计划。

1. 术前教育:术前需要对患者进行有关术后预期事件及其处理方法的教育。需要指导他们有关饮食的阶段,如何应对恶心和呕吐以及如何防止脱水。他们还应该了解在诊所或急诊室所看到的警报器标志("红色标志")。

2. 术后并发症的预防:发现术后并发症与早期再入院有关[23]。此外,术后并发症通常被认为是可改变的危险因素[24]。结合围手术期预防策略来完善系统问题并制定降低术后并发症的方案可以帮助降低再入院率。

3. 出院前评估:全面的出院前评估对于确保患者准备离开以及适当的出院安排至关重要。评估应考虑术前合并症的状况,术中事件,术后并发症,口服摄入量和耐受性,患者的医疗和身体状况,社会经济状况以及患者的依从性。使用清单对流程进行标准化管控可以确保预出院评估的质量[25]。

4. 出院指导:出院指导是确保患者充分了解

术后护理的重要机会。说明应以一本简单易读的小册子提供给患者,并应与患者一起进行学习,重点放在患者的个人需求上。家庭成员应参与此过程。随访计划应对患者阐明,并且随访间隔可根据患者再次入院的风险而定。

5. 适当的出院安排:许多因素可能会迫使患者出院到家以外的其他地方。术前合并症,功能状态,活动水平和社会支持是应考虑的因素。护理人员、社会工作者、物理治疗师、外科医生、患者和患者家属应参与决策。

6. 出院时提供适当的药物:各个减重中心的出院药物有所不同。许多中心都考虑使用质子泵抑制剂、H_2 受体阻滞剂和止痛药。止吐药可以进行有选择的或常规的处方。应建议患者如何正确地使用非处方药(尤其非甾体抗炎药)。约有 5% 的再入院是由于静脉血栓栓塞;因此,高危患者应考虑延长预防措施。门诊降低预防剂量并延长疗程可用于降低高危人群中血栓栓塞事件的发生率[26]。

7. 文件:全面的手术记录,出院总结和出院指导将帮助卫生系统的其他成员解决出院后的问题。

8. 24 小时电话支持:肥胖患者需要电话咨询,以解决他们对饮食,腹痛和其他术后不适的担忧。熟悉每位患者具体术前,术中和术后病程的减重手术团队成员是准确回答并解决患者问题的最佳人选,问题包括(a)饮食指导和 / 或药物治疗,(b)安排面诊,(c)在必要时指导患者去急诊室。而社区医生和医院的普外科值班医生可能对减重患者不熟悉,会导致不必要的急诊就诊和再入院。

9. 关注高危患者:可以通过电话积极追踪高危患者(电话随访),以处理门诊患者的方式指导他们。具体而言,术后有并发症的患者早期再次入院的风险很高,需要特别注意。术前明显的合并症,修正手术,手术时间长,粘连松解和合并其他器官切除术(例如脾切除术)是再次入院的其他预测指标,应特别追踪有技术挑战或情况复杂的患者。

10. 门诊诊治:减重中心可以制定一项政策,以方便患有急性或亚急性术后问题的任何患者接受当日就诊,甚至随时就诊。如果患者有任何顾虑或问题,应鼓励患者在上午(不是下午很晚)和工作日(周末之前)给办公室打电话;否则,他们可能最终会被送往急诊室和 / 或医院进行多次检查,而这些检查可以通过在减重中心进行初步评估而避免。

11. 输液门诊:减重手术后的再入院相当一部分是由于恶心,呕吐和食物不耐受引起的。有些患者只需要彻底的病史和体格检查,静脉补液,控制恶心和基础实验室检查即可。一些中心已经建立了一个水合诊疗机构(作为医院,减重诊所乃至内镜检查室的一部分)来管理这些患者而避免真正的再次入院。

12. 让其他医院的团队参与进来:减重外科医师应定期与急诊医师,分诊护士,普通外科医师和其他医生沟通,以阐明必要的入院标准。他们还应该讨论安全管理肥胖患者门诊的替代途径。

通过提供的机会减少再入院项目

在通过将减重手术死亡率降低到 0.1% 之后,提高质量的下一个目标是减少再入院率。2015 年 3 月,代谢和减重手术鉴定和质量改善计划启动了一个名为通过提供机会减少再入院(decreasing readmissions through opportunities provided,DROP)的项目。DROP 项目专注于多学科的协作。它的目标是在 1 年内将减重手术的 30 天再入院率降低 20%。一项试点项目显示,通过再入院套餐服务从入院前持续到住院中和术后管理,再入院率下降了 69%。该服务包括教育指导视频,出院清单,电话随访咨询和营养咨询。该项目旨在试点研究完成后在所有减重中心在全国范围内实施。

(王 勇 译)

参考文献

1. Schauer PR, Bhatt DL, Kirwan JP, et al. Bariatric surgery versus intensive medical therapy for diabetes—3-year outcomes. *N Engl J Med*. 2014;370(21):2002–2013.
2. Buchwald H, Avidor Y, Braunwald E, et al. Bariatric surgery: a systematic review and meta-analysis. *JAMA*. 2004;292(14):1724–1737.
3. Brethauer SA, Aminian A, Romero-Talamás H, et al. Can diabetes be surgically cured? Long-term metabolic effects of bariatric surgery in obese patients with type 2 diabetes mellitus. *Ann Surg*. 2013;258(4):628.
4. Aminian A, Daigle CR, Romero-Talamás H, et al. Risk prediction of complications of metabolic syndrome before and 6 years after gastric bypass. *Surg Obes Relat Dis*. 2014;10(4):576–582.
5. Encinosa WE, Bernard DM, Chen C-C, Steiner CA. Healthcare utilization and outcomes after bariatric surgery. *Med Care*. 2006;44(8):706–712.
6. National Quality Forum. *National Voluntary Consensus Standards for Hospital Care 2007: Performance Measures—A Consensus Report*. Washington, DC: National Quality Forum; 2008.
7. 111th United States Congress. The Patient Protection and Affordable Care Act. 2010; http://www.gpo.gov/fdsys/pkg/PLAW-111publ148/html/PLAW-111publ148.htm. Accessed 2/3/2015.

　　　　　　　　　　　　　　　　第三篇　术后并发症防治

8. Saunders JK, Ballantyne GH, Belsley S, et al. 30-day readmission rates at a high volume bariatric surgery center: laparoscopic adjustable gastric banding, laparoscopic gastric bypass, and vertical banded gastroplasty-Roux-en-Y gastric bypass. *Obes Surg.* 2007;17(9):1171–1177.

9. Dorman RB, Miller CJ, Leslie DB, et al. Risk for hospital readmission following bariatric surgery. *PloS One.* 2012;7(3):e32506.

10. Telem DA, Talamini M, Gesten F, et al. Hospital admissions greater than 30 days following bariatric surgery: patient and procedure matter. *Surg Endosc.* 2015;29(6):1310–1315.

11. Hong B, Stanley E, Reinhardt S, Panther K, Garren MJ, Gould JC. Factors associated with readmission after laparoscopic gastric bypass surgery. *Surg Obes Relat Dis.* 2012;8(6):691–695.

12. Kellogg TA, Swan T, Leslie DA, Buchwald H, Ikramuddin S. Patterns of readmission and reoperation within 90 days after Roux-en-Y gastric bypass. *Surg Obes Relat Dis.* 2009;5(4):416–423.

13. Abraham CR, Werter CR, Ata A, et al. Predictors of hospital readmission after bariatric surgery. *J Am Coll Surg.* 2015;221(1):220–227. doi:10.1016/j.jamcollsurg.2015.02.018

14. Khorgami Z, Andalib A, Aminian A, Kroh MD, Schauer PR, Brethauer SA. Predictors of readmission after laparoscopic gastric bypass and sleeve gastrectomy: a comparative analysis of ACS-NSQIP database. *Surg Endosc.* 2015:1–9.

15. Hansen LO, Young RS, Hinami K, Leung A, Williams MV. Interventions to reduce 30-day rehospitalization: a systematic review. *Ann Intern Med.* 2011;155(8):520–528.

16. Weller WE, Rosati C, Hannan EL. Relationship between surgeon and hospital volume and readmission after bariatric operation. *J Am Coll Surg.* 2007;204(3):383–391.

17. Gupta PK, Ramanan B, Lynch TG, et al. Development and validation of a risk calculator for prediction of mortality after infrainguinal bypass surgery. *J Vasc Surg.* 2012;56(2):372–379, e371.

18. Kariv Y, Wang W, Senagore AJ, Hammel JP, Fazio VW, Delaney CP. Multivariable analysis of factors associated with hospital readmission after intestinal surgery. *Am J Surg.* 2006;191(3):364–371.

19. Aminian A, Brethauer SA, Sharafkhah M, Schauer PR. Development of a sleeve gastrectomy risk calculator. *Surg Obes Relat Dis.* 2015;11(4):758–764.

20. Fonarow GC, Stevenson LW, Walden JA, et al. Impact of a comprehensive heart failure management program on hospital readmission and functional status of patients with advanced heart failure. *J Am Coll Cardiol.* 1997;30(3):725–732.

21. Merkow RP, Ju MH, Chung JW, et al. Underlying reasons associated with hospital readmission following surgery in the United States. *JAMA.* 2015;313(5):483–495.

22. Tayne S, Merrill CA, Shah SN, Kim J, Mackey WC. Risk factors for 30-day readmissions and modifying postoperative care after gastric bypass surgery. *J Am Coll Surg.* 2014;219(3):489–495.

23. Kassin MT, Owen RM, Perez SD, et al. Risk factors for 30-day hospital readmission among general surgery patients. *J Am Coll Surg.* 2012;215(3):322–330.

24. Lawson EH, Hall BL, Louie R, Zingmond DS, Ko CY. Identification of modifiable factors for reducing readmission after colectomy: a national analysis. *Surgery.* 2014;155(5):754–766.

25. Rosenthal RJ, Szomstein S, Menzo EL. Checklist #29: reducing readmission after bariatric surgery. *Bariatric Times.* 2015;12(2):23.

26. Shelkrot M, Miraka J, Perez ME. Appropriate enoxaparin dose for venous thromboembolism prophylaxis in patients with extreme obesity. *Hosp Pharm.* 2014;49(8):740–747.

第四篇

高危并发症防治

第 16 章

当减重手术遇上超级肥胖患者——并发症与挑战

Shai Meron Eldar and Ofer Eldar

简介

肥胖在西方社会已成流行趋势,作为最有效、作用最持久的减重方式,减重手术被广泛接受[1]。减重手术在过去 10 年间得到快速普及,全球范围内,每年大约开展 350 000 例减重手术[2]。减重手术为病态性肥胖患者带来的益处包括提升生活质量、减少肥胖相关并发症以及延长寿命。

多年来,外科医生一直在尝试各种减重手术方式。胃旁路、胃束带术、袖状胃切除术和十二指肠转位术是目前最常用的手术方式,这些手术类型在临床上可以用作首选的单一术式,或作为联合术式以及二期术式,也可用于其他术式疗效不佳时的修正手术方式。通过腹腔镜施行手术极大地减少了切口相关并发症,例如常见的切口裂开、切口疝和切口感染。

虽然减重手术适应证已严格设定了最低 BMI 值,但对于适应减重手术的 BMI 上限目前没有明确设定并且存在一些争议。超级肥胖患者往往会伴随更严重的代谢并发症、更困难的手术过程,以及术后更高的并发症发生率和死亡率。有鉴于此,需要探讨是否在体重指数超过某个上限后,手术带来的风险是否会超过收益? 同时,对于超级肥胖患者($BMI > 50kg/m^2$)应该如何治疗,是否存在更合适的减重手术方式?

本章将主要讨论针对超级肥胖和超超级肥胖患者的减重手术和相关手术并发症和死亡率,以及这些问题对患者治疗方式的影响。

减重手术

开展减重手术通常面临着下面几个方面的挑战:

1. 减重手术属于择期但是比较重大的手术,而接受手术的人群往往平素感觉良好、短期内没有大的健康风险、他们可能仅仅需要改变饮食习惯。

2. 符合手术指征者常合并许多代谢并发症。

3. 手术可能带来并发症及其导致的各种问题,甚至死亡的风险。

4. 俗称的"钥匙孔"手术是一个很容易让人产生误解的术语:它听上去是一个小而无害的手术,但在技术上可能很复杂很困难,尤其对于超级肥胖者来说更是如此。

减重外科医生会面对这些挑战以及由此产生的困境。所提出的治疗方案必须能有效减重并缓解肥胖相关合并症,同时力求最少的手术并发症、最低的风险和最快的康复。

其中的权衡促进了减重术式发展演化,当前的各种手术方式疗效可通过以下参数进行权衡比较:

1. 反映减重效果的指标:多余体重(excess body weight,EBW)减少和 BMI 变化。

2. 反映治疗手段导致的代谢改变:代谢合并症的改善与缓解。

3. 反映治疗手术相关的风险:手术及术后并发症及其导致的疾病发病率和死亡率。

超级肥胖患者与其围手术期状况

腹腔镜减重手术的安全性已得到很好的保障;

手术相关风险已被证明等同于或小于许多其他常见手术[3]。然而,大多数关于减重手术发病率和死亡率的报道都集中在 BMI 处于 40~50kg/m² 的患者[3-5]。近年来,因安全性尚未充分明确,对严重肥胖患者实施减重手术一直是重点关注的话题。

从 BMI 数值上,减重外科面临的挑战包括,BMI>50kg/m² 被 Mason 等在 1987 年命名为超级肥胖群体[6],以及 BMI>60kg/m² 被命名为超超级肥胖的群体[7]。对这部分患者进行风险 - 受益评估的过程中需要考虑到下面一系列因素:

1. 多种代谢合并症,如充血性心力衰竭、高血压、糖尿病、高脂血症和阻塞性睡眠呼吸暂停。

2. 操作技术上的困难,如腹壁增厚,内脏脂肪过多,肝脏肿大,气管插管以及气道管理困难。

3. 生理状态不佳,如活动能力受限。

这些因素都可以导致手术疗效不满意,或导致手术及术后并发症甚至死亡[8]。对于超级肥胖和超超级肥胖患者,增大的肝脏和过多的腹部脂肪组织可能大大增加手术操作的难度,首要的治疗方式建议进行术前饮食控制[9]。

Eid 建议采用每天最多摄入 800kcal 的"超低卡路里"饮食计划。通过这个方案,在数周内,超级和超超级肥胖的患者能够减轻 10% 的体重,并为手术做了更好的准备。除 BMI 降低外,此法能让糖尿病和高血压得到更好控制,CT 检查显示肝脏体积、皮下脂肪组织、内脏脂肪组织均减少,这些都改善了患者的手术耐受力[10]。

有关肺功能的资料很有限,Saliman 等研究了平均 BMI 为 57kg/m² 的病态肥胖患者的肺功能,术前肺活量、肺容积和通气交换检查的报告数值均在正常参考值的下限。阻塞性通气障碍比限制性通气障碍更常见[11]。Olsen 等研究了超级肥胖患者接受腹腔镜胃旁路术(laparoscopic gastric bypass,LGB,n=16)和十二指肠转位术(duodenal switch,DS,n=14)前后的呼吸功能。他们发现,术后用力肺活量(FVC)在胃旁路术组和十二指肠转位术组分别平均降至正常参考范围的 76% 和 64%,呼气流量峰值(PEF)分别平均下降到正常参考范围的 58% 和 63%。LGB 组和 DS 组分别有 13% 和 21% 的患者合并低氧血症[12]。

在血流动力学参数方面,Salihoglu 等发现超级肥胖患者术中进行气腹的建立时,收缩压、舒张压和平均动脉压显著下降[13]。血容量、心输出量、心室负荷、耗氧量和二氧化碳生成量在超级肥胖中均

增加,可能导致高血压和肺动脉高压。高血压、左心室扩张、左心室心肌应激反应和心室肥厚等可能进一步增加心力衰竭的风险[14]。由于心肌肥厚、缺氧、冠状动脉疾病、循环血儿茶酚胺增加以及传导与起搏系统出现脂肪浸润,超级肥胖患者发生心律失常的风险也更大[15]。

高胆固醇血症、高血压、糖尿病、低高密度脂蛋白和运动能力受限等都已被证实是缺血性心脏病的危险因素。超级肥胖患者进行手术时,另一个需要特别重视的系统是上消化道。由于胃食管反流病(GERD)和食管裂孔疝发病率升高、胃液量增加、胃液低 pH 以及更高的腹内压,在进行麻醉诱导时发生误吸的风险和严重程度会增加。

围手术期并发症及其后果

所有减重手术的并发症可以分为早期(术后 30 天内)和晚期,也可按预期结果和死亡风险分为严重和轻微两类,进一步可分为感染性和非感染性,以及局部并发症、远离手术部位的并发症和全身性并发症,可包括任何在普外科文献中已报道的并发症。手术类型、解剖结构、所涉及的器官或邻近组织可能进一步影响并发症的发生发展。许多手术都有其特殊和典型的并发症。胃束带术与 GERD、胃束带脱落和束带慢性侵入胃腔有关。任何胃肠切除或吻合都可能发生漏,DS 与吸收不良等代谢问题有关。并发症的发病率、严重程度及其后果影响术式选择。

选择合适术式

尽管有上述比较方法,但如何为超级肥胖患者选择合适术式仍具争议。一些外科医生更喜欢采用分阶段手术,其中主要先进行袖状胃切除术,以达到减重和降低风险之目的,随后实施疗效更明确的术式,如胃旁路术或十二指肠转位术[16,17]。其他外科医师则选择一期进行吸收不良型手术,以避免这些高风险患者接受多次住院手术治疗[18-20]。

胃内球囊术

根据上述提到的 Eid 的建议[10],术前低卡路里饮食是超肥胖患者减重的第一步。值得注意的是,秉持此思路,一些减重外科医生建议在对超肥胖患者实施减重手术之前,把置入胃内球囊作为安全、可耐受

和有效的第一步减重方式[21]。接受胃内球囊的超级肥胖患者能够显著降低多余体重指数(excess BMI)，也显著减少术前肝脏体积、缩短手术时间、降低严重并发症发生率[22,23]，以及中转开放手术率[24]。

Spyropoulos 等报道，尽管胃内球囊手术并非没有风险，但能令人满意地减轻体重，改善代谢并发症以及围手术期的死亡率和并发症发生率[25]。然而，越来越多的研究对胃内球囊的有效性提出了质疑[26]，并强调它会导致恶心和呕吐而不能被耐受[27]。Khan 等最近的一项研究中，连续对 39 例超超级肥胖患者(BMI>60kg/m²)同时行球囊移除和袖状胃切除术。球囊置入后使体重指数从 69.3kg/m² 降至 62.3kg/m²。袖状胃切除术后 6 个月，平均 BMI 进一步降至 54.1kg/m[28]。

可调节胃束带术治疗超级肥胖

对于 BMI>50kg/m² 的超级肥胖患者，可调节胃束带术治疗病态肥胖的有效性存在矛盾的证据。Montgomery 等[29]研究了他们数据库中因病态肥胖而接受腹腔镜可调节胃束带术(laparoscopic adjustable gastric banding, LAGB)的患者情况，并报道了 320 名超级肥胖患者：无死亡病例，无明显心肺并发症，无术中出血，也无术中转为开放手术的病例。早期并发症仅有 4 例：3 例为一过性胃瘫自行痊愈，1 例为术中因粘连松解术引起的结肠穿孔。10 例患者发生了晚期并发症：1 例束带脱落，2 例束带侵蚀，以及 7 例皮下注水装置问题需要调整位置或者更换。虽然文中未提及随访时间，但结果令人满意，因此建议将该手术作为门诊手术。

在评价可调节胃束带术对超肥胖患者的有效性方面，Arapis 等与 Montgomery 等的研究完全矛盾，这可能是前者随访时间更长的缘故[30]。在 28~172 个月(平均 112.5 个月)的随访中，46.8% 的病例移除了胃束带，主要是由于并发症(33.3%)或减重失败(12.4%)。并发症包括慢性胃扩张(14.5%)、急性胃扩张(11.3%)、糜烂(3.2%)、食管炎(3.2%)、Barrett 食管(0.5%)和束带相关感染(0.5%)。11.8% 的病例出现皮下注水装置以及管道问题。该研究的结论是，短期疗效满意，但长期效果不好。术后 10 年，只有 11% 的患者达到额外体重减轻百分比(EWL%)>50% 的减重效果，超过一半的病例因并发症必须移除胃束带。作者的最终结论是，可调节胃束带术不推荐用于超级肥胖患

者，而且超级肥胖是该术式的禁忌证(图 16.1)。

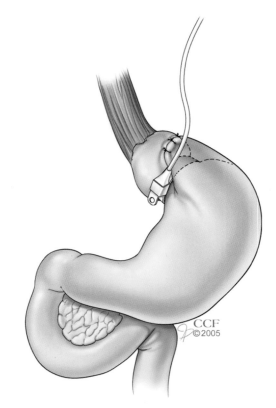

图 16.1　可调节胃束带术

袖状胃切除术治疗超级肥胖患者

Hess 和 Marceau 首次报道将腹腔镜袖状胃切除术(LSG)作为胆胰分流并十二指肠转位术的一部分(图 16.2)[31]。Gagner 等采用这种方法并稍加修改，将其分为两阶段。他们以袖状胃切除术作为第一阶段手术，使患者体重减轻并康复一段时间后接受 Roux-en-Y 胃旁路术或十二指肠转位术作为第二阶段手术。对于存在代谢并发症的超级肥胖患者来说，此方法有利于降低手术风险[32]。

这种方法应用越来越广泛。然而，不能接受第二阶段手术或拒绝接受第二次手术的患者数量不断增加。对他们的减重过程进行研究后，令人惊讶的是超级肥胖组显示了令人满意和振奋的结果。

在一项研究中，41 名超级肥胖患者 LSG 术后 1 年平均 BMI 从 57.3kg/m² 下降到 40.8kg/m²，近 85% 的患者的代谢并发症获得完全治愈或改善[33]。在其他研究中也有报道相似的 BMI 变化[34,35]。严重和轻微并发症的发生率在超级肥胖组和普通病态肥胖组中是相似的。

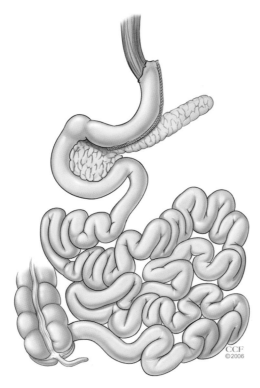

图 16.2 袖状胃切除术

据报道,这种特别的术式适用于超超级肥胖患者,简单快速的方法可能有助于降低手术技术的难度,也适用于因严重呼吸系统或心血管系统疾病而需要缩短时间手术的高危肥胖患者。其他可能受益于袖状胃切除术的患者包括:需服用抗炎药物;合并克罗恩病;对吸收不良型手术有相对禁忌证的(包括肝硬化、贫血和严重骨质疏松症);接受抗凝或免疫抑制治疗者;腹内粘连严重者;以及需一期先行减重手术再二期接受其他手术者,袖状胃切除可以减少粘连。

该手术的不足之处是缺乏长期疗效数据。胃囊扩张可能是导致远期疗效不佳的原因之一。严重手术并发症的发病率大约为 4.5%,在高风险患者群体中需要重视[36]。

Eid 等回顾了他们对超肥胖患者行 LSG 治疗的经验,随访率达 93%,随访时间为 6~8 年[37]。69例患者术前平均 BMI 由 66kg/m^2 降至 46kg/m^2,围手术期死亡率为 0,术后近期和远期并发症发病率为 15%。并发症包括:术后肺栓塞,接受抗凝治疗;术后胃瘘(gastric leak),需要经引流和肠外营养解决;术中因粘连松解导致的结肠穿孔,术中进行修补;长时间的肠梗阻;术后近期发生呼吸衰竭;透析治疗有效的急性肾衰竭;和术后因狭窄导致的吞咽困难,采取连续球囊扩张治疗有效。12% 的病例术后出现 GERD。

77% 的糖尿病患者,74.5% 的高血压患者,71.7% 的睡眠呼吸暂停患者,60% 的退行性关节病患者,31.5% 的胃食管反流症患者得到改善或完全缓解。本研究得出结论:对于高风险肥胖患者,尤其对于超级肥胖组,LSG 疗效是有效、安全和持久的[37]。

Roux-en-Y 胃旁路术与超级肥胖

Roux-en-Y 胃旁路术(RYGB)是最流行的减重手术(图 16.3)[38]。据报道,该术式在长期随访中疗效满意,额外体重减轻(EWL)达到 60%~70%[39]。虽然超级肥胖患者的减重幅度大于普通病态肥胖患者,但超级肥胖组达到目标 BMI(<35kg/m^2)的比例不超过 50%,而普通病态肥胖患者达到目标 BMI 的比例为 90%[40]。尽管如此,选择该术式的依据在其改善了代谢合并症并且提高了生活质量。

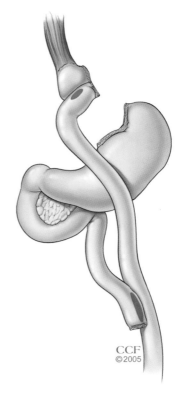

图 16.3 Roux-en-Y 胃旁路术

文献报道,胃旁路手术总体上死亡率小于1%,围手术期并发症发病率在 3%~20%。Flum 等报道,65 岁以上男性的死亡率尤其高,术后 30 天内达到 4.8%,术后 1 年内达到 7.5%。多项研究表明,高龄、男性和高 BMI 与高风险并发症相关[41-44]。

RYGB 包括建立近端胃小囊,营养支(Roux 袢)连接胃小囊输送食物,胆胰支引流胃十二指肠及肝脏所产生的消化液,食物和消化液在共同通道混合。针对超级肥胖患者,许多文献研究了 RYGB 中各肠袢支长度与疗效的关系。Murr 等报道超级肥胖患者接受 RYGB(开放性手术),术中建立非常长的 Roux 袢,术后 2 年 EWL 达 68%[45]。平均随访 4 年后,82% 的患者维持 EWL>50%,平均 BMI 从 61kg/m² 降至 37kg/m²[46]。Pinheiro 等发表的一项研究中,比较了 50cm 胆胰支、150cm Roux 支(第 1 组)和 100cm 胆胰支、250cm Roux 袢(第 2 组),第 1 组患者额外体重减轻(EWL)更快,但术后 4 年两组 EWL 相似,第 2 组中 93% 的糖尿病得到缓解,而第 1 组为 58%;第 2 组中 70% 的血脂紊乱得到缓解,第 1 组为 57%。两组在缓解或改善高血压病、睡眠呼吸暂停或 GERD 方面相似[47]。

在另一项研究中,Orci 等回顾了非腹腔镜手术和腹腔镜 RYGB 手术的不同研究,讨论了 RYGB 手术设置不同各肠袢长度对超级肥胖患者体重减轻和代谢并发症的效果的影响。由于研究方法、手术设计、结果评估和临床特点的异质性,作者不能够直接得出"更长的 Roux 袢对减重效果更好"的结论[48]。

Kalfarentzos 等第二次尝试回顾和研究 Roux-en-Y 各肠袢长度对开放性手术和腹腔镜手术中超级肥胖和超超级肥胖患者的影响。较长的 Roux 支和胆胰支与更多的体重减轻有关(5 年平均 EWL 为 69%),共同通道长度减少与吸收不良有关[50-53]。根据 Stefanidis 等的研究,共同通道的长度决定了减重效果[54]。除了各肠袢的长度,增加胃囊大小被认为对输送时间有调节作用,改善吸收过程[49,54,55]。

腹腔镜十二指肠转位术应用于超级肥胖患者

大多数减重手术选择胃旁路术。虽然该术式适用于 BMI 达 50kg/m² 的患者,但数个研究显示,应用于 BMI>50kg/m² 的患者后其减重失败率高达 40%(图 16.4)。Prachand 等[56]研究了接受 LRYGB 或腹腔镜十二指肠转位术(LDS)的两组超级肥胖患者,并比较了两组的结果:接受 DS 的患者实现并保持了更成功的减重效果。LDS 术后

1 年和术后 3 年,84% 的超级肥胖患者减掉了超过 50% 的额外体重;相比之下,LRYGB 组 70% 在术后 1 年后达到相同疗效,近 60% 在术后 3 年达到相同疗效。

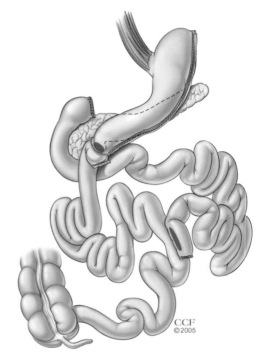

图 16.4　十二指肠转位术

LDS 术后 1 年 EWL 达 64%,术后 3 年达 69%;RYGB 术后 1 年和术后 3 年大约是 56%。Buchwald 等发表的荟萃分析纳入 44 项普通病态肥胖患者的研究,共约 7 000 病例,作者发现 70% 的 DS 患者术后体重减轻超过 50%,接受胃旁路术患者体重减轻超过 62%[40]。DS 组死亡率为 1.1%,胃旁路组死亡率为 0.5%。比较 RYGB 和 DS 对代谢并发症缓解率,糖尿病缓解率分别为 84% 和 99%,高血脂缓解率分别为 97% 和 99%,高血压病缓解率分别为 68% 和 83%,睡眠呼吸暂停缓解率分别为 80% 和 92%。

在一些关于超级肥胖患者 RYGB 的研究中,以 EWL 减少作为疗效的结果并不太理想[57-61]。Prachand 认为,外科医生对选择 DS 手术存在疑虑的有这样几个因素:腹腔镜下技术复杂,可能导致营养不良,需终身医学随访。

在另一项研究中,Prachand 等[62]比较了两种腹腔镜手术(DS 和 RYGB)对超级肥胖患者代谢并发症缓解率。术后 3 年,DS 组比 RYGB 组优势更明显:糖尿病缓解率分别为 100% 和 60%,高血压病缓解率 68% 和 38.6%,血脂代谢紊乱缓解率

72% 和 26.3%。对于 GERD,RYGB 组(77%)缓解率大于 DS 组(48.6%)。

Savik 等[63]的一项初步研究支持了 Prachand 等的报告,该研究比较了两组几乎无异质性的患者,一组接受腹腔镜下 DS(n=29),另一组接受腹腔镜下 RYGB(n=31)。报告显示,1 年后 EWL% 分别为 74.8% 和 54.4%。术后 1 年内,第一组的平均 BMI 由 55.2kg/m^2 下降到 32.5kg/m^2,而第二组的平均 BMI 由 54.8kg/m^2 下降到 38.5kg/m^2。DS 组的早期和晚期并发症发病率高于 RYGB 组,虽然差异无统计学意义,但可能是病例数有限所致。Laurenius 等在另一项小样本的针对超级肥胖患者的研究中发现,在超级肥胖患者中,腹腔镜下 DS 比腹腔镜下 RYGB 减重效果更好。然而,DS 带来了一些问题,包括更多胃肠道副作用,需要补充更大剂量的钙和维生素以及更密切的随访和监测[64]。

总结

在超级肥胖患者中,胃束带术后长期 EWL% 为 40%~43%,袖状胃切除术为 48%,RYGB 为 56%~59%,DS 为 64%~69%[19-22,38,57]。接受 SG 的患者中 70%~77% 代谢并发症缓解或改善,RYGB 为 64%~97% 的,DS 为 50%~100%。并发症发病率各不相同,可达 15%~20%,而且大多数并发症都很轻微[38,42-45,63]。腹腔镜胃旁路术后死亡率约为 0.5%,DS 术后死亡率约为 1%[40]。

超超级肥胖患者

可以预料的是,当我们进一步将减重手术应用到超超级肥胖患者和甚至更重的患者时,我们遇到的困难会比从普通肥胖患者过渡到超级肥胖患者时更大。合乎逻辑的假设是,患者越重,技术难度和治疗代谢并发症的挑战越大,相关并发症、发病率和死亡率的风险更大,治疗的显效期也越长。

超超级肥胖患者的术式

Fielding[65] 和 Myers 等[66]回顾了他们使用 LAGB 治疗 76 例和 53 例超超级肥胖患者的经验。在 Fielding 的研究中,76 例患者术前中位 BMI 为 69kg/m^2,术后 1 年降至 49kg/m^2,术后 3~5 年降至 37kg/m^2,术后 1 年 EWL% 约为 47%,3 年为 59%,5 年为 61%。术后 2 年,84% 的患者 EWL%>50%,并在术后 5 年保持这个水平。Myers 研究中的患者在术后 12~18 个月的随访中,平均 EWL% 是 35%,在 18 个月以上的随访中是 43%。术后并发症包括:因梗阻需移除束带、束带滑脱需进行修正和非致命性的肺栓塞。Myers 注意到,超超级肥胖患者需经过更长的随访才能达到与普通病态肥胖患者相似的 EWL%[66]。

两项研究报告了 20 例超超级肥胖患者腹腔镜胃旁路术的结局。在第一项研究中(Gould 等[67]),比较 28 名超超级肥胖患者与普通病态肥胖患者,两组的早期和晚期并发症具有可比性,但不包括胃空肠吻合口狭窄,后者在超超级肥胖组更常见。超超级肥胖组术后 1 年和 2 年 EWL% 分别为 57% 和 61%,正常组为 69.5% 和 71%。超超级肥胖组 75% 术后 1 年 EWL>50%,正常肥胖组为 93%。超超级肥胖患者和对照组代谢并发症缓解率分别为:2 型糖尿病(T2DM)为 100% 和 80%;高血压病 63% 和 89%;高脂血症为 80% 和 92%;骨关节炎 67% 和 69%;睡眠呼吸暂停 91% 和 92%;GERD 为 82% 和 96%[67]。

在第二项研究中,68 例超超级肥胖患者中,15% 出现术后并发症。1 例发生横纹肌溶解,不伴肾衰竭;1 例发生交界性心动过速;1 例发生肠梗阻,合并小肠坏死而死亡。术后 1 年中位 EWL% 为 47%,术后 2 年 55%,术后 3 年 53%,术后 4 年 55%,术后 54 个月约为 67%。高血压缓解率约 70%,30% 得到改善,睡眠呼吸暂停缓解率 43%,2 型糖尿病缓解率 75%,25% 得到改善[68]。

Gagner 等对 63 例超超级肥胖患者行腹腔镜袖状胃切除术。术前平均 BMI 为 68kg/m^2,术后 6 个月降至 54kg/m^2,术后 1 年内降至 50kg/m^2。该术式比 LAGB 的优势在于无须放置调节装置,更小的胃将减少饥饿素的产生,从而降低再次手术的概率。

腹腔镜迷你胃旁路术是另一种治疗超超级肥胖患者的方法,但经验仍然有限(图 16.5)。Peraglie 报告了 16 例患者,他们有轻微且可纠正的并发症,如肝撕裂伤和肠破损,但均得到纠正。术后 2 年 EWL 为 65%[70]。

其他研究中正试图将这两种已在应用的技术结合起来,以获得更佳效果。Dillemans 等采用腹腔镜可调节束带并 RYGB 术治疗 6 例超级肥胖患者[71],Agrawal 等报道了 1 例腹腔镜可调节束带袖状胃切除术(图 16.6)[72]。

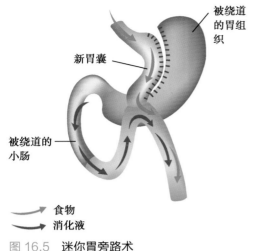

图 16.5　迷你胃旁路术

食物

消化液

被绕道的胃组织

新胃囊

被绕道的小肠

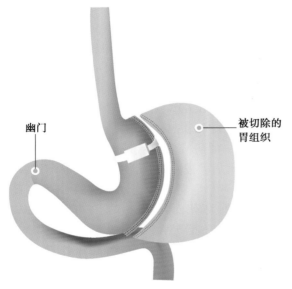

图 16.6　袖状胃切除并束带术

幽门

被切除的胃组织

胃旁路术中在胃小囊周围包绕一个不可调节的硅橡胶环（Silastic ring）是另一种减少胃小囊扩张的技术。Heneghan 等报告称，给超级肥胖小鼠采取该技术，其减重效果显著优于对照组[73]。

克利夫兰诊所治疗超级肥胖的经验

支持在极高 BMI（>70kg/m²）患者实施减重手术的证据很少；因此，目前尚无指南明确推荐该亚组的最佳术式，其术后结果的数据也很有限。超超级肥胖患者术后发病率和死亡率的数据存在矛盾：有几组报告称肥胖患者接受大手术后发病率增加，特别是超级肥胖和超超级肥胖患者[74]。相反，另一些人则认为，对极度肥胖的人实施手术是可行且安全，其效果与非肥胖人群相当，尤其采用腹腔镜技术时[75-78]。

但还是可以直观地看出，对超超级肥胖患者实施减重手术有潜在危险。除了对手术和麻醉团队有技术挑战，患者的术后恢复可能会因为他们代谢并发症和活动能力下降而受到影响。肥胖外科医生在处理超肥胖患者时所面临的困难之一是已经提到的肿大的脂肪肝和大量的内脏脂肪组织，这两者都可能严重的影响到手术野的暴露[68,79]。

减重手术数据评估机构（Longitudinal Assessment of Bariatric Surgery, LABS）最近报告称，极高 BMI 值会导致更高的不良事件发生率，包括死亡、静脉血栓栓塞、再手术和延长住院时间[4]。对于极度肥胖的患者，开放型减重手术也会使患者面临未来发生切口疝而需再度接受大手术的风险。截至目前，报道腹腔镜减重手术治疗极度肥胖患者的经验仅限于 BMI 达 60kg/m² 的患者，超过 70kg/m² 的患者的文献仅限于少数采用开放型手术的病例报告[69,18-20,80-81]。

我们的一项研究回顾了克利夫兰减重和代谢研究所前瞻性研究的手术数据库，确定了自 2004 年 1 月至今所有 BMI ≥ 70kg/m² 的接受减重手术治疗的患者。患者符合 1991 年美国国立卫生研究院共识发展专家组（NIH Consensus Development Panel）发布的减重手术标准适应证[82]。

所有患者都经过了广泛的术前评估，接受了其中一种减重手术（腹腔镜袖状胃切除术或腹腔镜胃旁路术）。一亚组患者接受分期手术：腹腔镜袖状胃切除术后行腹腔镜胃旁路手术。这些术式的过程如前述[83-84]。袖状胃切除术在 30-Fr 胃镜下进行校准，术式选择基于外科医生的偏好和患者体质。纳入本研究患者的图表经过了彻底审查，并通过下列参数记录：病例基线数据、术式、手术前后 BMI，额外体重减轻百分比（EWL%）、并发症、随访时间、早期（<30 天）和晚期（>30 天）并发症和、住院时间。根据数据的分布情况，数据以平均值 ± 标准差或中位数表示。

49 例患者符合我们的研究标准，人口统计学资料见表 16.1。术前平均 BMI 为 80.7kg/m²（范围为 70~125kg/m²），手术时的平均年龄为 40.6 岁（范围为 23~63 岁），大多数为女性（59.2%，n=29），减重手术死亡风险评分（obesity surgery mortality risk score, OSMRS）为 2.7——即他们处于中等风险。38 例（78%）患者接受腹腔镜袖状胃切除术，其余 11 例接受腹腔镜胃旁路术。在 38 例袖状胃切除术病例中，32%（n=12）的患者继续行第二阶段胃旁路手术，平均间隔 13.7 个月（1~22 个月）。

表 16.1　患者人口统计学资料与基本特征

年龄(范围)	40.6 岁 (23~63)
女性 / 男性(N)	59/41 (29/20)
术前 BMI(范围)	80.7kg/m² (70~125)
肥胖相关代谢并发症	
糖尿病 /%	34.7
高血压 /%	67.3
阻塞性睡眠呼吸暂停 /%	75.5
血脂代谢紊乱 /%	18.4
胃食管反流病 /%	44.9

受胃旁路术和袖状胃切除术后行胃旁路术之间的 EWL 差异无统计学意义(P=0.519)。一期袖状胃切除术组(以后不接受旁路手术)的 12 例患者有更长的随访时间,与分期手术组(平均 26.9 个月,范围 11~42 个月)相当。两组间(袖状胃组和分期组)EWL 相似:袖状胃切除术组术前 BMI 为 80.3kg/m²,分期袖状胃切除术组为 86kg/m²,EWL 分别为 44.9% 和 52%。

单次袖状胃切除术、胃旁路术后与二期手术第一部分术后平均住院时间相似:分别为 (5.3 ± 5.5) 天、(5.1 ± 2.9) 天和 (6.3 ± 5.5) 天(P=0.860)。61 例术式中,60 例(98.4%)通过腹腔镜成功完成;只有 1 例需转为开放型手术——袖状胃切除术后早期因肠梗阻改为开放胃旁路术。

接受主要的减重手术后,经过平均 17.4 个月的随访,平均 BMI 降至 60.9kg/m²,即 EWL 为 36%。按减重式式分类,分两期手术的患者的 EWL 高于一期袖状胃切除术及胃旁路手术的患者(分别为术后 2.5 年 54.5% vs 术后 1 年 25.4% 和 43.8%;表 16.2)。接

在这一超级肥胖组中,减重术后并发症总发病率为 38.8%(19/49);术后早期并发症 13 例(20.4%),晚期并发症 9 例(18.4%;表 16.3 和表 16.4)。共完

表 16.2　BMI > 70kg/m² 患者的减重效果(根据术式)

	单次手术		二期手术 袖状胃 - 胃旁路	合计	P 值
	袖状胃	胃旁路			
N	26	11	12	49	
术前 BMI/(kg/m²)	80.5	75.4	86.0	80.7	0.022
术后 BMI/(kg/m²)	66.9	53.8	54.6	60.9	0.020
中期 BMI*/(kg/m²)			65.5		
EWL/%	25.4	43.8	54.5	36.0	0.002**
随访时间 / 月	14	12.5	29.9	17.4	0.020

* 第二次手术时的 BMI。

** 单次袖状胃 vs 袖状胃 - 胃旁路。

表 16.3　术后并发症发病率(根据术式排列)

	单次手术		分期手术 袖状胃 - 胃旁路	合计	P 值
	袖状胃	胃旁路			
N	26	11	12	49	
死亡率,N(%)					
早期	0(0)	0(0)	0(0)	0(0)	n/a
晚期	1(3.7)	0(0)	0(0)	1(2.0)	0.587
发病率,N(%)					
早期	5(18.5)	2(18.2)	3(27.3)	10(20.4)	0.700
晚期	2(7.4)	3(27.3)	4(36.4)	9(18.4)	0.675
随访时间 / 月	14	12.5	29.3	17.4	0.020

早期:术后 30 日内;晚期:术后 ≥ 30 日。n/a,无死亡病例(因此卡方检验无法评估)。

* 比较单次手术和分期手术。

成 61 例手术,手术并发症发病率为 31.1%(19/61)。根据 Clavien 手术并发症分级[85],大多数早期并发症都是轻微的(Ⅰ～Ⅱ级;9/13):包括伤口感染(n=1)、需输血的术后出血(n=1)、轻微心肺或血栓栓塞并发症(n=5)和营养并发症如脱水(n=2)。4 例患者的围手术期并发症更为严重(Ⅲ～Ⅳ级),其中 2 例需手术干预:1 例为肠梗阻,另 1 例为吻合口瘘;1 例需内镜检查(RYGB 术后 28 天,吻合口狭窄并小胃囊扩张),另 1 例需要重症监护治疗呼吸衰竭。BMI ≥ 80kg/m² 的患者早期并发症发病率高于 BMI<80kg/m² 的患者,但组间差异无统计学意义(31.8% vs 11.1%,P=0.383)。

表 16.4　BMI ≥ 70kg/m² 患者术后详细发病情况

	早期并发症 n=13*	晚期并发症 n=9
吻合口瘘	1	0
吻合口狭窄	1	0
出血	1	0
心肺事件(心房颤动、气胸、肺水肿、肺炎)	4	0
血栓栓塞(DVT、PE)	1	1
营养缺乏,脱水	2	1
边缘溃疡	0	1
肠梗阻	1	1
术口感染	1	1
胆石症(有症状)	0	3
器官衰竭(肾脏、呼吸、多系统)	1	1

*3 例患者术后 30 日内罹患超过 1 种并发症(例如 DVT 合并吻合口狭窄,肺炎合并心房颤动,消化道出血合并气胸)。

出乎意料的是,BMI<80kg/m² 的患者晚期并发症发病率略高于 BMI ≥ 80kg/m² 的患者(22.2% vs 13.6%,P=0.364)。研究中无围手术期死亡。但发生了 1 例晚期死亡:袖状胃切除术后 6 个月再次入院,伴脱水,继发多系统器官衰竭而死亡。

为极度肥胖患者选择合适术式是有争议的。一些外科医生更倾向于采用阶段性的方法,即以袖状胃切除术为主,以实现相对减轻体重和降低手术风险。目的是在手术风险和技术挑战可控的情况下先一期手术,再次二期进行疗效更确切的手术,如胃旁路术或十二指肠转位术。另外,一些单位选择进行一期的吸收不良型手术,以避免这些高危患者接受多次住院手术治疗[18-20]。我们的研究系列包括三个不同术式亚组:单次袖状胃切除术,单次胃旁路术和二分期袖状胃 - 胃旁路手术。在安全性方面,各亚组早期或晚期并发症发病率无显著差异。就减重结果而言,分期手术组减重效果最大,EWL 为 54.4%。相比之下,单次袖状胃切除术组和胃旁路术组 EWL 分别为 25.4% 和 43.8%。

这些数据说明,分阶段手术组随访时间更长(分阶段手术组近 2.5 年,单次手术组 1 年多点),所以还不清楚分阶段手术疗效确实更好,还只是因为随访时间更长使数据更好而导致的结果。为进一步阐明该问题,我们比较了分阶段手术组和 12 例单次袖状胃切除术的亚组(之后不行胃旁路术),在随访时间上具有可比性(分别为 29 个月和 26 个月)。该亚组随访时间更长,EWL 达到 44.9%,显著缩小了和分期手术组的差距,这意味着对比单次手术和分期手术效果的时候,需要匹配随访的时间。目前还不清楚将有多少接受腹腔镜袖状胃切除术患者在经过长时间的随访后,最终会接受二期手术。我们推测,分阶段手术组二期接受胃旁路术的患者数量会进一步增加。

针对超级肥胖人群,最相关和最普遍的考虑是减重手术的安全性。已经证明,开放型减重手术对极度肥胖的人是安全的[18-20],但腹腔镜手术的安全性仍待确定。我们的结果显示 1 例患者发生了术后晚期的死亡,其他并发症发生率处于可以接受的范围,这与普通减重手术相当,因此我们认为腹腔镜袖状胃切除术和胃旁路术在超级肥胖人群中具有良好的安全性[86]。

有必要强调的是,我们单位的减重手术病例量很大,参与这项研究的所有外科医生都有丰富的腹腔镜减重手术经验。此外,多学科管理患者(特别是在围手术期)是实现最佳结果的关键。

尽管该研究系列的病例数不多且随访时间短,我们相信 BMI>70kg/m² 的患者接受腹腔镜减重手术是可行的,且与相对较轻患者接受手术一样安全。鉴于世界范围内日益严重的流行性肥胖,未来可能会有更多极端肥胖患者前来接受治疗。这一认识对于指导极端肥胖患者的治疗具有重要价值。

结论

对 BMI ≥ 70kg/m² 的患者进行腹腔镜减重手

术是安全的,其并发症发生率和死亡率都在可接受的范围。这些具有挑战性的病例应由有经验的减重外科医生谨慎处理。分阶段手术可能带来更好的减重效果。未来有必要进行更多的研究来探讨对超级肥胖患者最佳的手术方式,以及更精准地提高手术安全性。

(刘 威 译)

参考文献

1. Fisher BL, Schauer P. Medical and surgical options in the treatment of severe obesity. *Am J Surg*. 2002;184:9S–16S.
2. Buchwald H, Oien DM. Metabolic/bariatric surgery worldwide 2008. *Obes Surg*. 2009;19:1605–1611.
3. Buchwald H, Estok R, Fahrbach K, Banel D, Sledge I. Trends in mortality in bariatric surgery: a systematic review and meta-analysis. *Surgery*. 2007;142:621–632, discussion 632–635.
4. Flum DR, Belle SH, King WC, et al. Perioperative safety in the longitudinal assessment of bariatric surgery. *N Engl J Med*. 2009;361:445–454.
5. O'Brien PE, Dixon JB. Weight loss and early and late complications—the international experience. *Am J Surg*. 2002;184:42S–45S.
6. Mason EE, Doherty C, Maher JW, et al. Super obesity and gastric reduction procedures. *Gastroenterol Clin North Am*. 1987;6:495–502.
7. Taylor JD, Leitman IM, Hon P, et al. Outcome and complications of gastric bypass in super-super obesity versus morbid obesity. *Obes Surg*. 2005;16:16–18.
8. Arterburn D, Livingston EH, Schifftner T, et al. Predictors of long-term mortality after bariatric surgery performed in Veterans Affairs Medical Centers. *Arch Surg*. 2009;144:914–920.
9. Fris RJ. Preoperative low energy diet diminishes liver size. *Obes Surg*. 2004;14:1165–1170.
10. Eid GM. Very-low-calorie diet before bariatric surgery reduces risk in superobese patients. Am Coll Surg 94th Annual Clinical Congress. Oct. 2008. Session GS58: General Surgery I. Presented October 14, 2008.
11. Saliman JA, Benditt JO, Flum DR, et al. Pulmonary function in morbidly obese. *Surg Obes Relat Dis*. 2008;4:632–639.
12. Olsen MF, Wiklund M, Lonroth H, Olbers T. Respiratory function in superobese patients before and after bariatric surgery—a randomized controlled trial. *Open Obes J*. 2012;4:28–34.
13. Salihoglu T, Salihoglu Z, Zengin AK, et al. The impact of super obesity versus morbid obesity on respiratory mechanics and simple hemodynamic parameters during bariatric surgery. *Obes Surg*. 2013;23:379–383.
14. Lotia S, Bellamy MC. Anaesthesia and morbid obesity. *Cont Educ Anaesth Crit Care Pain*. 2008;8:151–156.
15. Shenkman Z, Shir Y, Brodsky JB. Perioperative management of the obese patient. *Br J Anaesth*. 1993;70:349–359.
16. Iannelli A, Schneck AS, Dahman M, Negri C, Gugenheim J. Two-step laparoscopic duodenal switch for superobesity: a feasibility study. *Surg Endosc*. 2009;23:2385–2389.
17. Regan JP, Inabnet WB, Gagner M, Pomp A. Early experience with two-stage laparoscopic Roux-en-Y gastric bypass as an alternative in the super-super obese patient. *Obes Surg*. 2003;13:861–864.
18. Helling TS. Operative experience and follow-up in a cohort of patients with a BMI > or = 70 kg/m². *Obes Surg*. 2005;15:4825.
19. Slotman GJ. Non-transectional open gastric bypass as the definitive bariatric procedure for 61 patients with BMI of 70 and higher. *Obes Surg*. 2010;20:7–12.
20. Spyropoulos C, Bakellas G, Skroubis G, et al. A prospective evaluation of a variant of biliopancreatic diversion with Roux-en-Y reconstruction in mega-obese patients (BMI > or = 70 kg/m²). *Obes Surg*. 2008;18:803–809.
21. Goettig S, Daskalakis M, Weiner S, Weiner RA. Analysis of safety and efficacy of intragastric balloon in extremely obese patients. *Obes Surg*. 2009;19:677–683.
22. Frutos MD, Morales MD, Lujan J, et al. Intragastric balloon reduces liver volume in super-obese patients, facilitating subsequent laparoscopic gastric bypass. *Obes Surg*. 2007;17:150–154.
23. Zerrweck C, Maunoury V, Caiazzo R, et al. Preoperative weight loss with intragastric balloon decreases the risk of significant adverse outcomes of laparoscopic gastric bypass in super-super obese patients. *Obes Surg*. 2012;22:777–782.
24. Busetto L, Segato G, De Luca M, et al. Perioperative weight loss by intragastric balloon in super-obese patients treated with laparoscopic gastric banding: a case-control study. *Obes Surg*. 2004;14:671–676.
25. Spyropoulos C, Katsakoulis E, Mead N, et al. Intragastric balloon for high-risk super- obese patients: a prospective analysis of efficacy. *Surg Obes Relat Dis*. 2007;3:78–83.
26. Leeman MF, Ward C, Duxbury M, et al. The intra-gastric balloon for pre-operative weight loss in bariatric surgery: is it worthwhile? *Obes Surg*. 2013;23:1262–1265.
27. Milone L, Strong V, Gagner M. Laparoscopic sleeve gastrectomy is superior to endoscopic intragastric balloon as a first stage procedure for super-obese patients (BMI > or = 50). *Obes Surg*. 2005;15:612–617.
28. Khan O, Irukulla S, Sanmugalingam N, et al. Simultaneous intragastric balloon removal and laparoscopic sleeve gastrectomy for the super-super obese patients— a prospective feasibility study. *Obes Surg*. 2013;23:585–587.
29. Montgomery KF, Watkins BM, Ahroni JH, et al. Outpatient laparoscopic adjustable gastric banding in super-obese patients. *Obes Surg*. 2007;17:711–716.
30. Arapis K, Chosidow D, Lehmann M, et al. Long-term results of adjustable gastric banding in a cohort of 186 super-obese patients with a BMI > 50 kg/m². *J Visc Surg*. 2012;149:e143–e152.
31. Marceau P, Biron S, St Georges R, et al. Biliopancreatic diversion with gastrectomy as surgical treatment of morbid obesity. *Obes Surg*. 1991;1:381–387.
32. Regan JP, Inabnet WB, Gagner M, et al. Early experience with two-stage laparoscopic Roux-en-Y gastric bypass as an alternative in the super-super obese patients. *Obes Surg*. 2003;13:861–864.
33. Silecchia G, Boru C, Pecchia A, et al. Effectiveness of laparoscopic sleeve gastrectomy (first stage of biliopancreatic diversion with duodenal switch) on co-morbidities in super-obese high-risk patients. *Obes Surg*. 2006;16:1136–1144.
34. Lemanu DP, Srinivasa S, Singh PP, et al. Single-stage laparoscopic sleeve gastrectomy: safety and efficacy in the super-obese. *J Surg Res*. 2012;177:49–54.
35. Eizenberg D, Bellatorre A, Bellatorre N. Sleeve gastrectomy as a stand-alone bariatric operation for severe, morbid, and super obesity. *JSLS*. 2013;17:63–67.
36. Daskalakis M, Weiner RA. Sleeve gastrectomy as a single-stage bariatric operation: indications and limitations. *Obes Facts*. 2009;2:8–10.
37. Eid GM, Brethauer S, Mattar SG, et al. Laparoscopic sleeve gastrectomy for super obese patients. Forty-eight percent excess weight loss after 6–8 years with 93% follow up. *Ann Surg*. 2012;256:262–265.
38. Santry HP, Gillen DL, Lauderdale DS. Trends in bariatric surgical procedures. *JAMA*. 2005;294:1909–1917.
39. Buchwald H, Avidor Y, Braunwald E, et al. Bariatric surgery: a systematic review and meta-analysis. *JAMA*. 2004;292:1724–1737.
40. Suter M, Calmes JM, Paroz A, Romy S, Giusti V. Results of Roux-en-Y gastric bypass in morbidly obese vs superobese patients: similar body weight loss, correction of comorbidities, and improvement of quality of life. *Arch Surg*. 2009;144:312–318.
41. Capella JF, Capella RF. An assessment of vertical banded gastroplasty-Roux-en-Y gastric bypass for the treatment of morbid obesity. *Am J Surg*. 2002;183:117–123.
42. Livingston EH, Huerta S, Arthur D, et al. Male gender is a predictor of morbidity and age a predictor of mortality for patients undergoing gastric bypass surgery. *Ann Surg*. 2002;236:576–582.
43. Mason EE, Renquist KE, Jiang D. Perioperative risks and safety of surgery for severe obesity. *Am J Clin Nutr*. 1992;55:573s–576s.
44. Nguyen NT, Rivers R, Wolfe BM. Factors associated with operative outcomes in laparoscopic gastric bypass. *J Am Coll Surg*. 2003;197:548–555.
45. Murr MM, Balsiger BM, Kennedy FP, et al. Malabsorptive procedures for severe obesity: comparison of pancreaticobiliary byass and very very long limb Roux-en-Y gastric bypass. *J Gastrointest Surg*.

1999;3:607–612.

46. Nelson WK, Fatima J, Houghton SG, et al. The malabsorptive very, very long limb Roux-en-Y gastric bypass for super obesity: results in 257 patients. *Surgery*. 2006;140:517–522.

47. Pinheiro JS, Schiavon CA, Pereira PB, et al. Long-long limb Roux-en-Y gastric bypass is more efficacious in treatment of type 2 diabetes and lipid disorders in super-obese patients. *Surg Obes Relat Dis*. 2008;4:521–525.

48. Orci L, Chilcott M, Huber O. Short versus long Roux-limb length in Roux-en-Y gastric bypass surgery for the treatment of morbid and super obesity: a systematic review of the literature. *Obes Surg*. 2011;21:797–804.

49. Kalfarentzos F, Skroubis G, Karamanakos S, et al. Biliopancreatic diversion with Roux-en-Y gastric bypass and long limbs: advances in surgical treatment for super-obesity. *Obes Surg*. 2011;21:1849–1858.

50. Brolin RE, LaMarca LB, Kenler HA, et al. Malabsorptive gastric bypass in patients with superobesity. *J Gastrointest Surg*. 2002;6:195–203.

51. Gleysteen JJ. Five-year outcome with gastric bypass: Roux limb length makes a difference. *Surg Obes Relat Dis*. 2009;5:242–247.

52. Kellum JM, Chikunguwo SM, Maher JW, et al. Long-term results of malabsorptive distal Roux-en-Y gastric bypass in superobese patients. *Surg Obes Relat Dis*. 2011;7:189–193.

53. Brolin RE. Comment on: long-term results of malabsorptive distal Roux-en-Y gastric bypass in superobese patients. *Surg Obes Relat Dis*. 2011;7:193–194.

54. Stefanidis D, Kuwada TS, Gersin KS. The importance of the length of the limbs for gastric bypass patients—an evidence-based review. *Obes Surg*. 2011;21:119–124.

55. Brolin RE. Comment on: five-year outcome with gastric bypass: Roux limb length makes a difference. *Surg Obes Relat Dis*. 2009;5:247–249.

56. Prachand VN, DaVee RT, Alverdy JC. Duodenal switch provides superior weight loss in the super-obese (BMI > 50 kg/m^2) compared with gastric bypass. *Ann Surg*. 2006;244:611–619.

57. Brolin RE, Kenler HA, Gorman JG, et al. Long-limb gastric bypass in the superobese: a prospective randomized study. *Ann Surg*. 1992;215:387–395.

58. Bloosmston M, Zervos EE, Camps MA, et al. Outcome following bariatric surgery in super versus morbidly obese patients: does weight matter? *Obes Surg*. 1997;7:414–419.

59. MacLean LD, Rhode B, Nohn CW. Late outcome of isolated gastric bypass. *Ann Surg*. 2000;231:524–528.

60. Nguyen NT, Ho HS, Palmer LS, et al. Laparoscopic Roux-en-Y gastric bypass for super/super obesity. *Obes Surg*. 1999;9:403–406.

61. Farkas DT, Vemulapalli P, Haider A, et al. Laparoscopic Roux-en-Y gastric bypass is safe and effective in patients with a BMI > 60. *Obes Surg*. 2005;15:486–493.

62. Prachand VN, Ward M, Alverdy JC. Duodenal switch provides superior resolution of metabolic comorbidities independent of weight loss in the super-obese (BMI > or = 50 kg/m^2) compared with gastric bypass. *J Gastointest Surg*. 2010;14:211–220.

63. Sovik TT, Taha O, Aasheim ET, et al. Randomized clinical trial of laparoscopic gastric bypass versus laparoscopic duodenal switch for superobesity. *Br J Surg*. 2010;97:160–166.

64. Laurenius A, Taha O, Maleckas A, Lonroth H, Olbers T. Laparoscopic biliopancreatic diversion/duodenal switch or laparoscopic Roux-en-Y gastric bypass for super-obesity—weight loss versus side effects. *Surg Obes Relat Dis*. 2010;6:408–414.

65. Fielding GA. Laparoscopic adjustable gastric banding for massive superobesity (> 60 body mass index kg/m^2). *Surg Endosc*. 2003;17:1541–1545.

66. Myers JA, Sarker S, Shayani V. Treatment of massive super-obesity with laparoscopic adjustable gastric banding. *Surg Obes Relat Dis*. 2006;2:37–40.

67. Gould JC, Garren MJ, Boll V, Starling JR. Laparoscopic gastric bypass: risks vs. benefits up to two years following surgery in super-super obese patients. *Surgery*. 2006;140:524–531.

68. Schwartz A, Etchechoury L, Collet D. Outcome after laparoscopic gastric bypass for super-super obese patients. *J Visc Surg*. 2013;150:145–149.

69. Gagner M, Gumbs AA, Milone L, Yung E, Goldenberg L, Pomp A. Laparoscopic sleeve gastrectomy for the super-super-obese (body mass index > 60 kg/m^2). *Surg Today*. 2008;38:399–403.

70. Peraglie C. Laparoscopic mini-gastric bypass (LMGB) in the super-super obese: outcomes in 16 patients. *Obes Surg*. 2008;18:1126–1129.

71. Dillemans B, Van Cauwenberge S, Agrawal S, et al. Laparoscopic adjustable banded Roux-en-Y gastric bypass as a primary procedure for the super-super-obese (body mass index >60 kg/m^2). *BMC Surg*. 2010;10:33–38.

72. Agrawal S, Van Dessel E, Akin F, et al. Laparoscopic adjustable banded sleeve gastrectomy as a primary procedure for the super-super obese (body mass index > 60 kg/m^2). *Obes Surg*. 2010;20:1161–1163.

73. Heneghan HM, Annaberdyev S, Eldar S, et al. Banded Roux-en-Y gastric bypass for the treatment of morbid obesity. *Surg Obes Relat Dis*. 2014;10(2):210–216.

74. Glance LG, Wissler R, Mukamel DB, et al. Perioperative outcomes among patients with the modified metabolic syndrome who are undergoing noncardiac surgery. *Anesthesiology*. 2010;113:859–872.

75. Kristensen MS. Airway management and morbid obesity. *Eur J Anaesthesiol*. 2010;27(11):923–927.

76. Leykin Y, Pellis T, Del Mestro E, Marzano B, Fanti G, Brodsky JB. Anesthetic management of morbidly obese and super-morbidly obese patients undergoing bariatric operations: hospital course and outcomes. *Obes Surg*. 2006;16:1563–1569.

77. Sun X, Hill PC, Bafi AS, et al. Is cardiac surgery safe in extremely obese patients (body mass index 50 or greater)? *Ann Thorac Surg*. 2009;87:540–546.

78. Sapala MA, Sapala JA, Resto Soto AD, Bolar RJ, Riddle JM. Gastric bypass in patients weighing more than 500 lb: technical innovations for the 'ultraobese'. *Obes Surg*. 1992;2:253–261.

79. Sarr MG, Felty CL, Hilmer DM, et al. Technical and practical considerations involved in operations on patients weighing more than 270 kg. *Arch Surg*. 1995;130:102–105.

80. Abeles D, Kim JJ, Tarnoff ME, Shah S, Shikora SA. Primary laparoscopic gastric bypass can be performed safely in patients with BMI > or = 60. *J Am Coll Surg*. 2009;208:236–240.

81. Torchia F, Mancuso V, Civitelli S, et al. LapBand System in super-superobese patients (> 60 kg/m^2): 4-year results. *Obes Surg*. 2009;19:1211–1215.

82. NIH conference. Gastrointestinal surgery for severe obesity. Consensus Development Conference Panel. *Ann Intern Med*. 1991;115:956–961.

83. Karmali S, Schauer P, Birch D, Sharma AM, Sherman V. Laparoscopic sleeve gastrectomy: an innovative new tool in the battle against the obesity epidemic in Canada. *Can J Surg*. 2010;53:126–132.

84. Schauer PR, Ikramuddin S, Gourash W, Ramanathan R, Luketich J. Outcomes after laparoscopic Roux-en-Y gastric bypass for morbid obesity. *Ann Surg*. 2000;232:515–529.

85. Dindo D, Demartines N, Clavien PA. Classification of surgical complications: a new proposal with evaluation in a cohort of 6336 patients and results of a survey. *Ann Surg*. 2004;240:205–213.

86. Parikh MS, Laker S, Weiner M, Hajiseyedjavadi O, Ren CJ. Objective comparison of complications resulting from laparoscopic bariatric procedures. *J Am Coll Surg*. 2006;202:252–261.

第 17 章

阻塞性睡眠呼吸暂停

Tomasz G. Rogula, Adriana Martin, and Ivan Alberto Zepeda Mejia

简介

阻塞性睡眠呼吸暂停（obstructive sleep apnea, OSA）是一种以睡眠中因间歇性完全或部分上气道塌陷继发阻塞性呼吸暂停和低通气为特征的慢性疾病。因此，尽管有持续的呼吸，气流仍会大幅减少甚至完全停止。

根据国际上对睡眠障碍的定义，当存在以下两种情况之一时，可以确诊阻塞性睡眠呼吸暂停：

1. 经多导睡眠监测仪测定，睡眠过程中出现每小时五次或五次以上的明显的阻塞性呼吸事件（包括：阻塞性和混合性呼吸暂停、低通气或呼吸努力相关微觉醒），并伴随下列一项或多项症状或疾病：

- 困倦，醒后仍觉得精力不足，疲劳，或失眠症状；
- 醒后憋气、气喘或窒息；
- 由他人发现的习惯性打鼾，呼吸中断，或两者均有；
- 高血压、情绪障碍、认知障碍、冠心病、充血性心力衰竭、房颤或 2 型糖尿病[1]。

2. 无论是否存在上述任何症状或合并症，通过多导睡眠监测仪测量发现每小时睡眠中有 15 次或更多的呼吸阻塞事件发生[2]。

根据睡眠中每小时发生的呼吸事件次数，OSA 的严重程度可分为轻度、中度和重度三个等级。

OSA 患病率随体重指数（BMI）、颈围、腰臀比和年龄的增加而增加[3-5]。肥胖是 OSA 公认的危险因素。根据与其他危险因素的相关性，OSA 的患病率在肥胖男性患者中高达 63%，在肥胖女性患者中高达 22%[6]。在拟接受减重手术的患者中，OSA 的患病率为 65%~92%[3,7,8]。尽管肥胖患者中 OSA 的患病率较高，但其诊断不足仍是一个常见的问题，这可能导致灾难性的并发症，并可能增加患者的并发症发生率和死亡率。一项对 834 名患者的前瞻性研究表明，在拟接受减重手术的患者中，约 40% 的 OSA 未在术前得到确诊或未在术前评估前进行过任何筛查。此外，92% 未被诊断为 OSA 的患者达到了接受持续气道正压（continuous positive airway pressure CPAP）治疗的标准[3]。

无论是通过减重手术，还是饮食和生活方式改变，减重是所有肥胖的 OSA 患者的重要治疗目标。一项对 13 900 名患者的系统回顾研究显示，减重手术对 OSA 有显著影响。根据手术类型的不同，77%~99% 的患者可以通过减重手术得到缓解或改善。吸收不良型手术效果最好，而单纯的限制型手术则效果最差[9]。

伴有 OSA 的肥胖患者发生围手术期和术后并发症，特别是呼吸并发症的风险高于健康个体。研究表明，合并有肺功能障碍，尤其 OSA 的患者术后发生呼吸功能不全、呼吸衰竭和术后心脏事件的风险和转入重症监护室（intensive care unit, ICU）的发生率都高于无 OSA 的患者[10]。这类患者可能同时合并潜在的呼吸道损害与功能障碍）。如果肺部损害未能在术前得到诊断和治疗，那么身体和生理上的变化所导致的呼吸并发症，加上在住院期间使用呼吸抑制剂，有可能会导致灾难性事件的发生。

虽然减重手术是治疗 OSA 的有效方法，但手术有可能导致这些患者发生严重的并发症。因此，在手术前应行 OSA 的术前筛查，并且预防并发症的发生。

围手术期并发症

呼吸系统并发症

体重指数的增加与肺容量减少、肺顺应性降

低、胸部活动度降低和呼吸系统阻力增加有关[11]。因此,呼吸负荷增加,代谢的需求也随之增加,氧合指数(PaO$_2$/PAO$_2$)呈指数下降。术中腹内压的增加和肺容量的减少将进一步使氧合下降[12]。此外,伴有 OSA 患者的气道解剖结构容易坍塌,使呼吸时上呼吸道的阻力增加,导致携氧血红蛋白去饱和。OSA 与肥胖并存会加重低氧血症,在围手术期中尤为明显。患者的氧饱和度基线较低,如氧血红蛋白解离曲线所示,即使 PaO$_2$ 轻微地下降,也会导致血氧饱和度降低。

一项关于 OSA 与手术预后之间关系的荟萃分析显示,伴有 OSA 患者发生呼吸衰竭和氧饱和度降低的概率明显高于非 OSA 患者[10]。此外,一项对 797 名合并有 OSA 的减重手术患者的队列研究的结论表明:患者 BMI 越高、年龄越大,其发生肺部及其他并发症的可能性越大。而 OSA 的严重程度与并发症的发生率却并无显著关系。但是这些结果并不能说明 OSA 本身是否增加了围手术期风险,因为队列中的所有患者都接受过多导睡眠图筛查,其中大多数患者,甚至一些不符合 OSA 标准的患者,在术前均接受了持续正压通气或双水平正压通气。因此,该研究结果不能应用于未被诊断和未经治疗的 OSA 患者[13]。此外,结论还表明,围手术期妥善管理后的患者发生并发症的概率低于未治疗的患者。一项针对睡眠呼吸障碍(SDB)和减重手术预后的全国住院患者样本分析显示,睡眠呼吸障碍(SDB)与紧急气管插管、CPAP 或无创通气(NIV)以及心房颤动的风险增加相关[14]。

目前普遍认为镇静药、麻醉药和止痛药的作用与呼吸功能之间有一定的联系。丙泊酚诱导麻醉可增加上呼吸道的塌陷。这很可能与同时出现的上气道扩张肌中枢呼吸输出抑制和上气道反射抑制有关[15]。其他具有镇静作用的麻醉剂,如氟烷和硫喷妥钠,也可能通过影响呼吸的化学、代谢或行为控制而改变呼吸调控[16]。

呼吸抑制是阿片类药物最严重的副作用之一。阿片类药物通过许多机制和神经元部位抑制呼吸,导致缺氧和高碳酸血症[17]。术后镇痛时使用阿片类药物可对呼吸功能产生损害,导致阻塞性呼吸暂停、通气障碍、急性氧饱和度降低和呼气末二氧化碳升高[18,19]。有研究表明,这些并发症大多数往往发生在患者的睡眠中。虽然具体发生的时间点仍未确定,但大多数研究表明,并发症多数发生在手术后的 24 小时内以及患者转到病房后[20-22]。

文献中有病例报告显示,阿片类药物可加重上呼吸道狭窄,导致呼吸暂停[23]。此外,接受阿片类药物治疗慢性疼痛的患者也可能比健康个体更容易出现中枢呼吸暂停和较低的觉醒指数[24]。阿片类药物对已诊断为阻塞性睡眠呼吸暂停的患者具有明显的呼吸抑制作用。有阻塞性呼吸事件病史的患者比健康人更易发生吗啡酮相关的呼吸暂停[25]。类似地,另一种用于麻醉的常用药物,苯二氮䓬类药物,也可能导致呼吸抑制,从而导致严重并发症发生。例如,一项研究表明,镇静剂量的咪达唑仑可增加声门上气道阻力,从而增加阻塞性事件发作[26]。

心血管并发症

有研究表明,OSA 与术后心脏事件,特别是心律失常和心肌梗死有关[27]。OSA 导致心律失常的确切机制尚不完全确定,但有几种可能可以解释这组患者发病率升高的原因,包括交感神经兴奋、迷走神经刺激、心房解剖扭曲和 OSA 引起的全身炎症。2012 年的一项荟萃分析显示,OSA 患者术后心律失常发生率高于无 OSA 患者[10]。此外,一份全国住院患者样本显示,睡眠呼吸障碍与术后房颤的增加相关[14]。

其他并发症

接受减重手术的 OSA 患者住院时间(三天以上)延长的概率是正常人的两倍[28]。其他研究表明阻塞性睡眠呼吸暂停患者的 ICU 转入率和气管插管率较高,但需要进行更多研究来证实这些结果。

综上所述,OSA 增加了严重的、危及生命的术后并发症的发生,并可能潜在地增加术后 30 天内的死亡率,但还需要进行更多的研究来证实[29]。

术前管理

术前评估与诊断

在接受减重手术的患者中,即使存在严重的 OSA,也常常被忽视或诊断不准确。对于 OSA 患病率较高的患者,应该始终对其保持警惕并进行监测。正确的诊断和适当的术前、术中处理是预防 OSA 术后并发症的最好方法。为了获得良好的疗效,外科医生和麻醉师在进入手术室之前应充分了解患者的病史。如果术前对患者的评估不充分，就有可能会出现意外的术后不良事件。

美国麻醉医师协会制定的 OSA 患者围手术期管理指南[30]建议应对疑似 OSA 患者进行术前评估。BMI>35kg/m² 和颈围增加等都是高度怀疑 OSA 的存在的临床指征，而接受减重手术的患者至少有其中一种指征。评估应包括全面回顾病历，确定与 OSA 相关的心血管及其他系统情况，回顾麻醉史，核实有无气道困难史或麻醉诱导问题。与患者及其家人的面谈包括与打鼾、呼吸暂停发作、频繁惊醒、早晨头痛、白天嗜睡或任何与 OSA 症状相关的问题。最后，还应进行体格检查和气道检查，包括评估扁桃体和舌的大小、张口程度、颈部活动度、颈围和鼻咽特征。如果评估结果表明患者患有 OSA，则应根据外科医生和麻醉师的经验，对患者进行术前管理，可以仅根据临床准则进行管理，或者对患者进行睡眠监测，如提示 OSA 则进行术前治疗。建议在术前进行足够详尽的评估，以便制定围手术期管理计划。

多导睡眠监测

多导睡眠图（PSG）是阻塞性睡眠呼吸暂停（OSA）诊断性检查的金标准：PSG 可以检测睡眠期间的呼吸暂停和低通气事件[31]。此外，根据呼吸暂停低通气指数（AHI）的值将疾病的严重程度分为轻度、中度和重度。严重程度分级有助于确定最佳的围手术期麻醉管理。然而，目前还不能确定所有拟接受减重手术的患者在手术前除了临床评估外，是否都应该进行多导睡眠监测。一项包含 170 名接受过减重手术患者的回顾性研究发现，术前行多导睡眠图监测，有 76% 先前未诊断为 OSA 的患者达到了 OSA 诊断的标准，而且与患者的 BMI 无关[32]。此外，在一项对 132 名接受减重手术的患者进行评估的研究中，所有患者均进行了PSG 检查，无论是否存在相关症状，OSA 的患病率为 64%[33]。研究人员还发现，根据体重指数、腰围和颈围以及爱普沃斯嗜睡指数（ESS）等人体测量指标对严重肥胖患者的阻塞性睡眠呼吸暂停进行评估并不可靠。一项纳入 342 名患者的三级中心的大型研究建立出了一个无须进行多导睡眠监测就可以排除 OSA 的预测模型，包括平均动脉压、年龄、BMI、ESS、性别、绝经状态和种族。但结果显示，该模型并不能可靠地预测出患者没有 OSA，阴性预测值对于这种高度流行的疾病来说过低[34]。

这三项研究连同其他一些文献均建议对所有肥胖患者常规进行睡眠监测，认为如果仅对高危患者进行 PSG 的话，OSA 的诊断率将严重下降[35-37]。并建议最好在减重手术前 8~12 周进行这项研究以行筛选。

但另一方面，《减重手术患者围手术期营养，代谢和非手术支持的临床实践指南——2013 版》指出，仅当筛查试验阳性或高度怀疑 OSA 时才应考虑常规术前 PSG[38]。另外，与美国麻醉医师协会的指南相一致的，减重手术中的循证实践建议指出，尽管可以考虑使用 PSG，但仍然没有强有力的证据支持所有进行减重手术的患者均应接受 PSG[30,39]。

预测模型与问卷调查

预测模型的建立可用于确定哪些病态肥胖患者更有可能患有阻塞性睡眠呼吸暂停。根据预测值，筛选出某些患者进行 PSG。目的是减少多导睡眠检查的实施，因为 PSG 是一种昂贵且费时的检查。Kolotkin 等人创建了一个针对减重手术患者 OSA 的预测模型。模型分析了 10 余个变量，包括腰围和颈围、收缩压、腰臀比、血糖、大声打鼾、年龄、频繁打鼾、体重、糖化血红蛋白、BMI、高血压和男性。该模型漏诊了大约 25% 的阻塞性睡眠呼吸暂停患者[40]。另一项旨在预测 PSG 指标的研究创建了 BASH'IM 系统，该系统包含的指标有高 BMI、年龄、可观察到的睡眠呼吸暂停和糖化血红蛋白>6%，空腹血浆胰岛素>28mol/L，男性。对于得分为 0 或 1 的患者，风险将非常低，无须使用 PSG 进行检测[41]。通过 BASH'IM 系统，可避免 59% 的阴性研究结果。根据 BASH'IM 系统，颈围是预测 AHI 的最佳临床单项指标，腰围次之。此外，另一项研究表明，增长的颈围是 AHI ≥ 15 的强独立预测因子，而颈围大于 43cm 是敏感而特异的预测因子[42]。另一种使用夜间血氧、年龄、性别和日间嗜睡的模型的敏感性为 97%，阴性预测值为 95%，避免了 33% 的 PSG 漏诊[43]。

还有一些为所有手术患者制作的术前有效问卷，如 STOP-banq 问卷、Berlin 问卷和 ASA 检查表，具有中等敏感性和高阴性预测值。但是，这些问卷并不是只针对病态肥胖患者[44]。

《肥胖患者围手术期支持指南》指出，尽管预测模型的建立令人鼓舞，但缺乏足够的敏感性和特异性，不建议将其作为单一方法[38]。

Epworth 嗜睡量表（ESS）可评估日间是否存在过度嗜睡，日间过度嗜睡是 OSA 患者的常见症状，但在单独使用时并不利于 OSA 的预测。ESS 测量的日间嗜睡不适用于鉴别重度肥胖患者的睡眠呼吸暂停，因为较高的评分既可发生在有睡眠呼吸暂停的患者身上，也可发生在没有睡眠呼吸暂停的患者身上[33,41]。一项研究表明 ESS 的漏诊率 33%[36]。

术前准备

OSA 患者的术前管理很重要。其目的是改善或优化患者围手术期的身体状况，减少发生上述术后并发症的风险。根据美国麻醉医师协会的建议，术前准备主要包括术前 CPAP[30]。术前 CPAP 的最佳使用时长尚不明确，但充分控制 OSA 症状至少 2~3 周似乎可以减少围手术期并发症[45]。在一项接受髋关节或膝关节置换手术的 OSA 患者的研究中，术前使用 CPAP 的患者发生严重术后并发症的概率更小[46]。

另一个重要的方面是，OSA 和肥胖是困难气道的危险因素。这类患者应该按照困难气道管理指南进行管理。该指南推荐了一个计划性策略来解决气道困难，可用于通气困难和插管困难[47]。这种策略的实施取决于特定的病例、可用的材料以及麻醉师的技能和偏好。选择和策略包括，可用不同大小和设计的喉镜片，可视喉镜，纤维引导插管，插管导管和清醒插管等，而且尤为重要的是要有一组可用的紧急气道设备。当担心插管困难和面罩通气困难时，清醒插管是一种选择。重要的是在麻醉师需要帮助时，必须保证至少有一个人可以立即辅助。

术中管理

美国麻醉医师协会指出，某些术中因素会增加阻塞性睡眠呼吸暂停患者的围手术期风险，包括气道管理、麻醉技术、麻醉剂的选择以及患者监护[30]。

气道管理

预充氧是一个重要的步骤。众所周知，阻塞性睡眠呼吸暂停（OSA）患者和肥胖患者会出现快速的呼吸暂停性氧饱和度降低。预充氧建议患者在整个住院期间的常规体位为头高 25°至 30°，其

至坐姿。这个措施增加了平均动脉氧分压，并显著延长了氧饱和度下降的时间，从而提高了肥胖患者耐受呼吸暂停的整体能力[48]。Dixon 等人表明，该技术还与减少肺不张和改善肺功能有关。对于插管困难的患者，麻醉师往往需要更多的时间进行插管，而这项措施的重要性就在于它安全地为插管和气道控制争取到更多时间。另一个重点是在诱导和插管之间的间隙进行面罩通气。除非采用快速顺序插管，否则患者在诱导和插管之间应面罩通气。这一措施也将有助于增加去饱和时间。

美国麻醉医师协会指南推荐在麻醉诱导前和诱导过程中使用 CPAP 或口腔矫正器治疗。一项研究表明，在麻醉中使用 PEEP（10cmH$_2$O）5 分钟可以延长无通气安全时限[49]。但是，文献中对于这一建议是否能减少不良事件的证据级别较低。另一种策略包括与术中 PEEP 相关的肺泡复张策略（4 次持续肺充气，吸气压力峰值高达 50cmH$_2$O）。该技术可有效改善患者插管时的术中氧合[50]。

拔管时，患者应采用侧位、半直立或其他非仰卧位，以增加上呼吸道的稳定性。此外，应仅在患者清醒时、使用肌松拮抗剂后和神经肌肉功能恢复后进行拔管。

麻醉技术

减重手术的麻醉方式包括以下三种：全身麻醉、区域麻醉（脊柱或硬膜外麻醉）或两者的复合麻醉[51]。一般根据手术方式（腹腔镜或开放）、麻醉师的偏好和患者的解剖结构不同选择不同的麻醉方式。尤其对肥胖患者，患者的解剖结构将决定实施硬膜外麻醉或脊髓麻醉的技术难度。当进行腹腔镜手术时，患者需要采用反 Trendelenburg 体位或改良的 Lloyd Davis 体位，全身麻醉是最安全的选择[52]。对于腹腔操作较多的开放性手术，全身麻醉与局部麻醉的结合可以提高镇痛效果，而不需要额外使用麻醉药物。局部麻醉和镇痛剂的使用可减少麻醉药物的剂量，实现更快地术后恢复[39]。在 3 例阻塞性睡眠呼吸暂停（OSA）的患者中，硬膜外阿片类药物的使用与术后呼吸骤停有关[23]。

麻醉药品的选择

对 OSA 患者来说，术中药物的谨慎选择是非常重要的，这主要是因为他们易受呼吸抑制剂的影响，以及镇静剂和阿片类药物对气道的影响[30]。

在选择麻醉药物时,应考虑发生术后呼吸道并发症的可能性。药物选择的原则是减少患有 OSA 的肥胖患者使用麻醉药和苯二氮䓬类药物(主要呼吸抑制剂)的剂量[53]。丙泊酚等镇静剂的使用也与上呼吸道塌陷增加有关,特别是在麻醉深度增加的情况下[15]。

可以考虑使用替代药物,如扑热息痛、非甾体抗炎药(NSAIDs;尤其酮咯酸)、氯胺酮和 α_2- 肾上腺素能受体激动剂。此外,一项研究表明,在减重手术中无阿片药品麻醉与有阿片药品麻醉的效果一致,而且术后疼痛更少[54]。它的主要好处是减少了在 PACU 恢复期间的镇静作用,并可以减少术后镇痛的需求[55]。

可乐定和右美托咪定是短效的 α_2- 肾上腺素能受体激动剂,有镇痛和镇静作用,对呼吸功能无明显或长期的影响。它们的作用还包括催眠、麻醉维持和交感阻滞。麻醉前给药是减少患者在进入手术室和手术前焦虑的重要步骤,不应减弱气道反射或导致患者难以配合。一项随机试验测试了可乐定作为患有阻塞性睡眠呼吸暂停的肥胖患者的麻醉前用药。可乐定降低了术中麻醉需求和术后阿片需求,而不影响通气[56]。另一项研究测试了在减重手术中静脉注射右美托咪定作麻醉前药和维持药的效果,发现使用右美托咪定后患者镇静、苏醒和术后恢复良好[57]。另一项研究表明右美托咪定是一种有效的麻醉佐剂,术中具有维持麻醉的作用(需要低剂量地氟烷),术后具有延长阿片类药物作用的效果[58]。与阿片类芬太尼相比,右美托咪定降低了地氟烷所需浓度,降低了血压和心率,并与较低的疼痛评分和 PACU 里更低的吗啡使用量有关[59]。大多数已发表的数据报告其在围手术期使用时,初始剂量为 $0.1\mu g/kg$,然后 $0.1\sim0.7\mu g/kg/hr$ 静脉滴注维持[60]。

另一种止痛方法是静脉注射对乙酰氨基酚。围手术期使用该药可减少减重手术后阿片类药物的使用剂量。非甾体抗炎药,如酮咯酸,也可作为围手术期镇痛药使用[61]。一项研究表明,酮咯酸可提供更稳定的术中环境,减少术后阿片类药物的使用剂量,并带有镇静作用,减少术后恶心呕吐,促进早期下床活动,可使患者提前从 PACU 转出[62]。

吸入麻醉剂通常用于麻醉维持。在减重手术人群中,低溶解度药物和低血气分配系数是促进更快恢复的首选。地氟烷和七氟烷是两种主要的低溶性吸入麻醉剂。研究显示使用地氟烷有更好的效果。与使用七氟烷的患者相比,使用地氟烷的患者苏醒得更快,心理和生理功能恢复迅速。此外,患者在进入 PACU 时的氧饱和度更高,出院时间会更早[63]。在维持麻醉时,相较丙泊酚,更建议选择地氟烷[64]。丙泊酚与异氟烷同时使用与术后即刻氧饱和度降低有关[65]。

当使用阿片类药物、苯二氮䓬类药物或丙泊酚时,建议使用最低有效剂量,而不是大剂量输注。首选最短效的作用剂,从而尽可能减少术后的残余影响[16]。

患者监护

接受减重手术的病态肥胖患者的术中监测与普通术中监测差别不大。用于血压测量的动脉插管和中心静脉通路是许多医院的常规措施,但尚未形成共识。患者的伴随疾病可影响有创监测的使用。如果袖口尺寸不匹配,病态肥胖患者的无创动脉压监测可能不可靠。因此,更有效、更准确的方式是采用动脉内导管。同样,外周静脉通路条件不佳的患者可能需要使用中心静脉通路。

有必要对心肌功能和心律进行监测,因为 OSA 可能增加肥胖患者出现冠状动脉疾病或心肌功能障碍的风险[66]。在这种情况下,经食管超声心动图可以监测心脏功能和肺动脉压。

术后处理

监测

PACU 的标准监测包括连续脉搏血氧测定、心电图、生命体征和意识水平的评估。持续观察应是监测的一部分,只要患者仍处于危险增加状态,就应持续观察[16]。脉搏血氧测量的连续监测对发现低血氧事件是有效的,并且可减少抢救事件和转入 ICU 的频率[67]。

通气应分别通过胸壁阻抗或二氧化碳检测法监测。后者对于检测呼吸抑制具有较高的灵敏度,但在 PACU 中阻抗的使用更为普遍。

镇痛

如上所述,术后应避免同时使用阿片类药物和镇静剂,因为可能出现呼吸抑制作用。另一方面,阿片类药物作为最有效的止痛剂,根据术后疼痛的强度,可能需要使用阿片类药物。无论何时使用阿片类药物,无论是全身性使用还是硬膜外麻醉,都应使用最小剂量,患者应保持持续监测和积极观察,同时备用阿片类拮抗剂(如纳洛酮)[30]。

如果条件允许,更建议采用非阿片类药物和多模式镇痛疗法,包括:NSAIDs、COX-2 抑制剂、静脉用对乙酰氨基酚和局部麻醉剂。氯胺酮和 α_2- 肾上腺素能受体激动剂等佐剂在术前和术中具有阿片类药物作用。虽然没有证据表明它们是否对术后疼痛有同样的效果,但它们将来可能会成为非阿片类镇痛药的替代品[68]。

美国麻醉医师协会强烈建议采用局部镇痛技术,以减少或消除对全身性阿片类药物的使用[30]。可使用局麻药、阿片类药物或两者的混合物来进行椎管内镇痛。使用硬膜外阿片类药物可改善镇痛,比全身阿片类药物的危害更小,副作用更少,呼吸参数更好[69]。当使用阿片类药物时,首选低剂量亲脂类阿片类药物,如芬太尼或羟吗啡酮。但是,使用阿片类药物进行硬膜外镇痛也并非没有风险[70]。一项随机试验得出结论,阿片类药物可能在给药后 24 小时内发生延髓部扩散,并可能导致脑干呼吸抑制[30]。硬膜外药物可以通过持续输注的方式给予,也可以通过由患者控制的硬膜外镇痛方式给予。

患者自控镇痛(PCA)的好处包括减少患者止痛药使用延迟的发生,可以通过镇痛泵调节和适当监测来减少用药过量的可能性,并且易于调控。对于术后疼痛控制,PCA 是一种有效的替代常规全身镇痛的方法[71]。如果使用全身阿片类药物的 PCA,应避免或慎用连续输液[30]。一项使用 PCA 治疗肥胖症患者的研究表明,以 20mg/kg × 理想体重作为总量,4 小时内每间隔 10 分钟使用一次,共使用总量的 80%,是安全有效的[72]。

一项随机试验显示,即便没有 PCA,接受布比卡因剑突下泵的所有肥胖患者术后阿片类药物的使用量均显著降低[73]。另一种选择是通过泵系统沿腹腔导管泵入布比卡因,这也可能有助于降低阿片类药物的术后使用率[74]。

术前预镇痛是一种应用于手术前的镇痛方式,目的是减少疼痛通路的敏感性。沿预定切口向皮下注射布比卡因和肾上腺素,缝合前向腹直肌筋膜注射布比卡因,联合酮咯酸预防性镇痛,麻醉剂使用明显减少[75]。

吸氧

通过鼻导管给氧是所有 PACU 患者的标准治疗措施。对于患有阻塞性睡眠呼吸暂停症的患者,吸氧时间通常较久。为了不影响呼吸动力,应使用最低耐受量的氧气。对这些患者的监测应更严密、持续时间更长,集中注意检测低通气或呼吸暂停的发作。

体位

美国麻醉医师协会强烈建议 OSA 患者麻醉复苏时采用非仰卧位。如果无手术禁忌,患者可以保持侧位或半直立位[30]。非仰卧位与较低的 AHI 和较高的最低氧饱和度有关[76]。

持续正压通气

建议术前使用 CPAP 治疗的患者术后恢复 CPAP 治疗至少 24 小时,以降低气道阻塞的风险[30]。一项随机试验表明,如果拔管后立即开始 CPAP,肺功能恢复更快,预后更好[77]。患者可以从先前设定的正气道压水平开始。如果水平未知,CPAP 可从 8 到 10cmH_2O 开始,并可调整至不再出现呼吸暂停、氧饱和度降低和鼾声。

对于术前未使用 CPAP 的患者,CPAP 的应用尚不明确。术后 CPAP 可能与低氧血症发作次数减少、再插管次数减少、在 ICU 停留的天数减少和肺炎发生率降低有关[78]。它可用于出现低氧血症、梗阻、呼吸暂停或低通气发作的特定患者。

一项研究分析了 CPAP 过程中加压空气是否是导致术后吻合口瘘的潜在风险。结果没有发现术后吻合口瘘发生率的增加,因此证实 CPAP 在术后即刻使用是安全的,并不会增加手术并发症的发生率[79]。

重症监护病房

胃旁路术后 OSA 患者是否需要进入 ICU 监护尚不清楚。围手术期强制性的 OSA 筛查和适当的 OSA 管理降低了减重手术后因呼吸问题转入 ICU 治疗的需求[80]。人们一致认为,至少应该有灵活、方便的重症监护设施可供使用。此外,美国减重与代谢外科学会建议在减重外科中心提供危重护理支持。减重外科中心应该为这些特定的患者设置必要的监测。

一项旨在评估 ICU 住院需要的回顾性研究不推荐术后常规转入 ICU,术后患者可以从 PACU 安全转移到外科病房[81]。一项大型研究中,减重手术后的 OSA 患者在 2 级病房(高度依赖病房)中接受管理。患者接受持续心电图、脉搏血氧测定和补氧监测。如果发生血氧饱和度下降，则使用CPAP。根据该方案，如果CPAP不能维持正常的饱和度，则将患者转移到ICU。如果病情稳定，患者在12~24小时后转移到普通病房。在作者看来，阻塞性睡眠呼吸暂停患者可以很好地耐受术后阶段，不需要转ICU[82]。

减重手术后转ICU的风险与男性、50岁以上患者、BMI>60kg/m²、需要再次手术的腹内并发症等有关[83]。

出院

虽然术后第一个晚上睡眠紊乱最为明显，但是经AHI测量发现术后第三个晚上，睡眠过程中的呼吸紊乱变得显著[84]。OSA患者在使用阿片类药物进行镇痛控制的所有术后时间中，该风险可能持续增加，这可能延长到几天（包括在最后一次服用后持续24小时的残余作用时间）。在这个风险增加的时期，应该坚持CPAP的使用，尽可能避免患者仰卧位。

没有规定出院的确切时间，根据主治医生的判断，每个患者的出院时间会有所不同。出院前应考虑OSA的严重程度和阿片类药物的需求。患者出院后，应由一位负责任的成年人进行观察，以便在紧急情况下采取必要的措施。通常，第一批需要考虑出院的患者是轻度OSA，PACU无呼吸事件，无麻醉镇痛，手术恢复良好的患者[85]。

总结

睡眠呼吸暂停与BMI增加有关，因此，在接受减重手术的病态肥胖患者中非常普遍。遗憾的是，在接受减重手术评估的患有阻塞性睡眠呼吸暂停（OSA）的肥胖患者中，有高达40%的人被漏诊。阻塞性睡眠呼吸暂停（OSA）与高发病率、呼吸时氧饱和度下降、呼吸衰竭、术后心脏事件和围手术期转ICU率相关。对肺功能的影响导致氧气消耗增加和血氧合减少。当OSA、肥胖和麻醉药物同时使用时，呼吸抑制和低氧血症的风险会大大增加。如果条件允许，这些患者在麻醉和镇痛时应避免使用呼吸抑制剂。阿片类药物、苯二氮䓬类药物、丙泊酚和其他麻醉药会增加手术期间呼吸并发症的风险，在术后更为明显。表17.1总结了OSA患者安全管理的建议。安全的手术过程始于术前

充分的筛查和诊断。此外，建议还包括充分的监测、体位、氧合和阿片类药物镇痛。对于曾使用过CPAP的患者和术前诊断为阻塞性睡眠呼吸暂停的患者，建议在术前进行CPAP治疗。此外，还应在诱导时和拔管后立即使用CPAP。该方案与更理想的肺功能状态相关。适当的术前评估、适当的围手术期手术和麻醉处理可将肥胖患者阻塞性睡眠呼吸暂停相关风险降到最低。

表 17.1　OSA 患者进行减重手术的围手术期管理建议

术前评估
- 医疗记录审查
- 针对OSA相关问题进行问诊
- 体格和气道检查
- 预测模型和问卷调查
如果高度怀疑OSA，可以进行多导睡眠监测
如果筛查阳性或既往诊断
术前管理
- 术前使用CPAP
- 困难气道的准备（不同大小和设计的喉镜片、视频辅助喉镜、纤维引导插管、插管管芯、清醒插管）
手术期间管理
- 采用25°~30°仰卧或其他非仰卧位预吸氧
- 诱导前和诱导期间使用CPAP
- 阿片类药物麻醉技术
- 避免使用呼吸抑制剂
- 足够的监控
- 只有在患者清醒且神经肌肉功能证实恢复后才拔管
术后处理
- 连续脉搏血氧、心电图和通气监测
- 拔管后立即CPAP
- 阿片类药物和多模式镇痛
- 采用非仰卧位

（夏泽锋　译）

参考文献

1. American Academy of Sleep Medicine. *International Classification of Sleep Disorders*, 3rd ed, American Academy of Sleep Medicine, Darien, IL, 2014.
2. Berry RB, Brooks R, Gamaldo CE, et al. *The AASM Manual for the Scoring of Sleep and Associated Events: Rules, Terminology and Technical Specifications*, version 2.4, American Academy of Sleep Medicine, Darien, IL, 2017.
3. Rasmussen JJ, Fuller WD, Ali MR. Sleep apnea syndrome is significantly underdiagnosed in bariatric surgical patients. *Surg Obes Relat Dis*. 2012;8(5):569–573.

4. Young T, Skatrud J, Peppard PE. Risk factors for obstructive sleep apnea in adults. *JAMA*. 2004;291(16):2013–2016.
5. Peppard PE, Young T, Barnet JH, Palta M, Hagen EW, Hla KM. Increased prevalence of sleep-disordered breathing in adults. *Am J Epidemiol*. 2013;177(9):1006–1014.
6. Tufik S, Santos-Silva R, Taddei JA, Bittencourt LRA. Obstructive sleep apnea syndrome in the Sao Paulo Epidemiologic Sleep Study. *Sleep Med*. 2010;11(5):441–446.
7. Dick A, Byrne TK, Baker M, Budak A, Morgan K. Gastrointestinal bleeding after gastric bypass surgery: nuisance or catastrophe? *Surg Obes Relat Dis*. 2010;6(6):643–647.
8. Haines KL, Nelson LG, Gonzalez R, et al. Objective evidence that bariatric surgery improves obesity-related obstructive sleep apnea. *Surgery*. 2007;141(3):354–358.
9. Sarkhosh K, Switzer NJ, El-Hadi M, Birch DW, Shi X, Karmali S. The impact of bariatric surgery on obstructive sleep apnea: a systematic review. *Obes Surg*. 2013;23(3):414–423.
10. Kaw R, Chung F, Pasupuleti V, Mehta J, Gay PC, Hernandez AV. Meta-analysis of the association between obstructive sleep apnoea and postoperative outcome. *Br J Anaesth*. 2012;109(6):897–906.
11. Pelosi P, Croci M, Ravagnan I, et al. The effects of body mass on lung volumes, respiratory mechanics, and gas exchange during general anesthesia. *Anesth Analg*. 1998;87(3):654–660.
12. Pelosi P, Croci M, Ravagnan I, et al. Respiratory system mechanics in sedated, paralyzed, morbidly obese patients. *J Appl Physiol*. 1997;82(3):811–818.
13. Ziemann-Gimmel P. Obstructive sleep apnoea and perioperative complications in bariatric patients. *Br J Anaesth*. 2011;107(2):273, author reply 273–274.
14. Mokhlesi B, Hovda MD, Vekhter B, Arora VM, Chung F, Meltzer DO. Sleep-disordered breathing and postoperative outcomes after bariatric surgery: analysis of the nationwide inpatient sample. *Obes Surg*. 2013;23(11):1842–1851.
15. Eastwood PR, Platt PR, Shepherd K, Maddison K, Hillman DR. Collapsibility of the upper airway at different concentrations of propofol anesthesia. *Anesthesiology*. 2005;103(3):470–477.
16. Chung SA, Yuan H, Chung F. A systemic review of obstructive sleep apnea and its implications for anesthesiologists. *Anesth Analg*. 2008;107(5):1543–1563.
17. Pattinson KTS. Opioids and the control of respiration. *Br J Anaesth*. 2008;100(6):747–758.
18. Dahan A, Sarton E, Teppema L, Olievier C. Sex-related differences in the influence of morphine on ventilatory control in humans. *Anesthesiology*. 1998;88(4):903–913.
19. Clyburn PA, Rosen M, Vickers MD. Comparison of the respiratory effects of i.v. infusions of morphine and regional analgesia by extra-dural block. *Br J Anaesth*. 1990;64(4):446–449.
20. Catley DM, Thornton C, Jordan C, Lehane JR, Royston D, Jones JG. Pronounced, episodic oxygen desaturation in the postoperative period: its association with ventilatory pattern and analgesic regimen. *Anesthesiology*. 1985;63(1):20–28.
21. Jones JG, Jordan C, Scudder C, Rocke DA, Barrowcliffe M. Episodic postoperative oxygen desaturation: the value of added oxygen. *J R Soc Med*. 1985;78(12):1019–1022.
22. Liao P, Yegneswaran B, Vairavanathan S, Zilberman P, Chung F. Postoperative complications in patients with obstructive sleep apnea: a retrospective matched cohort study. *Can J Anaesth*. 2009;56(11):819–828.
23. Ostermeier AM, Roizen MF, Hautkappe M, Klock PA, Klafta JM. Three sudden postoperative respiratory arrests associated with epidural opioids in patients with sleep apnea. *Anesth Analg*. 1997;85(2):452–460.
24. Rose AR, Catcheside PG, McEvoy RD, et al. Sleep disordered breathing and chronic respiratory failure in patients with chronic pain on long term opioid therapy. *J Clin Sleep Med*. 2014;10(8):847–852.
25. Robinson RW, Zwillich CW, Bixler EO, Cadieux RJ, Kales A, White DP. Effects of oral narcotics on sleep-disordered breathing in healthy adults. *Chest*. 1987;91(2):197–203.
26. Montravers P, Dureuil B, Desmonts JM. Effects of i.v. midazolam on upper airway resistance. *Br J Anaesth*. 1992;68(1):27–31.
27. Hersi AS. Obstructive sleep apnea and cardiac arrhythmias. *Ann Thorac Med*. 2010;5(1):10–17. Available from http://www.ncbi.nlm.nih.gov/pmc/articles/PMC2841803/
28. Ballantyne GH, Svahn J, Capella RF, et al. Predictors of prolonged hospital stay following open and laparoscopic gastric bypass for morbid obesity: body mass index, length of surgery, sleep apnea, asthma, and the metabolic syndrome. *Obes Surg*. 2004;14(8):1042–1050.
29. Perioperative Safety in the Longitudinal Assessment of Bariatric Surgery. *N Engl J Med*. 2009;361(5):445–454. Available from http://dx.doi.org/10.1056/NEJMoa0901836
30. Practice guidelines for the perioperative management of patients with obstructive sleep apnea: an updated report by the American Society of Anesthesiologists Task Force on Perioperative Management of Patients with Obstructive Sleep Apnea. *Anesthesiology*. 2014;120:268–286.
31. Kushida CA, Littner MR, Morgenthaler T, et al. Practice parameters for the indications for polysomnography and related procedures: an update for 2005. *Sleep*. 2005;28(4):499–521.
32. O'Keeffe T, Patterson EJ. Evidence supporting routine polysomnography before bariatric surgery. *Obes Surg*. 2004;14(1):23–26.
33. Carneiro G, Flório RTB, Zanella MT, et al. Is mandatory screening for obstructive sleep apnea with polysomnography in all severely obese patients indicated? *Sleep Breath*. 2012;16(1):163–168.
34. Sareli AE, Cantor CR, Williams NN, et al. Obstructive sleep apnea in patients undergoing bariatric surgery—a tertiary center experience. *Obes Surg*. 2011;21(3):316–327.
35. Lopez PP, Stefan B, Schulman CI, Byers PM. Prevalence of sleep apnea in morbidly obese patients who presented for weight loss surgery evaluation: more evidence for routine screening for obstructive sleep apnea before weight loss surgery. *Am Surg*. 2008;74(9):834–838.
36. Hallowell PT, Stellato TA, Schuster M, et al. Potentially life-threatening sleep apnea is unrecognized without aggressive evaluation. *Am J Surg*. 2007;193(3):364–367, discussion 367.
37. Ravesloot MJL, van Maanen JP, Hilgevoord AJ, van Wagensveld BA, de Vries N. Obstructive sleep apnea is underrecognized and underdiagnosed in patients undergoing bariatric surgery. *Eur Arch Otorhinolaryngol*. 2012;269(7):1865–1871.
38. Mechanick JI, Youdim A, Jones DB, et al. Clinical practice guidelines for the perioperative nutritional, metabolic, and nonsurgical support of the bariatric surgery patient—2013 update: cosponsored by American Association of Clinical Endocrinologists, the Obesity Society, and American Society for Metabolic & Bariatric Surgery. *Endocr Pract*. 2013;19(2):337–372. Available from http://www.ncbi.nlm.nih.gov/pmc/articles/PMC4140628/
39. Schumann R, Jones SB, Cooper B, et al. Update on best practice recommendations for anesthetic perioperative care and pain management in weight loss surgery, 2004–2007. *Obesity (Silver Spring)*. 2009 17(5):889–894.
40. Kolotkin RL, LaMonte MJ, Walker JM, Cloward TV, Davidson LE, Crosby RD. Predicting sleep apnea in bariatric surgery patients. *Surg Obes Relat Dis*. 2011;7(5):605–610.
41. Dixon JB, Schachter LM, O'Brien PE. Predicting sleep apnea and excessive day sleepiness in the severely obese: indicators for polysomnography. *Chest*. 2003;123(4):1134–1141.
42. Lee YH, Johan A, Wong KKH, Edwards N, Sullivan C. Prevalence and risk factors for obstructive sleep apnea in a multiethnic population of patients presenting for bariatric surgery in Singapore. *Sleep Med*. 2009;10(2):226–232.
43. Palla A, Digiorgio M, Carpenè N, et al. Sleep apnea in morbidly obese patients: prevalence and clinical predictivity. *Respiration*. 2009;78(2):134–140.
44. Chung F, Yegneswaran B, Liao P, et al. Validation of the Berlin questionnaire and American Society of Anesthesiologists checklist as screening tools for obstructive sleep apnea in surgical patients. *Anesthesiology*. 2008;108(5):822–830.
45. Schachter L. Respiratory assessment and management in bariatric surgery. *Respirology*. 2012;17(7):1039–1047.
46. Gupta RM, Parvizi J, Hanssen AD, Gay PC. Postoperative complications in patients with obstructive sleep apnea syndrome undergoing hip or knee replacement: a case-control study. *Mayo Clin Proc*. 2001;76(9):897–905.
47. Apfelbaum JL, Hagberg CA, Caplan RA, et al. Practice guidelines for management of the difficult airway: an updated report by the

American Society of Anesthesiologists Task Force on Management of the Difficult Airway. *Anesthesiology*. 2013;118(2):251–270.

48. Dixon BJ, Carden JR, Burn AJ, et al. Preoxygenation is more effective in the 25 degrees head-up position than in the supine position in severely obese patients: a randomized controlled study. *Anesthesiology*. 2005;102(6):1110–1115, discussion 1115A.

49. Gander S, Frascarolo P, Suter M, Spahn DR, Magnusson L. Positive end-expiratory pressure during induction of general anesthesia increases duration of nonhypoxic apnea in morbidly obese patients. *Anesth Analg*. 2005;100(2):580–584.

50. Whalen FX, Gajic O, Thompson GB, et al. The effects of the alveolar recruitment maneuver and positive end-expiratory pressure on arterial oxygenation during laparoscopic bariatric surgery. *Anesth Analg*. 2006;102(1):298–305.

51. Regional anesthesia for bariatric surgery. *Bariatric Times*. Available from http://bariatrictimes.com/regional-anesthesia-for-bariatric-surgery/

52. Multimodal analgesia in patients with morbid obesity. *Bariatric Times*. Available from http://bariatrictimes.com/multimodal-analgesia-in-patients-with-morbid-obesity/

53. Porhomayon J, Nader ND, Leissner KB, El-Solh AA. Respiratory perioperative management of patients with obstructive sleep apnea. *J Intensive Care Med*. 2014;29(3):145–153.

54. Mansour MA, Mahmoud AAA, Geddawy M. Nonopioid versus opioid based general anesthesia technique for bariatric surgery: A randomized double-blind study. *Saudi J Anaesth*. 2013;7(4):387–391.

55. Feld JM, Laurito CE, Beckerman M, Vincent J, Hoffman WE. Nonopioid analgesia improves pain relief and decreases sedation after gastric bypass surgery. *Can J Anaesth*. 2003;50(4):336–341.

56. Pawlik MT, Hansen E, Waldhauser D, Selig C, Kuehnel TS. Clonidine premedication in patients with sleep apnea syndrome: a randomized, double-blind, placebo-controlled study. *Anesth Analg*. 2005;101(5):1374–1380.

57. Tufanogullari B, White PF, Peixoto MP, et al. Dexmedetomidine infusion during laparoscopic bariatric surgery: the effect on recovery outcome variables. *Anesth Analg*. 2008;106(6):1741–1748.

58. Hofer RE, Sprung J, Sarr MG, Wedel DJ. Anesthesia for a patient with morbid obesity using dexmedetomidine without narcotics. *Can J Anaesth*. 2005;52(2):176–180.

59. Feld JM, Hoffman WE, Stechert MM, Hoffman IW, Ananda RC. Fentanyl or dexmedetomidine combined with desflurane for bariatric surgery. *J Clin Anesth*. 2006;18(1):24–28.

60. Ankichetty S, Wong J, Chung F. A systematic review of the effects of sedatives and anesthetics in patients with obstructive sleep apnea. *J Anaesthesiol Clin Pharmacol*. 2011;27(4):447–458.

61. Gonzalez AM, Romero RJ, Ojeda-Vaz MM, Rabaza JR. Intravenous acetaminophen in bariatric surgery: effects on opioid requirements. *J Surg Res*. 2015;195(1):99–104.

62. Govindarajan R, Ghosh B, Sathyamoorthy MK, et al. Efficacy of ketorolac in lieu of narcotics in the operative management of laparoscopic surgery for morbid obesity. *Surg Obes Relat Dis*. 2005 1(6):530–535, discussion 535–536.

63. Strum EM, Szenohradszki J, Kaufman WA, Anthone GJ, Manz IL, Lumb PD. Emergence and recovery characteristics of desflurane versus sevoflurane in morbidly obese adult surgical patients: a prospective, randomized study. *Anesth Analg*. 2004;99(6):1848–1853.

64. Juvin P, Vadam C, Malek L, Dupont H, Marmuse JP, Desmonts JM. Postoperative recovery after desflurane, propofol, or isoflurane anesthesia among morbidly obese patients: a prospective, randomized study. *Anesth Analg*. 2000;91(3):714–719.

65. Miller RJ, Gerhardt MA. Uvular edema secondary to snoring under deep sedation. *Anesth Prog*. 2006;53(1):13–16.

66. Rudra A, Chatterjee S, Das T, Sengupta S, Maitra G, Kumar P. Obstructive sleep apnoea and anaesthesia. *Indian J Crit Care Med*. 2008;12(3):116–123.

67. Taenzer AH, Pyke JB, McGrath SP, Blike GT. Impact of pulse oximetry surveillance on rescue events and intensive care unit transfers: a before-and-after concurrence study. *Anesthesiology*. 2010;112(2):282–287.

68. Stephan A, Schug AR. Postoperative pain management of the obese patient. *Best Pract Res Clin Anaesth*. 2011;25(1):73–81.

69. Sharma M, Mehta Y, Sawhney R, Vats M, Trehan N. Thoracic epidural analgesia in obese patients with body mass index of more than 30 kg/m² for off pump coronary artery bypass surgery. *Ann Card Anaesth*. 2010;13(1):28–33.

70. Angst MS, Ramaswamy B, Riley ET, Stanski DR. Lumbar epidural morphine in humans and supraspinal analgesia to experimental heat pain. *Anesthesiology*. 2000;92(2):312–324.

71. Hudcova J, McNicol E, Quah C, Lau J, Carr DB. Patient controlled opioid analgesia versus conventional opioid analgesia for postoperative pain. *Cochrane DB Syst Rev*. 2006;(4):CD003348.

72. Choi YK, Brolin RE, Wagner BK, Chou S, Etesham S, Pollak P. Efficacy and safety of patient-controlled analgesia for morbidly obese patients following gastric bypass surgery. *Obes Surg*. 2000;10(2):154–159.

73. Cottam DR, Fisher B, Atkinson J, et al. A randomized trial of bupivicaine pain pumps to eliminate the need for patient controlled analgesia pumps in primary laparoscopic Roux-en-Y gastric bypass. *Obes Surg*. 2007;17(5):595–600.

74. Cohen AR, Smith AN, Henriksen BS. Postoperative opioid requirements following Roux-en-Y gastric bypass in patients receiving continuous bupivacaine through a pump system: a retrospective review. *Hosp Pharm*. 2013;48(6):479–483.

75. Kamelgard JI, Kim KA, Atlas G. Combined preemptive and preventive analgesia in morbidly obese patients undergoing open gastric bypass: A pilot study. *Surg Obes Relat Dis*. 2005;1(1):12–16.

76. Jokic R, Klimaszewski A, Crossley M, Sridhar G, Fitzpatrick MF. Positional treatment vs continuous positive airway pressure in patients with positional obstructive sleep apnea syndrome. *Chest*. 1999;115(3):771–781.

77. Neligan PJ, Malhotra G, Fraser M, et al. Continuous positive airway pressure via the Boussignac system immediately after extubation improves lung function in morbidly obese patients with obstructive sleep apnea undergoing laparoscopic bariatric surgery. *Anesthesiology*. 2009;110(4):878–884.

78. Squadrone V, Coha M, Cerutti E, et al. Continuous positive airway pressure for treatment of postoperative hypoxemia: a randomized controlled trial. *JAMA*. 2005;293(5):589–595.

79. Huerta S, DeShields S, Shpiner R, et al. Safety and efficacy of postoperative continuous positive airway pressure to prevent pulmonary complications after Roux-en-Y gastric bypass. *J Gastrointest Surg*. 2002;6(3):354–358.

80. Hallowell PT, Stellato TA, Petrozzi MC, et al. Eliminating respiratory intensive care unit stay after gastric bypass surgery. *Surgery*. 2007;142(4):608–612, discussion 612.e1.

81. Grover BT, Priem DM, Mathiason MA, Kallies KJ, Thompson GP, Kothari SN. Intensive care unit stay not required for patients with obstructive sleep apnea after laparoscopic Roux-en-Y gastric bypass. *Surg Obes Relat Dis*. 2010;6(2):165–170.

82. Shearer E, Magee CJ, Lacasia C, Raw D, Kerrigan D. Obstructive sleep apnea can be safely managed in a level 2 critical care setting after laparoscopic bariatric surgery. *Surg Obes Relat Dis*. 2013;9(6):845–849.

83. Helling TS, Willoughby TL, Maxfield DM, Ryan P. Determinants of the need for intensive care and prolonged mechanical ventilation in patients undergoing bariatric surgery. *Obes Surg*. 2004;14(8):1036–1041.

84. Chung F, Liao P, Yegneswaran B, Shapiro CM, Kang W. Postoperative changes in sleep-disordered breathing and sleep architecture in patients with obstructive sleep apnea. *Anesthesiology*. 2014;120(2):287–298.

85. Seet E, Chung F. Management of sleep apnea in adults—functional algorithms for the perioperative period: continuing professional development. *Can J Anaesth*. 2010;57(9):849–864.

第18章

减重手术和 ICU 中的急性心血管并发症

Ashish K. Khanna and Piyush Mathur

简介

最近,随着需要住院的减重手术患者数量增加,减重手术需求空前增长,更需要的是重症监护病房(ICU)护理[1,2]。对于需要照顾这些患者的医生来说,问题有三个方面,首先,是肥胖的病理生理学及其导致的后果;其次,减重术后患者的严重并发症;最后,同样值得注意的是,这类手术过程中特有的外科和医学问题。本章特别关注减重术后急性期的心血管并发症(总发生率 1%~5%),其中最重要的并发症是深静脉血栓形成(DVT)和肺栓塞(PE)。根据国际减重手术注册处的数据,静脉血栓栓塞是减重手术后第二大常见的死亡原因(最常见的死亡原因是肠漏)[3],其他常见的并发症包括其他心肺并发症(1%~5%),呼吸系统损害(1%~2%),伤口并发症(1%~2%),肠梗阻(1%~2%),狭窄(3%~8%)和围手术期出血(0.3%)[4]。减重术后急性心血管事件尤为重要,因为它们是可以预防的,但是在术后发生时,其所致的死亡率却很高。

肥胖与心血管生理

减重手术通过减少胃体积从而引起解剖结构的改变,以减少脂肪吸收或增加饱腹感。但是,在术后当时,患者的体重指数(BMI)仍属于肥胖和病态肥胖类别。因此,术后患者仍面临着非手术肥胖患者发生的所有心血管生理病理的危险。

肥胖本身与心血管疾病息息相关[5]。据苏格兰健康调查显示[6],高达 37% 的肥胖患者(BMI>30kg/m²)和 21% 的超重患者(BMI>25~30kg/m²)伴有心血管疾病。在美国,许多研究证实了肥胖与心血管疾病之间存在的独立关联性[7-10]。因此,术前门诊应

考虑对患者进行适当的术前心血管评估,并根据专业的心血管专家建议进行优化。

高血压

肾脏、代谢、激素、遗传和血流动力学因素之间复杂的相互作用导致高血压的发生和发展。收缩压和舒张压几乎随着体重的增加呈线性增加。事实上,超过一半的肥胖人群具有一定程度的轻至中度高血压[11,12],这其中可能的机制是细胞外液量增加,胰岛素抵抗和高胰岛素血症继发的心排血量增加,从而导致交感神经驱动力增加和对去甲肾上腺素的反应[13]。随着高血压的慢性进展,左心室逐渐肥厚,最终造成非顺应性心室而导致心脏衰竭[11,12,14]。

冠状动脉疾病

肥胖,特别是中心性肥胖,是缺血性心脏病的有力预测指标[15]。文献报道,部分肥胖患者的心绞痛在影像学上没有冠状动脉闭塞证据,提示肥胖对缺血的发生有直接影响。相关并发症,例如糖尿病和脂质异常,在肥胖人群中更为普遍,这也间接导致冠状动脉疾病的发生率增加[13]。

血容量

在肥胖症中,血容量的增加不会按体重百分比而增加。大部分血液分布在脂肪丰富的器官上,相对的低血容量状态导致心输出量增加和高输出心力衰竭的状态[16,17]。

心律失常

患者自身代谢和电解质紊乱,使患者在减重手术后患心律紊乱的风险更高。这些疾病包括:高碳酸血症、过度利尿引起的钾流失,心脏脂肪浸润,阻塞性睡眠呼吸暂停,儿茶酚胺增加以及代偿性心室

肥大等[18-22]。

心功能不全

心脏功能障碍是肥胖症的直接后果。在过去，我们认为是心肌脂肪浸润导致的心功能障碍，而目前研究表明这可能是对病理学的过度简化而产生的误解[11,23]。在健康的肥胖个体中，观测心脏指数可发现双心室偏心肥大（左侧更多），在运动中使心脏高负荷时左心室舒张末期压力和容量（LVEDP）增加，射血分数持续异常升高[24,25]。在过去的三十年中，肥胖引起的心肌病的机制已得到更明确的定义。如前所述，体内多余脂肪会导致血容量和心输出量增加，从而导致心腔扩张，而这种关系几乎是线性的[15,26]。最先受累的是心脏舒张功能，其中心室壁应力和厚度增加，并伴有心室舒张功能障碍，最终心室壁继续增厚。为保持足够的血供，射血分数进一步增加，这种代偿性反应导致 LVEDP 升高和血压变化，导致肺部充血和水肿的发生。最终，代偿反应不堪重负，随着房室腔进一步增大，最终发生收缩性心力衰竭。在这些患者中，很大一部分并发其他心脏病，例如高血压和局部缺血性心脏病[15]。因此，肥胖引起心肌病是由舒张功能障碍转变为收缩功能障碍和衰竭的持续过程。因此，在围手术期需重点考虑肥胖症患者在减重手术之前心功能异常的持续时间，因为目前研究证实肥胖症的持续时间可能会独立地加重心脏功能障碍[25]。此外，肥胖患者的心功能不能承受运动压力或从坐姿到仰卧姿势的改变[27]，这将可能会导致手术成败和 ICU 的转归恶化的发生[11]。

减重手术和心血管危险因素的改变

肥胖引起的心血管病理变化可通过减轻体重来逆转，无论是通过药理学、饮食调节还是通过手术实现体重减轻[28]。体重减轻后，收缩压降低，舒张压也有一些较小的改变。此外，减重手术后 2 年，一部分患者（20%~40%）无须使用降压药即可达到良好的血压控制。然而，这些变化似乎是不可持续的，在一项为期 10 年的随访研究中表明，在终点随访时患者高血压比例与术前相当[29,30]。而对于血高甘油三酯血的水平降低到与通过药理学方法获得的水平相当，有时甚至更好。这些变化可能与术后期胰岛素抵抗的和糖尿病改善有关。有趣的是，这些变化在胃袖手术后更常见，甚至在手术

后数小时内开始，而这一阶段患者体重尚未减轻，这可能与肠分泌激素的变化有关[31]。与血压改变相比，这些变化更具有可持续性。在 10 年的随访中，大约 36% 的术前糖尿病患者在没有药物干预的情况下处于"非糖尿病"状态[32]。此外，减重手术减少了内脏脂肪的堆积，从而减少了与之相关的促炎指标。一些促炎因素导致心血管风险，包括加速动脉粥样硬化进程或发展不稳定的动脉粥样硬化斑块[31,33]。

减重术后急性心血管并发症

减重手术后，约有 1%~5% 的患者会发生心血管事件。它们可能与肥胖本身相关，是肥胖患者生理紊乱的一部分。其中重要的有早期和加速的冠状动脉粥样硬化[34]、心肌梗死或急性冠状动脉综合征[34,35]、充血性心力衰竭[36]、卒中[37,38]、心房颤动[39]和心源性猝死[40]。重要的是，急性心电事件的迹象可能很小，也可能伪装成其他事件，在重症监护病房和插管患者中尤其如此。

急性冠状动脉综合征（ACS）

与体重正常的患者相比，减重手术患者人群术后更容易发生急性冠状动脉综合征（ACS）。肥胖患者比非肥胖患者更有可能快速进展成冠状动脉钙化（CAC）[41,42]。内膜 - 中层厚度（IMT）增加[43,44]也与肥胖和内皮依赖性血管舒张功能障碍有关[45]。

在腹腔镜胃旁路手术中，二氧化碳气腹和反向特伦德伦伯卧位与术中心功能下降有关[46]。术后 1.5~2.5 小时内功能恢复，与开放式胃旁路术相比，未见任何不良影响[47]。

有趣的是，作为一种推断，尽管肥胖和减重手术后患者发生心血管并发症的风险增加，但这些事件的临床结果往往优于正常体重患者。其中，急性心肌梗死和急性代偿性心力衰竭所致的急性冠状动脉综合征（ACS）是上述并发症之一，其预后相对较好[48,49]。当急性冠状动脉事件发生时，唯一的表现可能是无反应性心动过速和心电图上的细微变化。传统的教学建议，任何不明原因的心动过速在减重术后的患者应该得到充分处理，重点是关注肠漏的发生。事实上，肠漏是这些患者术后死亡的最常见原因，并表现出极少和细微的体征，如无法解释的心动过速。在这些患者中，对任何超出常规的变化进行进一步检查应该是 ICU 监护医生和常

规护理人员应遵循的指导原则。

减重手术术后 ACS 的治疗基本上等同于急诊科流程[50]。同样的,治疗原则与普通人群没有特殊的区别。美国心脏协会(AHA)和美国心脏病学会(ACC)已发布了有关这方面的公认指南[51-53]。整个指南管理协议不在本章讨论的范畴,读者可参考所引用的指南。基本的原则是早期诊断、保护心肌、舒张血管、控制心律、预防血栓和稳定,对于 ST 抬高的急性心肌事件应随后进行早期经皮冠状动脉介入治疗(PCI)或纤维蛋白溶解(取决于在医院环境中 PCI 的早期可用性)。术后立即进行抗凝或抗血小板治疗存在出血风险,必须将其与发生心脏事件的风险进行权衡。

心脏衰竭

一般来说,减重手术患者发生失代偿性心力衰竭的风险较高,同时心脏应激源和围手术期液体平衡的改变也是很危险的。大多数的患者中在术前接受过 β 受体阻滞剂治疗[54]。另一点需要重点关注的是,在潜在的心室功能障碍和肾上腺素受体数量减少患者。如果未将 β 受体阻滞剂调整至合适的水平,则这些患者很容易倾向至 Frank-Starling 曲线的不利部位[55]。同时,术前水合状态也应重点关注,这些患者大多数依赖于静脉回流和左心室充盈压。术前用极低热量的饮食快速诱导减肥通常被用于减重手术。在最近的一项单中心前瞻性研究中,将病态肥胖患者与对照组患者进行对比,根据超声心动图得出下腔静脉直径和塌陷指数等指标发现肥胖患者在术前处于低血容量状态[56]。显然,在这些左心室不顺应的容量衰竭患者中,体液管理是一个微妙的平衡。

在肥胖患者中,平时可能不容易诱发心绞痛或充血性心力衰竭的症状,血压下降时充盈压升高可能是其最初主要表现,同时还伴有末端器官灌注不良及由此导致的缺血终末产物的积累。同样,仅使用中心静脉导管很难准确监测肥胖患者的充盈压力。相对于中央静脉导管,肺动脉导管的使用已在文献中反复争论过,但尚未证明能改善 ICU 的预后。最近的 Cochrane 数据库综述得出结论,肺动脉导管仅是一种诊断和血流动力学监测工具,而不是治疗性干预手段。一项针对 5 686 名患者的分析表明,肺动脉导管并没有改变死亡率、普通 ICU 住院时间(LOS)或费用[57]。

因此,在减重手术患者中,准确监测右心功能并在术后识别心脏衰竭是一项挑战。此外,几乎所有患者都存在舒张功能障碍和左室顺应性差而不能负荷过量液体。在过去,通过热稀释和 PAC 精确监测心输出量是常态。最近的文献显示了基于动脉脉搏轮廓分析的无创心输出量监测工具的良好结果。一项荟萃分析比较了新的心输出量监测方法与基于肺动脉的热解法。研究的五个系统是 FloTrac/Vigileo®,PiCCO®,LiDCO/PulseCO®,PRAM/MostCare® 和 Modelflow。作者认为,在血流动力学稳定的条件下,研究的五个半侵入性和非侵入性系统显示出可接受的准确性[58]。随着技术的不断改进,希望非侵入性心输出量监测将成为 ICU 减重手术患者的重要工具。

应当根据充盈压,实时监测心输出量和其他器官灌注的临床体征对维持体液平衡进行调整。综合分析数据,才能为 ICU 的液体负荷和预防心力衰竭提供最佳指导。

特别值得一提的是对于有严重肺动脉高压和术前右心衰证据的肥胖外科患者,基于实时超声心动图的液体管理是一种选择。重症监护室必须意识到的是这些患者术后解剖结构改变所带来的限制。大多数病例在术后初期经食管超声心动图清楚地排除上述并发症。这些患者可能会在术中从 PAC 放置中受益,并且继续使用 PAC 主导下的充盈压和肺动脉压并从中获益。

对在 ICU 的减重手术患者,失代偿性心力衰竭的管理原则已得到明确定义。即与非肥胖手术人群的管理相似[15]。

首先必须控制诱发因素,特别是高血压和房颤,以及在 ICU 经常发生的脓毒症。在某些与肥胖相关的心肌病的患者中,可能有必要启动房颤或房扑的心电复律。当阻塞性睡眠呼吸暂停严重且继发心力衰竭时,双水平气道正压可能会有所帮助。无论左室收缩功能如何,利尿剂都是治疗的关键。此外,当左室收缩功能受损时,血管紧张素转换酶抑制剂(ACEI)或血管紧张素受体阻滞剂(ARB)是需要考虑增加的成分。对于有严重左心室功能障碍的患者,也应谨慎考虑静脉给予低剂量的 β 受体阻滞剂或 α、β 联合阻滞剂以提高生存率。当左室收缩功能障碍患者在 ACEI/ARB 和 β 受体阻滞剂作用下没有达到预期效果时,地高辛是最后的补充治疗[15]。此外,一种心室辅助装置作为心脏移植的过渡亦见报道[59]。

心律失常

Shoemaker 等人的研究表明,在接受减重手术的患者中,房颤的发生率为 1.9%。发病率随年龄增长而增加且男性多见,但不随 BMI 的升高而增加[60]。如上所述,早期积极治疗新发房颤是必需的,尤其失代偿性心力衰竭发生时。治疗至少包括及时早期心脏复律和最低心率控制。过去曾报道过在麻醉时以及手术后因心律不齐和心搏骤停而导致的猝死,并呼吁在各级护理中提高警惕性[61]。此外,如手术需在右心室附近安装器械,这将引发术中严重的心脏应激性,也可能是 ICU 中需要牢记的一个要点[62]。在所有情况下,严重的血流动力学心律失常都需要根据标准的高级心血管生命支持(ACLS)指南进行积极的复苏,一旦情况稳定,应进行专科会诊咨询[63]。

深静脉血栓形成(DVT)和静脉血栓形成(VTE)

减重手术患者面临 DVT 和栓塞事件的风险不足为奇。如前所述,VTE 是减重手术之后第二常见的并发症。BMI>50kg/m^2 和躯干肥胖是导致 VTE 发生的主要诱因[64-66]。

肥胖患者表现出许多生理变化,存在静脉淤滞的风险,导致栓塞物质的形成和传播。这些改变包括久坐的生活方式,腹腔压力的增加以及下腔静脉的过重负担,以及叠加的危险因素,包括高龄、既往有静脉血栓栓塞的病史、卧床、静脉功能不全和淤滞、吸烟、含雌激素的口服避孕药、术后进行激素替代治疗、高凝状态、通气不足综合征和败血症性腹膜炎吻合口瘘。与心血管疾病危险因素本身一样,减重手术可以部分逆转其中一些变化;具体而言,术后患者的血纤蛋白原,tPA 和 PAI-1 显著降低,抗凝血酶Ⅲ缺乏症得到改善[64,65]。

导致 VTE 的血液内环境改变在整个围手术期持续存在,并因其他因素而进一步恶化,包括手术创伤的程度、手术时间、术后卧床时间和全身麻醉的使用。发生 VTE 的风险取决于外科手术的类型。值得注意的是,最近的一项研究认为,与肾切除术、肝切除术、结直肠切除术、脾切除术、胃切除术、胰切除术和食管切除术相比,减重手术后静脉血栓栓塞率较低(0.35%),这归因于减重外科医师比其他外科专科医师更严格地遵守静脉血栓栓塞预防指南[67]。

更具体地说,腹腔镜检查本身会导致高凝状态,而且在腹腔镜减重手术中,反向 Trendelenburg 位、气腹与下肢静脉停滞和由于静脉和下腔静脉受压而使静脉回流受损有关[68]。

2013 年,美国减重与代谢外科学会(ASMBS)临床问题委员会发表了一项关于减少减重手术患者 VTE 发生风险的预防措施的立场声明[69]。该委员会明确指出,没有Ⅰ类证据可提供指导有关减重手术患者中预防 VTE 的类型、严重程度或持续时间的证据。总结建议如下所述,并作为围手术期决策的参考。

1. 所有减重手术患者均处于 VTE 的中高风险,应采取预防 VTE 的方法。

2. 在减重手术后将患者列为高危 VTE 人群的因素可能包括高 BMI、高龄、卧床、既往 VTE、已知的高凝性疾病、肥胖低通气综合征、肺动脉高压、静脉淤积症、激素治疗、预计手术时间过长或开放手术以及男性。

3. 个体行为应制定并遵守预防 VTE 的协议。现有证据表明,遵守任何一种预防 VTE 的具体做法,将减少但不能消除作为减重手术并发症的 VTE。

4. 建议对所有减重手术患者进行适当的机械康复预防。在个别情况下(严重的淋巴水肿),下肢加压装置不实用,可能需要替代策略。

5. 建议所有减重手术患者尽早下床活动。

6. 应根据临床判断和出血风险,综合考虑机械康复预防和药物预防的结合。尽管有一些低水平的证据表明,仅对低风险患者进行机械康复预防可降低 VTE 的发生率(<0.4%),但多数减重数据支持使用药物预防和机械康复预防相结合可使总体 VTE 率<0.5%。

7. 关于药物预防的使用,文献中存在着相互矛盾的数据,但目前最高质量的数据表明,低分子肝素比普通肝素在不增加出血风险的情况下能提供更好的 VTE 预防。

8. 大多数出院后 VTE 事件发生在术后的 30 天内。应该考虑延长 VTE 的预防,但没有足够的数据推荐延长高危 VTE 患者出院后 VTE 预防的特定剂量或时间。

9. 不推荐使用 IVC 过滤器作为减重手术术前的唯一预防方法。对于经确定为 VTE 高风险和 VTE 相关并发症风险的高危患者,可考虑在放置过滤器的同时结合药物和机械康复预防。

特别注意事项

血管通路

血管通路是围手术期持续存在的问题。外周静脉通路总是很难获得,也不一定可靠。对于所有减重手术患者,术前都可以放置中心静脉导管(PICC)。这使麻醉医师可以可靠地获得血管通路,并可以使用另一个端口来施用血管活性药物和其他可能引起周围血栓性静脉炎的药物。在术后,如有需要,PICC 导管可作为输送 ICU 药物和肠胃外营养的入口。尽管使用常规中心静脉线(锁骨下或颈内静脉入路)的争论一直是存在的,但我们认为,在存在病态肥胖的改变和解剖困难的情况下,没有必要冒在中心静脉线插入过程中意外并发症的风险。如果手术后面对急性失代偿性减重手术患者,拥有可靠的 PICC 导管对于患者而言并没有什么害处。

监测

袖带血压计的无创血压监测往往由于袖带大小差异和使用前臂而不是手臂作为监测部位而不准确。因此,当血流动力学稳定性存在问题时,应使用留置动脉导管。

复苏

重症监护人员可能会面对在这些患者身上启动和进行心肺复苏(CPR)的情况。要实现有效的胸外按压,其难度是显而易见的。虽然 ICU 病床可能配备了更好的设备来优化按压,但对于住院的外科手术医师来说,挑战甚至更大。此外,气道管理可能更具挑战性,面罩通气困难,或术后胃蠕动较慢,插管更具困难。然而,来自文献的证据表明,患者的体重对生存率没有影响[70-72]。除了在物理上实现有效的心肺复苏术的技术困难之外,美国心脏协会和美国心脏病学会不推荐对这些患者进行基本和高级生命支持(BLS)和 ACLS 的任何特殊技术。

药物分布和剂量

肥胖会改变药物的分布和剂量模式。这些变化基本上涵盖了通常的脂溶性麻醉诱导剂,在这种情况下,以理想的体重配药初始大剂量和滴定至总体重的滴定法仍然适用。除非医生面临患者持续的继发性器官衰竭情况(肝,肾),否则在急性心血管代偿失调事件期间进行复苏药和药物干预不会要求调整药物剂量。

结论

肥胖是发达国家的一种现代流行病。减重手术已被证明可以改变和逆转大多数与肥胖相关的心血管危险因素,并改善患者的预后。减重外科手术的范围和复杂性不断增加。通过更好的患者筛查和教育,我们正朝着更好的短期和长期围手术期结果迈进。心血管并发症虽然不常见,但通常会造成严重的后果。外科医生、麻醉师和重症医师必须意识到、预期并准备好以精准和明确的方式处理这些并发症。

(黄昌明　译)

参考文献

1. Santry HP, Gillen DL, Lauderdale DS. Trends in bariatric surgical procedures. *JAMA*. 2005;294(15):1909–1917.
2. Schilling PL, Davis MM, Albanese CT, Dutta S, Morton J. National trends in adolescent bariatric surgical procedures and implications for surgical centers of excellence. *J Am Coll Surg*. 2008;206(1):1–12.
3. *Rationale for the surgical treatment of morbid obesity*. 2001. Available from http://www.asbs/html/rationale/rationale.html
4. Schauer P, Schirmer B. The surgical management of obesity. *Shwartz's Principles of Surgery*. New York, NY: McGraw-Hill; 2005:997–1016.
5. Pardo Silva MC, De Laet C, Nusselder WJ, Mamun AA, Peeters A. Adult obesity and number of years lived with and without cardiovascular disease. *Obesity (Silver Spring)*. 2006;14(7):1264–1273.
6. Adams JP, Murphy PG. Obesity in anaesthesia and intensive care. *Br J Anaesth*. 2000;85(1):91–108.
7. Manson JE, Willett WC, Stampfer MJ, et al. Body weight and mortality among women. *N Engl J Med*. 1995;333(11):677–685.
8. Garrison RJ, Castelli WP. Weight and thirty-year mortality of men in the Framingham Study. *Ann Intern Med*. 1985;103(6, pt 2):1006–1009.
9. Rabkin SW, Mathewson FA, Hsu PH. Relation of body weight to development of ischemic heart disease in a cohort of young North American men after a 26 year observation period: the Manitoba Study. *Am J Cardiol*. 1977;39(3):452–458.
10. Rimm EB, Stampfer MJ, Giovannucci E, et al. Body size and fat distribution as predictors of coronary heart disease among middle-aged and older US men. *Am J Epidemiol*. 1995;141(12):1117–1127.
11. Alexander JK. Obesity and cardiac performance. *Am J Cardiol*. 1964;14:860–865.
12. Bjerkedal T. Overweight and hypertension. *Acta Med Scand*. 1957;159(1):13–26.
13. Manson JE, Colditz GA, Stampfer MJ, et al. A prospective study of obesity and risk of coronary heart disease in women. *N Engl J Med*. 1990;322(13):882–889.
14. Mikhail N, Golub MS, Tuck ML. Obesity and hypertension. *Prog Cardiovasc Dis*. 1999;42(1):39–58.
15. Alpert MA, Hashimi MW. Obesity and the heart. *Am J Med Sci*. 1993;306(2):117–123.
16. Alexander JK. Obesity and circulation. *Mod Conc Cardiovasc Dis*. 1963;32:799–803.
17. Backman L, Freyschuss U, Hallberg D, Melcher A. Cardiovascular function in extreme obesity. *Acta Med Scand*. 1973;193(5):437–446.

18. Bharati S, Lev M. Cardiac conduction system involvement in sudden death of obese young people. *Am Heart J*. 1995;129(2):273–281.
19. Hubert HB, Feinleib M, McNamara PM, Castelli WP. Obesity as an independent risk factor for cardiovascular disease: a 26-year follow-up of participants in the Framingham Heart Study. *Circulation*. 1983;67(5):968–977.
20. Luce JM. Respiratory complications of obesity. *Chest*. 1980;78(4):626–631.
21. Shenkman Z, Shir Y, Brodsky JB. Perioperative management of the obese patient. *Br J Anaesth*. 1993;70(3):349–359.
22. Valensi P, Thi BN, Lormeau B, Paries J, Attali JR. Cardiac autonomic function in obese patients. *Int J Obes Relat Metab Disord*. 1995;19(2):113–118.
23. Amad KH, Brennan JC, Alexander JK. The cardiac pathology of chronic exogenous obesity. *Circulation*. 1965;32(5):740–745.
24. Agarwal N, Shibutani K, SanFilippo JA, Del Guercio LR. Hemodynamic and respiratory changes in surgery of the morbidly obese. *Surgery*. 1982;92(2):226–234.
25. Alaud-din A, Meterissian S, Lisbona R, MacLean LD, Forse RA. Assessment of cardiac function in patients who were morbidly obese. *Surgery*. 1990;108(4):809–818, discussion 18–20.
26. Alexander JK, Dennis EW, Smith WG, Amad KH, Duncan WC, Austin RC. Blood volume, cardiac output, and distribution of systemic blood flow in extreme obesity. *Cardiovasc Res Cent Bull*. 1962;1:39–44.
27. Paul DR, Hoyt JL, Boutros AR. Cardiovascular and respiratory changes in response to change of posture in the very obese. *Anesthesiology*. 1976;45(1):73–78.
28. Benraouane F, Litwin SE. Reductions in cardiovascular risk after bariatric surgery. *Curr Opin Cardiol*. 2011;26(6):555–561.
29. Adams KF, Schatzkin A, Harris TB, et al. Overweight, obesity, and mortality in a large prospective cohort of persons 50 to 71 years old. *N Engl J Med*. 2006;355(8):763–778.
30. Sjostrom L, Lindroos AK, Peltonen M, et al. Lifestyle, diabetes, and cardiovascular risk factors 10 years after bariatric surgery. *N Engl J Med*. 2004;351(26):2683–2693.
31. Poirier P, Cornier MA, Mazzone T, et al. Bariatric surgery and cardiovascular risk factors: a scientific statement from the American Heart Association. *Circulation*. 2011;123(15):1683–1701.
32. Adams TD, Pendleton RC, Strong MB, et al. Health outcomes of gastric bypass patients compared to nonsurgical, nonintervened severely obese. *Obesity (Silver Spring)*. 2010;18(1):121–130.
33. Brethauer SA, Heneghan HM, Eldar S, et al. Early effects of gastric bypass on endothelial function, inflammation, and cardiovascular risk in obese patients. *Surg Endosc*. 2011;25(8):2650–2659.
34. Madala MC, Franklin BA, Chen AY, et al. Obesity and age of first non-ST-segment elevation myocardial infarction. *J Am Coll Cardiol*. 2008;52(12):979–985.
35. Wolk R, Berger P, Lennon RJ, Brilakis ES, Somers VK. Body mass index: a risk factor for unstable angina and myocardial infarction in patients with angiographically confirmed coronary artery disease. *Circulation*. 2003;108(18):2206–2211.
36. Kenchaiah S, Evans JC, Levy D, et al. Obesity and the risk of heart failure. *N Engl J Med*. 2002;347(5):305–313.
37. Suk SH, Sacco RL, Boden-Albala B, et al. Abdominal obesity and risk of ischemic stroke: the Northern Manhattan Stroke Study. *Stroke*. 2003;34(7):1586–1592.
38. Towfighi A, Zheng L, Ovbiagele B. Weight of the obesity epidemic: rising stroke rates among middle-aged women in the United States. *Stroke*. 2010;41(7):1371–1375.
39. Wang TJ, Parise H, Levy D, et al. Obesity and the risk of new-onset atrial fibrillation. *JAMA*. 2004;292(20):2471–2477.
40. Duflou J, Virmani R, Rabin I, Burke A, Farb A, Smialek J. Sudden death as a result of heart disease in morbid obesity. *Am Heart J*. 1995;130(2):306–313.
41. See R, Abdullah SM, McGuire DK, et al. The association of differing measures of overweight and obesity with prevalent atherosclerosis: the Dallas Heart Study. *J Am Coll Cardiol*. 2007;50(8):752–759.
42. Kronmal RA, McClelland RL, Detrano R, et al. Risk factors for the progression of coronary artery calcification in asymptomatic subjects: results from the Multi-Ethnic Study of Atherosclerosis (MESA). *Circulation*. 2007;115(21):2722–2730.
43. de las Fuentes L, Waggoner AD, Mohammed BS, et al. Effect of moderate diet-induced weight loss and weight regain on cardiovascular structure and function. *J Am Coll Cardiol*. 2009;54(25):2376–2381.
44. Karason K, Wikstrand J, Sjostrom L, Wendelhag I. Weight loss and progression of early atherosclerosis in the carotid artery: a four-year controlled study of obese subjects. *Int J Obes Relat Metab Disord*. 1999;23(9):948–956.
45. Arkin JM, Alsdorf R, Bigornia S, et al. Relation of cumulative weight burden to vascular endothelial dysfunction in obesity. *Am J Cardiol*. 2008;101(1):98–101.
46. Nguyen NT, Wolfe BM. The physiologic effects of pneumoperitoneum in the morbidly obese. *Ann Surg*. 2005;241(2):219–226.
47. Nguyen NT, Ho HS, Fleming NW, et al. Cardiac function during laparoscopic vs open gastric bypass. *Surg Endosc*. 2002;16(1):78–83.
48. Rana JS, Mukamal KJ, Morgan JP, Muller JE, Mittleman MA. Obesity and the risk of death after acute myocardial infarction. *Am Heart J*. 2004;147(5):841–846.
49. Fonarow GC, Srikanthan P, Costanzo MR, Cintron GB, Lopatin M. An obesity paradox in acute heart failure: analysis of body mass index and in hospital mortality for 108,927 patients in the Acute Decompensated Heart Failure National Registry. *Am Heart J*. 2007;153(1):74–81.
50. Yiadom MY. Emergency department treatment of acute coronary syndromes. *Emerg Med Clin North Am*. 2011;29(4):699–710, v.
51. Wright RS, Anderson JL, Adams CD, et al. 2011 ACCF/AHA focused update incorporated into the ACC/AHA 2007 Guidelines for the Management of Patients with Unstable Angina/Non-ST-Elevation Myocardial Infarction: a report of the American College of Cardiology Foundation/American Heart Association Task Force on practice guidelines developed in collaboration with the American Academy of Family Physicians, Society for Cardiovascular Angiography and Interventions, and the Society of Thoracic Surgeons. *J Am Coll Cardiol*. 2011;57(19):e215–e367.
52. Anderson JL, Adams CD, Antman EM, et al. 2011 ACCF/AHA Focused Update Incorporated Into the ACC/AHA 2007 Guidelines for the Management of Patients With Unstable Angina/Non-ST-Elevation Myocardial Infarction: a report of the American College of Cardiology Foundation/American Heart Association Task Force on Practice Guidelines. *Circulation*. 2011;123(18):e426–e579.
53. Kushner FG, Hand M, Smith SC Jr, et al. 2009 focused updates: ACC/AHA guidelines for the management of patients with ST-elevation myocardial infarction (updating the 2004 guideline and 2007 focused update) and ACC/AHA/SCAI guidelines on percutaneous coronary intervention (updating the 2005 guideline and 2007 focused update) a report of the American College of Cardiology Foundation/American Heart Association Task Force on Practice Guidelines. *J Am Coll Cardiol*. 2009;54(23):2205–2241.
54. Mangano DT, Layug EL, Wallace A, Tateo I. Effect of atenolol on mortality and cardiovascular morbidity after noncardiac surgery. Multicenter Study of Perioperative Ischemia Research Group. *N Engl J Med*. 1996;335(23):1713–1720.
55. Merlino G, Scaglione R, Corrao S, et al. Association between reduced lymphocyte beta-adrenergic receptors and left ventricular dysfunction in young obese subjects. *Int J Obes Relat Metab Disord*. 1994;18(10):699–703.
56. Poso T, Kesek D, Aroch R, Winso O. Rapid weight loss is associated with preoperative hypovolemia in morbidly obese patients. *Obes Surg*. 2013;23(3):306–313.
57. Rajaram SS, Desai NK, Kalra A, et al. Pulmonary artery catheters for adult patients in intensive care. *Cochrane DB Syst Rev*. 2013;2:CD003408.
58. Schloglhofer T, Gilly H, Schima H. Semi-invasive measurement of cardiac output based on pulse contour: a review and analysis. *Can J Anaesth*. 2014;61(5):452–479.
59. Gill RS, Karmali S, Nagandran J, Frazier HO, Sherman V. Combined ventricular assist device placement with adjustable gastric band (VAD-BAND): a promising new technique for morbidly obese patients awaiting potential cardiac transplantation. *J Clin Med Res*. 2012;4(2):127–129.
60. Shoemaker MB, Gidfar S, Pipilas DC, et al. Prevalence and predictors of atrial fibrillation among patients undergoing bariatric surgery. *Obes Surg*. 2014;24(4):611–616.
61. Messerli FH. Cardiovascular effects of obesity and hypertension. *Lancet*. 1982;1(8282):1165–1168.

62. Perzanowski C. Ventricular fibrillation resulting from diaphragmatic stimulation during gastric bypass surgery. *Obes Facts.* 2012;5(5):648–650.

63. Vanden Hoek TL, Morrison LJ, Shuster M, et al. Part 12: cardiac arrest in special situations: 2010 American Heart Association guidelines for cardiopulmonary resuscitation and emergency cardiovascular care. *Circulation.* 2010;122(18)(suppl 3):S829–S861.

64. Goldhaber SZ, Savage DD, Garrison RJ, et al. Risk factors for pulmonary embolism. The Framingham Study. *Am J Med.* 1983;74(6):1023–1028.

65. Hamad GG, Bergqvist D. Venous thromboembolism in bariatric surgery patients: an update of risk and prevention. *Surg Obes Relat Dis.* 2007;3(1):97–102.

66. Buchwald H, Avidor Y, Braunwald E, et al. Bariatric surgery: a systematic review and meta-analysis. *JAMA.* 2004;292(14):1724–1737.

67. Mukherjee D, Lidor AO, Chu KM, Gearhart SL, Haut ER, Chang DC. Postoperative venous thromboembolism rates vary significantly after different types of major abdominal operations. *J Gastrointest Surg.* 2008;12(11):2015–2022.

68. Nguyen NT, Owings JT, Gosselin R, et al. Systemic coagulation and fibrinolysis after laparoscopic and open gastric bypass. *Arch Surg.* 2001;136(8):909–916.

69. ASMBS updated position statement on prophylactic measures to reduce the risk of venous thromboembolism in bariatric surgery patients. *Surg Obes Relat Dis.* 2013;9(4):493–497.

70. Bunch TJ, White RD, Lopez-Jimenez F, Thomas RJ. Association of body weight with total mortality and with ICD shocks among survivors of ventricular fibrillation in out-of-hospital cardiac arrest. *Resuscitation.* 2008;77(3):351–355.

71. White RD, Blackwell TH, Russell JK, Jorgenson DB. Body weight does not affect defibrillation, resuscitation, or survival in patients with out-of-hospital cardiac arrest treated with a nonescalating biphasic waveform defibrillator. *Crit Care Med.* 2004;32(9)(suppl):S387–S392.

72. DeSilva RA, Lown B. Energy requirement for defibrillation of a markedly overweight patient. *Circulation.* 1978;57(4):827–830.

第 19 章

减重手术后急性肾损伤

Shobana Sivan and Sankar D. Navaneethan

简介

减重手术已被证明是减肥和缓解肥胖糖尿病的一种有效和持久的治疗方法[1-3]。随着肥胖率的持续上升,减重手术的数量在过去十年中呈指数级增加,2001—2010 年期间,在医疗保险受益者中进行了大约 775 040 例手术[4]。在接受重大手术的患者中,约有 11% 发生急性肾损伤(AKI)[5]。研究也证明了 AKI 在各种减肥程序中的风险[6-8]。无论手术环境如何,人们都认识到 AKI 独立地与较差的临床结果相关,导致慢性肾脏疾病(CKD)的发展,需要长期透析、再住院和更高的死亡风险[9]。除了对以患者为中心的结果的不利影响之外,AKI 还与更高的医疗支出相关。本章回顾了 AKI 的负担及其危险因素(特别强调横纹肌溶解),AKI 的结局,以及减重手术后 AKI 的处理。

急性肾损伤的定义

减重手术后 AKI 的发生率在 2.8%~8.5%,这取决于研究中使用的定义(表 19.1)[6,7,10,11]。多年来,AKI 的发生率也有所改善,差异可以归因于更早发现更轻微的 AKI 和手术技术的改进。为了使急性肾损伤的定义标准化并更好地预测急性肾损伤,"肾脏疾病改善全球指南(KDIGO)"建议对急性肾损伤的定义如下:48 小时内血清肌酐升高 ≥0.3mg/dl;或已知或推定在过去 7 天内血清肌酐升高至 ≥ 基线的 1.5 倍;或 6 小时尿量 <0.5ml/(kg·h)。此外,根据血肌酐、尿量和是否需要肾脏替代治疗或透析,AKI 也被分为 1~3 期(1 期较轻,3 期较重)[12]。值得注意的是,减重手术后发现的 AKI 通常较轻。例如,在一组需要重症监护的减重手术患者中,17.5% 患有 AKI,大多数病例仅限于急性肾损伤 I 期(76.8%)[8]。大多数研究仅使用血清肌酐来确定 AKI 的发病率,因此低估了 AKI 的患病率。使用 KDIGO 最近对 AKI 的定义进行更大规模的研究是有必要的,以更好地理解问题的范围。

危险因素

术后 AKI 是一种严重的并发症,因此,了解导致 AKI 的因素至关重要。肥胖、合并症和用于治疗这些疾病的药物的相互作用增加了 AKI 的易感性。在这组患者中,合并疾病,如糖尿病、高血压和骨关节炎的患病率以及术前使用肾毒性药物的比例较高。在 Thakar 等人的一项研究中,在 491 例胃旁路手术后 AKI 患者中,40.9% 服用非甾体抗炎药,10.4% 与肾素 - 血管紧张素系统阻滞剂(如血管紧张素转换酶抑制剂(ACEI)或血管紧张素受体阻滞剂(ARB)和利尿剂)联合服用。与减重手术相关的 6 个因素,包括气腹、横纹肌溶解症和肾结石,都被认为在 AKI 的发生中起到了附加作用[13-15]。肥胖与慢性肾脏病有关,这可能容易导致随后的额外伤害。表 19.2 概述了减重手术后 AKI 的危险因素。

CKD 在普通人群中的患病率正在增加(患病率为 13%),CKD 患者发生 AKI 的风险更高[16]。此外,肾功能低下的患者也有发生其他内科并发症的风险。在分析了 2006—2008 年接受减重手术的 27 736 名患者后,Turgeon 等人报道,经糖尿病和高血压校正后,CKD 分期预示着更高的并发症发生率(每个较高 CKD 分期的比值比 =1.30)[17]。因此,接受减重手术的合并 CKD 患者应该得到关于发生 AKI 和其他住院并发症的风险的咨询,并密切监测 AKI 的发展。

表 19.1　减重手术后急性肾损伤（AKI）的发生率

作者	AKI 的标准	N	手术方式	设计	发病率
Weingarten 等[7]	改良 AKIN 在 72 小时内 Cr 增加 ≥0.3mg/dl	1 227	开放和腹腔镜手术	回顾，单中心	5.8%（n=71）
					剖腹手术占 2.3%（n=28）
					AKIN Ⅰ（n=66）
					腹腔镜手术占 3.5%（n=43）
					AKIN Ⅱ（n=3）
					AKIN Ⅲ（n=2）
Thakar 等[6]	72 小时内 Cr 增加 ≥50%	504	开放和腹腔镜手术	回顾，单中心	8.5%（n=42）；死亡率 0.45%（n=2）
Abdullah 等	72 小时内 Cr 增长 ≥0.3mg/dl	1 230	腹腔镜手术	回顾，单中心	2.3%（n=35）
					AKIN Ⅰ（n=24）
					AKIN Ⅱ（n=7）
					AKIN Ⅲ（n=4）
Sharma 等	住院期间 Cr 升高 1.4mg/dl 或 1 周内 Cr 升高 0.3mg/dl	1 800	腹腔镜手术	回顾，单中心	2.3%（n=42）

AKIN，急性肾损伤网络；Cr，肌酐；AKIN Ⅰ 期，血清 Cr1.5~1.9 倍基线或 ≥0.3mg/dl（ ≥26.5mmol/L）升高；AKIN Ⅱ 期，2.0~2.9 倍基线；AKIN Ⅲ 期，3.0 倍基线或血肌酐升至 ≥4.0mg/dl（ ≥353.6mmol/L）或开始肾脏替代治疗，或在>18 岁的患者中，EGFR 值降至 <35ml/dl/1.73ml。

表 19.2　急性肾损伤（AKI）的危险因素

危险因素
年龄 ≥50 岁
男性
BMI ≥50kg/m^2
已有慢性肾病
术中低血压
术前使用肾素 - 血管紧张素系统阻滞剂和利尿剂
手术时间>210 分钟
糖尿病
高血压
高脂血症

据报道，横纹肌溶解症在接受减重手术的患者中发病率较高，并伴随着其生化紊乱，显著增加了 AKI 的风险[18]。历史上，空肠回肠旁路手术的经验表明，减重手术可能会导致肾结石和肾脏疾病。由于副作用发生率不可接受，美国食品药物管理局（FDA）禁止空肠回肠旁路手术。在这组患者中，严重的高草酸尿被确定为肾脏问题的潜在原因。虽然一些现代减重手术与较低的肾结石风险相关，但

据报道，Roux-en-Y 胃旁路手术（RYGB）后尿草酸水平增加了两到三倍。人群水平的研究报告指出，与对照组（4.3%）相比，手术患者的新结石形成率显著增加（11.0%），在接受吸收不良手术的患者中更是如此[19]。腹腔镜手术加腹腔内注气被证明会导致一过性肾功能损害。实验研究指出，外源性肾实质压迫会导致肾小球滤过率（GFR）降低、肾血流量下降和急性少尿[14]。虽然这些变化在手术后立即可逆，但当它们被其他因素相互影响时，这些变化的影响尚不清楚。

结局

几项研究及其荟萃分析证实，与减重手术相关的术后死亡率较低[20]。研究调查了 AKI 对其他住院结局的影响，包括减重手术后的住院时间、资源利用和 ICU 入院情况（表 19.3）。Weingarten 等人的研究报道，92.9% 的术后 AKI 患者为 Ⅰ 期 AKI（血肌酐高于基线 0.3mg/dl，尿量 <0.5ml/kg/h，持续 6 小时）。7 项其他研究也报道了类似的数据。需要血液透析的严重急性肾损伤是罕见的，在大多数情况下，透析的需要与术后脓毒症所致多器官衰

表 19.3　减重手术后急性肾损伤(AKI)的结局

结果	Weingarten 等[7]			Thakar 等[6]			Morgan 等[8]		
住院时间中位数(天)	AKI5(IQR 3~7)	无 AKI 3(IQR 2~5)	P<0.01	AKI 4.0	无 AKI 2.7	P=0.000 3	AKI7(IQR 4~17)	无 AKI 4(2~6)	P<0.001
透析需求	–			–			7.1% P<0.001		
再入院	16.9%	9.9%	P=0.10	22.5%	14.7%	P=0.24	57.1%	36.8%	P<0.001
死亡率	–			4.8%	0%	P=0.007	5.8%	1.6%	P=0.02
输血	18.3%	2.1%	P<0.01	–			35.7%	8%	P<0.001

AKI,急性肾损伤;IQR,四分位数范围。

竭密切相关。在减重手术后发生 AKI 的患者中,超过 85% 的患者肾功能完全恢复。在一份报告中,所有 42 名经历了 AKI 的患者在手术后 6 个月内全部完全康复。另一方面,值得注意的是,AKI 患者更有可能出现其他手术并发症(16.9%)、输血(18.3%)和较长的住院时间[7]。如前所述,AKI 会导致 CKD 的发展,并与不良结局相关[21]。然而,尽管在减重手术中 AKI 后发生 CKD 的风险存在,但缺乏解决这一问题的正式研究。由于手术后的体重减轻还包括肌肉的减少,基于血肌酐估计肾小球滤过率可能不能可靠地评估减重手术后的肾功能[22]。如果需要,使用硫代氨基甲酸酯或碘海醇清除率测量的肾小球滤过率可以用来评估肾功能[23]。

横纹肌溶解综合征

横纹肌溶解是一种临床和生化综合征,与肌肉坏死和细胞内钾、磷、肌红蛋白、有机酸和肌酸激酶等释放到细胞外空间有关[24]。横纹肌溶解被认为由长时间制动、各种药物和毒素以及电解质异常引起。关于减重手术,横纹肌溶解症被描述为急性心肌梗死的诱因和致命的并发症。减重手术后横纹肌溶解症的发生率差异很大,这取决于手术是开放的还是腹腔镜的(分别为 10.7% 或 3.4%)。Chakravartty 等人所做的系统综述显示,在 145 例减重手术后报告的横纹肌溶解症患者中,根据手术类型的不同,发病率有所不同:胃旁路手术(77%)、十二指肠转流术(15%)、胃捆扎术(6%)、袖状胃切除术(1%)和垂直捆绑胃成形术(1%)[25]。减重手术后横纹肌溶解症患者 AKI 的发生率为 14%,但横纹肌溶解症的死亡率明显更高。

横纹肌溶解的公认危险因素包括男性、病态肥胖(BMI>50kg/m^2)和手术时间延长[26-31]。报告表明,过度的切石位置与减重手术后急性肾衰竭和横纹肌溶解的低风险密切相关。糖尿病、麻醉药物和围手术期药物,如丙泊酚、水杨酸盐、巴比妥酸盐、苯二氮䓬类、抗组胺药和阿片类药物,也与横纹肌溶解的风险增加有关[32]。在接受减重手术的患者中,许多这些因素并存,它们共同增加了横纹肌溶解症的发生率。横纹肌溶解的发病机制始于初始损伤导致三磷酸腺苷耗尽,钠钾 ATP 酶和钙 ATP 酶泵失效,导致细胞质内电离钙浓度增加,导致肌肉坏死[33]。由于坏死导致细胞内成分的释放,导致 AKI 和横纹肌溶解症的发生。横纹肌溶解性肾衰竭的主要机制是肌红蛋白管型造成的肾小管梗阻、容量耗竭、酸尿和自由基释放。

肌酸激酶(CK)水平可作为横纹肌溶解症的生化标志物[34]。当 CK 水平是正常上限的五倍时,即可作出诊断。最常见的电解质异常包括高钾血症、高磷血症和低钙血症,临床医生应该密切监测发生横纹肌溶解风险较高的患者的电解质。此外,在恢复过程中,钙从坏死组织中被动员,导致反跳性高钙血症。术后肌痛是肌坏死的主要症状,也是横纹肌溶解症 AKI 的良好预测因素。接受硬膜外麻醉的患者,其肌肉疼痛被掩盖,发生 AKI 的风险更高。在受压区域提供足量的填充物,通过分阶段手术来限制手术时间,积极的液体复苏、围手术期早期活动和停用他汀类药物是横纹肌溶解症的常用预防措施。然而,在围手术期识别横纹肌溶解症的高危患者和个体化的手术技术是预防 AKI 的最有益的措施。

AKI 早期检测的生物标志物

减重手术后 AKI 的早期检测有助于医疗保

健提供者对高风险患者实施早期干预。在过去的十年中，预测心脏手术后 AKI 的多种生物标志物已经在临床研究中得到验证。最近，FDA 批准了用于早期检测 AKI 的生物标记物[35]。研究显示，严重肥胖症患者减重手术后尿中性粒细胞明胶酶相关脂钙蛋白（NGAL）、肾损伤分子 1（Kim-1）和白细胞介素 -18（IL-18）水平升高，但血肌酐和尿白蛋白排泄量均无升高[36]。这些出现亚临床肾损伤的患者，尽管术后体重减轻，但仍监测到持续 1 年的生物标记物升高，表明无论减重手术后是否出现体重下降，都需要进行密切的长期随访。Koukoulaki 等人的另一项研究显示，在严重肥胖患者中，NGAL 水平在手术后最初几个小时内升高，并在血肌酐升高之前 2~3 天升高[37]。这种 NGAL 水平升高的临床意义值得商榷，在严重肥胖症患者中，生物标志物只能表明继发于肥胖的炎症性肾损害。此外，血清生物标记物水平的重要性值得怀疑，因为与瘦人相比，肥胖患者的血清生物标记物基线水平较高[38]。另一种观点认为，重要的是要认识到，尿液中 NGAL、IL-18 和 Kim-1 等生物标记物的水平仅次于它们在肾小管中的生成水平，因此它们应被视为持续肾损伤的标志物。这一领域的研究正在迅速发展，未来的研究应该着重于生物标志物在预测减重手术后 AKI 进程和结局中的作用。

AKI 的预防和治疗

现在很清楚，减重手术患者术后发生 AKI 具有预后意义，并与更高的医疗资源利用率和更高的死亡率相关。由于男性、高龄和病态肥胖等危险因素是不可改变的，识别高危个体对于预防 AKI 的发展至关重要。对有 AKI 风险的患者进行识别和预防性管理可能比治疗已发生的 AKI 有更好的结局。高危患者应根据他们将要接受的手术类型（开腹或腹腔镜）、手术中体位和术中使用的麻醉剂进行分类。他们的用药清单应该在手术前进行详细审查。术前使用 ACEI 和 ARB 会损害肾脏自动调节肾脏血流动力学突然变化的能力，在存在其他危险因素的情况下，它们使肾脏容易受到缺血性损害。术前使用他汀类药物可以降低非心脏手术后心脏事件的风险，甚至可能降低 AKI 的风险，但它在减重手术患者中的作用尚不清楚[39,40]。KDIGO 指南根据 AKI 的分期推荐治疗策略[12]。

对于有 AKI 风险的患者，应密切监测血肌酐和尿量。监测频率可以根据术后的临床病程进行个体化。

减重手术患者的 AKI 治疗类似于其他患者的术后 AKI 治疗，包括最佳容量管理、避免肾毒性药物（包括造影剂）和支持性护理。早期的内部肾病治疗小组的参与有助于为这些患者建立适当的护理。在围手术期预防 AKI 的目标导向疗法的基本策略是基于避免低血压、优化氧气输送的方案，包括严格的液体管理、在有适应证的情况下使用血管升压药，以及根据需要适当使用正性肌力药和血液制品。由于横纹肌溶解症本身是手术中潜在的致命性并发症，因此适当的容量置换治疗起着重要作用。根据临床实践指南的建议，在没有失血性休克的情况下，对于有 AKI 或 AKI 风险的患者，应该使用等渗晶体而不是胶体（白蛋白或淀粉）作为扩大血管内容量的初始处理。利尿剂可以考虑用于容量超负荷的患者，但它们不会改变 AKI 的进程或改善 AKI 患者的预后。支持性护理包括维持最佳营养状态，例如不需要透析的 AKI 患者每日能量摄入量为 84~125kJ（20~30kCal）/kg，蛋白质摄入量为 0.8~1.0g/（kg·d），需要透析的患者为 1.0~1.5g/（kg·d）。用药剂量应以肾功能水平为依据。在肾病小组会诊后，当危重患者电解质、液体和酸 - 碱平衡发生危及生命的变化时，启动肾脏替代治疗是合适的。

临床医生还应建议出院后摄入足够的液体，因为脱水和恶心通常会导致急性脱水而需要急诊治疗。同样重要的是监测患者的晚发性 AKI 和出院后门诊环境中 AKI 的治疗，因为 AKI 后的 CKD 并不少见，并可能会有长期的影响。

结论

减重手术后的 AKI 越来越受到重视，据报道，AKI 的症状通常较为温和，而不是需要透析支持的严重 AKI。对风险因素进行适当的筛查，包括导致 AKI 发生的高风险药物使用，是至关重要的。对于已确诊的 AKI 患者，临床医生应遵循临床实践指南来监测和处理肾损伤。发生 AKI 的患者应该在出院后进行监测，以确保 AKI 的治愈，而发展为 CKD 的患者则需要转诊到肾脏内科。

（郑朝辉　译）

　　　　　　　　　　　　　　第四篇　高危并发症防治

参考文献

1. Schauer PR, Bhatt DL, Kirwan JP, et al. Bariatric surgery versus intensive medical therapy for diabetes—3-year outcomes. *N Engl J Med*. 2014;370(21):2002–2013.
2. Sjostrom L, Narbro K, Sjostrom CD, et al. Effects of bariatric surgery on mortality in Swedish obese subjects. *N Engl J Med*. 2007;357(8):741–752.
3. Colquitt JL, Pickett K, Loveman E, Frampton GK. Surgery for weight loss in adults. *Cochrane DB Syst Rev*. 2014;8:CD003641.
4. Young MT, Jafari MD, Gebhart A, Phelan MJ, Nguyen NT. A decade analysis of trends and outcomes of bariatric surgery in Medicare beneficiaries. *J Am Coll Surg*. 2014;219(3):480–488.
5. Grams ME, Sang Y, Coresh J, et al. Acute kidney injury after major surgery: a retrospective analysis of Veterans Health Administration data. *Am J Kidney Dis*. 2016;67(6):872–880.
6. Thakar CV, Kharat V, Blanck S, Leonard AC. Acute kidney injury after gastric bypass surgery. *Clin J Am Soc Nephrol*. 2007;2(3):426–430.
7. Weingarten TN, Gurrieri C, McCaffrey JM, et al. Acute kidney injury following bariatric surgery. *Obes Surg*. 2013;23(1):64–70.
8. Morgan DJ, Ho KM. Acute kidney injury in bariatric surgery patients requiring intensive care admission: a state-wide, multicenter, cohort study. *Surg Obes Relat Dis*. 2015;11(6):1300–1306.
9. Mehta RL, Cerda J, Burdmann EA, et al. International Society of Nephrology's 0by25 initiative for acute kidney injury (zero preventable deaths by 2025): a human rights case for nephrology. *Lancet*. 2015;385(9987):2616–2643.
10. Abdullah HR, Tan TP, Vaez M, et al. Predictors of perioperative acute kidney injury in obese patients undergoing laparoscopic bariatric surgery: a single-centre retrospective cohort study. *Obes Surg*. 2016;26(7):1493–1499.
11. Sharma SK, McCauley J, Cottam D, et al. Acute changes in renal function after laparoscopic gastric surgery for morbid obesity. *Surg Obes Relat Dis*. 2006;2(3):389–392.
12. KDIGO Guidelines. Available from http://www.kdigo.org/clinical_practice_guidelines/pdf/KDIGO%20AKI%20Guideline.pdf
13. Chakravartty S, Sarma DR, Patel AG. Rhabdomyolysis in bariatric surgery: a systematic review. *Obes Surg*. 2013;23(8):1333–1340.
14. Cisek LJ, Gobet RM, Peters CA. Pneumoperitoneum produces reversible renal dysfunction in animals with normal and chronically reduced renal function. *J Endourol*. 1998;12(2):95–100.
15. Tarplin S, Ganesan V, Monga M. Stone formation and management after bariatric surgery. *Nat Rev Urol*. 2015;12(5):263–270.
16. Coresh J, Selvin E, Stevens LA, et al. Prevalence of chronic kidney disease in the United States. *JAMA*. 2007;298(17):2038–2047.
17. Turgeon NA, Perez S, Mondestin M, et al. The impact of renal function on outcomes of bariatric surgery. *J Am Soc Nephrol*. 2012;23(5):885–894.
18. Mognol P, Vignes S, Chosidow D, Marmuse JP. Rhabdomyolysis after laparoscopic bariatric surgery. *Obes Surg*. 2004;14(1):91–94.
19. Lieske JC, Mehta RA, Milliner DS, Rule AD, Bergstralh EJ, Sarr MG. Kidney stones are common after bariatric surgery. *Kidney Int*. 2015;87(4):839–845.
20. Fridman A, Moon R, Cozacov Y, et al. Procedure-related morbidity in bariatric surgery: a retrospective short- and mid-term follow-up of a single institution of the American College of Surgeons Bariatric Surgery Centers of Excellence. *J Am Coll Surg*. 2013;217(4):614–620.
21. Coca SG, Singanamala S, Parikh CR. Chronic kidney disease after acute kidney injury: a systematic review and meta-analysis. *Kidney Int*. 2012;81(5):442–448.
22. Navaneethan SD, Malin SK, Arrigain S, Kashyap SR, Kirwan JP, Schauer PR. Bariatric surgery, kidney function, insulin resistance, and adipokines in patients with decreased GFR: a cohort study. *Am J Kidney Dis*. 2015;65(2):345–347.
23. Jesudason DR, Clifton P. Interpreting different measures of glomerular filtration rate in obesity and weight loss: pitfalls for the clinician. *Int J Obes (Lond)*. 2012;36(11):1421–1427.
24. Vanholder R, Sever MS, Erek E, Lameire N. Rhabdomyolysis. *J Am Soc Nephrol*. 2000;11(8):1553–1561.
25. Chakravartty S, Sarma DR, Patel AG. Rhabdomyolysis in bariatric surgery: a systematic review. *Obes Surg*. 2013;23(8):1333–1340.
26. de Oliveira LD, Diniz MT, de Fatima HS, Diniz M, Savassi-Rocha AL, Camargos ST, Cardoso F. Rhabdomyolysis after bariatric surgery by Roux-en-Y gastric bypass: a prospective study. *Obes Surg*. 2009;19(8):1102–1107.
27. Lagandre S, Arnalsteen L, Vallet B, et al. Predictive factors for rhabdomyolysis after bariatric surgery. *Obes Surg*. 2006;16(10):1365–1370.
28. Ward MM. Factors predictive of acute renal failure in rhabdomyolysis. *Arch Intern Med*. 1988;148(7):1553–1557.
29. Youssef T, Abd-Elaal I, Zakaria G, Hasheesh M. Bariatric surgery: rhabdomyolysis after open Roux-en-Y gastric bypass: a prospective study. *Int J Surg*. 2010;8(6):484–488.
30. Collier B, Goreja MA, Duke BE III. Postoperative rhabdomyolysis with bariatric surgery. *Obes Surg*. 2003;13(6):941–943.
31. de Menezes Ettinger JE, dos Santos Filho PV, Azaro E, Melo CA, Fahel E, Batista PB. Prevention of rhabdomyolysis in bariatric surgery. *Obes Surg*. 2005;15(6):874–879.
32. Biswas S, Gnanasekaran I, Ivatury RR, Simon R, Patel AN. Exaggerated lithotomy position-related rhabdomyolysis. *Am Surg*. 1997;63(4):361–364.
33. Warren JD, Blumbergs PC, Thompson PD. Rhabdomyolysis: a review. *Muscle Nerve*. 2002;25(3):332–347.
34. Zager RA. Rhabdomyolysis and myohemoglobinuric acute renal failure. *Kidney Int*. 1996;49(2):314–326.
35. Food and Drug Administration. Available from http://www.fda.gov/NewsEvents/Newsroom/PressAnnouncements/ucm412910.htm
36. Xiao N, Devarajan P, Inge TH, Jenkins TM, Bennett M, Mitsnefes MM. Subclinical kidney injury before and 1 year after bariatric surgery among adolescents with severe obesity. *Obesity (Silver Spring)*. 2015;23(6):1234–1238.
37. Koukoulaki M, Spyropoulos C, Hondrogiannis P, et al. Neutrophil gelatinase-associated lipocalin as a biomarker of acute kidney injury in patients with morbid obesity who underwent bariatric surgery. *Nephron Extra*. 2013;3(1):101–105.
38. Catalan V, Gomez-Ambrosi J, Rodriguez A, et al. Six-transmembrane epithelial antigen of prostate 4 and neutrophil gelatinase-associated lipocalin expression in visceral adipose tissue is related to iron status and inflammation in human obesity. *Eur J Nutr*. 2013;52(6):1587–1595.
39. Brunelli SM, Waikar SS, Bateman BT, et al. Preoperative statin use and postoperative acute kidney injury. *Am J Med*. 2012;125(12):1195, 1204.e3.
40. Winchester DE, Wen X, Xie L, Bavry AA. Evidence of pre-procedural statin therapy a meta-analysis of randomized trials. *J Am Coll Cardiol*. 2010;56(14):1099–1109.

第 20 章

减重手术应用于肝硬化患者的安全性和疗效性

Hideharu Shimizu，Tomasz G. Rogula，and Philip R. Schauer

简介

肥胖与脂肪肝是息息相关的。随着全球肥胖率逐年升高，NAFLD 和 NASH 的发病率也不断攀升。在肥胖人群中，非酒精性脂肪性肝病（NAFLD）和非酒精性脂肪性肝炎（NASH）的患病率分别为 84%~96% 和 25%~55%[1]。其中约 1/4 的 NASH 患者最终可能发展为肝硬化，故 NASH 相关性肝硬化正逐渐成为肝硬化最常见的病因，且逐渐成为肝移植的适应证[2]。

对于任何原因导致的代偿期肝硬化而言，肥胖均可以加速其自然史的进展。而减重手术已被证明是唯一有效治疗病态肥胖的方法，可显著减轻体重、缓解与肥胖相关的代谢病和并发症：如糖尿病、高血压、血脂紊乱、睡眠呼吸暂停综合征和非酒精性脂肪性肝病（NAFLD）。因此，对一些同时符合肝移植适应证和减重手术适应证的肥胖终末期肝病患者（肝移植受体）可建议先实施减重手术[3]，腹腔镜减重手术可以增加其接受移植手术的可能性[4,5]。

在接受择期减重手术的患者中，除术前就已诊断的肝硬化病例之外，减重外科医生在术中才发现的肝硬化约占 1%~4%[6]。而由于肥胖率在全世界范围内的不断攀升，更多外科医生会在手术中间发现患者合并有肝硬化。按照 Child-Pugh 分级标准对肝功能储备的评价体系，肝硬化患者行腹部手术的围手术期风险是很高的。NAFLD/NASH 又可增加代谢性疾病和心血管疾病的发病率，这些都增加了围手术期并发症和死亡的风险。因此，对病态肥胖合并 NASH 相关性肝硬化患者实施减重手术比对由其他病因导致肝病的患者实施减重手术危险性更高。事实如此，一项大型临床研究表明，合并代偿期肝硬化或失代偿期肝硬化的患者对比非肝硬化患者在减重术后的住院死亡率更高（0.9% 或 16.3% vs 0.3%）[7]。

目前，尚缺乏关于肝硬化患者接受减重手术的风险与收益平衡证据，也未就最佳术式达成共识。Jan 等发表的一篇英文系统综述对该问题进行了小结[8]，该研究纳入 11 篇文献，共 122 例肝硬化患者，其中女性患者占 60.6%，平均年龄 49.6 岁，平均 BMI 值为 50.4kg/m²。绝大部分患者肝功能分级为 Child-Pugh A 级，3.4% 的患者为 Child-Pugh B 级，其中 7 例（5.7%）合并门静脉高压症。

这些肝硬化患者所接受的减重术式包括：Roux-en-Y 胃旁路术（RYGB）占 41.8%，袖状胃切除术（SG）占 33.6%，可调节胃束带术（AGB）占 12.3%，胆胰分流并十二指肠转位术（BPD/DS）占 12.3%。该系统综述发现总体并发症发生率为 21.3%，包括 6.6% 的肝脏功能失代偿，1.6% 的早期手术相关死亡率和 2.5% 的晚期手术相关死亡率。手术相关死亡率仅见于 RYGB 组和 BPD/DS 组，分别为 3.9% 和 20%。根据研究，SG 和 AGB 无手术相关死亡率。RYGB、SG、AGB 和 BPD/DS 的并发症发病率分别为 31.3%、14.6%、20% 和 13.3%。RYGB、SG、BPD/DS 和 AGB 的肝脏功能失代偿发生率分别为 3.9%、12.5%、13.3% 和 0。肝脏功能失代偿后的死亡率为 2.5%，仅见于 RYGB 和 BPD/DS。

Jan 等[8]的系统综述还表明，肝硬化患者接受减重手术的收益之一是获得理想的多余体重减轻率（EWL%）。因为很多移植手术不适用于 BMI 大于 40kg/m² 的患者，所以减重手术对病态肥胖合并终末期器官衰竭患者带来了接受器官移植希望[4]。有文献报道采取袖状胃切除术联合肝移植术治疗肥胖合并终末期肝病患者，不仅获得了有效的减重效果，并且移植术后代谢并发症发病率更低[9]。

手术减重可改善代谢性疾病,如2型糖尿病(T2DM)、血脂紊乱和高血压。现有研究表明,不同减重术式术后1年的EWL%为33%~73.4%,术后3年为67.7%,术后5年为39.6%。在2型糖尿病患者中,86.7%的患者的血糖控制得到改善,所需的降糖药减少,66.7%的患者达到临床缓解[10]。66.7%合并血脂紊乱的患者,与68.7%合并高血压病的患者皆取得临床改善。同时,减重手术也显示了终止甚至逆转肝损伤的潜力,减重术后转氨酶基本可降至正常范围。也有研究指出,减重术后进行肝脏活检发现肝脏组织纤维化改善和消退[11-12]。

上述研究的局限性在于样本量小,以及缺乏前瞻性比较研究。然而,接受腹腔镜减重手术的肝硬化患者必须经过谨慎评估,无明显禁忌性并发症,而且预估手术的收益(包括体重的大幅减轻和代谢并发症的改善)超过了风险。外科医生还应该在术前提出手术预案或术中重新考虑术式。以下建议是根据现有证据和专家意见提出的。

Roux-en-Y 胃旁路术(RYGB)

RYGB是世界上最被广泛接受的手术方式,即使是对于肝硬化的肥胖患者,经验丰富的外科医生也能快速、安全地实施腹腔镜RYGB,从而把手术压力最小化。RYGB的两个缺点是术后营养吸收不良和无法内镜检查。即使RYGB术后仅有轻度的营养吸收不良,对于肝功能失代偿患者而言仍可引发暴发性肝衰竭。对于术后肝功能衰竭风险非常高的患者,如Child-Pugh B级或失代偿期肝硬化的患者,尽管目前仍没有强有力的证据支持,这些患者也不应选择RYGB。为了尽量减少吸收不良以预防术后肝衰竭,应尽量减少旁路小肠的长度。一些外科医生对合并肝硬化患者采用比平常较短的胆胰支和Roux支吻合(例如50cm胆胰支加75cm的Roux支),以维持激素分泌和限制热量摄入,并最大限度减少吸收不良。但没有机制性研究来支持这种方法,还有待进一步研究。

另一个问题是无法进行常规胃镜检查。对于合并胃底静脉曲张的肝硬化患者,减重手术后仍需进入残胃进行内镜干预,也有必要进入胆胰支检查。因此,门脉高压症患者不适合RYGB,只能选择限制型术式。对于未合并门脉高压症的代偿期肝硬化的肥胖患者,RYGB似乎是一种合适的手术,但必须谨慎。

袖状胃切除术(SG)

腹腔镜袖状胃切除术作为病态肥胖的外科治疗选择,同时作为高风险或超级肥胖患者的一期手术,在世界范围内迅速流行起来。该手术更安全、侵入性更小,与RYGB相比,体重减轻和代谢指标改善方面相似,也不会导致吸收不良。然而,SG术后也会发生肝功能失代偿,与吸收不良型手术后肝功能失代偿相比(如RYGB和BPD/DS),它更可能是自限性而且不太可能发展为肝衰竭[8]。SG保留了正常的胃流出道和胆道,可行胃镜检查,以后若有必要也能修正为RYGB或BPD/DS。这对于因肥胖及其并发症而不适合肝移植的失代偿期肝硬化患者至关重要。已有报道患者经谨慎挑选后,同时接受SG与肝移植两个手术[9]。

门脉高压症通常被认为是减重手术的禁忌证。然而,一些接受过经颈静脉肝内门体分流术(TIPS)后且肝功能正常的患者,可以接受SG[13]。因为,TIPS术可以降低术中出血和围手术期并发症的风险。对于谨慎择期患者来说,术前进行TIPS似乎是一个优选的策略,这些患者还应该在肝病专家团队的帮助下进行管理。

虽然证据还远未明确,SG可能是肥胖合并肝硬化患者最安全的减重术式。合并严重胃食管反流病(GERD)和/或食管裂孔疝或Barrett食管的肥胖患者通常不建议接受SG,因为有难治性术后反流的风险。这些患者可以接受其他减重术式,并从外科医生的仔细评估中获益。

可调节胃束带术(AGB)

与其他减重术式相比,腹腔镜AGB风险更低,侵入性更小,可能对未合并门脉高压症的肝硬化患者有益。由于存在胃底静脉曲张风险,门脉高压症是AGB的禁忌。另一个安全隐患是植入异物而引起感染,特别是合并腹水患者[14]。

在手术获益方面,有研究报道14例代偿期肝硬化患者AGB术后12个月EWL%达61.3%,术后5年达39.55%,未出现手术相关死亡病例[12]。总体来说,AGB能达到的EWL%比较一般,且未产生激素对代谢性疾病的效应。合并NASH相关性肝硬化的肥胖患者比非肝硬化的肥胖患者更可能合并心血管和代谢性疾病。AGB 对肥胖合并肝硬化患者的体重和代谢指标的影响尚未得到很好的研究。在这一点上,AGB 可能是肥胖合并代偿期肝硬化患者的一个术式选择。

胆胰分流并十二指肠转位术（BPD/DS）

BPD/DS 是减轻体重、缓解代谢综合征、逆转 NAFLD 及其并发症最有效的减重术式。然而,该术式术后早期和晚期并发症的风险最大。由于吸收不良,增加了肝功能失代偿而衰竭的风险。根据一项系统综述[15],尽管罕见,接受 BPD/DS 的患者术后晚期会因肝衰竭死亡;一组小型研究报道肝硬化患者 BPD/DS 术后有 20% 的死亡率[8]。总之,针对肝硬化患者接受吸收不良型减重手术的结局还需要进行更深入研究。

结论

肝硬化患者接受减重手术是有效的,但与非肝硬化患者相比,其并发症发生率和死亡率更高。尽管目前数据有限,但就晚期死亡率(如肝衰竭)而言,限制性减重手术(SG 或 AGB)可能是最安全的手术。

对于仔细评估挑选的无门脉高压症的 Child-Pugh A 级代偿期肝硬化患者,SG 可能是可以获得良好结局且没有过高并发症发生率和死亡率的最佳减重术式。对于不适合 SG 的患者,RYGB 也是一个很好的选择。BPD/DS 的死亡率最高。总之,

外科医生应该为肝硬化的肥胖患者做好一切准备。

（李 震 译）

参考文献

1. Clark JM. The epidemiology of nonalcoholic fatty liver disease in adults. *J Clin Gastroenterol.* 2006;40(suppl 1):S5–S10.
2. Charlton MR, Burns JM, Pedersen RA, et al. Frequency and outcomes of liver transplantation for nonalcoholic steatohepatitis in the United States. *Gastroenterology.* 2011;141: 1249–1253.
3. Lazzati A, Iannelli A, Schneck AS, et al. Bariatric surgery and liver transplantation: a systematic review a new frontier for bariatric surgery. *Obes Surg.* 2015;25:134–142.
4. Lin MY, Tavakol MM, Sarin A, et al. Laparoscopic sleeve gastrectomy is safe and efficacious for pretransplant candidates. *Surg Obes Relat Dis.* 2013;9:653–658.
5. Takata MC, Campos GM, Ciovica R, et al. Laparoscopic bariatric surgery improves candidacy in morbidly obese patients awaiting transplantation. *Surg Obes Relat Dis.* 2008;4:159–164, discussion 164–165.
6. Brolin RE, Bradley LJ, Taliwal RV. Unsuspected cirrhosis discovered during elective obesity operations. *Arch Surg.* 1998;133:84–88.
7. Mosko JD, Nguyen GC. Increased perioperative mortality following bariatric surgery among patients with cirrhosis. *Clin Gastroenterol Hepatol.* 2011;9: 897–901.
8. Jan A, Narwaria M, Mahawar KK. A systematic review of bariatric surgery in patients with liver cirrhosis. *Obes Surg.* 2015;25:1518–1526.
9. Heimbach JK, Watt KD, Poterucha JJ, et al. Combined liver transplantation and gastric sleeve resection for patients with medically complicated obesity and end-stage liver disease. *Am J Transplantation.* 2013;13:363–368.
10. Shimizu H, Phuong V, Maia M, et al. Bariatric surgery in patients with liver cirrhosis. *Surg Obes Relat Dis.* 2013;9:1–6.
11. Kral JG, Thung SN, Biron S, et al. Effects of surgical treatment of the metabolic syndrome on liver fibrosis and cirrhosis. *Surgery.* 2004;135:48–58.
12. Woodford RM, Burton PR, O'Brien PE, Laurie C, Brown WA. Laparoscopic adjustable gastric banding in patients with unexpected cirrhosis: safety and outcomes. *Obes Surg.* 2015;25:1858–1862.
13. Kim JJ, Dasika NL, Yu E, Fontana RJ. Cirrhotic patients with a transjugular intrahepatic portosystemic shunt undergoing major extrahepatic surgery. *J Clin Gastroenterol.* 2009;43:574–579.
14. Wu R, Ortiz J, Dallal R. Is bariatric surgery safe in cirrhotics? *Hepatitis Monthly.* 2013;13:e8536.
15. Baltasar A, Serra C, Perez N, Bou R, Bengochea M. Clinical hepatic impairment after the duodenal switch. *Obes Surg.* 2004;14:77–83.

第 21 章

老年人减重手术

Eric Marcotte

近几十年,美国逐渐步入老龄化社会。2010年美国人口普查显示,65岁及以上老年人占总人口 13%(4 020 万),2030年这一比例将达到 19.3%(7 210 万),2050年则将高达 20.2%(8 850 万)[1]。2011年以来,由于 1946—1964 年的婴儿出生潮,社会老龄化的进程加快了步伐。

美国疾病预防控制中心(CDC)的数据显示,60岁及以上人口中肥胖占 35.4%,体质量指数(BMI)≥30kg/m²[2],其中非西班牙裔黑人占 48.5%;BMI≥35kg/m² 占 14%,其中有更高风险的西班牙裔和非西班牙裔黑人分别占 16.7% 和 20.1%[2];所有种族/西班牙裔人口中 3 级肥胖(BMI≥40kg/m²)的比例是 5.6%,但非西班牙裔黑人成年人中,该比例高达 9.5%。值得注意的是,在所有群体中 3 级肥胖有性别差异,女性发病率 8.3%,高于男性的 4.4%,其中具有最高风险的是非西班牙裔黑人女性,所占比例 12.1%[2]。

肥胖对老年人影响

肥胖会导致许多并发症,如 2 型糖尿病(T2DM)、阻塞性睡眠呼吸暂停综合征(OSA)、高血压病(HTN)、血脂异常以及增加一些癌症的发病率[3-5]。由于对关节持续存在过度的压力,肥胖还会导致骨关节炎(OA),出现行走障碍甚至残疾[5,6]。日常生活活动能力评定(Activities of daily living,ADL)是老年人独立生活能力和功能状态的评价指标[7]。Backholer 等对关于老年人肥胖与残疾之间关系的文献进行荟萃分析发现,相对于正常体重者,BMI≥35kg/m² 的患者 ADL 受限的风险增加(RR=1.76,95% CI:1.28~2.41)[6]。

研究也证明了肥胖会增加全因死亡率的风险。

Flegal 等对 97 项研究进行系统回顾和荟萃分析(研究病例数超过 288 万例,死亡病例数超过 27 万例),比较肥胖和正常体重个体全因死亡率风险,结果提示肥胖(所有级别)死亡率危险比(HR)为 1.18(95% CI:1.12~1.25),2 级和 3 级肥胖死亡率危险比为 1.29(95% CI:1.18~1.41)[8]。然而存在一种矛盾现象,在较为年轻(45 岁以下)的患者中,BMI 的增加可增高死亡率,但这种关联强度随着年龄增长反而减弱[9]。这种"老年人肥胖悖论"可以通过一种生存效应来解释,即容易出现肥胖相关并发症的患者比能活到老年的人死得更早,因此这些肥胖患者看似能够抵消肥胖的负面影响[3,10]。此外,衰老会导致肌肉减少,肌肉含量的逐渐减少同时伴随身体脂肪含量的增加,二者共同作用会导致骨骼肌减少型肥胖。这种身体成分的变化并不能通过 BMI 这样的测量方法得到体现:因为肌肉的重量高于脂肪,肌肉减少型肥胖反而会出现 BMI 下降。大量的队列研究也表明,骨骼肌减少型肥胖与死亡率的增加有关[10,11]。

研究证实减重手术可以有效降低肥胖人群的全因死亡率。Christou 等对 1 035 名接受 Roux-en-Y 胃旁路术(RYGB)或垂直绑带胃成形术(VBG)的患者与未接受减重手术的肥胖患者进行队列研究[12],经过 5 年的随访,结果发现减重手术组的死亡率为 0.68%,未接受减重手术组的为 6.17%(RR=0.11,95% CI:0.04~0.27),减重术后死亡率降低了 89%[12]。瑞典一项肥胖临床试验中,Sjostrom 等对 2 010 名接受过减重手术(胃束带、垂直绑带胃成形术或 Roux-en-Y 胃旁路术)的患者与一组接受非标准化常规治疗(包括生活方式干预、行为改变和无干预措施)的患者进行队列研究[13],经过长达 15 年的随访,单变量分析发现减重手术对总体死亡率影响的危险比为 0.76（95% CI:0.59~0.99），根据性别、年龄和危险因素进行调整后的总体死亡率危险比为 0.71（95% CI:0.56~0.95）

老年人减重手术

单中心研究

目前,减重手术是病态肥胖公认的有效的、安全的治疗方法,老年人的减重手术也取得了很大的进展。1977 年,Mason 等对接受 RYGB 手术的 50 岁以上老年患者与年轻人群进行队列研究,结果发现老年患者减重手术围手术期（30 天）死亡率明显高于年轻患者（分别为 8.0% 和 2.8%）,且减重效果比年轻患者低 40%[14]。基于以上结果他们发表声明:对于 50 岁以上的病态肥胖患者,不建议采用胃旁路手术[14]

2004 年,Sosa 等报道了腹腔镜 RYGB 的手术经验,比较 23 名 60 岁以上老年患者与 527 名年轻患者的手术减重效果,结果发现术后 2 年各种并发症明显缓解,多余体重（EWL）平均减少 65%,两组之间具有可比性[15]。虽然两组患者围手术期并发症发生率相似,但一位 63 岁患者死于双侧肺栓塞,使得老年组的死亡率为 4.3%,而 60 岁以下患者没有出现死亡病例[15]。

Sugerman 等比较过去 20 多年（1981—2003）50 例 60 岁以上（年龄 60.1~74.5 岁）老年人与 2 843 例年轻人的减重手术效果,结果发现,尽管老年人组的减重效果稍差,但多余体重的减少和并发症的缓解率与年轻组的相似[16]。研究病例的手术方式是多样的,包括水平胃成形术和垂直绑带胃成形术,大多数是 RYGB（95%）,76 例中 22 例（30%）是腹腔镜手术。尽管老年组合并症发生率（如 T2DM、OSA 和 HTN）更高,使得老年组有更高的手术风险,但无围手术期死亡[16]。

2009 年,Wittgrove 等报道了 5 年 120 例 60 岁及以上老年患者腹腔镜 Roux-en-Y 胃旁路术[17],他们同样发现老年患者有更多的合并症,62% 的患者有三种或更多的肥胖相关疾病,包括 T2DM、HTN、OSA、高胆固醇血症（HC）和高甘油三酯血症（HTG）[17]。术后随访 12 个月,无围手术期死亡,T2DM 的缓解率为 75%、HTN 的缓解率为 88%、OSA 的缓解率为 94%、HC 的缓解率为 83%、HTG 的缓解率为 92%,余下 82 例患者（68%）无合并症[17]。

2010 年,Willkomm 等比较 100 例 65 岁及以上患者和 1 374 例 65 岁以下患者的腹腔镜 RYGB 手术效果,结果提示两组减重效果相似[18]。虽然老年组更多的合并症增加了手术风险,但没有死亡病例出现,并发症的发生率也较低并与年轻组相似;两组 EWL 在术后一年均为 75%[18]。值得注意的是,老年组的住院时间多半天（1.97 天 vs 1.3 天）,而两组的再入院率相似（6.0% vs 7.4%）[18]。

Michaud 等介绍了他们 20 年（1992—2011）105 名 60 岁及以上老年患者胆胰分流/十二指肠转位术（BPD/DS）的经验,并将其减重效果与一组小于 55 岁年轻患者的减重效果进行比较[19]。结果发现老年患者合并症发病率同样更高,虽然老年组住院时间多 4 天[19],但两组死亡率（0.9%）和主要并发症发生率相同。平均随访 7.2 年,EWL 和合并症缓解相似,在标准的维生素和矿物质补充下,没有出现营养缺乏[19]。

Ramirez 等报道了 42 例 70 岁以上老年患者腹腔镜减重手术,其中腹腔镜可调节胃束带术（LAGB）22 例、袖状胃切除术（SG）12 例和 RYGB 8 例[20],没有死亡病例,1 年 EWL 为 47.7%,大部分患者合并症得到改善。作者特别指出,对于有深静脉血栓形成（DVT）或肺栓塞（PE）病史的患者,有淋巴水肿、BMI ≥ 60kg/m² 以及长期坐轮椅的患者,术前应放置下腔静脉滤器[20]。

最后,这两项研究报道了超级肥胖老年人腹腔镜减重手术的效果。Daigle 等对 30 名 65 岁及以上 BMI ≥ 50kg/m² 老年患者的减重效果进行研究（RYGB 16 例,SG 6 例,LAGB 8 例）[21],结果没有死亡病例,10% 的患者出现主要并发症（其中 DVT/PE 2 例）,大多数患者合并症得到明显改善或彻底缓解,EWL 为 45%。McGlone 等也证明了腹腔镜减重手术对超级肥胖老年人的安全性和有效性[22]。

多中心研究

第一个具有里程碑意义的多中心研究由 Flum 等于 2005 年发表。他们回顾性研究了 1996—2002 年美国国家医疗保险数据库中的减重手术数据,通过 CPT 编码确定 16 155 名患者进行了减重手术治疗（均为开放手术,其中 80% 为 RYGB）[23],其中 65~74 岁老年人 1 381 例（8.6%）,75 岁以上 136 例（0.8%）[23]。结果发现 65 岁以上患者具有较高的 Charlson 合并症指数[24],这导致老年患者有 4.8% 的围手术期死亡率(75 岁以上患者死亡率达 19.1%),年轻患者死亡率仅为 1.7%[23]。一个重要发现是围手术期死亡率与外科医师每年减重手术量直接相关。当一名外科医师每年至少做 36 台减重手术时,围手术期死亡率明显下降。因此他们推荐老年肥胖患者到大型医疗中心行手术治疗[23]。如前所述,这些较高风险的医保人群都是行开放性减重手术,这会增加并发症的发生率(见下文)。以这项研究为基础,2006 年 2 月,医疗和医助服务中心(CMS)批准医疗保险范围覆盖所有年龄阶段肥胖患者(包括 65 岁及以上)的减重手术,只要他们的手术是在一个具有高手术数量的、通过卓越中心(COE)认证的中心进行[25]。

Varela 等对大学健康系统联盟(UHC)的临床数据库进行回顾性研究,报告了美国 99 个医学中心 49 275 例减重手术病例,其中 60 岁以上老年患者 1 339 例,占所有减重手术 2.7%[26]。同样,研究发现老年患者有更多合并症,手术风险也因此增加[27]。老年患者 LOS 明显延迟(4.9 天 vs 3.8 天),另外,60 岁以上患者有更高的围手术期死亡率,为 0.7%,而年轻患者为 0.3%[26]。死亡病例大多为开放减重手术,亚组分析显示,428 例腹腔镜手术(70% 为 RYGB)没有围手术期死亡[26]。

一项 2015 年的研究更新报告显示,2009—2013 年美国 136 个医学中心共开展 6 105 例老年减重手术,占减重手术总数 10.1%[28]。研究人员同样发现老年患者(60 岁以上)比年轻患者有更多的合并症,因而有更高的手术风险,住院死亡率也明显增高(0.11% vs 0.05%)。作者认为围手术期死亡率得以显著降低(老年组 0.7%~0.11%,年轻组 0.3%~0.05%)与腹腔镜技术的开展及减重手术量的增加有关,而腹腔镜技术的开展和减重手术量的增加已被证明可以改善临床结果[23,25,28,29]。

Dorman 等对美国外科学会国家外科质量改进计划(ACS NQIP)的分析也发现相似的结果。他们回顾了 2005—2009 年的 48 378 例减重手术,其中 65 岁以上 1 994 例(4.1%)。总围手术期死亡率 0.15%,但 65~69 岁患者的死亡率更高,为 0.4%,70 岁以上患者为 0.6%[30]。然而,年龄较大的这两组患者较年轻患者在手术时有更多的合并症,这也解释了较差(但仍可接受)的结果是由于较高的手术风险造成的[30]。

Spaniolas 等对 2010—2011 年 1 005 名 65 岁以上接受 RYGB 或袖状胃切除术(SG)患者的数据进行分析[31],结果显示,尽管多种合并症会增加手术的风险(T2DM 占 54%,美国麻醉医师协会分级 3 级或 4 级占 86%),两组手术病例的围手术期死亡率仅 0.6%,9% 的病例发生了轻微并发症[27,31]。Qin 等的研究报道了相似的结果[32]。

最后,Benotti 等对肥胖结局纵向研究数据库(BOLD)中 81 751 例接受 RYGB(93% 的病例为腹腔镜手术)的患者进行回顾性研究,结果提示围手术期总死亡率为 0.15%,而 60~69 岁患者(n=9 554)这一比例上升至 0.35%[33],70~75 岁患者(n=733)这一比例上升至 0.55%,而 0.55% 的比例是可接受的[33]。值得注意的是,据报道 Medicare 和 Medicaid 患者围手术期死亡率为 0.28%,高于本研究的整体死亡率 0.15%。这进一步印证 Flum 等报道的队列研究中死亡率较高的结果[23,33]。本研究也表明了合并症(如 2 型糖尿病、高脂血症、残疾和缺血性心脏病)增加了手术风险,而这些疾病被反复证实在老年人中更为普遍[3,15,16,18,23,26,28,30,32-35]。

许多确定因素可以改善老年人减重手术效果。首先,相对于开腹手术,腹腔镜手术已被证实可缩短住院时间,减少并发症的发生率(疝气、肺炎和静脉血栓等),有更快的术后康复和更好的生活质量[36-38]。一项随机对照试验表明:开腹 RYGB 手术后在休息、咳嗽和活动时的疼痛评分明显高于腹腔镜术后[39]。腹腔镜 RYGB 手术相对于开腹手术患者通过自控镇痛(PCA)需要更少的吗啡(分别为 46mg 和 76mg),而减少吗啡用量可以降低呼吸抑制,改善肺功能和氧合,增加术后下床活动,减少肺不张的发生[39]。多模式镇痛,如酮咯酸和对乙酰氨基酚的使用,也减少了阿片类药物应用[40-42],而这可有效减少恶心等症状,从而减少止吐药物的使用[43]。执行加速康复措施的目的是缩短住院时间(以及降低住院时间延长的风险)和防止再入院[44,45]。这些措施包括:术后早期活动(在患者转到普通病房后数小时内),避免使用胃管和腹腔引流管,以及标准化的血栓预防措施等。

与年轻患者一样,老年患者接受减重手术前进行全面的术前检查和优化手术方案至关重要。应对老年患者进行独立评估,以确保手术收益能够优于患者所承担的相关风险[3]。所有患者都应及时接受癌症筛查。如果出现临床症状,应该对残疾和功能能力进行全面评估,并且对行动不便患者延长预防血栓的治疗。

在年轻患者中,认知障碍会导致减重术后体

重下降不理想,降低术后减重管理的依从性[46,47]。在减重术前进行客观的神经心理学测试非常重要。如肥胖外科纵向评估(LABS)项目所述,IntegNeuro 是一个计算机化的认知测试组合,评估多个领域的功能,包括注意力、执行功能、记忆和语言[48]。自我报告和小型精神状态检查(MMSE)对认知障碍筛查效果较差[48,49]。尽管老年肥胖人群认知功能尚未得到专门研究,但由于其手术风险较高,对老年患者进行标准化认知评估,以筛查可能影响减重效果的不利因素是非常重要的。

如上所述,肌肉减少型肥胖与死亡率增加有关[10,11]。然而,最近一项 23 名肌肉减少型肥胖和 46 名非肌肉减少型肥胖患者的研究发现,两组患者减重手术的临床结果(包括并发症、EWL 以及合并症的缓解)相似[50]。有趣的是在术后 1 年,两组患者骨骼肌含量相同[50]。基于这项小型研究,不应将肌肉减少型肥胖视为减重手术的禁忌证;相反,手术实际上可能改善病情。当然,我们也需要更多研究来证实这一发现。

在评估老年患者是否可以进行减重手术时,年龄往往会成为肥胖患者获得有效的减重治疗的障碍。因此,不要仅仅关注患者的实际年龄,对合并症和生理年龄的评估更加重要。年龄毕竟只是一个数字。

(吴东波　译)

参考文献

1. Vincent GK, Velkoff VA, U.S. Census Bureau. *The next four decades: the older population in the United States: 2010 to 2050.* Washington, DC: U.S. Dept. of Commerce, Economics and Statistics Administration, U.S. Census Bureau; 2010.
2. Ogden CL, Carroll MD, Kit BK, Flegal KM. Prevalence of childhood and adult obesity in the United States, 2011–2012. *JAMA.* 2014;311(8):806–814.
3. Cetin DC, Nasr G. Obesity in the elderly: more complicated than you think. *Cleve Clin J Med.* 2014;81(1):51–61.
4. Aminian A, Daigle CR, Romero-Talamas H, et al. Risk prediction of complications of metabolic syndrome before and 6 years after gastric bypass. *Surg Obes Relat Dis.* 2014;10(4):576–582.
5. Zamboni M, Mazzali G, Zoico E, et al. Health consequences of obesity in the elderly: a review of four unresolved questions. *Int J Obes (Lond).* 2005;29(9):1011–1029.
6. Backholer K, Wong E, Freak-Poli R, Walls HL, Peeters A. Increasing body weight and risk of limitations in activities of daily living: a systematic review and meta-analysis. *Obes Rev.* 2012;13(5):456–468.
7. Salvador-Carulla L, Gasca VI. Defining disability, functioning, autonomy and dependency in person-centered medicine and integrated care. *Int J Integr Care.* 2010;10(suppl):e025.
8. Flegal KM, Kit BK, Orpana H, Graubard BI. Association of all-cause mortality with overweight and obesity using standard body mass index categories: a systematic review and meta-analysis. *JAMA.* 2013;309(1):71–82.
9. Stevens J, Cai J, Pamuk ER, Williamson DF, Thun MJ, Wood JL. The effect of age on the association between body-mass index and mortality. *N Engl J Med.* 1998;338(1):1–7.
10. Oreopoulos A, Kalantar-Zadeh K, Sharma AM, Fonarow GC. The obesity paradox in the elderly: potential mechanisms and clinical implications. *Clin Geriatr Med.* 2009;25(4):643–659, viii.
11. Atkins JL, Whincup PH, Morris RW, Lennon LT, Papacosta O, Wannamethee SG. Sarcopenic obesity and risk of cardiovascular disease and mortality: a population-based cohort study of older men. *J Am Geriatr Soc.* 2014;62(2):253–260.
12. Christou NV, Sampalis JS, Liberman M, et al. Surgery decreases long-term mortality, morbidity, and health care use in morbidly obese patients. *Ann Surg.* 2004;240(3):416–423; discussion 423–434.
13. Sjostrom L, Narbro K, Sjostrom CD, et al. Effects of bariatric surgery on mortality in Swedish obese subjects. *N Engl J Med.* 2007;357(8):741–752.
14. Printen KJ, Mason EE. Gastric bypass for morbid obesity in patients more than fifty years of age. *Surg Gynecol Obstet.* 1977;144(2):192–194.
15. Sosa JL, Pombo H, Pallavicini H, Ruiz-Rodriguez M. Laparoscopic gastric bypass beyond age 60. *Obes Surg.* 2004;14(10):1398–1401.
16. Sugerman HJ, DeMaria EJ, Kellum JM, Sugerman EL, Meador JG, Wolfe LG. Effects of bariatric surgery in older patients. *Ann Surg.* 2004;240(2):243–247.
17. Wittgrove AC, Martinez T. Laparoscopic gastric bypass in patients 60 years and older: early postoperative morbidity and resolution of comorbidities. *Obes Surg.* 2009;19(11):1472–1476.
18. Willkomm CM, Fisher TL, Barnes GS, Kennedy CI, Kuhn JA. Surgical weight loss >65 years old: is it worth the risk? *Surg Obes Relat Dis.* 2010;6(5):491–496.
19. Michaud A, Marchand GB, Nadeau M, et al. Biliopancreatic diversion with duodenal switch in the elderly: long-term results of a matched-control study. *Obes Surg.* 2016;26(2):350–360.
20. Ramirez A, Roy M, Hidalgo JE, Szomstein S, Rosenthal RJ. Outcomes of bariatric surgery in patients >70 years old. *Surg Obes Relat Dis.* 2012;8(4):458–462.
21. Daigle CR, Andalib A, Corcelles R, Cetin D, Schauer PR, Brethauer SA. Bariatric and metabolic outcomes in the super-obese elderly. *Surg Obes Relat Dis.* 2016;12(1):132–137.
22. McGlone ER, Bond A, Reddy M, Khan OA, Wan AC. Super-obesity in the elderly: is bariatric surgery justified? *Obes Surg.* 2015;25(9):1750–1755.
23. Flum DR, Salem L, Elrod JA, Dellinger EP, Cheadle A, Chan L. Early mortality among Medicare beneficiaries undergoing bariatric surgical procedures. *JAMA.* 2005;294(15):1903–1908.
24. Deyo RA, Cherkin DC, Ciol MA. Adapting a clinical comorbidity index for use with ICD-9-CM administrative databases. *J Clin Epidemiol.* 1992;45(6):613–619.
25. Nguyen NT, Paya M, Stevens CM, Mavandadi S, Zainabadi K, Wilson SE. The relationship between hospital volume and outcome in bariatric surgery at academic medical centers. *Ann Surg.* 2004;240(4):586–593, discussion 593–594.
26. Varela JE, Wilson SE, Nguyen NT. Outcomes of bariatric surgery in the elderly. *Am Surg.* 2006;72(10):865–869.
27. Longitudinal Assessment of Bariatric Surgery C, Flum DR, Belle SH, et al. Perioperative safety in the longitudinal assessment of bariatric surgery. *N Engl J Med.* 2009;361(5):445–454.
28. Gebhart A, Young MT, Nguyen NT. Bariatric surgery in the elderly: 2009–2013. *Surg Obes Relat Dis.* 2015;11(2):393–398.
29. Nguyen NT, Nguyen B, Nguyen VQ, Ziogas A, Hohmann S, Stamos MJ. Outcomes of bariatric surgery performed at accredited vs nonaccredited centers. *J Am Coll Surg.* 2012;215(4):467–474.
30. Dorman RB, Abraham AA, Al-Refaie WB, Parsons HM, Ikramuddin S, Habermann EB. Bariatric surgery outcomes in the elderly: an ACS NSQIP study. *J Gastrointest Surg.* 2012;16(1):35–44, discussion 44.
31. Spaniolas K, Trus TL, Adrales GL, Quigley MT, Pories WJ, Laycock WS. Early morbidity and mortality of laparoscopic sleeve gastrectomy and gastric bypass in the elderly: a NSQIP analysis. *Surg Obes Relat Dis.* 2014;10(4):584–588.
32. Qin C, Luo B, Aggarwal A, De Oliveira G, Kim JY. Advanced age as an independent predictor of perioperative risk after laparoscopic sleeve gastrectomy (LSG). *Obes Surg.* 2015;25(3):406–412.
33. Benotti P, Wood GC, Winegar DA, et al. Risk factors associated with mortality after Roux-en-Y gastric bypass surgery. *Ann Surg.*

2014;259(1):123–130.

34. Burchett MA, McKenna DT, Selzer DJ, Choi JH, Mattar SG. Laparoscopic sleeve gastrectomy is safe and effective in elderly patients: a comparative analysis. *Obes Surg.* 2015;25(2):222–228.

35. Keren D, Matter I, Rainis T. Sleeve gastrectomy in different age groups: a comparative study of 5-year outcomes. *Obes Surg.* 2016;26(2):289–295.

36. Nguyen NT, Hinojosa M, Fayad C, Varela E, Wilson SE. Use and outcomes of laparoscopic versus open gastric bypass at academic medical centers. *J Am Coll Surg.* 2007;205(2):248–255.

37. Nguyen NT, Goldman C, Rosenquist CJ, et al. Laparoscopic versus open gastric bypass: a randomized study of outcomes, quality of life, and costs. *Ann Surg.* 2001;234(3):279–289, discussion 289–291.

38. Reoch J, Mottillo S, Shimony A, et al. Safety of laparoscopic vs open bariatric surgery: a systematic review and meta-analysis. *Arch Surg.* 2011;146(11):1314–1322.

39. Nguyen NT, Lee SL, Goldman C, et al. Comparison of pulmonary function and postoperative pain after laparoscopic versus open gastric bypass: a randomized trial. *J Am Coll Surg.* 2001;192(4):469–476, discussion 476–477.

40. Govindarajan R, Ghosh B, Sathyamoorthy MK, et al. Efficacy of ketorolac in lieu of narcotics in the operative management of laparoscopic surgery for morbid obesity. *Surg Obes Relat Dis.* 2005;1(6):530–535, discussion 535–536.

41. Song K, Melroy MJ, Whipple OC. Optimizing multimodal analgesia with intravenous acetaminophen and opioids in postoperative bariatric patients. *Pharmacotherapy.* 2014;34(suppl 1):14S–21S.

42. Saurabh S, Smith JK, Pedersen M, Jose P, Nau P, Samuel I. Scheduled intravenous acetaminophen reduces postoperative narcotic analgesic demand and requirement after laparoscopic Roux-en-Y gastric bypass. *Surg Obes Relat Dis.* 2015;11(2):424–430.

43. Ziemann-Gimmel P, Hensel P, Koppman J, Marema R. Multimodal analgesia reduces narcotic requirements and antiemetic rescue medication in laparoscopic Roux-en-Y gastric bypass surgery. *Surg Obes Relat Dis.* 2013;9(6):975–980.

44. Hahl T, Peromaa-Haavisto P, Tarkiainen P, Knutar O, Victorzon M. Outcome of laparoscopic gastric bypass (LRYGB) with a program for enhanced recovery after surgery (ERAS). *Obes Surg.* 2016;26(3):505–511.

45. Barreca M, Renzi C, Tankel J, Shalhoub J, Sengupta N. Is there a role for enhanced recovery after laparoscopic bariatric surgery? Preliminary results from a specialist obesity treatment center. *Surg Obes Relat Dis.* 2016;12(1):119–126.

46. Spitznagel MB, Galioto R, Limbach K, Gunstad J, Heinberg L. Cognitive function is linked to adherence to bariatric postoperative guidelines. *Surg Obes Relat Dis.* 2013;9(4):580–585.

47. Spitznagel MB, Garcia S, Miller LA, et al. Cognitive function predicts weight loss after bariatric surgery. *Surg Obes Relat Dis.* 2013;9(3):453–459.

48. Garcia S, Fedor A, Spitznagel MB, et al. Patient reports of cognitive problems are not associated with neuropsychological test performance in bariatric surgery candidates. *Surg Obes Relat Dis.* 2013;9(5):797–801.

49. Galioto R, Garcia S, Spitznagel MB, et al. The Mini-Mental State Exam (MMSE) is not sensitive to cognitive impairment in bariatric surgery candidates. *Surg Obes Relat Dis.* 2014;10(3):553–557.

50. Mastino D, Robert M, Betry C, Laville M, Gouillat C, Disse E. Bariatric surgery outcomes in sarcopenic obesity. *Obes Surg.* 2016;26(10):2355–2362.

第五篇

并发症防治一般原则

第 22 章

减重手术后的肠道衰竭 - 临床类型与手术技巧

Kareem M.Abu-Elmagd,Ajai Khanna,Masato Fujiki,Koji Hashimoto,Tomasz G.Rogula,and Guilherme Costa

简介

近年来，人们对肠道稳态在控制全身能量平衡中的关键作用有了更深入的了解，严重肥胖和肠道衰竭是能量稳态连续中断的两个极端。在过去的 25 年里，治疗病态肥胖的减重外科（bariatric surgery，BS）和改善肠道衰竭（gut failure，GF）的外科康复治疗同步发展[1-10]。半个多世纪以来，两种模式都历尽坎坷。随着对肠道稳态多维度的更好理解和创新外科技术的引进，这两个专业最近在外科领域获得了备受重视的地位。

外科减重手术起源于 20 世纪 60 年代，至今已经成为世界上最常见的外科手术之一[11,12]。随着腹腔镜技术的进步，新模式的引入显著改善了治疗效果，并增加了减重手术的全球普及程度[2,5,7,8]。由于病态肥胖在世界范围内日益流行，对人类健康、保健费用和全球经济造成不利影响，因此迫切需要取得这些重大成就[13]。除了对严重肥胖的长期有效控制外，BS 的一个新的疗效已经被发现：术后葡萄糖稳态显著恢复，表明改变解剖结构的 BS 具有显著的代谢优势[14,15]。

随着全肠外营养（total parenteral nu-trition，TPN）的建立，肠道康复的概念在 20 世纪 60 年代末被引入，作为 GF 患者的救命疗法[16]。三十年后，肠移植和多脏器移植作为这一具有挑战性领域发展的第二大里程碑被引入[17-21]。随后，人们对其他治疗方式越来越感兴趣，包括优化 TPN 治疗、使用新的肠细胞生长因子、自体手术治疗和肠道延长[10,22-25]。

减重手术和肠道康复手术的现状最近都得到了更新[1,9,10,12,26]。根据大量的科学研究，BS 是目前治疗肥胖和减少代谢合并症最有效的治疗方法[15,26-30]。随着护理技术和腹腔镜技术的进步，减重手术的死亡率非常低，术后并发症的发生率也可以接受[31-35]。遗憾的是，大多数研究文献失访率较高，且缺乏完整的长期随访，其中，北美地区尤为突出[26,36]。

尽管 BS 有良好的治疗效果，但手术也可发生罕见但危及生命的并发症[31-38]。在长期失去自主营养的情况下，其中一个并发症就是 GF 的发生，原因与手术技术上的缺陷、改变的胃肠解剖和被破坏的肠道稳态有关[39-43]。其结果对生存、社会心理和经济指标产生了重大不利影响，同时还消耗了医疗保健的总体价值。

本章的首要目的是解决减重手术后 GF 的危险因素、临床谱系和综合管理。本文所描述的临床资料和外科技术的科学特征由第一作者在 2015 年的第 135 届美国外科手术学会年会上提出并发表在《外科年鉴》上[39]。这样一个前所未有的研究揭示了一个未被认识到的问题，也是 BS 人群真正关心的一个问题，即利用创新的外科术式来恢复肠道内稳态和营养自主性。此外，外科手术的巧妙运用，为众多伴有腹型肥胖和复杂胃肠外科疾病的非肥胖患者的有效治疗增加了一个新的维度。

肠道衰竭

发生率

肠道衰竭被定义为胃肠道营养自主性的丧失，或必须依赖 TPN。GF 的主要原因是灾难性事件、技术并发症、肠道解剖改变引起的代谢紊乱以及其他相关病理[39]。每年出现 BS 相关性 GF 的患者数量都在增加，这可能反映了全球范围内 BS 手术数量的指数增长[12,39]。

在 BS 之后的 GF 的总体发病率尚不清楚。遗憾的是,目前还没有一个基于中心的、国家的或国际性的数据库可以涵盖所有接受 BS 的患者以及在术后早期或长期随访中出现 GF 的患者。此外,目前并没有强制要求减重中心将这种毁灭性的手术和代谢并发症作为质量衡量的指标来上报。与此同时,我们估计 GF 的总体累积风险百分比为个位数,受随访时间、外科医生经验、中心容量、质量指标、疾病严重性和其他肥胖相关共病的影响。尽管如此,在两个主要的三级中心 20 多年来接受肠道康复和移植治疗的患者中,BS 为主要原因,其患者所占比例为 9%[39]。由于 RYGB 作为主流的减重手术在过去几年里日益流行,所以 GF 与 RYGB 手术的联系日益密切(图 22.1)[39]。

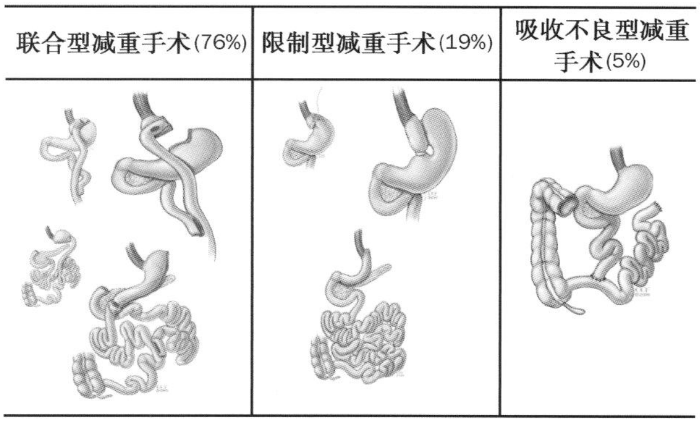

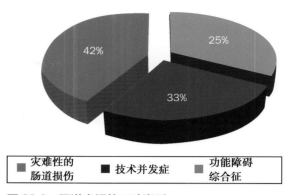

图 22.2　肠道衰竭的三种类型

表 22.1　三种减重手术后肠道衰竭类型的临床特点

特征	Ⅰ型	Ⅱ型	Ⅲ型
原因	灾难性内脏梗阻	技术并发症	功能性失调症状
短肠综合征	+++	+	±
Ⅰ型或Ⅱ型肥胖	+++	+++	++
先前多次行 BS	+	+++	++
从 BS 到肠道衰竭的时间	++	+++	++
从肠道衰竭到转诊时间	+	+++	++
手术管理	+++	+++	++
修正手术	+++	++	++
移植需要	++	±	±
生存结果	++	+ ±	+++

BS,减重手术;GF,肠道衰竭。

图 22.1　肠道衰竭患者的不同减重手术类型(改自 Abu-Elmagd 等人)

联合型减重手术(76%)　限制型减重手术(19%)　吸收不良型减重手术(5%)

分型

主要作者最近根据临床表现、潜在原因和相关的病理生理将与 BS 相关的 GF 分为三种主要类型[39]。急性肠道损伤为Ⅰ型,技术性并发症为Ⅱ型,功能障碍综合征引起的慢性蛋白质 - 能量营养不良为Ⅲ型(表 22.1)。据研究报告,将近一半的 BS 相关性 GF 患者为Ⅰ型,三分之一为Ⅱ型,其余患者为Ⅲ型(图 22.2)。尽管是这三种类型共有的组成部分,短肠综合征是Ⅰ型最显著的解剖特征。其与Ⅱ型和Ⅲ型的可变关联主要是由于不满意的 BS 后进行了多次外科手术干预。临床特点总结见表 22.1,多因素分析证实,短肠综合征、从发病转诊的时间以及先前的手术干预(包括多种减重手术),是每种类型 GF 的病因和病理生理学最重要的决定性因素[39]。全面了解每种类型 GF 的不同原因对于成功的预防和管理策略至关重要。

Ⅰ型肠道衰竭

内脏血管闭塞是Ⅰ型肠道衰竭的主要病因。绞窄性内疝和原发性血管血栓形成是肠梗死的主要原因,还有少数是由于医源性血管损伤的发生(图 22.3A)[39,44-47]。在我们的文献[39]和其他先前发表的病例报告中记载[46-50],一些患者,尤其在袖状胃切除术后,会出现门肠静脉系统血栓形成,并伴有血栓形成综合征。原发性血管血栓形成的病因很可能是多因素的,与代谢综合征固有的遗传性高凝性和获得性血栓前状态、腹腔镜技术方法和所使用的减重手术方式之间的协同相互作用有关。潜在的血栓前变化包括蛋白 C、蛋白 S 和抗凝血酶Ⅲ缺乏;因子Ⅴ、因子Ⅱ和 Jack-2 突变;狼疮抗凝;

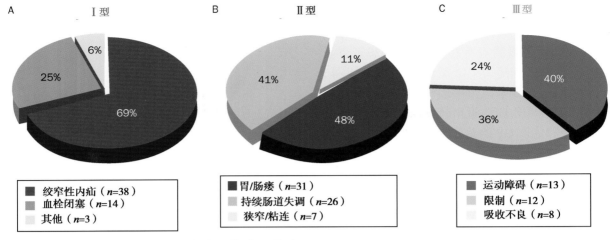

图 22.3 三种肠道衰竭的原因：A Ⅰ型；B Ⅱ型；C Ⅲ型

抗磷脂抗体；血清同型半胱氨酸水平升高。BS 相关的机制通路包括由于不利的全身性、腹腔内和局部血流动力学改变而导致的凝血平衡改变和门脉血流减少。

内疝并随后的机械性血管闭塞是 BS 的风险，在常规的 RYGB 手术后尤为突出。外科手术造成的四个腹膜缺损是肠内疝的潜在部位[45]。间歇性腹痛并经常去急诊科就诊是大多数内疝患者的共同主诉。肠系膜缺血的发展和腹部内脏梗死的程度主要取决于肠系膜缺损的大小和手术干预的及时性。

关于关闭腹膜（特别是 Petersen 裂孔）的重要性，以及抗凝治疗的持续时间，在减重外科医生中仍然存在争议。尽管肠系膜缺损已关闭，但内疝仍有发生，且目前缺乏管理高凝状态的标准方案，这些观点进一步加剧了这些争议。我们建议所有手术造成的腹膜缺损都要用不可吸收缝合线进行精心的间断缝合，所有准备行 BS 的患者都要进行高凝筛查，对高危患者采取更积极的化学预防措施。

Ⅱ型肠道衰竭

Ⅱ型 GF 的主要原因包括：由于吻合术或外转而导致的持续性的胃肠、小肠和气管瘘管，肠道连续性丧失，以及由于狭窄或粘连而导致的慢性肠梗阻，近一半的患者出现一种以上的上述病理改变（图 22.3B）。这些患者通常有多次腹部手术史，且在转诊前住院时间较长，同时伴有减重效果不理想或转诊外科医生无法重建胃肠道（表 22.1）。

所有早期术后技术并发症的危险因素已经在文献中被广泛讨论过，包括手术方式、2 型糖尿病，以及手术突发情况、吻合技术、减重外科医生的技能和中心经验[51-53]。严重并发症的顽固性很可能与转诊中心缺乏外科专业知识和多学科团队的方法有关。建议的预防和管理策略包括坚持定期进行风险调整的质量指标，对外科医生的手术技能进行同行评分，以及尽早转诊到具有 BS 和肠道康复专业知识的三级中心。

Ⅲ型肠道衰竭

Ⅲ型 GF 中慢性发展成负能量平衡的原因是动力性障碍，限制性不耐受和吸收不良（图 22.3C）。在因胃轻瘫或胃食管反流疾病而行 BS 的患者中，整体肠道动力性障碍会重新发展或演变。在少数病例中，可以观察到 BS 后出现严重神经功能缺陷。限制口服摄入的临床综合征包括无法进食、餐后疼痛、厌食和其他无明显机械性梗阻的 BS 后进食障碍。顽固性吸收不良见于空肠回肠旁路手术患者和长营养支 RYGB 的患者。

Ⅲ型 GF 的能量失衡很可能是长期难治性动力性以及限制性和吸收不良疾病累积效应的结果[7,9,54-56]。由于 BS 术后解剖结构的改变，我们有理由推测，在能量稳态的营养控制中，肠道糖异生的失调是这些临床综合征发展的核心。此外，循环神经肽和肠道微生物群的改变可能会破坏肠道-脑神经元的生理回路，对肠道功能的多方面产生有害影响[57-59]。在这些进化机制的环境中，未来的转化研究可能会为Ⅲ型和所有其他类型的 BS 相关 GF 制定更好的管理策略。

管理

评估

手术引起 GF 的复杂人群应该进行彻底的评估,并由一个多学科团队管理。初步评估包括回顾营养状况、肠道解剖、器官系统、合并症和行为健康问题[54,60]。生化和血液学测试包括对蛋白质能量营养不良、营养缺乏和血栓形成疾病的综合评估。影像学检查和内镜检查被用于绘制改变后的肠道解剖结构和剩余肠长度。特定的患者需要进行内脏血管造影,以描绘血管解剖结构并指导进一步的治疗。对于患有严重病态肥胖、吸收不良的肥胖治疗、慢性 TPN 治疗、不良腹部和门静脉血栓形成的患者,需要进行肝脏评估,包括经颈静脉肝活组织检查。全面心肺评估需要根据是否存在并发症和其他手术危险因素来决定。应该考虑骨骼健康评估,特别是对于患有严重营养不良、慢性感染和长期 TPN 治疗的慢性患者[61]。

转诊时,应获得医疗记录并仔细审查。近期发生灾难性事件并致使腹部复杂病理改变的患者通常会进行转院。在某些患者中,尤其那些残留坏死肠和腹腔内肠漏的患者,需要紧急进行腹部探查。如上所述,门诊预计需行手术者经过了全面的评估过程。

治疗选择

治疗的选择通常取决于 GF 的类型、残余肠的长度、BS 类型和外科手术可行性。尽管如此,从一开始就应该向所有患者提供全面的医疗、营养、代谢和心理社会支持。应优化或启动 TPN,并对严重腹腔内感染和肾、呼吸、心肺功能不全的患者应及时给予高度专业化的护理。优化患者的营养状况和医疗条件对于取得成功的结果至关重要。

对于 I 型和 II 型 GF 患者(图 22.3A),手术干预是唯一有效的治疗选择。相反,对于 III 型 GF 患者,特别是那些有限制性和动力性障碍的患者,应该考虑全面的医疗和营养管理,包括肠道喂养、微量营养素和微量元素补充,以及药物和心理社会治疗。在一组选定的 III 型患者中,GF 是可逆的,并成功恢复了营养自主[39]。然而,对于那些不能进行全面医疗管理,需要长期 TPN 治疗的患者,应认真考虑手术治疗。

外科手术

方案

手术干预的主要目标是恢复营养自主性,减少内脏同种异体移植的需要,并避免严重肥胖症的复发。实现这些目标的手术策略在很大程度上取决于 GF 的类型、残留的肠道解剖结构、手术病理的复杂性和患者的代谢状况。对于 I 型 GF、超短肠综合征和腹腔内感染的患者,应首先进行包括临时前肠重建在内的一期手术,以准备进行腹部内脏器官移植,作为第二阶段的明确手术。这种两阶段的方法消除了一些患者同时进行前肠 - 器官置换的需要,降低了技术难度,并改善了移植时感染的风险。对于有足够残肠的患者和所有 II 型 GF 患者,应计划进行一期手术以恢复肠的连续性。对于 III 型 GF,如果需要手术干预,则仅限于恢复肠道解剖,以使肠道生理正常化[43,62-66]。必须与所有患者和他们的护理人员讨论如何逆转减重手术,以及潜在的替代方案和相关的肥胖复发风险。

由于器官损失是某些主要和复杂的减重手术的固有部分,因此消化道的自然解剖和生理完整性可能无法始终得到完全恢复。在这种情况下,尽管减重解剖学出现逆转,但矫正性康复手术方式仍可继续实现体重控制。对于短肠综合征,减重手术解剖结构的拆除和肠道延长是成功的肠道康复的关键。

定义

自体重建指的是在不进行移植的情况下重建肠道连续性的外科技术。在减重文献中对不同类型的原发性和纠正性 BS 方式的术语有很好的描述,BS 逆转一词表示肠解剖的正常化。肠延长术是一种康复性外科手术,它需要重组肠袢,以最大限度地提高短肠综合征患者的肠道吸收。恢复性手术是本文所述的所有外科手术的统称,包括重新建立营养自主的同种异体移植[10,39]。

技术

本文所述的外科技术源于作者在复杂腹部病理患者中所面临的挑战,并对肠移植和多脏器移植技术的发展做出了累积贡献[39]。术前计划需要对减肥和残肠解剖有深入的了解,这对于获得成功的结果和降低术后并发症的风险是至关重要的。所有操作均应采用器官挽救程序,并以消化道的胚胎发育为指导的技术(图 22.4)。最重要的是要全面了解任何异常的血管和结构解剖,这可能意味着需要修改手术入路,以避免损伤残存的原生器官,特别是对于因之前进行过大量主要腹部手术而导致腹部狭窄的患者。

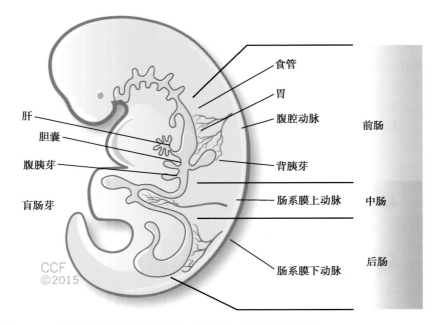

图 22.4　胚胎发育的胃肠道实质和内脏器官,以及轴向血供

由于既往有多次腹部手术,所有手术均应采用开放入路。放置双侧输尿管外支架对下腹部冰冻样改变的患者是有益的,以避免意外的输尿管损伤。建议使用大量的热止血并进行锋利的组织解剖。切除所有瘢痕和肉芽组织对于清楚地识别残留器官至关重要,并且应该谨慎地保存节段性血液供应和任何异常的血管系统,特别是肝脏。所有的吻合口必须是无张力的,并使用精细的外科技术在两个解剖层中手工缝合。进行前肠重建时需要进行幽门成形术以引流失神经的胃。为了避免术后腹部感染或复发的肠外瘘,完全拆除任何腹壁外科补片都是必要的。安全的腹壁关闭可以使用单层不可吸收材料,特别是对于有腹部感染的患者。

自体重建

前肠

原发性前肠重建是所有类型 GF 的决定性外科治疗的主要手段,也是 I 型 GF 准备肠移植或多脏器移植的第一步手术。通常,患者需要前肠和中肠联合重建,特别是那些 RYGB 患者。在保留旷置胃段的情况下,根据胃囊和旷置胃段血供的大小和完整性,对胃 - 胃进行初次重建。通常采用近端胃 - 胃吻合术(图 22.5A)。对于有小的纤维性胃囊

和食管胃交界中断的患者,需要进行食管 - 胃吻合术(图 22.5B)。胃残余部分的完全抢救通常需要两层吻合,特别是在高胃和低胃均有中断的患者(图 22.5C)。对于所有类型的胃重建,通常需要切除胃短血管,并且需要进行幽门成形术以引流失神经的胃。还应尽一切努力避免使 His 角度变钝。

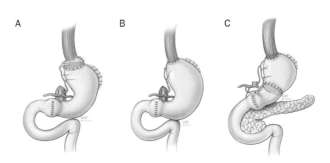

图 22.5　主要的前肠重建。A. 近端胃 - 胃吻合术。B. 食管 - 胃吻合术。C. 食管胃和远端胃联合。注意保留胃左动脉节段分支。所有类型的重建都需要幽门成形术来引流失神经的胃

作为胃重建的一种替代方法,横向胃成形术可以成功地应用于 BS 手术中胃分割的患者(图 22.6A)和在胃袖状切除术后严重的切口狭窄的患者(图 22.6B)。在某些病例中,可以使用标准的 Roux-en-Y 胃空肠重建来增加狭窄袖状胃的容量和改善引流。

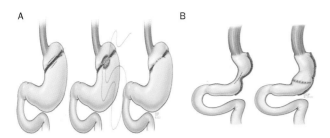

图 22.6　横向胃成形术可作为减重手术的一部分,用于患有胃病的患者(A); 也可用于在胃袖状切除术后切口有明显狭窄的患者(B)

对于先前有胃切除术的患者,维持正常的饮食流量对于恢复营养自主性是至关重要的,特别是对于短肠综合征患者。因此,引入了创新的外科手术技术来创建新的胃,利用消化道来避免十二指肠从消化道中排除,增加了肠道在未消化的营养物质中的暴露。在食管与胃窦或十二指肠间插入带血管蒂的空肠(图22.7A)或结肠段(图22.7B、C),可以有效恢复肠的连续性并优化吸收能力,使残肠充足的患者实现完全的营养自主性。如果存在胃窦残余,应行幽门成形术。

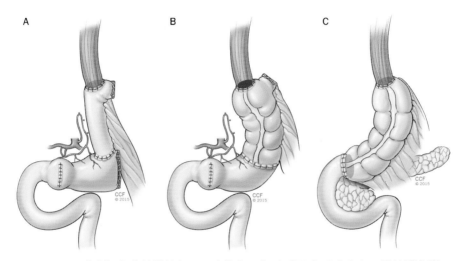

图 22.7　一种嵌插有营养管的新胃用来恢复胃切除或胃未重建患者正常的消化道血流。保留有胃窦的患者应行幽门成形术

由于涉及前肠器官的大量灾难性肠道损失以及幸存的结肠存在,通常需要临时性前肠重建作为准备移植的一期手术。及时恢复前肠的连续性对于避免持续的腹腔内渗漏以及不受控制的感染(可能使移植无法进行)至关重要。在十二指肠结肠吻合靠近乳头(图22.8A)的情况下,使用插入式结肠导管(图22.8A,插图)进行仅针对小肠的移植。当胃十二指肠段完全梗死时,需要多处非传统吻合,将食管、胰腺、胆道系统转流至结肠(图22.8B)。随后,改良的多脏器移植可以成功地作为决定性的第二阶段手术(图22.8B,插图)。

中肠

中肠重建是所有类型 GF 最常见的手术。多层重建是 Ⅱ 型 GF 手术治疗的主要手段[39]。对于 Ⅰ 型 GF 和残肠患者,以及需要逆转 BS 的 Ⅲ 型 GF 患者,特别是那些吸收不良和合并限制性吸收不良的患者,通常也需要使用这种方式。

保守的外科手术方法应始终被采用以挽救

更多的肠,特别是对于因先前肠系膜梗死或复杂的外科干预而引起的短肠综合征患者。这一手术通常是耗时的,特别是对于伴有多发性肠外瘘和广泛粘连的 Ⅱ 型 GF。手术方向正确,组织分离良好,多节段小肠吻合术可挽救大部分肠袢。根据近端和远端肠段的直径,应采用不同的对齐技术,以避免进一步的技术并发症,最大限度地发挥残余肠的吸收功能(图22.9A)。应尽一切努力保存回盲瓣。应考虑胆囊切除术和阑尾切除术,以避免未来延误诊断和外科手术的腹部解剖复杂。

后肠

恢复远端肠道的连续性对于实现营养自主和提高生活质量至关重要(图22.9B)。所有类型的 GF 都很少需要进行后肠重建。通常在结肠瘘管、先前有结肠造口、结肠分离和残余结肠段的患者中进行。大肠的营养流的重建在肠道适应中起着重要作用,特别是在具有边缘吸收能力的患者中。

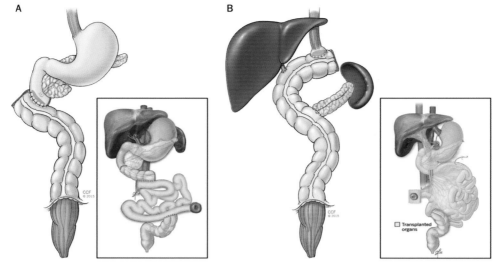

图 22.8　临时前肠外科重建为移植做准备。A. 十二指肠和其他上腹部器官漏出的解剖性引流。B. 食管、胰腺和胆管移植到幸存的结肠作为第一阶段的手术。小肠移植与间置结肠管（A，插图）和改良的多脏器移植（B，插图）成功地作为决定性的第二阶段手术

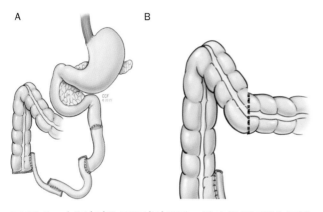

图 22.9　中肠（A）和后肠（B）重建。注意根据近端和远端肠段的直径引导不同排列的多节小肠吻合。后肠重建常合并 1~2 节段左结肠及直肠吻合，包括处理先前的结肠造口

减重手术的修正

是否修正 BS 应根据 GF 的类型、是否存在短肠综合征、减肥解剖的可逆性、BS 的适应证以及患者是否希望维持减重手术来决定。对于 I 型 GF，特别是对于大范围梗死和短肠综合征患者，RYGB 的逆转有助于恢复营养自主性或为移植做准备。在 II 型 GF 患者中，只有显著的短肠综合征患者和那些 RYGB 不能被修改或转换为另一种 BS 手术的患者才考虑修正。对于 III 型 GF，修正仅针对全面药物治疗，肠内营养治疗和心理治疗失败的患者。根据我们发表的系列研究，三分之二的患者需要 BS 的修正手术[39]。然而，患者必须意识到病态

肥胖及其相关并发症复发的潜在风险。

小肠延长

在 I 型和 II 型 GF 患者中，残肠长度小于 100cm 时，可采用小肠延长。一种常见的手术方式是连续横断肠成形术（STEP），如图 22.10 所示，具体另述[10,22,23]。该手术可以作为初次重建手术的一部分进行，也可以在以后进行，特别是对那些有空肠和回肠袢扩张的患者。对于少数未能长期维持营养自主的患者，第二步手术在技术上是可行的，并且取得了成功的结果。

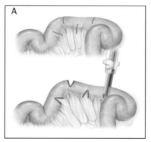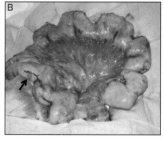

图 22.10　横向延长肠系列横向肠成形术（STEP）。A. 使用 GIA 吻合器的肠系膜和反肠系膜交替切开。B. 完成手术后的照片，包括中断浆膜丝线缝合线加固主线（箭头所指）

内脏移植

超短肠综合征和不可逆肠道衰竭，TPN 不能继续维持的患者可以进行腹部内脏移植（图

22.11）。TPN 相关并发症的发展，如导管感染、中央静脉血栓形成和肝损伤，导致治疗失败[39,67]。需要替换的器官的数量取决于肠道损失和肝功能衰竭的程度[19,60,67]。BS 导致的 GF 患者中近三分之一需要移植，而离体肠是最常见的同种异体移植[39]。标准的移植技术、免疫抑制方案和术后护理在其他地方介绍[19,67]。

对于先前有中断的前肠和超短肠综合征的患

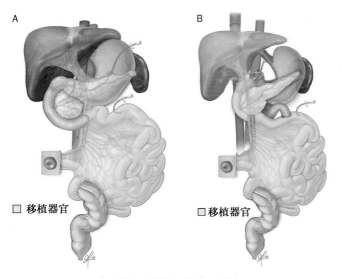

图 22.11　不同类型的肠移植和多脏器移植

者，可能需要对移植手术进行一些调整，以确保肠道连续性的安全恢复[39]。先前利用残余的自体结肠进行的一期前肠重建可以安全维持，作为近端空肠同种异体移植物和自体十二指肠（图 22.8A）或移植的胃和自体食管之间的血管化内脏导管（图22.12）。1 例患者的临床及手术复杂性见图 22.12A和 B。简而言之，患者因前胃完全丧失而导致前肠完全破裂，导致实施了颈部食管造口术，同时行远端食管和十二指肠引流术（图 22.12a）。在准备移植的过程中，自体结肠被用于重建肠道，以暂时恢复连续性和控制腹腔内漏（图 22.12b）。移植时，保留食管结肠吻合，保留血管吻合良好的结肠段作为间置导管，延长缩短的腹部食管（图 22.12c）。

术后护理

营养护理是术后处理的一个关键因素。TPN应持续到原生肠道完全适应和移植器官完全恢复。TPN 的停止应该是循序渐进的，由饮食测量、体重和其他营养指标来指导。对于不能脱离 TPN 的患者，特别是患有短肠综合征的患者，应该认真考虑进行系列横肠成形术（STEP）和替度鲁肽（GLP2类似物）治疗。对于围手术期腹部感染的患者，术后早期需要继续进行抗菌药物治疗。对于血栓前

综合征患者，强烈建议延长抗凝治疗，在某些情况下终生治疗。强烈建议进行长期的随访，特别是对短肠综合征患者和保留减重手术的患者。

移植受者需要细致的术后管理。对移植排斥反应、器官功能和受体营养状况的持续监测至关重要。通过终生维持免疫抑制，可以监测患者机会性感染和其他长期与移植相关的长期疾病的潜在发展[19,68]。

结果

术后并发症

术前计划要深入了解手术解剖和潜在的病理生理学，这对于减轻手术并发症和其他重大术后并发症的风险至关重要。报告的并发症包括胃肠吻合口瘘、热损伤合并针尖状的肠穿孔、腹部败血症、肝功能障碍、致命的肺栓塞、心肺功能不全和复发性肠梗阻[39]。这些不良事件反映了腹部原本就存在慢性感染，尤其在 II 型 GF 患者中。移植后，除了与长期免疫抑制相关的并发症外，异体移植物排斥反应仍然是最重要的疾病事件。

生存

许多观察性、前瞻性和回顾性研究已经充分证

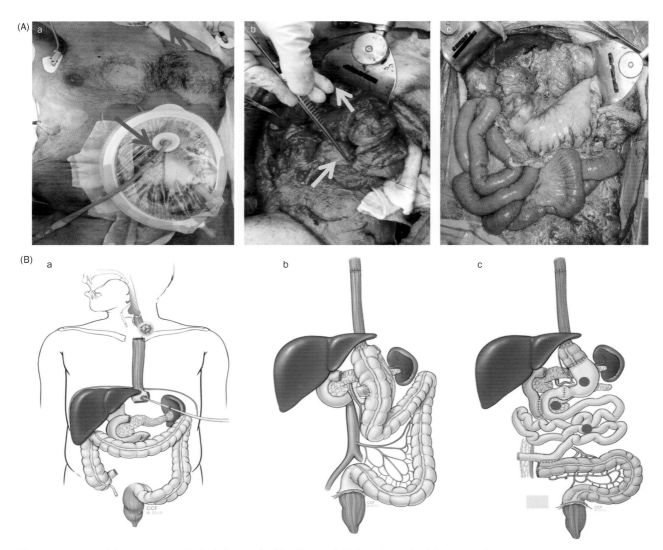

图 22.12　A. 一例 Roux-en-Y 胃旁路术后 5 年广泛前肠丢失的患者；a. 腹部食管及十二指肠漏合并颈部瘘管；b. 利用存活的原生结肠临时重建腹腔食管和十二指肠，再重建颈段食管，为移植做准备；c. 包括胃、十二指肠、胰腺和肠的改良多脏器移植，保留了先前建立的食管结肠吻合术，作为腹部短食管和移植胃之间的消化道导管。
B. 一例 Roux-en-Y 型胃旁路术三阶段恢复手术后 5 年发生广泛前肠丢失。采用食管重建术修复前先行颈部瘘管（a）。幸存的结肠被用来重建腹部食管和剩余的十二指肠，以控制腹腔内漏，为内脏移植做准备（b）。改良的多脏器移植（红点），包括胃、十二指肠、胰腺和肠，保留先前建立的食管结肠吻合术，作为短的腹部食管和移植胃之间的消化道导管（c）。结肠导管的血供是通过边缘动脉维持的

明了利用不同减肥方法的代谢手术的早期和长期生存优势[1,6,26-29]。对于 BS 患者，与匹配的对照组相比，全因相关的死亡率显著降低（图 22.13）。

　　尽管 GF 的发展需要外科手术（包括内脏移植）作为抢救治疗，但 BS 后全因相关死亡的发生率仍与大多数已发表的随机、观察和匹配对照研究相当[1,6,26-29]。在我们的一系列复杂的 BS 患者中，据报道，自接受首次减重手术之日起，5 年的累计死亡率为 3%，10 年为 10%，20 年为 21%，30 年为 48%（图 22.14A）[39]。自手术治疗（包括移植）之

日起，患者 1 年生存率为 96%，5 年生存率为 84%，10 年和 15 年生存率为 72%（图 22.14B）。Ⅲ型 GF 患者比Ⅰ型或Ⅱ型 GF 患者获得更好的生存（图 22.14C）。腹腔脏器移植术后患者 1 年生存率为 91%，5 年生存率为 69%，移植肝总生存率分别为 88% 和 64%（图 22.14D）。手术死亡的个别原因是败血症、肺栓塞、肝失代偿、肾衰竭和药物过量。移植时，机会性感染、排斥反应和药物过量是移植物衰竭和死亡的主要原因。有趣的是，药物过量所致死亡人数占死亡总人数的 22%[39]。

　　　　　　　　　　　　　　第五篇　并发症防治一般原则

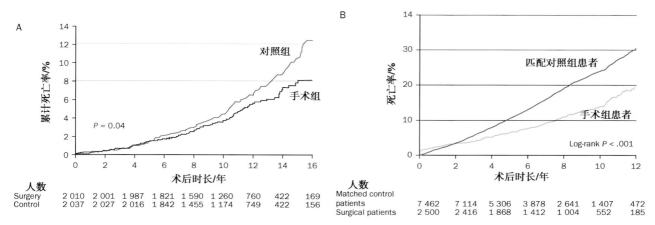

图 22.13　A. 与对照组相比,接受减重手术的受试者的未调整累积死亡率。对照组死亡 129 例,手术组死亡 101 例。
B. 减重手术与长期生存之间的关系。对于手术患者,估计死亡率为 1 年 2.4%,5 年 6.4%,10 年 13.8%,对于匹配的对照患者,1 年为 1.7%,5 年为 10.4%,10 年为 23.9%

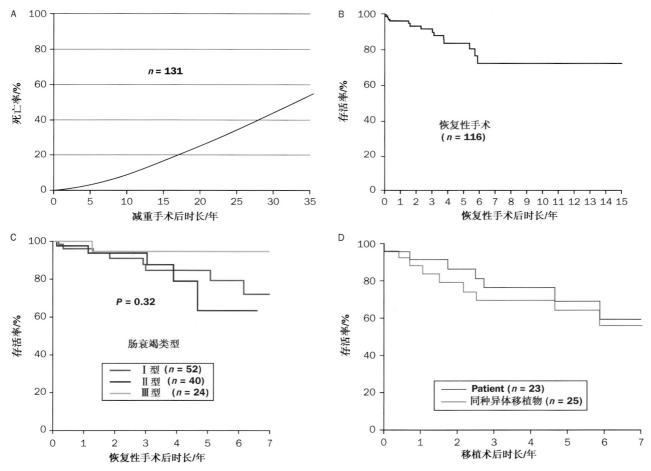

图 22.14　A. 减重手术后全因死亡的累积风险,尽管所有遇到的疾病,包括肠道衰竭,以及需要多手术干预。5 年的累计死亡率为 3%,10 年为 10%,20 年为 21%,30 年为 48%。B. 包括移植在内的恢复性手术后患者总累计生存率,5 年生存率为 84%,15 年生存率为 72%。C. 根据移植物衰竭类型的不同,恢复性手术后患者的累计生存率。D. 减重手术后腹部内脏移植术后患者和移植物存活

营养与代谢结果

通过综合的内科和外科治疗,大多数 BS 相关

性 GF 患者可以恢复完全的营养自主(图 22.15A)。大多数患者维持血清白蛋白和微量营养素水平在正常范围内,个别病例需口服补充。对于短肠综合

征者患者和继续进行减重手术的患者,需要进行密切的营养随访。

在手术重建后,特别是对于修正 BS 患者,体重恢复和相关并发症的风险一直备受关注[69-71]。随着营养自主的实现,24% 的患者出现了复发性肥胖,少数被归类为 II 和 III 类(图 22.15B)[39]。由于器官丧失是某些主要和复杂的减重手术的固有部分,术前消化道的完整性可能不能完全恢复。因此,自体重建可能具有肠道康复和体重控制的双重疗效。但是,在长期随访中,怀疑具有营养竞争优势的患者的遗传和社会组成可能会增加体重复增的风险[72]。

随着营养自主的恢复和 TPN 治疗的停止,肝脂肪变性可以逆转或改善,特别是对于那些没有出现体重增加的患者,如图 22.16 所示。

生活质量

一些文献讨论了行为健康、精神障碍、肥胖和手术结果之间的相互作用[7,28,72-75]。在我们最近发表的报告中,有 20% 的复杂 BS 患者转诊

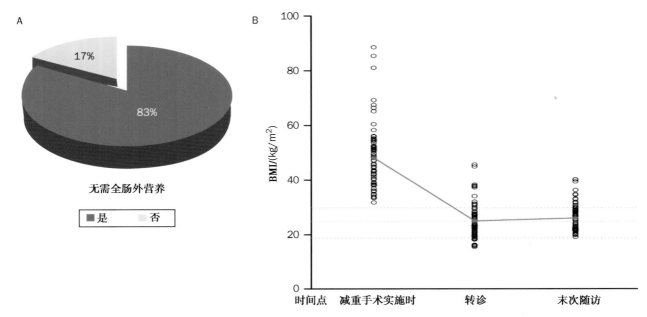

图 22.15　A. 包括移植在内的恢复性手术后胃肠道营养自主的实现,定义为无须全肠外营养。B. 具有完全营养自主的患者在减重手术(BS)、转诊和最后随访(FU)时的体重指数(BMI)成对散点图,平均值分别为(49+12)kg/m² 、(26+7)kg/m² 和(27+6)kg/m²。虚线表示 BMI 为 18.5kg/m²(下),24.9kg/m²(中),29.9kg/m²(上)

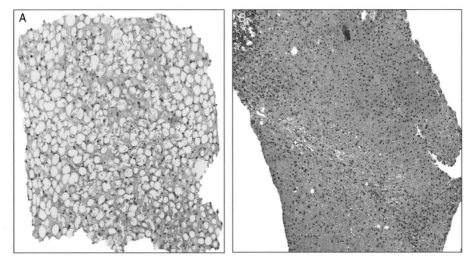

图 22.16　A. 复杂的 Roux-en-Y 胃旁路手术后,肝脏活检显示严重的肝脂肪变性。
B. 停止静脉营养 6 个月后肝脂肪变性明显改善,恢复了营养自主性

时表现出严重的精神障碍，其中10%通过植入泵接受持续的静脉注射麻醉剂。此外，观察到的与药物过量相关的高死亡率令人担忧，呼吁在进行BS前更好地进行疾病特异性行为和社会心理筛查[7,39,73]。

由于目前缺乏具体数据，BS对社会经济地位和生活质量预期的积极影响尚未得到证实。尽管如此，我们仍有理由认为，通过停止TPN治疗，恢复肠道的连续性和完全的营养自主可以提高生理和情绪方面的生活质量。在成功的恢复性手术中，我们的大多数患者都能达到完全的患者满意度并停用术前所用的麻醉药物[39]。有趣的是，在袖状胃切除术越来越受欢迎的情况下。其中一位BS逆转的重建患者和一位移植接受者要求考虑进行第二次减重手术。

总结

更好地了解长期结果已成为减肥界、医疗保健提供者和政府机构的当务之急。除少数研究外，大多数减肥相关的文献都侧重于该领域的技术发展和BS的代谢优势。缺乏大规模的基于证据的公开数据和完整的长期随访可能继续阻碍患者获得医疗保健，并阻碍该领域的进一步发展。尽管如此，我们最近发表的报告可能会激发专业和监管的主动性，从而更好地进行长期追踪和强制性的数据登记。

随着BS领域进入一个新时代，有组织的国家倡议应以质量改进为导向。使用风险调整模型进行准确的数据收集和报告是基本要求。其中一项成就是2012年成立了代谢和减重手术认证和质量改进（MBSAQIP）数据库。同时，仍然需要结构化的培训计划，标准的技术认证以及对卓越中心（COE）指定的报告要求。最后，医疗保险和医疗补助服务中心（CMS）最近放宽了袖状胃切除术的使用，这应该重新审视，所观察到的随访率下降也是不能容忍的。

综上所述，本章重点讨论了BS后的GF患者，并着重指出了通过手术的巧妙应用对这些复杂患者的成功管理。它有可能提高医生和患者对这些罕见但严重的并发症的认识。肠道衰竭的分类和所描述的新手术技术，对于普外科和胃肠外科领域也是有价值的补充。

（朱晒红　译）

参考文献

1. Aminian A, Daigle C, Brethauer S, et al. Citation classics: top 50 cited articles in bariatric and metabolic surgery. *Surg Obes Relat Dis*. 2014;10:898–905.
2. Wittgrove AC, Clark GW, Tremblay LJ. Laparoscopic gastric bypass, Roux-en-Y: preliminary report of five cases. *Obes Surg*. 1994;4:353–357.
3. Scopinaro N, Adami GF, Marinari GM, et al. Biliopancreatic diversion. *World J Surg*. 1998;22:936–946.
4. Hess DS, Hess DW. Biliopancreatic diversion with a duodenal switch. *Obes Surg*. 1998;8:267–282.
5. Schauer PR. Ilkramuddin S, Gourash WM, Ramanathan R, Luketich J. Outcomes after laparoscopic Roux-en-Y gastric bypass for morbid obesity. *Ann Surg*. 2000;232:515–529.
6. Sjorstrom L, Narbro K, Sjostrom CD, et al. Effects of bariatric surgery on mortality in Swedish obese subjects. *N Engl J Med*. 2007;357:741–752.
7. Elder KA, Wolfe BM. Bariatric surgery: a review of procedures and outcomes. *Gastroenterology*. 2007;132:2253–2271.
8. Rosenthal RJ. International Sleeve Gastrectomy Expert Panel Consensus Statement: best practice guidelines based on experience of >12,000 cases. *Surg Obes Relat Dis*. 2012;8:8–19.
9. Menzo EL, Szomstein S, Rosenthal RJ. Changing trends in bariatric surgery. *Scand J Surg*. 2015;104:18–23.
10. Abu-Elmagd KM. The concept of gut rehabilitation and the future of visceral transplantation. *Nat Rev Gastroenterol Hepatol*. 2015;12:108–120.
11. Mason EE. Vertical banded gastroplasty for obesity. *Arch Surg*. 1982;117:701–706.
12. Buchwald H, Oien DM. Metabolic/bariatric surgery worldwide 2011. *Obes Surg*. 2013;23:427–436.
13. Ng M, Fleming T, Robinson M, et al. Global, regional, and national prevalence of overweight and obesity in children and adults during 1980–2013: a systematic analysis for the global burden of disease study 2013. *Lancet*. 2014;38:766–781.
14. Mingrone G, Panunzi S, De Gaetano A, et al. Bariatric surgery versus conventional medical therapy for type 2 diabetes. *N Engl J Med*. 2012;366:1577–1585.
15. Schauer PR, Bhatt DL, Kirwan JP, et al. Bariatric surgery versus intensive medical therapy for diabetes—3 year outcomes. *N Engl J Med*. 2014;370:2007–2013.
16. Wilmore DW, Dudrick SJ. Growth and development of an infant receiving all nutrients exclusively by vein. *JAMA*. 1968;203:860–864.
17. Todo S, Tzakis AG, Abu-Elmagd K, et al. Intestinal transplantation in composite visceral grafts or alone. *Ann Surg*.1992;216:223–234.
18. Abu-Elmagd KM. The History of intestinal transplantation. In: Hakim NS, Papalois VE, eds. *History of Organ and Cell Transplantation*. London, UK: Imperial College Press; 2003:171–193.
19. Abu-Elmagd KM, Costa G, Bond GJ, et al. Five hundred intestinal and multivisceral transplantations at a single center: major advances with new challenges. *Ann Surg*. 2009;250:567–581.
20. Abu-Elmagd KM, Kosmach-Park B, Costa G, et al. Long-term survival, nutritional autonomy, and quality of life after intestinal and multivisceral transplantation. *Ann Surg*. 2012;256:494–508.
21. Grant D, Abu-Elmagd KM, Mazariegos G, et al. Intestinal transplant registry report: global activity and trends. *Am J Transplant*. 2015;15:210–219.
22. Bianchi A. Autologous gastrointestinal reconstruction. *Semin Pediatr Surg*. 1995;4:54–59.
23. Sudan D, Thompson J, Botha J, et al. Comparison of intestinal lengthening procedures for patients with short bowel syndrome. *Ann Surg*. 2007;246:593–601.
24. Jeppesen PB. New approaches to the treatments of short bowel syndrome-associated intestinal failure. *Curr Opin Gastroenterol*. 2014;30:182–188.
25. Tappenden K. Intestinal adaptation following resection. *JPEN*. 2014;38:23S–31S.
26. Courcoulas A, Yanovski S, Bonds D, et al. Long-term outcomes of bariatric surgery: a National Institutes of Health Symposium. *JAMA*

Surg. 2014;149:132−139.

27. Gloy VL, Briel M, Bhatt DL, et al. Bariatric surgery versus non-surgical treatment for obesity: a systematic review and meta-analysis of randomized controlled trials. *BMJ.* 2013;347:f15934.

28. Sjostrom L. Review of the key results from the Swedish Obese Subjects (SOS) trial—a prospective controlled intervention study of bariatric surgery. *J Intern Med.* 2013;273:219−234.

29. Arterburn DE, Olsen MK, Smith VA, et al. Association between bariatric surgery and long-term survival. *JAMA.* 2015;313:62−70.

30. Matter SG, Velcu LM, Rabinovitz M, et al. Surgically-induced weight loss significantly improves nonalcoholic fatty liver disease and the metabolic syndrome. *Ann Surg.* 2005;242:610−617.

31. O'Rourke RW, Andrus J, Diggs BS, et al. Perioperative morbidity associated with bariatric surgery. *Arch Surg.* 2006;141:262−268.

32. Flum DR, Belle SH, Berk P, et al. Peri-operative safety in the Longitudinal Assessment of Bariatric Surgery. *N Engl Med.* 2009;361:445−454.

33. Tao W, Plecka-Ostlund M, Lu Y, et al. Causes and risk factors for mortality within 1 year after obesity surgery in a population-based cohort study. *Surg Obes Relat Dis.* 2015;11:399−405.

34. Morino M, Toppino M, Forestieri P, et al. Mortality after bariatric surgery—analysis of 13,871 morbidly obese patients from a national registry. *Ann Surg.* 2007;246:1002−1009.

35. Livingston EH. Complications of bariatric surgery. *Surg Clin N Am.* 2005;85:853−868.

36. Wolfe BM, Belle SH. Long-term risks and benefits of bariatric surgery: a research challenge. *JAMA* 2014;312:1792−1793.

37. Geerts A, Chapelle DT, Roeyen G, et al. The multicenter Belgian survey on liver transplantation for hepatocellular failure after bariatric surgery. *Transplant Proc.* 2010;42:4395−4398.

38. Juhasz-Pocsine K, Rudnicki SA, Archer RL, et al. Neurologic complications of gastric bypass surgery for morbid obesity. *Neurology.* 2007;68:1843−1850.

39. Abu-Elmagd K, Guilherme C, McMichael D, et al. Autologous reconstruction and visceral transplantation for management of patients with gut failure after bariatric surgery: 20 years of experience. *Ann Surg.* 2015;262:586−601.

40. McBride CL, Petersen A, Sudan D, et al. Short bowel syndrome following bariatric surgical procedures. *Am J Surg.* 2006;192:828−832.

41. Raheem SA, Deen OJ, Corrigan ML, et al. Bariatric surgery complications leading to small bowel transplant: a report of 4 cases. *JPEN.* 2014;38:513−517.

42. Beuter M, le Roux CW. Gastrointestinal hormones, energy balance and bariatric surgery. *Int J Obes.* 2011;35:535−539.

43. Patel S, Szomstein S, Rosenthal RJ. Reasons and outcomes of reoperative bariatric surgery for failed and complicated procedures (excluding adjustable gastric banding). *Obes Surg.* 2011;21:1209−1219.

44. Higa KD, Ho T, Boone KB. Internal hernias after laparoscopic Roux-en-Y gastric bypass: incidence, treatment and prevention. *Obes Surg.* 2003;13:350−354.

45. Marchini AK, Benys A, Paroz A, et al. The four different types of internal hernia occurring after laparoscopic Roux-en-Y gastric bypass performed for morbid obesity: are there any multidetector computed tomography (MDCT) features permitting their distinction? *Obes Surg.* 2011;21:506−516.

46. Swartz DE, Felix EL. Acute mesenteric venous thrombosis following laparoscopic Roux-en-Y gastric bypass. *JSLS.* 2004;8:165−169.

47. Rottenstreich A, Khalaileh A, Elazary R. Sleeve gastrectomy and mesenteric venous thrombosis: report of 3 patients and review of literature. *Surg Obes Relat Dis.* 2014;10:e57−e61.

48. Salinas J, Barros D, Salgado N, et al. Portomesenteric vein thrombosis after laparoscopic sleeve gastrectomy. *Surg Endosc.* 2014;28:1083−1089.

49. James AW, Rabl C, Westphalen AC, et al. Portomesenteric venous thrombosis after laparoscopic surgery: a systematic literature review. *Arch Surg.* 2009;144:520−526.

50. Goitein D, Matter I, Raziel A, et al. Portomesenteric thrombosis following laparoscopic bariatric surgery: incidence, patterns of clinical presentation, and etiology in a bariatric patient population.

JAMA Surg. 2013;148:340−346.

51. Lehnert B, Moshiri M, Osman S, et al. Imaging of complications of common bariatric surgical procedures. *Radiol Clin N Am.* 2014;52:1071−1086.

52. Smith MD, Adeniji A, Wahed AS, et al. Technical factors associated with anastomotic leak after Roux-en-Y gastric bypass. *Surg Obes Relat Dis.* 2015;11:313−320.

53. Ferrer-Marquez M, Belda-Lozano R, Ferrer-Ayza M. Technical controversies in laparoscopic sleeve gastrectomy. *Obes Surg.* 2012;22:182−187.

54. Birkmeyer JD, Finks JF, O'Reilly A, et al. Surgical skill and complication rates after bariatric surgery. *N Engl J Med.* 2013;369:1434−1442.

55. Campos GM. Gastroesophageal reflux disease and bariatric surgery: many question, few answers. *Surg Obes Relat Dis.* 2014;10:1176−1181.

56. Sun Z, Rodriguez J, McMichael J, et al. Surgical treatment of medically refractory gastroparesis in the morbidly obese. *Surg Endosc.* 2015;29:2683−2689.

57. Mithieux G. Nutrient control of energy homeostasis via gut brain neural circuits. *Neuroendocrinology.* 2014;100:89−94.

58. Buhmann H, le Roux CW, Bueter M. The gut−brain axis in obesity. *Best Pract Res Clin Gastroenterol.* 2014;28:559−571.

59. Holzer P, Farzi A. Neuropeptides and the microbiota-gut-brain axis. In: Lyte M, Cryan JF, eds., *Microbial Endocrinology: The Microbiota-Gut-Brain Axis in Health and Disease,* Advances in Experimental Medicine and Biology, 817. New York, NY: Springer; 2014.

60. Abu-Elmagd KM. Intestinal transplantation: indications and patient selection. In: Langnas A, Goulet O, Quigley EMM, et al., eds., *Intestinal Failure: Diagnosis, Management and Transplantation.* Malden, MA: Blackwell Publishing; 2008.

61. Resnick J, Gupta N, Wagner J, et al. Skeletal integrity and visceral transplantation. *Am J Transplant.* 2010;10:2331−2340.

62. Morales MP, Wheeler AA, Ramaswamy A, et al. Laparoscopic revisional surgery after Roux-en-Y gastric bypass and sleeve gastrectomy. *Surg Obes Relat Dis.* 2010;6:485−490.

63. Fronza JS, Prystowsky JB, Hungness ES, et al. Revisional bariatric surgery at a single institution. *Am J Surg.* 2010;200:651−654.

64. Dapri G, Cadiere GB, Himpens J. Laparoscopic reconversion of Roux-en-Y gastric bypass to original anatomy: technique and preliminary outcomes. *Obes Surg.* 2011;21:1289−1295.

65. Vilallonga R, van de Vrande S, Himpens J. Laparoscopic reversal of Roux-en-Y gastric bypass into normal anatomy with or without sleeve gastrectomy. *Surg Endosc.* 2013;27:4640−4648.

66. Campos GM, Ziemelis M, Paparodis R, et al. Laparoscopic reversal of Roux-en-Y gastric bypass: technique and utility for treatment of endocrine complications. *Surg Obes Relat Dis.* 2014;10:36−43.

67. Abu-Elmagd KM, Bond GJ, Reyes J, et al. Intestinal transplantation: a coming of age. *Adv Surg.* 2002;36, 65−101.

68. Abu-Elmagd KM, Costa G, Bond GJ, et al. Evolution of the immunosuppressive strategies for the intestinal and multivisceral recipients with special reference to allograft immunity and achievement of partial tolerance. *Transpl Int.* 2009;22:96−109.

69. Radtak JF, Puleo FJ, Wang L, et al. Revisional bariatric surgery: who, what, where, and when? *Surg Obes Relat Dis.* 2010;6:635−642.

70. Chousleb E, Patel S, Szomstein S, et al. Reason and operative outcomes after reversal of gastric bypass and jujunoileal bypass. *Obes Surg.* 2012;22:1611−1616.

71. Brolin RE, Asad M. Rationale for reversal of failed bariatric operations. *Surg Obes Relat Dis.* 2009;5:673−677.

72. Blakemore AI, Froguel P. Investigation of Mendelian forms of obesity holds out the prospect of personalized medicine. *Ann NY Acad Sci.* 2010;1214:180−189.

73. Mannucci E, Ricca V, Barciulli E, et al. Quality of life and overweight: the Obesity Related Well-being (ORWELL 97) questionnaire. *Addict Behav.* 1999;24:345−357.

74. Acosta A, Camilleri M, Shin A, et al. Quantitative gastrointestinal and psychological traits associated with obesity and response to weight-loss therapy. *Gastroenterology.* 2015;148:537−546.

75. Rutledge T, Groesz LM, Savu M. Psychiatric factors and weight loss patterns following gastric bypass surgery in a veteran population. *Obes Surg.* 2011;21:29−35.

第23章

减重外科的修正手术

Catherine Frenkel and Aurora Pryor

简介

每年所实施的减重手术量呈上升趋势,减重外科的修正手术目前是一个不断发展的领域。1993 年,参加美国全国住院患者抽样调查的医院有 9 189 名患者施行减重手术,2008 年这一数字增至 124 838[1],修正手术的数量和复杂性也在逐渐扩增。修正手术的理由诸多,如首次手术术后的急性期并发症;围手术期突发或亚急性并发症;顽固的肥胖也是导致患者考虑通过修复或修改为更有效的或创新但存在风险的减重手术以寻求解决方案。

当新的减重手术传播时,它们改变了数百万肥胖的美国人和寻求减重外科医生帮助的国际患者的处境。从 2008 年到 2011 年,美国和加拿大的袖状胃切除术率增加了 121.4%,而可调节胃束带放置率下降了 71.5%[1]。胃束带修改成袖状胃切除术的修正手术数量反映了这一趋势。美国在减重领域处于领先地位,在全世界报告的 340 768 个减重手术中,占最大比例 30%[2]。修正手术的变化具有全球影响力,必须以循证医学为指导,以确保患者的安全和手术的成功。

外科的修正手术方式已演变为有利于一般实践的模式。腹腔镜减重手术从 2003 年的 20.1% 升至 2008 年的 90% 以上[1],腹腔镜手术也是现今二次手术的首选方法,最初病例系列研究表明,在有经验的外科医生手上安全有效地完成后,腹腔镜修正手术才被采用[3,4]。预期严重粘连或复杂解剖的患者可选用开腹的修正择期手术。尽管目前广泛使用腹腔镜技术,但谨慎的做法是,经验较少的外科医生应该将他们初次的修正手术限制在进行过腹腔镜手术的患者上实施。既往研究表明,首次手术为开放手术时,其修正手术发生率(14.3%),明显高于腹腔镜手术的修正率(6.2%),外科医生必须做好准备,以应对未来可能出现的修正手术的挑战[6]。

我们现在正处于机器人技术的时代,一系列的机器人修正减重手术已经被证明是安全和有效的[7]。随着修正手术领域的不断发展,如果减重中心要在这一领域保持领先地位,未来必须面临开放的临床数据报告和结果的挑战,以确保实践标准得到高质量证据的支持。

胃束带手术的修正手术方案

简介

腹腔镜胃束带手术修正的最常见原因是体重减轻效果不佳[8]。其他常见的原因可以分为三类:硬件、动力性能和其他问题[9]。经常需要修理的硬件问题包括束带滑脱或胃束带的迁移、侵蚀,束带损坏(破损、瘘、断开)、穿刺口及外接口问题(倒置、疝、疼痛)和胃坏死。动力性能问题包括食管运动障碍,食管扩张,或巨食管,以及症状性近端胃囊扩张。其他需要修正的原因包括伤口感染、心理上的束带不耐受和不明原因的顽固性恶心或呕吐。

腹腔镜可调胃束带术的修正手术率在 3.9%~52%[8,10,11]。尽管胃束带适应范围广,这是明确的,但根据 2011 年对 Cochrane 和 PubMed(Medline)文献的回顾,胃束带术的修正手术率明显高于初次行 Roux-en-Y 胃旁路(RYGB)或袖状胃切除术[12]。与束带相关的并发症发生率在 15%~58%,再次束带手术通常不推荐作为修正手术的首选,患者通常被修正为袖状胃切除术或 RYGB[9]。

修正袖状胃手术

95% 国际减重外科专家组认意,在初次手术引起并发症的情况下,将腹腔镜胃束带手术改为腹腔镜袖状胃切除术是可以接受的[13]。胃束带术后的再手术的困难是多方面的[14],胃顺应性降低、胃壁增厚、继发瘢痕,这些情况都可继发于组织创伤或缺血,特别是在切割闭合器的切线上[15]。使用合适的钉脚长度的钉仓可有效减少并发症的发生。束带周围因组织纤维化与炎症,可能与周围组织形成硬结,如粘连胰腺。在修正手术时应注意确保将束带完整取下,预防将来出现梗阻症状。

腹腔镜修正袖状胃切除术后的并发症发生率高于初次手术后并发症的发生率(13%~34% vs 5%~10%)[16]。2005—2011 年的美国国家外科质量改进计划(The National Surgical Quality Improvement Project,NSQIP)数据显示,将束带修正至袖状胃术的并发症率 6.92%,而初次袖状胃切除术的并发症率为 3.95%,脓毒症的发生率较高,使修正手术成为与初次手术相比死亡率的独立预测因子[17]。与初次袖状胃切除术的 0.74% 的漏出率相比,漏发生率的增加可能是发病率和死亡率增加的原因[18]。

研究报道腹腔镜袖状胃切除术作为一种修正手术术式,通常是单中心小样本系列的临床研究。一项文献综述中只有两项研究涉及 90 名或更多患者,从而限制了关于这类相关修正手术的证据质量[19]。这项研究存在一个不是非常明确的意义的轻微偏倚(72% vs 79%),但有利于把袖状胃手术作为修正手术的一个阶段,而非 I 期手术[13]。分期手术的支持者认为,瘢痕组织的存在可能随着时间的推移而消散,有助于降低手术时间和并发症发生率[19]。

需要特别注意的是在 I 期和分期束带转袖胃修正手术的胃瘘的比率,因为众所周知胃瘘是袖状胃切除术的致命弱点,I 期修正手术和胃瘘之间可能存在正关联。文献报道的 I 期修正手术胃瘘发生率从 0 到 33% 不等,而分期手术胃癌的发生率从 0 到 2.8% 不等[19,20]。在 Stroh 等人最新发表的分析表明,利用德国减重手术登记处的数据分析 2005—2011 年期间所有 I 期和分期修正手术(n=137 和 37)。I 期手术的胃瘘率较高(4.4% vs 0,P=0.344),这受特殊钉仓切割缝合、单纯钉仓切割闭合及是否加固缝合的影响(瘘率分别为 9.1%、4.9% 和 2.9%)。

在 I 期手术中,胃穿孔和肝损伤比较常见,而脾损伤在分期手术中更常见[19]。分期手术与需要

输血的出血更加有关(5.4% vs 0.8%,P=0.115),但 I 期手术需要再次手术的出血率更高(0.8% vs 0),但结果并无统计学意义(P=1.0)。而 Stroh 等人发现术中或术后并发症的发生率在 I 期和分期组之间没有统计学上的显著性差异,这一结果与先前发表的文献一致。Berende 等人比较了 28 例患者(分别为 15 例和 13 例的 I 期和分期修正手术)[16],在分期手术组中瘘发生率为 33%,而在 I 期组中并未出现胃瘘;出血的发生在 I 期组与分期组分别为 20% 和 7.7%。现尚未有大型或随机试验表明,分期手术应优先于 I 期手术方案。

专家提醒,因组织粘连的发生,不应在初次手术后 3~6 个月内尝试修正。然而,在第二次减重手术前数年去除的束带仍有可能增加手术并发症率。Bellorin 等人描述了一例腹腔镜袖状胃切除术,在腹腔镜可调束带去除 2 年后出现糜烂,并在术后第 5 天伴有完全袖状胃梗阻,需要远端胃切除术并修正为 RYGB[21]。由此可见束带可能是在几年前被移除的,但仍应预防在分期修正手术后的并发症的发生并对症治疗。

一般来说,胃束带修正为袖状胃并不是胃束带后体重降低不佳者的首选的修正术式,因为一般认为多余体重减少是不够的。然而,Acholonu 等人报道了一系列的 15 名患者在腹腔镜下将胃束带修正为袖状胃,其中 10 名患者是因为未能达到或保持体重减轻作为再手术的主要或促成原因[14],在术后 1.5 年随访时间里,对三分之一的受试者进行了有限的随访,受试者多余 BMI 下降了 66%。虽然需要进一步的研究来确定导致这一结果的原因,但作者认为,一部分患者在胃束带术后失败后可能不需要吸收不良型手术,包括青少年,终身抗凝治疗的患者(RYGB 边缘溃疡出血并发症的风险较高),相对较低的 BMI 患者(30~40kg/m²),无代谢综合征的患者,以及有不良吸收手术禁忌证的患者,如克罗恩病患者。

修正胃旁路术

2011 年,一个国际专家小组得出结论,RYGB 是胃束带后减重效果不佳患者首选的修正手术术式[13]。采用限制性和吸收不良相结合的术式,纠正失败的限制性术式,被认为是一种成功的策略[22]。从胃束带中修正为 RYGB 也可能使严重或慢性 GERD 或食管运动障碍的患者获益[23,24]。

Gumbs 等人回顾了已发表的关于将胃束带修正为 RYGB 的文献(截至 2007 年)[9]。214 例患

者进行了修正手术,并发症发生率为0~19%。经腹腔镜修正的手术的并发症发生率较高,但无统计学意义(10% vs 23%),并发症的发生率主要包括2%的伤口感染风险,1%的肠出血,1%的小肠梗阻需要再次手术,<1%的吻合线漏,<1%的腹腔脓肿。

Coblijn等人回顾分析了588例患者从可调节胃束带修正为LRYGB,根据到2012年的15项研究数据,大多数患者接受了I期手术($n=500$)[25],总体并发症发生率为8.5%,短期并发症包括脾损伤继发出血(1.8%)和吻合口瘘(0.9%),占再手术17.1%和7.3%。瘘的发生率不高于初次手术。胃空肠吻合口的狭窄是最常见的长期并发症,发生率为6.5%。其他不太常见的并发症包括吻合口溃疡、胃瘘、穿刺口疝或内疝,这些并发症发生率均≤1%,再次手术率为6.5%,高于286例腹腔镜袖状胃切除术患者3.5%的再手术率,但与初次RYGB再手术率一致[22]。与袖状胃切除术相比,该修正手术的中转开放的比例较高(2.4% vs 1.7%),但也符合初次腹腔镜RYGB中转开放发生率为0~23%。

由学者、减重外科医生和美国减重与代谢外科学会(ASMBS)委员会成员组成的2014年医疗团队结合848篇发表的关于修正减重手术的文章,并得出结论,腹腔镜可调胃束带修正为RYGB的减重效果和并发症发生与初次RYGB的结果相似[23]。从2005年到2011年的NSQIP数据也表明,胃束带修正为RYGB与初次RYGB相比,术后并发率与死亡率未明显升高。医疗团队发现了20项具有良好质量证据的相关研究。在I期修正手术中将最终平均BMI减少从$(28.7±10.8)$kg/m^{2}在增加至42.7kg/m^2,多余体重减除率(excess weight loss,EWL)从26.5%±5.5%增加至70.2%±21%[26,27]。

上述系统评价不包括Marin-Perez等人2014年的最新数据。Marin-Perrez等人2014年的研究报告了13例并发症(22%)、2例主要并发症(5%)、1例瘘(2%)和5例再次手术干预(12.8%)的39例患者从腹腔镜可调胃束带修正为LRYGB,平均EWL在12个月和24个月分别为59%和55%,而腹腔镜袖状胃切除术后的EWL分别为35%和28%。

值得注意的是,在2014年ASMBS特别工作组的数据中,最终平均BMI和EWL最低的患者在初次手术时的术前最高的平均BMI为

$[(53.1±5.9)$kg/m^2)][27]。一些文献表明,在超级肥胖症患者中,在不去除胃束带的情况下,可以将其修正为RYGB[9]。超级肥胖症患者在接受RYGB手术往往有不理想的结果,这种情况可能会从更激进的减重手术中获益。十二指肠转位术(Duodenal switch,DS)于2001年首次被用作修正手术方式,用于治疗患有持续性糖尿病和肥胖的垂直胃束带失败的患者[28]。此后,DS已被应用为其他减重手术失败的修正手术方式,包括RYGB。为因DS术中吻合位置在先前存在的瘢痕组织之外,一些学者也赞成将DS作为胃束带术后减重效果不佳的修正手术方式[29]。

袖状胃切除术的修正手术方案

简介

修正手术和分期减重手术之间的区别较为模糊。如袖状胃切除术目前是作为一种主要的减肥干预措施之一,但最初它是作为一种分期减重手术的一部分引入的,其间隔时间为1年或更长。袖状胃切除术是由Hess和Marceau于1988年将其作为限制性部分,引入胆胰分流/十二指肠转流术的(Biliopancreatic Diversion with Duodenal Switch,BPD/DS)[30]。在第二届腹腔镜袖状胃切除术国际共识首脑会议(International Consensus Summit for Laparoscopic Sleeve Gastrectomy)之前,它被用作RYGB或BPD/DS的桥接手术。2009年,腹腔镜袖状胃切除术的国际共识峰会同意将这一种手术作用可接受的治疗病态肥胖的主要方法。

袖状胃手术并发症的修正方案

小于30%的患者接受腹腔镜袖状胃切除术将需要修正手术治疗[13]。狭窄和漏是腹腔镜袖状胃切除术最重要的两种并发症,但治疗并发症并不一定要手术治疗。总体,LSG的修正手术率很低,为1.8%[10]。1%~2%的患者会出现漏,部分患者可通过支架或其他保守疗法来治疗;然而,经过1个月的非手术治疗后,保守治疗的进一步获益有限。对于术后持续胃瘘的患者,再次手术应至少推迟3个月,以尽量减少粘连。狭窄发生率为0.35%,最常见于胃角。袖状胃越紧,漏和狭窄的可能性就越高。当观察和内镜措施不能解决这两种并发症时,最好的临床实践指南建议将其修正为RYGB是一种很好的手术解决方案。

Thompson等人描述了他们通过腹腔镜近端胃切除术和食管-空肠吻合术修正15例慢性胃瘘

的经验[31],将整个受影响病灶根治性切除是一种挽救手术,用于改善慢性胃瘘的治疗效果。同时报告了三例并发症——一例不需要再次手术的胆漏,一例是肝下胆汁漏和一例梗阻,所有患者都接受在胃瘘残端行胃造瘘术并放置营养管,以便于肠内营养,Roux-en-Y瘘管空肠吻合术也被认为是治疗慢性近端漏的一种可接受的方法。

袖状胃切除术后复胖的修正治疗方案

有趣的是,LSG术后复胖率为LRYGB复胖率的一半(3% vs 6%),但术前BMI和术后平均BMI下降均较低:接受LSG的患者术前BMI 44.2kg/m²(30~74kg/m²),而接受RYGB术前BMI 48.1kg/m²(33~112kg/m²),术后LSG的BMI平均下降11.2%,而LRYGB术后BMI下降率为14.8%,这是LSG成功的重要因素。2012年12月举行的第四次袖状胃切除术国际共识峰会上,一个国际专家小组指出,在确定复胖发生时,修正手术中的修改手术是最合适的二次手术[32]。大多数专家倾向于修改为RYGB(46%),其中四分之一的专家考虑DS,再次袖状胃手术(20%),折叠袖状胃(3%),迷你胃旁路术(3%),加十二指肠旁路术(3%),胃束带(2%),空肠旁路术(1%)。也有有限的数据支持使用Resleeve技术,在短期内小样本研究表明,Resleeve可能是有效的[33]。然而,对难以治疗的胃瘘和瘘率的发生,让部分外科医生选择了其他低风险下高减重度的技术[34,35]。

胃旁路术外科并发症的修正手术方案

初次LRYGB的修正手术率为5.9%~28.6%[10,11]。与其他减重手术的修正手术不同,RYGB再次手术最常见的原因不是未能达到或未能保持体重减轻,而是并发症[9]。经常需要再次手术来修复内疝和小肠梗阻[11]。如果非手术和内镜治疗症状性胃吻合口瘘失败,可以尝试行残胃切除术,并行窦道引流[36]。治疗狭窄、梗阻和边缘溃疡可能需要对胃空肠吻合术进行修正。

LRYGB术后胃肠吻合口溃疡(也称边缘溃疡)的发生率在0.6%~16%[37]。虽然一些患者可能是无症状的,有的患者可能会出现严重的腹痛、厌食症、恶心、呕吐或贫血,需进行干预。有一个单中心的机构患者因狭窄而接受修正RYGB,其中60%有伴有溃疡疾病,这是区别的一个重要部分。另外,溃疡的形成与胃瘘相关[8]。因此,RYGB失败的机制是复杂的,溃疡病引起瘘,反之亦然,也与术后复胖有关。

当根除幽门螺杆菌、抗酸剂、戒烟和消除NSAIDs均不能改善溃疡或出现溃疡并发症(如出血、阻塞或穿孔)时,需外科手术干预。在对189名IFSO成员的最新调查中,41%的减重外科医生指出,在难治性吻合溃疡患者中可切除并重新做胃空肠吻合[13],51%的做过超过200例RYGB(n=46)的外科医生更喜欢这种选择。专家们偶尔会采用溃疡的修正手术与迷走神经干截断或残胃切除术相结合(分别为18%和13%)的手术方式。食管空肠吻合术和恢复类修正手术比例较少。

胃旁路术后复胖的修正治疗方案

减重失败的再手术可以被认为是减重手术的晚期并发症。ASMBS将减重手术后成功减重定义为减去多余体重的50%,并指出几乎90%的RYGB患者都可以做到这一点[38]。这一减重成功的定义来源于Reinhold在1982年描述的五点分类,其中优秀、良好、平均和失败的减重结果等同于0~25%、26%~50%、51%~75%、76%~100%和100%的多余体重(excess body weight,EBW)减除率[39]。EBW是术前和理想体重之间的差值,EBW是大都会人寿保险公司根据1983年身高和体重表计算出来的[40]。MacLean修改了Reinhold分类,使EBW为0~25%或BMI<30kg/m²相当于一个优秀的结果,EBW为26%~50%或BMI 30kg/m²、35kg/m²相当于一个良好的减重结果(表23.1)[41]。BMI>35kg/m²或EBW损失<50%被认为是减重失败。

表23.1　减重效果评估表

效果	BMI/(kg/m²)	多于体重减除率/%
极好	<30	0~25
好	30~35	26~50
失败	>35	>50

摘自MacLean et al[41]。Reprinted with permission from Lippincott Williams & Wilkins,Inc.©2000。

Brolin指出了这种过于简化的分类系统的缺陷[42],特别是,超级肥胖患者的总体重往往会减掉更多,但不太可能稳定在理想体重50%以内。与肥胖相关的合并症(高脂血症、心血管疾病、糖尿病、呼吸系统问题)的患者也可能比传统的减肥成功定义获得的更显著的健康。除了体重减轻外,患有上述合并症的患者仍能改善或解决相关医疗问题。

患者从一个减重手术修正到另一个减重手术的最常见原因是复胖(60%)[10],通常,这些患者被修正为 RYGB,这是减重失败的最首选的修正手术。初次限制型手术失败的患者,修正为 RYGB 后,平均会降低 46%~70% 的 EWL[43]。这略低于初次 RYGB 的平均 EWL,为 60%~85%[9]。但是,遗憾的是,在 15%~35% 的患者在 RYGB 后不能保持长期体重减轻[43,44]。当 RYGB 失败时,尚无最优选择的修正手术。外科医生和患者可以在个性化的基础上讨论和选择各种修正和修改的可能性。减重失败的原因是复杂的,胃瘘或其他解剖失败的存在应始终考虑在潜在的病因里。

一些人认为,胃小囊和胃空肠吻合口的大小的扩张是复胖的一个重要的易感危险因素。新的微创技术可用于诊断吻合口扩张,吻合口直径减少手术包括在内镜下胃空肠吻合处肌肉壁注射硬化剂和内镜下吻合口缩减术。这些选择可能使短期减重风险降到最小,但证据质量有限[45]。

Hamdi 等人评估了切除和重做扩张的胃空肠吻合口 ≥2cm,同时将胃小囊调整到 <5cm 的疗效[46],在短期内体重减轻效果很成功。修正后 6 个月至 1 年的患者的 BMI 分别为 34.7kg/m² 和 33kg/m²,多余体重减除率的 53%~64%,但效果并不持久。在研究的 25 名患者中,12 名随访 2 年的患者在修正后的平均 BMI 为 44.2kg/m²,而在修正前为 41kg/m²。同样,Muller 等人发现胃小囊调整和胃空肠吻合口的修正可使 11 个月后 BMI[47] 平均下降 3.9kg/m²。据报道,胃小囊大小调整的漏发生率在 10%~15%[48]。有医生试图在没有吻合口修正的情况下减少胃囊体积,使用改良的"resleeve"技术,该技术使用线性吻合器在食物支、胃空肠吻合口和胃囊上做调整[49],但是,术前 BMI 与术后 BMI 相比无明显改变。

在减重失败的情况下修正 RYGB,可以尝试其他的方法包括通过增加食物支或 BP 支长度来增加吸收不良,从而有效地缩短共同通道。另一种可以构建一个"远端"胃旁路,通过移动空肠吻合口位置来实现,但这术后体重减轻效果不佳[50]。Sugerman 在 1997 年描述的标准胃旁路的"原始"远端 Roux-en-Y 修正,食物支长度 145cm,仅保留 50cm 的共同通道[51]。遗憾的是,这种手术的发病率和死亡率是不可接受的。Rawlins 等人延长了最初的食物支,如果最初食物支<150cm,并缩短了共

同通道到 100cm,通过连接空肠 - 空肠吻合,并重新连接 Roux 支到回肠[52]。在 100cm 的共同通道中,在 1.5~3 个月内,观察到 31% 的蛋白质 - 热量营养不良率和 21% 的肠外营养需求率。Sugerman 等人发现一个 150cm 的共同通道与 25% 的蛋白质营养不良发生率有关,其中有相当大一部分患者需要手术治疗[51]。据观察,为了平衡体重减轻和营养不良之间的关系,可以以缩小胃囊体积为代价,并延长共同通道[50,53]。

早期研究的远端胃旁路数据提示,这种技术术后 BMI 可以降低 7~13kg/m²。Muller 等人将患者随机匹配到对照组(150cm 食物支)或远端胃旁路组(150cm 共同通道),并发现 4 年后肥胖相关并发症的改善没有统计学上的显著性差异[54]。Rawlins 的 100cm 共同通道,在 1 年和 5 年内,平均 EWL 分别达到 61%~69%,但是这是以营养不良为代价[52]。需要进一步的研究证明最佳的食物支 / 共同通道长度和相关的伴随修正方案,并了解外科医生如何为患者制定个性化 LRYGB 的修正方案(图 23.1)。

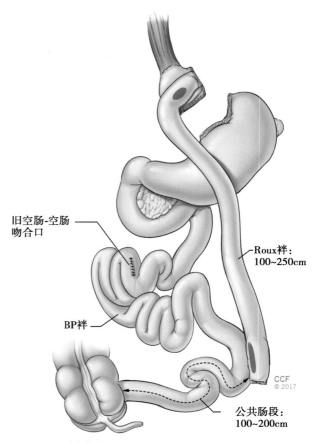

旧空肠-空肠
吻合口

Roux袢:
100~250cm

BP袢

CCF
© 2017

公共肠段:
100~200cm

图 23.1　远端旁路术

Parikh 等人描述了 12 例 RYGB 患者修正

为 BPD/DS[44]，平均 BMI 从 40.7kg/m² 下降到 30.7kg/m²，平均 EWL 在 11 个月后从 62.7% 下降到 40.7%，所有肥胖相关的并发症都完全缓解。死亡率、漏和营养不良发生率为零，狭窄率为 33%，再手术率为 8%。Keshishian 等人还报告了 46 例患者（其中 26 例最初接受 RYGB）在 30 个月时 69% 的 EWL，漏发生率较高（15%）[55]，与修正远端 RYGB 相比，这些研究中营养不良率低，减重效果更佳。胃 - 胃吻合制作大的（120~150cm³）胃囊和十二指肠的保留，可能解释了改善营养状况，但缺乏长期结局指标数据。

其他减重手术的修正手术方案

DS 的修正手术方案

Marceau 等人随访了 701 例 DS 术后患者 10 年，发现蛋白质营养不良、腹泻和代谢紊乱是三种最常见的修正手术的原因[56]。共同通道延长适用于营养不良[29]。这是通过断开食物支，并在胆胰支近端进行侧侧吻合，延长食物支至 100~150cm。这增加了胃和结肠之间的小肠总长度。恢复手术过程复杂的，较少选择空间。所有吻合口恢复到原来的解剖结构并不是必要的。通过将回肠与共同通道肠段断开并与十二指肠第二部分连接，或在十二指肠 - 肠吻合口下方进行侧侧吻合，可以取得良好的效果。建议对于术后复胖的特殊情况，可以采用再次袖状胃进行修正。

BPD 的修正手术方案

BPD 术后修正率估计为 1.7%[57]。通常，蛋白质营养不良需要修正。恢复，或通过修改消化道吻合在 BP 至上伸长共同通道到近端 100cm，来纠正这一问题。Bilroth Ⅰ 型吻合术可用于严重病例。如果减重失败，可以行袖状胃切除术。

空回肠旁路的修正手术方案

众所周知，空回肠旁路是复杂的过度吸收不良型手术，通常需要修改手术[9]，而另外一些医生则不同意[43]。当空回肠旁路因减重失败而需要修正手术时，RYGB 是可选择的修正术式。

垂直胃束带的修正手术方案

垂直胃束带术（vertical banded gastroplasty,

VBG）已经不受欢迎，因为高达 55% 的患者需要修正手术[9]。VBG 修正后的并发症率通常超过 15%，其中最大的 101 例修正手术结果显示，55% 的并发症发生率。RYGB 是通常推荐的修正手术，因其修正的原因通常是减重效果不佳和胃食管反流病。再次 VBG 的修正手术术后并发症较高，一般不推荐。Van Gemert 等人发现，接受 VBG 再手术的患者中有 46% 需要进行修正手术[58]。

总结

减重手术是一种行之有效的长期治疗肥胖的方法，其费用大约 98 000 元（14 000 美元）至 168 000 元（24 000 美元），但其在肥胖相关费用上，在 12、24 和 36 个月分别下降 18%、58% 和 86%[59]。由于更高的并发症发生率，修正手术的费用可能增加 98 000 元（14 000 美元）至 350 000 元（50 000 美元），而当它成功实现减重时，修正手术可能会产生深远的经济影响。BMI ≥ 30kg/m² 时每人每年增加医疗开支约 12 000 元（1 723 美元）[60]。最近公布的质量调整生命年（QALY）数据表明，减重手术对公共健康的贡献与其经济学一样令人震惊。一位减重外科医生每周做 7 次手术，治疗 48 例睡眠呼吸暂停和 35 例高血压，并每年诱导 44 例糖尿病缓解[61]。理想的是，在未来随着我们对人体对减重手术反应的理解的进一步深入，修正减重手术代表初次手术失败的观点将被一种渐进和个性化的医疗和外科治疗肥胖的方法所取代。

（董志勇　王存川　译）

参考文献

1. Nguyen NT, Masoomi H, Magno CP, Nguyen XM, Laugenour K, Lane J. Trends in use of bariatric surgery, 2003–2008. *J Am Coll Surg.* 2011;213(2):261–266.
2. Buchwald H, Oien DM. Metabolic/bariatric surgery worldwide 2011. *Obes Surg.* 2013;23(4):427–436.
3. Deylgat B, D'Hondt M, Pottel H, Vansteenkiste F, Van Rooy F, Devriendt D. Indications, safety and feasibility of conversion of failed bariatric surgery to Roux-en-Y gastric bypass: a retrospective comparative study with primary laparoscopic Roux-en-Y gastric bypass. *Surg Endosc.* 2012;26(7):1997–2002.
4. Khaitan L, Van Sickle K, Gonzalez R, Lin E, Ramshaw B, Smith CD. Laparoscopic revision of bariatric procedures: is it feasible? *Am Surg.* 2005;71(1):6–10.
5. Brolin RE, Cody RP. Impact of technological advances on complications of revisional bariatric operations. *J Am Coll Surg.* 2008;206(3):1137–1144.
6. Shimzu H, Annaberdyev S, Montamarry I, Kroh M, Schauer PR, Brethauer SA. Revisional bariatric surgery for unsuccessful weight

loss and complications. *Obes Surg.* 2013;23(11):1766–1773.

7. Buchs NC, Pugin F, Azagry DE, Huber O, Chassot G, Morel P. Robotic revisional bariatric surgery: a comparative study with laparoscopic and open surgery. *Int J Med Robot.* 2014;10(2)213–217.
8. Patel S, Eckstein J, Acholonu E, Abu-Jiash W, Szomstein S, Rosenthal RJ. Reasons and outcomes of laparoscopic revisional surgery after laparoscopic adjustable banding for morbid obesity. *Surg Obes Relat Dis.* 2010;6(4):391–398.
9. Gumbs AA, Pomp A, Gagner M. Revisional bariatric surgery for inadequate weight loss. *Obes Surg.* 2007;17(9):1137–1145.
10. Fridman A, Moon R, Cozacov Y, et al. Procedure-related morbidity in bariatric surgery: a retrospective short- and mid-term follow-up of a single institution of the American College of Surgeons Bariatric Surgery Centers of Excellence. *J Am Coll Surg.* 2013;217(4):614–620.
11. Angrisani L, Cutolo PP, Formisano G, Nosso G, Vitolo G. Laparoscopic adjustable gastric banding versus Roux-en-Y gastric bypass: 10-year results of a prospective, randomized trial. *Surg Obes Relat Dis.* 2013;9(3):405–413.
12. Franco JV, Ruiz PA, Palermo M, Gagner M. A review of studies comparing three laparoscopic procedures in bariatric surgery: sleeve gastrectomy, Roux-en-Y gastric bypass and adjustable gastric banding. *Obes Surg.* 2011;21(9):1458–1468.
13. Rosenthal RJ; International Sleeve Gastrectomy Expert Panel, Diaz AA, et al. International Sleeve Gastrectomy Expert Panel Consensus Statement: best practice guidelines based on experience of >12,000 cases. *Surg Obes Relat Dis.* 2012;8(1):8–19.
14. Acholonu E, McBean E, Court I, Bellorin O, Szomstein S, Rosenthal RJ. Safety and short-term outcomes of laparoscopic sleeve gastrectomy as a revisional approach for failed laparoscopic adjustable gastric banding in the treatment of morbid obesity. *Obes Surg.* 2009;19(12):1612–1616.
15. Marin-Perez P, Betancourt A, Lamota M, Lo Menzo E, Szomstein S, Rosenthal R. Outcomes after laparoscopic conversion of failed adjustable gastric banding to sleeve gastrectomy or Roux-en-Y gastric bypass. *Br J Surg.* 2014;101(3):254–260.
16. Berende CA, de Zoete JP, Smulders JF, Nienhuijs SW. Laparoscopic sleeve gastrectomy feasible for bariatric revision surgery. *Obes Surg.* 2012;22(2):330–334.
17. Fernando Santos B, Wallaert JB, Trus TL. Band removal and conversion to sleeve or bypass: are they equally safe? *Surg Endosc.* 2014;28(11):3086–3091. [Epub ahead of print]
18. Hutter MM, Schirmer BD, Jones DB, et al. First report from the American College of Surgeons Bariatric Surgery Center Network: laparoscopic sleeve gastrectomy has morbidity and effectiveness positioned between the band and the bypass. *Ann Surg.* 2011;254(3):410–420.
19. Stroh C, Benedix D, Weiner R, et al. Obesity Surgery Working Group, Competence Network Obesity. Is a one-step sleeve gastrectomy indicated as a revision procedure after gastric banding? Data analysis from a quality assurance study of the surgical treatment of obesity in Germany. *Obes Surg.* 2014;24(1):9–14.
20. Silecchia G, Rizzello M, DeAngelis F, et al. Laparoscopic sleeve gastrectomy as a revisional procedure for failed laparoscopic gastric banding with a "2-step approach": a multicenter study. *Surg Obes Relat Dis.* 2014;10(4):626–631.
21. Bellorin O, Lieb J, Szomstein S, Rosenthal RJ. Laparoscopic conversion of sleeve gastrectomy to Roux-en-Y gastric bypass for acute gastric outlet obstruction after laparoscopic sleeve gastrectomy for morbid obesity. *Surg Obes Relat Dis.* 2010;6(5):566–568.
22. Weber M, Müller MK, Bucher T, et al. Laparoscopic gastric bypass is superior to laparoscopic gastric banding for treatment of morbid obesity. *Ann Surg.* 2004;240(6):975–982.
23. Brethauer SA, Kothari S, Sudan R, et al. Systematic review on reoperative bariatric surgery: American Society for Metabolic and Bariatric Surgery Revision Task Force. *Surg Obes Relat Dis.* 2014;10(5):952–972.
24. Rogers AM. Improvement of esophageal dysmotility after conversion from gastric banding to gastric bypass. *Surg Obes Relat Dis.* 2010;6(6):681–683.
25. Coblijn UK, Verveld C, van Wagensveld BA, Lagarde SM. Laparoscopic Roux-en-Y gastric bypass or laparoscopic sleeve gastrectomy as revisional procedure after adjustable gastric band—a systematic review. *Obes Surg.* 2013;23(11):1899–1914.
26. Van Nieuwenhove Y, Ceelen W, Van Renterghem K, Van de Putte D, Henckens T, Pattyn P. Conversion from band to bypass in two steps reduces the risk for anastomotic strictures. *Obes Surg.* 2011;21(4):501–505.
27. Iannelli A, Schneck AS, Ragot E, et al. Laparoscopic sleeve gastrectomy as a revisional procedure for failed gastric banding and vertical banded gastroplasty. *Obes Surg.* 2009;19(9):1216–1220.
28. Yashkov YI, Oppel TA, Shishlo LA, Vinnitsky LI. Improvement of weight loss and metabolic effects of vertical banded gastroplasty by an added duodenal swith procedure. *Obes Surg.* 2001;11(5):635–639.
29. Gagner M. Laparoscopic revisional surgery after malabsorptive procedures in bariatric surgery, more specifically after duodenal switch. *Surg Laparosc Endosc Percutan Tech.* 2010;20(5):344–347.
30. Hidalgo JE, Roy M, Ramirez A, Szomstein S, Rosenthal RJ. Laparoscopic sleeve gastrectomy: a first step for rapid weight loss in morbidly obese patients requiring a second non-bariatric procedure. *Obes Surg.* 2012;22(4):555–559.
31. Thompson CE III, Ahmad H, Lo Menzo E, Szomstein S, Rosenthal RJ. Outcomes of laparoscopic proximal gastrectomy with esophagojejunal reconstruction for chronic staple line disruption after laparoscopic sleeve gastrectomy. *Surg Obes Relat Dis.* 2014;10(3):455–459.
32. Gagner M, Deitel M, Erickson AL, Crosby RD. Survey on laparoscopic sleeve gastrectomy (LSG) at the Fourth International Consensus Summit on Sleeve Gastrectomy. *Obes Surg.* 2013;23(12):2013–2017.
33. Iannelli A, Schneck AS, Noel P, Ben Amor I, Krawczykowski D, Gugenheim J. Re-sleeve gastrectomy for failed laparoscopic sleeve gastrectomy: a feasibility study. *Obes Surg.* 2011;21(7):832–835.
34. Rebibo L, Fuks D, Verhaege P, Deguines JB, Dhahri A, Regimbeau JM. Repeat sleeve gastrectomy compared with primary sleeve gastrectomy: a single-center, matched case study. *Obes Surg.* 2012;22(12):1909–1915.
35. Dapri G, Cadière GB, Himpens J. Laparoscopic repeat sleeve gastrectomy versus duodenal switch after isolated sleeve gastrectomy for obesity. *Surg Obes Relat Dis.* 2011;7(1):38–43.
36. Salimath J, Rosenthal RJ, Szomstein S. Laparoscopic remnant gastrectomy as novel approach for treatment of gastrogastric fistula. *Surg Endosc.* 2009;23(11):2591–2595.
37. Steinemann DC, Bueter M, Schiesser M, Amygdalos I, Clavien PA, Nocito A. Management of anastomotic ulcers after Roux-en-Y gastric bypass: results of an international survey. *Obes Surg.* 2014;24(5):741–746.
38. *Benefits of Bariatric Surgery.* American Society for Metabolic and Bariatric Surgery. 2014. http://asmbs.org/benefits-of-bariatric-surgery/
39. Reinhold RB. Critical analysis of long term weight loss after gastric bypass. *Surg Gynecol Obstet.* 1982;155(3):385–394.
40. Robinett-Weiss N, Hixson ML, Keir B, Sieberg J. The Metropolitan height-weight tables: perspectives for use. *J Am Diet Assoc.* 1984;84(12):1480–1481.
41. MacLean LD, Rhode BM, Nohr CW. Late outcome of isolated gastric bypass. *Ann Surg.* 2000;231(4):524–528.
42. Brolin RE. Critical analysis of results: weight loss and quality of data. *Am J Clin Nutr.* 1992;55(2)(suppl):577S–581S.
43. Brolin RE, Cody RP. Weight loss outcome of revisional bariatric operations varies according to the primary procedure. *Ann Surg.* 2008;248(2):227–232.
44. Parikh M, Pomp A, Gagner M. Laparoscopic conversion of failed gastric bypass to duodenal switch: technical considerations and preliminary outcomes. *Surg Obes Relat Dis.* 2007;3(6):611–618.
45. Dakin G, Eid G, Mikami D, Pryor A, Chand B. American Society for Metabolic and Bariatric Surgery (ASMBS) Emerging Technology and Procedures Committee. Endoluminal revision of gastric bypass for weight regain—a systematic review. *Surg Obes Relat Dis.* 2013;9(3):335–342.
46. Hamdi A, Julien C, Brown P, et al. Midterm outcomes of revisional surgery for gastric pouch and gastrojejunal anastomotic enlargement in patients with weight regain after gastric bypass for morbid obesity. *Obes Surg.* 2014;24(8):1386–1390.
47. Müller MK, Wildi S, Scholz T, Clavien PA, Weber M. Laparoscopic pouch resizing and redo of gastro-jejunal anastomosis for pouch di-

lation after gastric bypass. *Obes Surg.* 2005;15(8):1089–1095.

48. Coakley BA, Deveney CW, Spight DH, et al. Revisional bariatric surgery for failed restrictive procedures. *Surg Obes Relat Dis.* 2008;4(5):581–586.

49. Parikh M, Heacock L, Gagner M. Laparoscopic "gastrojejunal sleeve reduction" as a revision procedure for weight loss failure after Roux-en-Y gastric bypass. *Obes Surg.* 2011;21(5):650–654.

50. Srikaneth MS. Oh KH, Fox SR. Revision to malabsorptive Roux-en-Y gastric bypass (MRNYGB) provides long-term (10 years) durable weight loss in patients with failed anatomically intact gastric restrictive operations: long term effectiveness of a malabsorptive Roux-en-Y gastric bypass in salvaging patients with poor weight loss or complications following gastroplasty and adjustable gastric bands. *Obes Surg.* 2011;21(7):825–831.

51. Sugerman HJ, Kellum JM, DeMaria EJ. Conversion of proximal to distal gastric bypass for failed gastric bypass for superobesity. *J Gastrointest Surg.* 1997;1(6):517–524.

52. Rawlins ML, Teel D II, Hedgcorth K, Maguire JP. Revision of Roux-en-Y gastric bypass to distal bypass for failed weight loss. *Surg Obes Relat Dis.* 2011;7(1):45–49.

53. Brolin RE, Cody RP. Adding malabsorption for weight loss failure after gastric bypass. *Surg Endosc.* 2007;21(11):1924–1926.

54. Muller M, Rader S, Wildi S, Hahnloser D, Clavien P, Weber M. Matched pair analysis of proximal vs. distal laparoscopic gastric bypass with 4 years follow-up. *Surg Endosc.* 2007;21:S369.

55. Keshishian A, Zahriya K, Hartoonian T, Ayagian C. Duodenal switch is a safe operation for patients who have failed other bariatric operations. *Obes Surg.* 2004;14(9):1187–1192.

56. Marceau P, Biron S, Hould FS, Lebel S, Marceau S, Lescelleur O, Biertho L, Simard S. Duodenal switch improved standard biliopancreatic diversion: a retrospective study. *Surg Obes Relat Dis.* 2009;5(1):43–47.

57. Scoparino N, Gianetta E, Friedman D, Adami GF, Traverso E, Vitale B, Castagnola M, Semino G, Summa M, Bachi V. Surgical revision of biliopancreatic diversion. *Gastroenterol Clin North Am.* 1987;16(3):529–531.

58. van Gemert WG, van Wersch MM, Greve JW, Soeters PB. Revisional surgery after failed vertical banded gastroplasty: restoration of vertical banded gastroplasty or conversion to gastric bypass. *Obese Surg.* 1998;8(1):21–28.

59. Tsai AG, Williamson DF, Glick HA. Direct medical cost of overweight and obesity in the USA: a quantitative systematic review. *Obes Rev.* 2011;12(1):50–61.

60. Sheppard CE, Lester EL, Chuck AW, Birch DW, Karmali S, deGara CJ. The economic impact of weight regain. *Gasteroenterol Res Pract.* 2013;2013:379564. Epub 2013 Dec 26.

61. Leroux EJ, Morton JM, Rivas H. Increasing access to specialty surgical care: application of a new resource allocation model to bariatric surgery. *Ann Surg.* 2014;260(2):274–278. doi: 10.1097/SLA.0000000000000656.

第 24 章

减重手术后复胖

Bartolome Burguera,Amani Mohamed Hag,and Leslie J.Heinberg

简介

现在大约 10% 的人存在严重肥胖(BMI ≥ 35kg/m²),这些严重肥胖患者患有 2 型糖尿病(T2DM)、心脏病、高血压、阻塞性睡眠呼吸暂停、癌症的风险会增加,并且这些因素均可造成死亡[1,2]。

对于严重或病态肥胖患者的最佳治疗方法,文献中并没有一致的意见,一些数据表明一线治疗肥胖的方法是生活方式干预。通常,这些疗法包括个性化的体育运动项目(每周 5 次至少 30 分钟的运动)以及饮食结构的调整,包括低脂饮食,或低糖饮食,或地中海式饮食[3-6]。睡眠、压力和心理问题有关的因素,如抑郁和饮食失调,也需要考虑或治疗。遗憾的是,大多数人努力保持生活方式的改变,以防止体重增加[7,8,9]。综合治疗和抗肥胖药物的使用也有助于减肥,同时也是降低大脑中枢食欲的重要方法。

医学方法帮助肥胖患者减肥和保持体重的疗效可能需要几年的时间才能确定。与此同时,在减肥领域工作的人们中,越来越多的人一致认为,唯一能够持续有效地减轻体重,并显著改善相关合并症的治疗方法就是减重手术[10]。值得注意的是,美国疾病预防控制中心预测,到 2030 年,美国肥胖的患病率将达到 42%,严重肥胖(BMI ≥ 35kg/m²)的患病率将达到 9%。考虑到严重肥胖及其伴随疾病的日益流行,接受减重手术干预的患者数量急剧增加,并可能继续增加[11]。一些在美国和其他地方的长期随访研究证明了减重手术的有效性,平均体重减轻通常超过 60kg[11,12],这取决于手术方式和患者术后生活方式的改变。

此外,减重手术可以长期改善包括睡眠呼吸暂停、哮喘、胃食管反流、压力性尿失禁、不孕症和骨关节炎等合并症,同时也能延长寿命[6,13,14]。最近,术后 T2DM 的显著改善引起了人们的特别关注[15,16]。有趣的是,近 85% 的 2 型糖尿病患者在接受减重手术后有了更佳的糖化血红蛋白,所需的降糖药也更少,而 40%~70% 的患者在不服用任何降糖药的情况下达到糖化血红蛋白正常的目标。尽管这些发现都是有利的证据,但长期的后续随访报道尚有限,且大多数研究可能存在偏倚。

目前,最常用的手术方式是 Roux-en-Y 胃旁路术(RYGB),占全世界所有减重手术的 49.4%[18]。袖状胃切除术(SG)的应用在过去几年有所增加,达到了所有减重手术的 40.7%,这主要是因为与胃束带术相比,袖状胃切除术在减轻体重方面更有效,而且与 RYGB 相比,它减少了手术并发症。

虽然减重手术是一种有效的治疗严重肥胖方式,但是不同的减重手术后体重减轻的程度存在很大差异,并且长期的减肥结果也并不总是最佳的。体重反弹仍然是一个常见的问题,在减重外科文献中没有发现任何解决方法[19]。一些肥胖患者的术后体重会轻微的下降,更常见的情况是,患者最初的体重会大幅下降,在 12~24 个月时达到体重最低点,但随后又会反弹到不理想的体重。据报道,体重反弹的发生率从最低的 29.5% 到最高的 87% 不等[20]。不同的研究报道体重反弹的量也不尽相同,有的为 5~7 年内 1.5BMI,有的为 15%EBW[21]。

因此,体重反弹仍然是 RYGB 的长期疗效的主要限制[17,21,22]。复胖似乎还与患者在术后包括高血压和 2 型糖尿病在内的合并症的复发和新发有关[21a,22]。然而,需要注意的是,基于生活方式干预的非手术体重管理更容易出现体重反弹的有关问题,而且患者反弹后的体重经常超过干预前的体重[23]。

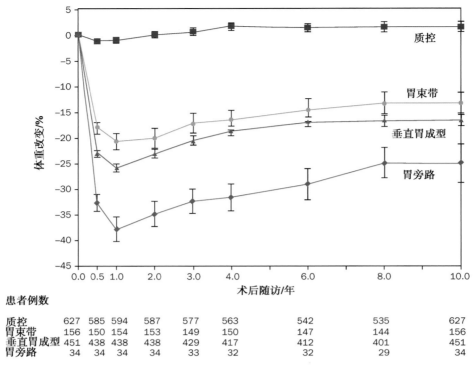

图 24.1　不同术式后的复胖,数据来自于 SOS 研究(Ref 22)

患者例数									
质控	627	585	594	587	577	563	542	535	627
胃束带	156	150	154	153	149	150	147	144	156
垂直胃成型	451	438	438	438	429	417	412	401	451
胃旁路	34	34	34	34	33	32	32	29	34

减重手术后体重反弹的定义

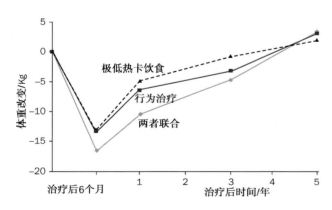

图 24.2　五年低卡路里饮食(VLCD)、行为疗法(BMOD)或二者结合治疗后的体重变化[23]

为了更好地定义体重反弹,重要的是首先回顾什么是成功的减重手术。从以前的观点上说,减重手术的主要观察指标是体重下降程度[10]。但目前,对于减重手术后减肥的最佳描述标准还没有定论。常用指标包括:多余体重下降率百分比(%EWL)、多余体重指数损失百分比(%EBL)、体重指数单位损失量和总体重超标百分比(%TWL)[17]。多项研究表明,RYGB 术后,体重

下降相关指标呈广泛的正态分布[24]。如上所述,一些肥胖患者的减肥效果会较差。然而,大多数患者会经历一个明显的初始体重下降,在 12~24 个月时达到体重最低点,但随后体重又会出现明显的升高。具体来说,RYGB 术后 12~18 个月体重会降到最低点。

近年来,总体重下降率被认为是报道体重下降程度的理想指标,因为它受人体测量混杂因素的影响较小。报道方法的差异使得对于手术引起体重下降与非手术治疗引起的体重下降不具有直接可比性[13,25]。减重手术的成功率通常定义为术后 2 年多余体重下降率达 50% 或更多。通常接受 RYGB 手术的患者 85% 可达到上述要求[26,27]。减重手术成功也可以定义为 BMI 降至 35kg/m² 以下[28]。最近报道,总体重下降率可能是评判体重下降最准确的方法,因为它受术前体重指数的影响较小。在研究中,根据我们的定义,11% 的患者在 RYGB 后的第一年手术效果不理想[29]。

减重手术的纵向评估(实验室)研究显示,术后 3 年,RYGB 和腹腔镜可调节胃束带(LAGB)术后体重显著下降,分别为基线体重的 31.5% 和 15.9%[30]。尽管有公认的问题,即术后体重下降不理想和 / 或体重反弹,对于体重反弹的数字定义(即体重增加,复胖百分比)没有明确的共识[21,31,32]。

Odom 等人的研究发现，15% 的减重手术患者至少反弹 15% 的多余体重，总体而言，79% 的患者都有体重反弹[21]。Friera 的报道称，70% 的患者在手术 5 年后恢复了最初的多余体重[33]。Magro 等人的研究发现 50% 的患者体重反弹，其中 46% 的患者 12 个月后体重有所反弹，63.6% 的患者 48 个月后反弹[19]。Christou 等人报道，经过 11.1 年的随访，228 名患者反弹平均体重的 21.9%[31]。除了体重反弹的发生率，体重最低点的时间仍然未知[17,31]。然而，这些结果强调了体重反弹量的可变性，这仍然是减重手术中一个常见但尚未解决的问题。

框 24.1　术后体重反弹的临床、人口统计学、社会、遗传、心理和外科预测因素

预测体重反弹可能性小的因素
低体重指数
腰围较小
年龄较小
白种人
低糖化血红蛋白
基础代谢率高
预测体重反弹可能性大的因素
抑郁症
自制力降低
不遵循饮食建议
体育锻炼减少
暴饮暴食症
夜食症
持续禁食
不服从追踪和支持随访
红肉不耐受

考虑到上述结果的可变性，越来越多的研究报告了关于手术后复胖的临床、人口统计学、社会、遗传、心理和外科预测因素（框 24.1）[13,34,35]。

术前体重指数是减重手术后体重下降程度最有力的预测指标之一。除了较低的体重指数或初始体重，一些临床和人口学因素，包括较小的腰围、低年龄、白种人和较低的糖化血红蛋白都与较大幅度的体重减轻有关[13]。相反，一个亚组患者的静息能量消耗较低，残胃扩张和激素适应能力增强，

与较差的体重减轻有关[33,36,37]。各种行为因素也与体重反弹有关，包括抑郁、暴饮暴食、夜间进食综合征、随时间增加的进食欲望、不服从追踪和支持随访以及体力活动的减少[19,35]。

此外，术前的精神心理，特别是抑郁症是减肥不理想的危险因素[20,38]。随着时间的推移，食物摄入量增加，手术前有多食或暴食症（BED）史（这在这一人群中很常见）与成功减肥有显著的负相关，并会导致术后 1 年体重反弹[39,40,19]。暴食症在寻求减重手术的肥胖患者中很常见，患病率从 11% 到 50% 不等。诊断标准和用于诊断的仪器不同导致暴食症的患病率变化区间较大。暴食症被认为是减肥效果不佳的一个预测指标[41-43]。

越来越多的研究调查了暴食症或现在常被称为"饮食失控"的情况（因为在限制性的减重手术后，暴食症不能客观上进展）在减肥术后再次出现[44]。在 15 项研究中，有 14 项研究表明，这种术后饮食模式的发展与更多的体重反弹有关。其他不正常的饮食行为也可能对减重手术效果产生负面影响[45]。例如，夜间进食综合征在减重手术候选人中并不少见，可能与体重反弹有关[46-48]。此外，"持续进食"，指其中患者在很长一段时间吃大量的食物，但不属于暴食症，也与体重反弹有关[49]。同时有研究表明一些术前合并暴食症的患者可能发展为"放牧"进食模式[50]。早期诊断和治疗可以改善上述患者减肥效果。

不遵守饮食建议 / 失去控制的饮食也被认为是减重手术后体重反弹的一个重要原因[21,51]。这可能与日益增加的卡路里摄入量有关，或者与"grazing"行为有关，与饮食失去控制有关。研究表明，患者术后平均消耗（4 598 ± 1 781）kJ/d〔（1 100 ± 426）kCal/d〕。吃零食的方式可能是导致术后体重下降不理想的原因之一。零食的定义是每餐之间摄入的食物中每一份的热量超过 627kJ（150kCal）[52]。这种饮食模式会优于持续摄入富含碳水化合物的食物而使胰岛素分泌持续增加。胰岛素是一种促脂激素，会导致体重增加和食欲增加。富含蛋白质的食物、新鲜蔬菜和水果在胃内停留的时间更长，增加饱腹感，建议患者用这些食物代替零食，这对于减重术后的效果改善具有重要作用。

规律体育活动已被确定为成功减肥和保持减肥效果的重要因素[53-55]。Freire 等人研究表明，在接受减重手术后没有进行体育锻炼的患者中，

68.9%的患者有一些体重反弹,而进行体育锻炼的患者中,这一比例为45.4%[38]。Faria等人观察到进行体育锻炼的患者术后体重更轻[31,56]。Welch等人认为坚持锻炼是保持体重减轻的一个预测因素[54]。

许多生物因素也与体重反弹有关。红肉不耐受与体重反弹之间似乎存在正相关关系[57]。有研究表明,不耐受性越低,减重手术后的体重减轻效果越好。这些患者的红肉不耐受与咀嚼不足和胃分泌物减少有关,这限制了患者蛋白质的摄入,从而降低饱腹感,增加了患者进食其他高碳水化合物和高热量食物的欲望。此外,基础代谢率(BMR)占每日能量消耗的比例很大[57]。肥胖患者通常基础代谢率较高,体重减轻后基础代谢率显著下降[34]。研究表明,体重减轻会导致静息代谢率不成比例的降低,而静息代谢率的降低与瘦肉体重的减少有关[34]。这可能会导致减重不足和体重反弹。

尽管老年患者减重术后体重减轻和改善比年轻患者要少,但老年患者接受减重手术是安全和有效的,最重要的是,对改善肥胖合并症也是有效的[57,58]。目前还不清楚种族不同如何影响减重手术的减肥结果。目前已发表研究的结果相互矛盾,一些报道称,与白人患者相比,黑人患者在减重手术后的多余体重下降百分比(%EWL)较低[57,58]。与此同时也有一些研究表明,尽管匹配的黑人和白人患者在腹腔镜可调节胃束带术后的体重减轻有显著差异,但相关合并症的改善/完全缓解没有差别[59]。

激素和代谢失衡也有助于解释减重手术后体重反弹。有人认为,体重反弹的患者可能在最初的减肥时表现出一种特别强大的神经内分泌代谢的饥饿反应,从而导致能量蓄积和体重反弹[60,61]。此外,脂肪量增加,特别是内脏脂肪量增加可以引起代谢和内分泌功能改变,导致炎性脂肪因子的分泌增加[62]。瘦素是一种主要由脂肪细胞分泌的脂肪细胞因子[63]。它主要是通过作用于下丘脑引起饱腹感和增加能量消耗而影响能量摄入[63]。目前尚不清楚血浆中瘦素水平是否受大量营养物质的调节;相反,它们是由脂肪组织的数量来调节的。肥胖患者的血清瘦素水平较高,被认为瘦素抵抗的表现,这也意味着瘦素诱导饱腹感的作用减弱了[64,65]。许多研究证实,减重手术后体重减轻伴随着血清瘦素浓度显著降低[66]。

脂肪组织的减少可以清楚地解释这一点。另一方面,瘦素水平的降低及其对食物摄入和能量消耗的影响,并没有在体重减轻或反弹的患者中进行研究。许多研究假设在减重手术前测量血浆瘦素有助于预测减肥效果,但这一假设并目前还没有被证实[67]。

有明确的证据表明激素与胃束带术后复胖有关。趋化素是一种脂肪源性激素,最近被认为是一种趋化蛋白,在适应性免疫和先天免疫以及脂肪细胞分化和代谢(包括胰岛素抵抗)中具有多种功能。趋化素血浆浓度与体重指数相关[68]。研究发现,减重手术后12个月趋化素水平较低,且较低的水平趋化素与较低的血糖和甘油三酯水平有关[69]。趋化素在减重手术后体重反弹中的作用尚不明确。

另一个潜在的研究领域是胃饥饿素,它在减重手术后被广泛研究。胃饥饿素是一种主要由胃底和胃体产生的促食欲激素。它被认为能促进食物摄入,导致正能量平衡、脂肪生成和体重增加[70]。胃饥饿素的释放在餐前增加,餐后减少[71]。此外,肥胖患者的胃饥饿素水平低于瘦的患者,由节食引起的体重下降增加了胃饥饿素水平,这可能是长期维持体重减轻的障碍[72]。胃束带术对胃饥饿素水平的影响尚不清楚[73]。多项研究发现,术后1天至2年空腹胃饥饿素水平升高,也有研究表明,空腹和餐后胃饥饿素水平均未受影响[74]。关于胃旁路术对胃饥饿素水平影响研究结果并不一致,一些研究显示空腹饥饿素水平降低,而另一些研究显示空腹饥饿素水平升高[75]。这种差异可能与检测的差异、迷走神经破坏、手术操作的差异和/或RYGB对胃饥饿素的短暂影响来解释[73-78]。无论如何,胃饥饿素水平在胃束带术术后的体重减轻过程中似乎没有发挥主要作用。

手术方式对减重手术的减肥效果有重要影响。在过去的时间里,LAGB是最受欢迎的手术方式,因为它简单和安全。最近,长期的疗效限制了这一术式。除了医疗和手术并发症外,越来越多的患者在LAGB后体重减轻不佳和体重反弹。与RYGB相比,LAGB的长期并发症发生率较高,并且有统计学意义[79]。也有研究表明,RYGB的多余体重下降率比LAGB多15%[15]。这两种手术结果的差异可能可以用它们不同的作用机制来解释,虽然LAGB和RYGB都有一些限制性成分,但RYGB导致胃肠道内激素环境的改变,通过其胃十二指肠旁路机制影响饱腹感和能量消耗[80]。

此外,一些比较 LAGB 和 RYGB 的研究评估了腹腔镜下从 LAGB 转换到 RYGB 的安全性和有效性,以评估更好的减重方式。这些研究同时也表明,将失败的胃束带术转换为腹腔镜胃旁路术比无法进行修正手术的短期效果要好得多。在胃旁路术中,延长胆胰支和传入支并不能改善长期的减肥效果(>10 年)[31]。

与体重反弹有关的 LAGB 最常见的并发症是胃囊扩张和束带滑脱。除了导致体重下降不理想和体重反弹,胃囊扩张和束带滑脱也同时困扰患者和临床医生。患者可表现为反流、呕吐、胸腹疼痛和部分或全部食物不耐受。文献报道胃囊扩张和束带滑脱发生率在 1%~21%[81]。胃囊扩张的概念即胃壁明显伸展,由于高压,胃束带被向下推。这种并发症可以通过药物治疗,并不总是需要外科手术。慢性扩张可能是由于长期饮食过量、束带过度膨胀或漏诊的食管裂孔疝引起。如果不及时治疗,慢性胃同心扩张可能发展为偏向一侧的扩张或胃束带滑脱,这种情况需要紧急手术切除部分脱垂的胃。这些并发症的发生可能与患者术后计划的依从性和手术技术有关。这还可能与一些导致体重反弹的因素相关,例如长期饮食过量、喝苏打水以及其他饮食失调。

减重手术后体重反弹的潜在疗法

对肥胖患者非手术减肥干预的研究可能有助于阐明术后体重反弹的可以选择治疗方式。尽管包括健康饮食计划、体育活动和行为改变在内的生活方式干预对重度肥胖患者进行减重手术后的体重减轻有初步效果,但体重反弹仍然非常常见,尤其在 BMI 较高的患者中[7-82]。遗憾的是,许多与体重减轻有关的益处随着患者体重的反弹而消失[84]。因此,人们的兴趣集中在如何保持减肥效果上。观察性研究主要研究与干预小组的持续接触、自我监测和身体活动是否是维持改善体重的重要因素[4-83]。目前仍然很少有数据评估食欲抑制剂在这类患者中防止体重反弹的作用。然而,这是一个极具有科学趣致的领域。

各种肠源性激素与调节中枢神经系统的饱腹感信号有关。事实上,GLP-1 和 PYY[3-36]升高似乎能更快地诱导饱腹感,并降低饥饿感[85,86]。在

一些研究中,这些变化不仅可以预测个体最终能减掉多少体重,还可以预测胰腺功能和对胰岛素敏感性的改善程度。因此,目前人们认为这些来自肠道的内分泌因子可能是减肥、降低食欲和改善饱腹感的主要决定因素。然而,最近 Vidal 等人的研究并不支持 GLP-1、PYY 或胃饥饿素的变化在胃旁路手术后体重维持不理想中起主要作用[87]。

众所周知,减重手术可以提高胰岛素敏感性,而胰岛素是一种参与抑制食欲的激素[88]。在病理生理学上,肥胖引起的胰岛素抵抗被认为是食欲增加的一个重要因素。此外,胰岛素抵抗与瘦素抑制食物摄入的作用减弱有关,从而造成了暴饮暴食和体重增加的恶性循环。

此外,前炎症状态的高胰岛素血症和高瘦素血症促进了全身性高血压和血脂异常发展,进行减重手术的患者也经常患有高血压和血脂异常。由于减重手术患者在发生有临床意义体重减轻之前,胰岛素敏感性和分泌就得到了改善,所以胰岛素抵抗的减轻可能是调节食物摄入的胃肠激素敏感性增强的基础[88]。

与这一假设一致的是,GLP-1 模拟物利拉鲁肽已被证明治疗肥胖方面有效。在一项精心设计的 56 周Ⅲ期试验中,与安慰剂相比,在至少有一种共病(包括 2 型糖尿病)的肥胖成年人中,皮下利拉格肽(3mg/d)与体重显著降低相关,且有效率更高。在Ⅲ期临床试验中,利拉鲁肽疗法也与腰围和一些心血管风险的生物标志物的改善有关[89]。在临床试验中,皮下利拉鲁肽的耐受性一般良好,大多数不良事件发生在胃肠道,为轻度到中度,持续时间较短[89-90]。

最近一项针对肥胖患者的研究结果显示,使用利拉鲁肽的患者比使用安慰剂的患者平均减重多 4%[91]。利拉鲁肽对降低肥胖糖尿病患者糖化血红蛋白和体重也有疗效[92]。一项小型观察性研究研究了利拉格肽对减重手术后体重反弹的作用[92]。利拉鲁肽治疗组平均体重显著降低[(100.9 ± 18.3)kg vs(93.5 ± 17.4)kg,P < 0.000 1]。数据表明,对于术后体重反弹或体重减轻不佳的患者,使用利拉鲁肽增强饱腹感的药物治疗可能是一种替代治疗(图 24.3)。

最近,关于改善减肥维持效果的策略的研究比较了基于技术的干预和自我指导控制[93]。在以技术为基础的干预下,与自行控制体重维持相比,12 个月后并没有体重反弹的差异[94]。

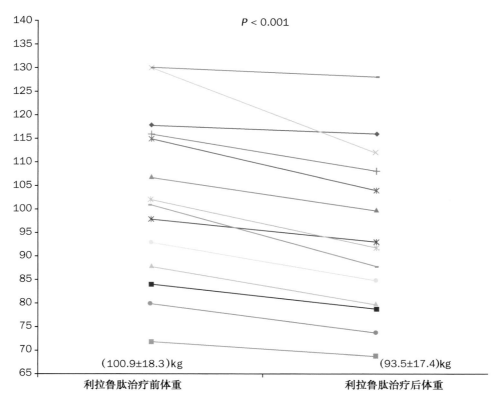

图 24.3　利拉鲁肽对于减重术后减重效果较差和体重反弹患者的短期疗效

总结

　　减重手术是唯一对严重肥胖有效的治疗方法，在实现有意义的减肥、改善与肥胖相关的共病和降低死亡率方面显示出一致的疗效。遗憾的是，结果是可变的，大量的患者经历了明显的体重反弹，这可能影响了许多减重手术的益处。随着减重手术病例的增加，越来越多的患者将寻求随访治疗来解决复胖问题。当不需要进行矫正治疗和 / 或存在行为因素时（如不坚持治疗、饮食病理），目前的减肥方案没有任何经过有效性评估的治疗方法来为那些结果不理想的患者提供治疗。在一定程度上，强化生活方式干预，包括最佳饮食和锻炼方案，考虑到睡眠模式和压力因素，同时考虑到食欲抑制药物的治疗，可能对这一患者群体有用，但还需要进一步研究。

　　目前仍需要努力确定最有效的策略来管理术后体重增加。这些工作对减少因减重手术后体重反弹而带来的负面医疗影响、生活质量下降和昂贵的经济影响至关重要。

（程　中　译）

参考文献

1. NHLBI Obesity Education Initiative Expert Panel on the Identification, Evaluation, and Treatment of Obesity in Adults (US). Clinical Guidelines on the Identification, Evaluation, and Treatment of Overweight and Obesity in Adults: The Evidence Report. Bethesda (MD): National Heart, Lung, and Blood Institute; 1998 Sep. Available from: https://www.ncbi.nlm.nih.gov/books/NBK2003/.
2. Berrington de Gonzalez A, Hartge P, Cerhan JR, et al. Body-mass index and mortality among 1.46 million white adults. *N Engl J Med.* 2010;363:2211–2219.
3. Butryn ML, Webb V, Wadden TA. Behavioral treatment of obesity. *Psychiatr Clin North Am.* 2011;34(4):841–859. doi:10.1016/j.psc.2011.08.006.
4. Wing RR, Papandonatos G, Fava JL, et al. Maintaining large weight losses: the role of behavioral and psychological factors. *J Consult Clin Psychol.* 2008;76:1015–1021.
5. Tur JJ, Escudero AJ, Romaguera D, Burguera B. How can we predict which morbidly obese patients will adhere to weight-loss programs based on life style changes? *Endocrinol Nutr.* 2013;60:297–302.
6. Burguera B, Jesús Tur J, Escudero AJ, et al. An intensive lifestyle intervention is an effective treatment of morbid obesity: the TRAMOMTANA study—a two-year randomized controlled clinical trial. *Int J Endocrinol.* 2015; 2015:194696. doi:10.1155/2015/194696. Epub 2015 Jul 15.
7. Dansinger ML, Tabsioni A, Wong JB, Chung M, Balk EA. Meta-analysis: the effect of dietary counseling for weight loss. *Ann Intern Med.* 2007;147:41–50.
8. Barte JCM, ter Bogt NCW, Bogers RP, et al. Maintenance of weight loss after lifestyle interventions for overweight and obesity: a systematic review. *Obes Rev.* 2010;11:899–906.
9. Franz MJ, Van Wormer JJ, Crain AL, et al. Weight-loss outcomes: a

systematic review and meta-analysis of weight-loss clinical trials with a minimum 1-year follow-up. *J Am Diet Assoc.* 2007;107:1755–1767.

10. Courcoulas AP, Christian NJ, Belle SH, et al.; LABS Consortium. Weight change and health outcomes at 3 years after bariatric surgery among individuals with severe obesity. *JAMA.* 2013;310:2416–2425.

11. Garb J, Welch G, Zagarins S, Kyhn J, Romanelli J. Bariatric surgery for the treatment of morbid obesity: a meta-analysis of weight loss outcomes for laparoscopic adjustable gastric banding and laparoscopic gastric bypass. *Obes Surg.* 2008;19:1447–1455.

12. Higa K, Ho T, Tercero F, Yunus T, Boone KB. Laparoscopic Roux-en-Y gastric bypass: 10-year follow-up. *Surg Obes Relat Dis.* 2011;7:516–525.

13. Hatoum IJ, Kaplan LM. Advantages of percent weight loss as a method of reporting weight loss after Roux-en-Y gastric bypass. *Obesity (Silver Spring).* 2013;21(8):1519–1525. doi:10.1002/oby.20186.

14. Mechanick JI, Kushner RF, Sugerman HJ, et al. American Association of Clinical Endocrinologists, The Obesity Society, and American Society for Metabolic & Bariatric Surgery medical guidelines for clinical practice for the perioperative nutritional, metabolic, and nonsurgical support of the bariatric surgery patient. *Surg Obes Relat Dis.* 2008;4(5)(suppl):S109–184. doi:10.1016/j.soard.2008.08.009.

15. Schauer PR, Burguera B, Ikramuddin S, et al. Effect of laparoscopic Roux-en Y gastric bypass on type 2 diabetes mellitus. *Ann Surg.* 2003;238:467–484.

16. Schauer PR, Bhatt DL, Kirwan JP, et al.; the STAMPEDE Investigators. Bariatric surgery versus intensive medical therapy for diabetes—3-year outcomes. *N Engl J Med.* 2014;370(21):2002–2013.

17. Karmali S, Brar B, Shi X, Sharma AM, de Gara C, Birch DW. Weight recidivism post-bariatric surgery: a systematic review. *Obes Surg.* 2013;23:1922–1933.

18. Welbourn R, Pournaras DJ, Dixon J, et al. Bariatric surgery worldwide: baseline demographic description and one-year outcomes from the second IFSO global registry report 2013–2015. *Obes Surg.* 2017. [Epub ahead of print].

19. Magro DO, Geloneze B, Delfini R, Pareja BC, Callejas F, Pareja JC. Long-term weight regain after gastric bypass: a 5-year prospective study. *Obes Surg.* 2008; 18:648–651.

20. Kofman MD, Lent MR, Swencionis C. Maladaptive eating patterns, quality of life, and weight outcomes following gastric bypass: results of an Internet survey. *Obesity.* 2010;18(10):1938–1943.

21. Odom J, Zalesin KC, Washington TL, et al. Behavioral predictors of weight regain after bariatric surgery. *Obes Surg.* 2010;20:349–356.

21a. DiGiorgi M, Rosen DJ, Choi JJ, et al. Re-emergence of diabetes after gastric bypass in patients with mid- to long-term follow-up. *Surg Obes Relat Dis.* 2010;6:249–253.

22. Sjöstrom L, Lindroos AK, Peltonen M, Swedish Obese Subjects Study Scientific Study Group. Lifestyle, diabetes, and cardiovascular risk factors 10 years after bariatric surgery. *N Engl J Med.* 2004;351:2683–2693.

23. Wadden TA, Sternberg JA, Letizia KA, Stunkard AJ, Foster GD. Treatment of obesity by very low calorie diet, behavior therapy, and their combination: a five-year perspective. *Int J Obes.* 1989;13(2)(suppl):39–46.

24. Bessler M, Daud A, DiGiorgi MF, Schrope BA, Inabnet WB, Davis DG. Frequency distribution of weight loss percentage after gastric bypass and adjustable gastric banding. *Surg Obes Relat Dis.* 2008;4(4):486–491.

25. van de Laar A, de Caluwe L, Dillemans B. Relative outcome measures for bariatric surgery. Evidence against excess weight loss and excess body mass index loss from a series of laparoscopic Roux-en-Y gastric bypass patients. *Obes Surg.* 2011;21(6):763–767. doi: 10.1007/s11695-010-0347-0.

26. Greenway SE, Greenway FL III, Klein S. Effects of obesity surgery on non-insulin-dependent diabetes mellitus. *Arch Surg.* 2002;137(10):1109–1117.

27. Fobi MA, Lee H, Holness R, Cabinda D. Gastric bypass operation for obesity. *World J Surg.* 1998;22(9):925–935.

28. Hall JC, Watts JM, O'Brien PE, et al. Gastric surgery for morbid obesity. The Adelaide Study. *Ann Surg.* 1990;211(4):419–427.

29. Corcelles R, Boules M, Froylich D, et al. Total weight loss as the outcome measure of choice after Roux en-Y- gastric bypass. *Obes Surg.* 2016;26(8):1794–1798. doi: 10.1007/s11695-015-2022-y.

30. Belle SH, Berk PD, Chapman WH, et al.; LABS Consortium. Baseline characteristics of participants in the Longitudinal Assessment of Bariatric Surgery-2 (LABS-2) study. *Surg Obes Relat Dis.* 2013;9(6):926–935. doi:10.1016/j.soard.2013.01.023.

31. Christou NV, Look D, MacLean LD. Weight gain after short and long-limb gastric bypass in patients followed for longer than 10 years. *Ann Surg.* 2006;244:734–740.

32. Gracia JA, Martínez M, Elia M, et al. Obesity surgery results depending on technique performed: long-term outcome. *Obes Surg.* 2009;19(4):432–438. doi:10.1007/s11695-008-9762-x.

33. Faria SL, Kelly E, Faria OP. Energy expenditure and weight regain in patients submitted to Roux-en-Y gastric bypass. *Obes Surg.* 2009;19:856–859.

34. Suter M, Donadini A, Romy S, Demartines N, Giusti V. Laparoscopic Roux-en-Y gastric bypass: significant long-term weight loss, improvement of obesity-related comorbidities and quality of life. *Ann Surg.* 2011;254:267–273.

35. Bond D, Leahey TM, Vithiananthan S, Ryder B. Bariatric surgery for severe obesity: the role of patient behavior. *Med Health RI.* 2009;92(2):58–60.

36. Heneghan HM, Yimcharoen P, Brethauer SA, Kroh M, Chand B. Influence of pouch and stoma size on weight loss after gastric bypass. *Surg Obes Relat Dis.* 2012;8(4):408–415.

37. Ferraz AA, de Siqueira LT, Nunes Filho E, et al. Revision surgery for treatment of weight regain after Roux-en-Y gastric bypass. *Obes Surg.* 2014;24(1):2–8. doi:10.1007/s11695-013-1055-3.

38. Kalarchian MA, Marcus MD, Wilson T, Labouvie EW, Brolin RE, LaMarca LB. Binge eating among gastric bypass patients at long-term follow-up. *Obes Surg.* 2002;12:270–275.

39. Shah M, Simha V, Garg A. Review: long-term impact of bariatric surgery on body weight, comorbidities, and nutritional status. *J Clin Endocrinol Metab.* 2006; 91:4223–4231.

40. Mitchell JE, King WC, Chen JY, et al. Course of depressive symptoms and treatment in the Longitudinal Assessment of Bariatric Surgery (LABS-2) study. *Obesity.* 2014;22(8):1799–1806.

41. Bocchieri-Ricciardi LE, Chen EY, Munoz D, et al. Pre-surgery binge eating status: effect on eating behavior and weight outcome after gastric bypass. *Obes Surg.* 2006;16:1198–1204.

42. Wadden TA, Faulconbridge LF, Jones-Corneille LR, et al. Binge eating disorder and the outcome of bariatric surgery at one year: a prospective, observational study. *Obesity.* 2011;19:1220–1228.

43. White MA, Mashed RM, Rothschild BS, Burke-Martindale CH, Grilo CM. The prognostic significance of regular binge eating in extremely obese gastric bypass patients: 12-month postoperative outcomes. *J Clin Psychiatry.* 2006;67:1928–1935.

44. White MA, Kalarchian MA, Masheb RM, Marcus MD, Grilo CM. Loss of control over eating predicts outcomes in bariatric surgery patients: a prospective, 24-month follow-up study. *J Clin Psychiatry.* 2010;71:175–184.

45. Meany G, Conceição E, Mitchell JE. Binge eating, binge eating disorder and loss of control eating: effects on weight outcomes after bariatric surgery. *Eur Eat Disord Rev.* 2014;22(2):87–91.

46. Allison KC, Wadden TA, Sarwer DB, et al. Night eating syndrome and binge eating disorder among persons seeking bariatric surgery: prevalence and related features. *Obesity.* 2006;14:77–82.

47. Colles SL, Dixon JB. Night eating syndrome: impact on bariatric surgery. *Obes Surg.* 2006;16:811–820.

48. Morrow J, Gluck M, Lorence M, Glancbaum L, Geliebter A. Night eating status and influence on body weight, body image, hunger, and cortisol pre- and post- Roux-en-Y gastric bypass (RYGB) surgery. *Eat Weight Disord.* 2008;13:e96–e99.

49. Saunders R. "Grazing": a high-risk behavior. *Obes Surg.* 2004;14:98–102.

50. Colles SL, Dixon JB, O'Brien PE. Grazing and loss of control related to eating: two high-risk factors following bariatric surgery. *Obesity.* 2008;16:615–622.

51. Whitlock G, Lewington S, Sherliker P. Prospective Studies Collaboration; Whitlock G, Lewington S, Sherliker P, et al. Body-mass index and cause-specific mortality in 900 000 adults: collaborative analyses of 57 prospective studies. *Lancet.*

2009;373(9669):1083–1096.

52. Hess JM, Jonnalagadda SS, Slavin JL. What is a snack, why do we snack, and how can we choose better snacks? a review of the definitions of snacking, motivations to snack, contributions to dietary intake, and recommendations for improvement. *Advances in Nutrition*. 2016;7(3):466–475. doi:10.3945/an.115.009571.

53. Bond DS, Phelan S, Wolfe LG, et al. Becoming physically active after bariatric surgery is associated with improved weight loss and health-related quality of life. *Obesity*. 2009;17:78–83.

54. Welch G, Wesolowski C, Piepul B, Kuhn J, Romanelli J, Garb J. Physical activity predicts weight loss following gastric bypass surgery: finding from a support group survey. *Obes Surg*. 2008;18:517–524.

55. Josbeno DA, Kalarchian M, Sparto PJ, Otto AD, Jakicic JM. Physical activity and physical function in individuals post-bariatric surgery. *Obes Surg*. 2011;21:1243–1249.

56. Faria SL, de Oliveira Kelly E, Lins RD, Faria OP. Nutritional management of weight regain after bariatric surgery. *Obes Surg*. 2010;20:135–139.

57. DeMaria E, Sugerman H, Meador J, et al. High failure rate after laparoscopic adjustable silicone gastric banding for treatment of morbid obesity. *Ann Surg*. 2001;233:809–818.

58. Buffington C, Marema R. Ethnic differences in obesity and surgical weight loss between African-America and Caucasian females. *Obes Surg*. 2006;16:159–165.

59. Parikh M, Lo H, Chang C, Collings D, Fielding G, Ren C. Comparison of outcomes after laparoscopic adjustable gastric banding in African-Americans and whites. *Surg Obes Relat Dis*. 2006;2(6):607–610, discussion 610–612.

60. Latner J, Wetzler S, Goodman E, Glinksi J. Gastric bypass in a low-income inner-city population: eating disturbances and weight loss. *Obes Res*. 2004:12:956–961.

61. Bohdjalian A, Langer FB, Shakeri-Leidenmühler S, et al. Sleeve gastrectomy as sole and definitive bariaric procedure: 5-year results for weight loss and ghrelin. *Obes Surg*. 2010;20:535–540.

62. Roslin M, Damani T, Oren J, Andrews R, Yatco E, Shah P. Abnormal glucose tolerance testing following gastric bypass demonstrates reactive hypoglycemia. *Surg Endosc*. 2011;25(6):1926–1932. doi:10.1007/s00464-010-1489-9.

63. Friedman JM, Halaas JL. Leptin and the regulation of body weight in mammals. *Nature*. 1998;395:763–770.

64. Caro JF, Kolaczynski JW, Nyce MR, et al. Decreased cerebrospinal-fluid/serum leptin ratio in obesity: a possible mechanism for leptin resistance. *Lancet*. 1996;348(9021):159–161.

65. Burguera B, Curran G, Couce ME, Lamsam J, Cleary M, Poduslo J. Obesity is associated with a decreased of leptin transport across the blood brain barrier and up regulation of leptin receptor in the hypothalamus. *Diabetes*. 2000;49:1219–1223.

66. Kotidis EV, Koliakos GG, Baltzopoulos VG, Ioannidis KN, Yovos JG, Papavramidis ST. Serum ghrelin, leptin and adiponectin levels before and after weight loss: comparison of three methods of treatment—a prospective study. *Obes Surg*. 2006;16(11):1425–1432.

67. Czupryniak L, Pawlowski M, Kumor A, Szymanski D, Loba J, Strzelczyk J. Predicting maximum Roux-en-Y gastric bypass-induced weight reduction—preoperative plasma leptin or body weight? *Obes Surg*. 2007;17(2):162–167.

68. Ress C, Tschoner A, Engl J, et al. Effect of bariatric surgery on circulating chemerin levels. *Eur J Clin Invest*. 2010;40(3):277–280. doi:10.1111/j.1365-2362.2010.02255.x.

69. Bozaoglu K, Bolton K, McMillan J, et al. Chemerin is a novel adipokine associated with obesity and metabolic syndrome. *Endocrinology*. 2007;148(10):4687–4694.

70. Murakami N, Hayashida T, Kuroiwa T, et al. Role for central ghrelin in food intake and secretion profile of stomach ghrelin in rats. *J Endocrinol*. 2002;174:283–288.

71. Cummings DE, Weigle DS, Scott Frayo R, et al. Plasma ghrelin levels after diet-induced weight loss or gastric bypass surgery. *N Engl J Med*. 2002;346(21): 1623–1630.

72. Karra E, Batterham RL. The role of gut hormones in the regulation of body weight and energy homeostasis. *Mol Cell Endocrinol*. 2010;316(2):120–128.

73. Couce ME, Cottam DR, Teijeiro R, Esplen J, Schauer P, Burguera B. Impact of gastric bypass surgery on plasma ghrelin levels. A negative answer. *Obes Surg*. 2006;16:870–878.

74. Wang Y, Liu J. Plasma ghrelin modulation in gastric band operation and sleeve gastrectomy. *Obes Surg*. 2009;19(3):357–362.

75. Bose M, Machineni S, Oliván B, et al. Superior appetite hormone profile after equivalent weight loss by gastric bypass compared to gastric banding. *Obesity*. 2010;18(6):1085–1091.

76. Harvey EJ, Arroyo K, Korner J, Inabnet WB. Hormone changes affecting energy homeostasis after metabolic surgery. *Mount Sinai J Med*. 2010;77(5):446–465.

77. Williams DL, Grill HJ, Cummings DE, Kaplan JM. Vagotomy dissociates short- and long-term controls of circulating ghrelin. *Endocrinology*. 2003;144(12):5184–5187.

78. Falkén Y, Hellström PM, Holst JJ, Näslund E. Changes in glucose homeostasis after Roux-en-Y gastric bypass surgery for obesity at day three, two months, and one year after surgery: role of gut peptides. *J Clin Endocrinol Metab*. 2011;96(7): 2227–2235.

79. Buchwald H, Buchwald JN. Evolution of operative procedures for the management of morbid obesity 1950–2000. *Obes Surg*. 2002;12(5):705–717.

80. Christou N, Efthimiou E. Five-year outcomes of laparoscopic adjustable gastric banding and laparoscopic Roux-en-Y gastric bypass in a comprehensive bariatric surgery program in Canada. *Can J Surg*. 2009;52(6):E249–E258.

81. Fielding GA, Ren CJ. Laparoscopic adjustable gastric band. *Surg Clin North Am*. 2005;85(1):129–140.

82. Barte JCM, ter Bogt NCW, Bogers RP, et al. Maintenance of weight loss after lifestyle interventions for overweight and obesity: a systematic review. *Obes Rev*. 2010;11:899–906.

83. Hill JO, Wyatt H, Phelan S, Wing R. The National Weight Control Registry: is it useful in helping deal with our obesity epidemic? *J Nutr Educ Behav*. 2005;37:206–210.

84. Neiberg RH, Wing RR, Bray GA, Reboussin DM, Rickman AD, Johnson KC. Patterns of weight change associated with long-term weight change and cardiovascular disease risk factors in the Look AHEAD study. *Obesity*. 2012;20(10):2048–2056. doi: 10.1038/oby.2012.33. Epub 2012 Feb 13.

85. Meguid MM, Glade MJ, Middleton FA. Weight regain after Roux-en-Y: a significant 20% complication related to PYY. *Nutrition*. 2008;24:832–842.

86. Vidal J, Jiménez A. Diabetes remission following metabolic surgery: is GLP-1 the culprit? *Curr Atheroscler Rep*. 2013;15(10):357.

87. de Hollanda A, Casals G, Delgado S, et al. Gastrointestinal hormones and weight loss maintenance following Roux-en-Y gastric bypass. *J Clin Endocrinol Metab*. 2015;100(12):4677–4684. doi: 10.1210/jc.2015-3065. Epub 2015 Oct 27.

88. Deitel M. Update: why diabetes does not resolve in some patients after bariatric surgery. *Obes Surg*. 2011;21:794–796.

89. Blonde L, Russell-Jones D. The safety and efficacy of liraglutide with or without oral antidiabetic drug therapy in type 2 diabetes: an overview of the LEAD 1-5 studies. *Diabetes Obes Metab*. 2009;11(suppl 3):26–34.

90. van Can J, Sloth B, Jensen CB, Flint A, Blaak EE, Saris WHM. Effects of the once-daily GLP-1 analog liraglutide on gastric emptying, glycemic parameters, appetite and energy metabolism in obese, non-diabetic adults. *Int J Obes (Lond)*. 2014;38(6):784–793.

91. Davies MJ, Bergenstal R, Bode B, et al.; NN8022-1922 Study Group. Efficacy of liraglutide for weight loss among patients with type 2 diabetes: the SCALE diabetes randomized clinical trial. *JAMA*. 2015;314(7):687–699.

92. Pajecki D, Halpern A, Cercato C, Mancini M, de Cleva R, Santo MA. Short-term use of liraglutide in the management of patients with weight regain after bariatric surgery. *Rev Col Bras Cir*. 2013;40(3):191–195.

93. Svetky LP, Stevens VJ, Brantley PJ, et al. Comparison of strategies for sustaining weight loss: the weight loss maintenance randomized controlled trial. *JAMA*. 2008;299:1139–1148.

94. Cussler EC, Teixeira PJ, Going SB, et al. Maintenance of weight loss in overweight middle-aged women through the Internet. *Obesity*. 2008;16:1052–1060.

第五篇　并发症防治一般原则

第 25 章

并发症的内镜下处理
出血、漏和狭窄

A.Daniel Guerron，John H.Rodriguez，and Mathew Kroh

简介

美国减重手术数量的增长促使内镜医师、胃肠病学家和外科医生越来越多地接触并治疗各种手术后的解剖结构，包括手术失败导致的结构异常和术后并发症。

减重手术后的并发症发生时间各不相同，可能出现在术后早期或晚期。研究表明术后并发症的发生率不尽相同[1]。但一般而言，术后主要并发症的发生率通常在 4%~6%[2]。早期并发症，如出血、感染和吻合口痿，通常需要手术干预[2]。晚期并发症，如溃疡、狭窄、胃痿、梗阻、束带滑脱或腐蚀、胃小囊扩张、首次减重手术失败或体重反弹，在不同类型的减重手术后的发生率是不同的。

减重患者常见的术后不适症状有腹痛（53%），恶心和呕吐（35%），吞咽困难（16%），胃肠道出血（12%）和体重反弹（6%）。通常需要内镜的检查评估[3]。

内镜检查具有提供诊断和治疗的优势。在接受内镜检查的有症状患者中，有多种发现。多项研究显示，由症状引起的内镜检查结果提示，溃疡病发生率 52%，吻合口狭窄 4.3%，空肠 - 空肠吻合口梗阻 4.3%，急性胃小囊出血 4.3%，吻合口破裂 / 裂开 4.3%[4]。

内镜检查应由经验丰富的内镜医师完成，并且该医师熟悉减重手术的解剖学原理，具备先进的治疗设备。与最初进行手术的外科医生保持沟通有助于明确内镜操作的目标和该手术的技术细节[5]。久而久之，内镜医师获得成功诊断和治疗减重术后患者的经验将越来越多。术后由于解剖结构的改变，尤其进入胆胰支、残留的胃和空肠 - 空肠吻合处变得困难，对于减重术后患者来说，内镜检查面临着独特的挑战[6]。

在本章中，我们回顾了可用于处理常见的减重术后并发症的常见诊断和治疗性内镜检查方法。

出血的处理

减重术后的患者出血可表现为急性或慢性，病程形式多样。隐匿性出血可能表现为轻微的铁缺乏性贫血，而术后出血（在最初 48 小时内）可能表现为呕血和血流动力学不稳定。有急性或慢性出血体征或症状的患者应通过内镜检查来进行评估。减重手术中，上消化道出血最常发生在 LRYGB 术后，发生率为 1.9%[7,8]。在包括腹腔镜可调解胃束带（LAGB），腹腔镜袖状胃切除术（LSG）和垂直绑带胃成形术（VBG）的其他术式中发生较少。据报道，在 LRYGB 术后 30 天内，有 1.1%~4% 的患者会发生急性和亚急性出血[6]。最常见的是轻度且自限性出血。但对于有大量或连续出血（血流动力学不稳定和 / 或血红蛋白减少 ≥2g）的患者，或在先前非介入治疗后出现再出血的患者，应考虑手术或内镜干预[9]。

减重术后的出血可以在胃肠腔内或腹腔内。胃肠腔内出血表现为呕血，黑便或便血。出血来源通常是沿着胃空肠吻合口钉合线，胃囊，其他钉合线或空肠 - 空肠吻合口处沿钉合线走行的黏膜下血管。

术后出血患者最初的管理应包括基本的复苏和支持措施，包括暂停血栓栓塞的预防性治疗，扩容，纠正凝血障碍，输血以及对血细胞比容和血红蛋白进行连续监测[10]。

经验丰富的内镜医师对腔内出血的早期内镜处理是有效的，并且通常作为复苏后的一线治疗。一项对 933 例 LRYGB 术后出血的患者回顾性研究，报告了术后出血发生率为 3.2%，其中 80% 由内镜成功干预[11]。LSG、VBG、AGB 后的内镜检查相对简单，标准的上消化道内镜检查通常能够处理这种情况下的腔内出血。

热能（电凝、电棒和氩等离子凝血）、机械性夹和局部注射肾上腺素、硬化剂和凝血酶/纤维蛋白胶的技术都已被报道成功应用于上消化道活动性出血中[12]。

早期出血

在减重手术中，LRYGB 是最常在 48 小时内出血的手术类型（1%~4%）。出血的来源通常是在钉合线。偶尔，术后呕吐可导致 Mallory-Weiss 撕裂出血（食管黏膜撕裂症），可以通过内镜处理[9]。LSG 术后出血往往发生在钉合线上，通常具有自限性。空肠 - 空肠吻合口出血的发生率较低，据报道为 0.5%[13]。这个部位的出血更难诊断和治疗，出血通常会导致血凝块形成，并可能导致梗阻[11]。

各种内镜下止血方式已被证明在控制早期出血方面是成功的。在随机试验研究中显示有效的内镜治疗包括热治疗（如双极电凝、加热器探头、单极电凝、氩等离子凝血和激光）、注射剂（肾上腺素、硬化剂，如无水乙醇、聚多卡醇和乙醇胺）、凝血酶或纤维蛋白胶（凝血酶加纤维蛋白原），以及止血夹[12]。

注射剂

注射疗法通过肿块效应、血管收缩和继发性炎症反应来控制出血。最常用的注射药物是 0.5~1.5ml 的肾上腺素（通常比例为 1∶10 000）。然而，肾上腺素单一治疗效果较差[14]，应与其他治疗方式（如双极电凝、硬化剂和夹子）联合使用。在减少进一步出血方面，联合治疗已被证明比单独使用肾上腺素更有效[12]。

夹子

内镜下夹子装置的金属爪作用于组织，爪的长度不等，开口角度从 90° 到 135°。夹子开放的距离范围从 6 到 12mm，可以抓取不同量的组织。在大多数情况下，夹子会在数周内自动脱落。目前的证据表明，在某些情况下，内镜夹的应用与热凝效果相同，甚至可能优于热凝（图 25.1）[15]。夹子置入可作为单一治疗，但通常与另一种止血方式联合使用，以达到最大疗效[14]。

能量设备

电灼是指使用单极电凝或双极/多极电凝。加热电棒和电灼电棒采用局部填塞（探头尖端对出血部位施加机械压力）结合热或电流使血管凝固，

这一过程被称为接合。氩等离子体凝固技术是利用一股电离气体来导电，没有机械接触就可以使表面组织凝固。氩等离子体凝血技术最初用于治疗浅表病变，如血管畸形。由于成本、培训和支持问题，激光疗法在许多中心没有得到广泛应用。能量设备不宜用在刚做吻合的部位[16]。

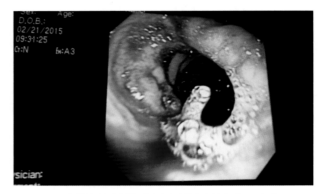

图 25.1　内镜下通过放置夹子控制胃肠吻合口出血

一项对 722 名接受 LRYGB 手术的患者回顾性研究中，2.6% 的患者在手术后 2 周内发生了术后出血。19 例出血患者中有 6 例通过内镜明确诊断，其中 5 例通过内镜夹和肾上腺素注射成功治愈[11]。

Fernandez-Esparrach 等报道 5.8% 的减重患者术后出现上消化道出血。然而，22 例患者中只有 6 例有活动性出血的临床体征。在所有病例中，内镜成功地确定了出血的来源，其中 5 例患者接受了肾上腺素和（或）聚多卡醇（硬化剂）的内镜注射以实现成功的止血[17]。

此外，Jamil 及其同事[5]对 LRYGB 术后出血的 30 例患者中的 27 例（90%）进行了内镜检查，发现出血点均在胃空肠吻合口处。此处的出血迹象包括活动性渗出（48%）、血管裸露（26%）和黏附性血栓（26%）。内镜治疗包括 3 例（13%）注射肾上腺素、4 例（17%）加热电棒凝固、14 例（61%）注射肾上腺素联合热凝和 2 例（9%）放置止血夹。虽然所有患者均能止血，但仍有 17% 的患者出现再次出血需要重复内镜治疗和再次干预。这些干预措施在所有案例中都是成功的。

晚期/迟发性出血

晚期出血通常是由吻合口溃疡和随后的腐蚀引起。不常见的原因包括残胃癌[18]、与瘘管有关的假性动脉瘤（0.3%）[19]以及其他罕见的原因，比如动静脉畸形和静脉曲张。

吻合口溃疡是 LRYGB 术后一种常见的现象，

与多种因素有关。已知的导致溃疡形成的原因包括：局部缺血、吻合口张力、不可吸收缝合线的使用、胃酸增加、幽门螺杆菌感染、吸烟和非甾体抗炎药物治疗[20]。由吻合口溃疡引起的出血和穿孔具有较高的发病率和死亡率。LRYGB[21]术后1%~16%的患者发生吻合口溃疡，通常发生在术后最初几个月[22]。贫血和大便潜血阳性或黑便可表明存在溃疡。溃疡通常可以通过非手术治疗，使用抑酸剂和黏膜保护剂（中合胃酸），如硫糖铝。Azagury等报道，在排除诱因的基础上，联合药物治疗的治愈率为68%[23]。

患者的表现强度和临床情况决定处理溃疡性出血的方式。溃疡侵蚀下方的血管引起急性出血，表现为呕血、便血和随之而来的低血容量体征[24]。

与吻合口的溃疡不同，上消化道内镜不能诊断旷置胃的溃疡，因此在诊断和治疗上可能具有挑战性。LRYGB术后旷置胃的消化性溃疡可表现出血或穿孔。在一项回顾研究中，Macgregor等[25]报道4 300例行LRYGB术的患者中有11例（0.26%）旷置胃出现消化性溃疡穿孔。在对3 000例胃旁路手术的回顾性研究中，Printen和同事[26]发现8例患者（0.27%）在旷置胃中出现消化道出血。

在这种情况下，应考虑进行推进式小肠镜检查，最好是气囊辅助小肠镜检查，以及腹腔镜下辅助的经胃内镜检查。这些先进的技术可以进入旷置胃中。一些作者描述了旷置胃造瘘管的放置，以允许通过分阶段经皮进入内镜（或支气管镜）[27]。虽然很罕见，但在空肠 - 空肠吻合口处或旷置的胃也确实可能发生出血（例如，应激性溃疡）。

漏和瘘管的处理

胃瘘和瘘是减重手术的严重并发症，发病率较高。LRYGB术后吻合口瘘发生率为0.1%~5.6%[28]，LSG术后吻合口瘘发生率为2.4%[29]。吻合口瘘是LRYGB术后死亡的第二大原因[30]。漏是指术后很快出现的相邻组织中断，通常是由缺血或机械原因引起。缺血通常出现在术后第5~6天，而机械原因出现得更早，通常在术后2天内。不同的手术技巧已被描述来执行各种减重手术，但没有临床证据表明孰优孰劣。漏发生率随着外科医生经验的增加而降低。Schauer等[31]报道了完成100例手术才能度过LRYGB的学习曲线。经过这些经验的积累，他们发现手术时间明显缩短，并发症发生率也较低。虽

然切缘钉合线漏的发生率降低了，但尚未达到统计学意义。DeMaria等人[32]报告显示，在完成281例LRYGB后漏的发生率会有所下降。

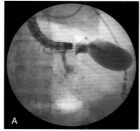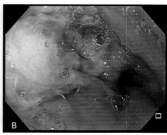

图25.2 A. 胃空肠吻合口处造影剂外溢的放射成像。B. 袖状胃晚期漏

胃肠腔漏好发于术后早期，可导致腹膜炎、脓肿、败血症、器官衰竭和死亡。LRYGB术后最常发生胃空肠吻合口瘘，其次是旷置的残胃（图25.2A）。空肠 - 空肠吻合口瘘是罕见的，但也有发生，通常需要再次手术。El-Kadre等[33]回顾性研究显示，16例患者发生漏，其中11例发生在胃空肠吻合口处（70%），3例发生在空肠 - 空肠吻合口处，2例沿着胃小囊的钉合线。3例患者接受CT引导下经皮穿刺引流术的非手术治疗，而11例患者需要二次手术，包括剖腹手术（n=4）和腹腔镜手术（n=7）。LSG术后漏的发生通常在胃的近三分之一处，特别是在食管 - 胃交界处[29]。上消化道检查通常用于漏的诊断。CT常用于检查吻合口及钉合线的解剖结构。在几项研究中，放射检查的敏感性有显著差异。Gonzalez等人的一项研究报告胃肠道漏患者接受上消化道放射学和CT扫描联合诊断的假阴性率为30%[34]。

即使是漏最轻微的症状也应进行细致的检查，因为在此类并发症中早期发现对获得最佳结果至关重要。术后心动过速、腹痛、发热和持续打嗝是最常见的症状，需要进一步评估[35]。漏管理的原则集中在脓毒症的控制、营养支持和支持性护理。减重术后发生吻合口或钉合线漏的患者往往表现为继发于脓毒症的血流动力学损害迹象。诊断有时是具有挑战性的。美国减重与代谢外科学会（ASMBS）已经发布了相关指南，以协助处理胃旁路术后的难治性漏[36]。虽然放射学检查具有独特的准确性，但它也有局限性，有时会延误诊断和治疗[34]。手术干预仍然是发现漏最敏感的方式，如果临床怀疑强烈，应早期进行探查（图25.2B）。

在这一并发症处理中，治疗策略或方法是基于

患者的状态,漏持续的时间和可用的医疗资源。内镜检查在诊断和治疗减重手术后的胃肠漏中起重要作用。通常用于确定解剖结构,排除可能导致漏的形成和愈合失败的远端狭窄因素的存在。它也是多种治疗干预的一个极好的工具,以帮助闭合漏,也可以用于提供持久的肠内营养通路。

我们的经验是使用多学科的方法来治疗漏。脓毒症控制的重点是通过经皮途径或手术干预来确定漏的存在并处理潜在的积液。营养支持是必不可少的,可以通过几种不同的方式来实现。接受内镜干预的患者可以在排除漏后恢复经口进食,或者在内镜检查时通过鼻空肠途径或内镜置管来留置可靠的肠内营养途径。几种腔内治疗方法可用来促进漏的闭合。早期引流、早期内镜干预和远端狭窄的早期纠正在减重术后漏的治疗中至关重要[35]。该过程通常包括放置内镜夹、纤维蛋白胶或生物可吸收瘘管塞,以及腔内支架。

纤维蛋白黏合剂

纤维蛋白黏合剂是从血液制品中提取的生物组织黏合剂。2003 年首次被美国食品药物管理局批准在美国使用[37]。大多数市售制剂由纤维蛋白原和凝血酶组成,它们在使用过程中结合形成凝块。内镜下向吻合口瘘处注入黏合剂可能会封闭漏孔并防止进一步感染[38]。建议用于 3cm 以下的漏孔[39]。已发表的报告显示,当瘘管确定可控后的24~48 小时内即可使用内镜注射纤维蛋白[40]。有两种内镜下处理方式提供使用。Victorzon 等[42]人所述,纤维蛋白黏合剂既可用于堵塞缺损[41],又可通过黏膜下注射来使周围组织膨胀而缩小漏孔[42]。Kowalski 等人描述了纤维蛋白黏合剂在不同减重手术中应用的成功案例[43]。纤维蛋白黏合剂的最佳用途可能是与支架的结合使用[44]。

夹

减重术后使用内镜夹封闭漏的研究很少。虽然有几项研究描述了这一项技术[45],但是该方式尚未标准化。一项 26 例患者的研究使用了 OTSC(德国,特恩多斯科),有效性定义为发生漏之后可完全经口进食,该设备成功治愈了 81% 的漏[46]。目前已经有了一些成功使用 OTSC 的案例,然而数据量较少[47],没有确凿的数据可用来支持常规使用夹控制漏。根据我们的经验,夹子是其他介入治疗的辅助手段,更关键的是支架置入术。

支架

自膨胀支架已经在减重术后的漏处理中获得了广泛的应用。有三种类型的支架可用于治疗胃肠道漏:全覆膜的自膨胀金属支架、部分覆膜的自膨胀金属支架和自膨胀塑料支架。支架的安全性取决于能否在可回收性 / 移位风险和充分封堵之间达到平衡。支架可以通过隔绝食管 - 胃 - 肠分泌物与漏的部位来防止或显著减少进一步的腹膜污染。阻止持续性的化学和细菌污染,被认为可以促进和加速漏的愈合。通常成功的支架放置意味着更早的经口进食[48]。由于腹膜污染减少,支架置入也可减轻腹痛。漏部位的屏蔽通常允许口服营养,这使患者能够重新开始 / 维持经口营养,避免肠外营养或远段空肠营养[35]。

目前已经有少部分研究描述了使用覆膜的自膨胀金属支架、塑料支架、氩等离子凝固术、内镜夹和纤维蛋白胶等内镜下漏的处理方式[45]。Merrifield 及其同事报道了三例经内镜成功治疗漏的患者,并得出结论,内镜下处理也许是一种可行的、创伤较小的替代手术修复的方法[45]。克利夫兰诊所的一项研究使用了三种不同类型的支架来治疗减重手术后的吻合口并发症(一种原型唾液支架、一种部分或完全覆膜的自膨胀金属支架和一种硅酮涂层聚酯支架),该研究表明,内镜支架放置成功地治愈了 85% 患者的吻合口瘘[49]。这种新方法目前仍在研究中,需要进一步的研究来确定内镜在治疗术后吻合口瘘中的作用。我们的首选是放置部分覆膜的支架,每 2~3 周进行一次常规移除 / 更换。

该技术包括内镜检查,用于明确解剖结构和导丝进入远端胃肠道,随后是荧光镜标记和引导支架妥善放置。在某些情况下,可以使用多个支架。LSG 术后的漏是一个独特的挑战,因为它们通常是由制作管状胃的过程中发生的远端梗阻而引起。在这些情况下,置入支架须覆盖漏和狭窄区域,以最大限度地提高其有效性。

缝合

迄今为止,内镜缝合术仅被描述用于早期漏。有病例报告报道了通过使用 StomaphyX 装置在内镜下缝合了漏口附近健康、炎症较少的组织,成功地处理了晚期瘘管[50]。其他内镜下组织缝合装置包括 OverStitch(阿波罗,奥斯汀,得克萨斯州)和G-Prox(USGI 医学,圣卡皮斯特拉诺,加利福尼亚州)[38]。更新的内镜下缝合平台促进了其应用。作者已成功将该技术与支架术及其他内镜治疗方法结合运用。

其他方式

狭窄成形术或开窗减压术是切开胃周腔隙和胃囊之间的分隔,使得脓肿内引流,这可能有助于脓腔的闭合。一项非随机研究包含了27例LRYGB,LSG和DS术后的胃瘘患者,报告内镜下狭窄切开的次数为1~6。瘘管闭合的平均时间为18.11天(1~72天),无死亡。作者得出结论:内镜下处理是安全的,既避免了再次手术,也有利于患者的早期经口进食[51]。

狭窄的处理

减重术后的狭窄是一项技术挑战。根据不同的手术方式和不同的操作方式,狭窄的发生率有很大的差异。LRYGB吻合口狭窄发生率最高,从3%到27%不等[52]。胃空肠吻合口是减重手术后最常见的狭窄部位,据报道有5.1%~6.8%的患者通常在第一年会出现这一类型狭窄(图25.3)[53]。这些报告的数据差异是由胃空肠吻合术的不同操作方式造成,包括线性和圆形钉合技术,以及单纯缝合。吻合口狭窄有多种不同定义,但通常指直径小于10mm的吻合口,或者在没有扩张的情况下不能容纳标准前视内镜大小的吻合口[54]。狭窄可能由局部缺血或溃疡引起,但也取决于操作方式。一般来说,使用圆形吻合器比手工吻合或使用直线型吻合器的狭窄率更高,并且较小直径的圆形吻合器(21mm)比较大直径的狭窄率更高[55]。术后患者可能出现恶心、呕吐、吞咽困难、营养不良或体重过度下降。狭窄可以通过造影来诊断,但更建议通过直接内镜下可视化检查来诊断,因为其具有高度诊断敏感性,并且可同时进行治疗[56]。内镜下的典型征像包括狭窄孔阻碍了内镜的通过,以及其他发现,包括胃囊扩张,未消化的食物或异物[3]。

LSG术后狭窄较少见,但治疗上极具挑战。其发生率在0.2%~4%[57]。狭窄的发生通常是使用了一个小的校准胃管和因此而形成的较小的管状胃[58,59]。狭窄通常见于胃近端至中部,角切迹或食管胃交界处。之所以角切迹是狭窄的常见部位,是因为切线太靠近小弯侧。内镜在减重手术后狭窄的诊断和治疗中起着至关重要的作用。

内镜下球囊扩张

现在有各种各样的内镜球囊可供选择。它们由向四周呈辐射状膨胀的球囊组成,球囊由可膨胀到预设直径的低顺应性聚合物构成。它被设计成可在或不在导丝引导下通过内镜2.8mm的通道进入。通过从液压装置中注入液体,球囊可以随之膨大,液压装置显示与直径对应的压力读数。

内镜下球囊扩张治疗胃空肠吻合口狭窄已被证明是非常有效的。在一项包含61名患者的研究中,所有患者的扩张都非常有效,不需要额外的手术修正,但伴有2.2%的穿孔发生率(图25.4)[52]。该技术包括对解剖结构的正确识别和对狭窄的评估。常用的诊断性内镜直径在9~10mm之间。由于有限的通过范围,必须使用较小的球囊,通常为6mm或8mm。可以使用测压反馈装置来尝试连续性扩张。一旦达到最大直径,球囊就会保持在原位1分钟。我们的机构很少在LRYGB后的狭窄使用

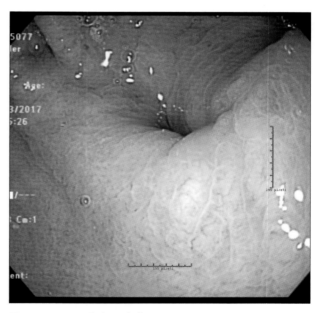

图25.3　胃肠吻合口狭窄

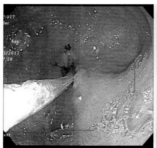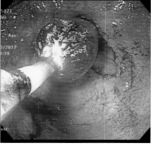

图25.4　胃肠吻合口球囊扩张

第25章　并发症的内镜下处理出血、漏和狭窄

超过 15mm 直径的球囊。

据报道,经过 15mm 的目标扩张,94 名胃空肠狭窄患者获得了长期缓解[60]。Ukleja 等报道,使用球囊大小从 6mm 到 18mm 不等,所有的扩张都取得了良好的效果[52,61]。

这种方法非常成功,大多数患者需要一到两次操作。这项技术已被证明是安全和可重复的,但有 2% 的患者会发生穿孔[52]。据报道,早期球囊扩张的总体成功率高达 95%[62]。狭窄时间过久则不太可能通过内镜扩张来解决,可能需要手术修正。

LSG 术后狭窄的治疗选择包括:观察患者是否仅有轻微症状,内镜球囊扩张,有或无预扩张的内镜支架置入,浆肌层切开术,以及改为 LRYGB。如果内镜扩张数次均失败,通常建议再次手术[63]。LSG 后,管状胃的扭转或旋转可能类似于狭窄,具有梗阻症状,可以通过扩张来处理,但通常需要修正手术。

自体膨胀金属支架

内镜下支架的使用在减重术后并发症的治疗中越来越受欢迎。大部分经验与袖状胃切除或胃旁路术后漏的处理有关。各种内镜支架有不同的直径和长度组合。它们可以全部或部分覆盖。有些病例报告中支架已成功地用于治疗顽固性狭窄。Eubanks 等报道,在 6 名重复球囊扩张失败的慢性狭窄患者中,内镜支架置入术的治疗成功率为 83%[48]。狭窄持续时间越长,实施内镜支架治疗的失败率越高。支架移位是一个主要问题,据报道,高达 58% 的病例中出现了支架移位。

总结

内镜技术处理减重术后的并发症已经证明是有效的,并且可能是解决这些难题的一种创伤较小的方法。先进的设备和技术使内镜能够提供更广泛的干预。然而,减重术后并发症的外科治疗原则应该被坚持,通常内镜技术可以作为多模式治疗的一部分被成功应用。

(陶凯雄 译)

参考文献

1. Schauer PR, Ikramuddin S, Gourash W, et al. Outcomes after laparoscopic Roux-en-Y gastric bypass for morbid obesity. *Ann Surg.* 2000;232(4):515–529.
2. Flum DR, Belle SH, King WC, et al. Longitudinal Assessment of Bariatric Surgery. Perioperative safety in the longitudinal assessment of bariatric surgery. *N Engl J Med.* 2009;361(5):445–454.
3. Huang CS, Farraye FA. Endoscopy in the bariatric surgical patient. *Gastroenterol Clin North Am.* 2005;34(1):151–166.
4. Marano BJ Jr. Endoscopy after Roux-en-Y gastric bypass: a community hospital experience. *Obes Surg.* 2005;15(3):342–345.
5. Jamil LH, Krause KR, Chengelis DL, et al. Endoscopic management of early upper gastrointestinal hemorrhage following laparoscopic Roux-en-Y gastric bypass. *Am J Gastroenterol.* 2008;103(1):86–91.
6. Nguyen NT, Rivers R, Wolfe BM. Early gastrointestinal hemorrhage after laparoscopic gastric bypass. *Obes Surg.* 2003;13(1):62–65.
7. Podnos YD, et al. Complications after laparoscopic gastric bypass: a review of 3464 cases. *Arch Surg.* 2003;138(9):957–961.
8. Eid JJ, Radecke JM, Murr MM. Gastrointestinal bleeding from the excluded stomach: a proposed algorithmic approach to management. *Surg Obes Relat Dis.* 2015;11(1):e11–e14.
9. Ferreira LE, Song LM, Baron TH. Management of acute postoperative hemorrhage in the bariatric patient. *Gastrointest Endosc Clin N Am.* 2011;21(2): 287–294.
10. Heneghan HM, Meron-Eldar S, Yenumula P, et al. Incidence and management of bleeding complications after gastric bypass surgery in the morbidly obese. *Surg Obes Relat Dis.* 2012; 8(6):729–735.
11. Rabl C, Peeva S, Prado K, et al. Early and late abdominal bleeding after Roux-en-Y gastric bypass: sources and tailored therapeutic strategies. *Obes Surg.* 2011;21(4):413–420.
12. Laine L, McQuaid KR. Endoscopic therapy for bleeding ulcers: an evidence-based approach based on meta-analyses of randomized controlled trials. *Clin Gastroenterol Hepatol.* 2009;7(1):33–47, quiz 1–2.
13. Mala T, Søvik TT, Schou CF, et al. Blood clot obstruction of the jejunojejunostomy after laparoscopic gastric bypass. *Surg Obes Relat Dis.* 2013;9(2):234–237.
14. Laine L, Jensen DM. Management of patients with ulcer bleeding. *Am J Gastroenterol.* 2012;107(3):345–360, quiz 361.
15. Tang SJ, Rivas H, Tang L, et al. Endoscopic hemostasis using endoclip in early gastrointestinal hemorrhage after gastric bypass surgery. *Obes Surg.* 2007;17(9):1261–1267.
16. Nguyen NT, Scott-Conner, C, eds. *The SAGES Manual. Volume 2 Adanced Laparoscopy and Endoscopy.* New York, NY: Springer-Verlag; 2012: 73–96.
17. Fernandez-Esparrach G, Bordas JM, Pellisé M, et al. Endoscopic management of early GI hemorrhage after laparoscopic gastric bypass. *Gastrointest Endosc.* 2008;67(3):552–555.
18. Lord RV, Edwards PD, Coleman MJ. Gastric cancer in the bypassed segment after operation for morbid obesity. *Aust N Z J Surg.* 1997;67(8):580–582.
19. Rebibo L, Fuks D, Blot C, et al. Gastrointestinal bleeding complication of gastric fistula after sleeve gastrectomy: consider pseudoaneurysms. *Surg Endosc.* 2013;27(8):2849–2855.
20. Gumbs AA, Duffy AJ, Bell RL. Incidence and management of marginal ulceration after laparoscopic Roux-Y gastric bypass. *Surg Obes Relat Dis.* 2006; 2(4):460–463.
21. Capella JF, Capella RF. Gastro-gastric fistulas and marginal ulcers in gastric bypass procedures for weight reduction. *Obes Surg.* 1999;9(1):22–27, discussion 28.
22. Pope GD, Goodney PP, Burchard KW, et al. Peptic ulcer/stricture after gastric bypass: a comparison of technique and acid suppression variables. *Obes Surg.* 2002;12(1):30–33.
23. Azagury DE, Abu Dayyeh BK, Greenwalt IT, et al. Marginal ulceration after Roux-en-Y gastric bypass surgery: characteristics, risk factors, treatment, and outcomes. *Endoscopy.* 2011;43(11): 950–954.
24. Coblijn UK, Lagarde SM, Tuynman JB, et al. Delayed massive bleeding two years after Roux-en-Y gastric bypass. *JSLS.* 2013;17(3):476–480.
25. Macgregor AM, Pickens NE, Thoburn EK. Perforated peptic ulcer following gastric bypass for obesity. *Am Surg.* 1999;65(3):222–225.
26. Printen KJ, LeFavre J, Alden J. Bleeding from the bypassed stomach following gastric bypass. *Surg Gynecol Obstet.* 1983;156(1):65–66.
27. Tekola B, Wang AY, Ramanath M, et al. Percutaneous gastrostomy tube placement to perform transgastrostomy endoscopic retrograde cholangiopancreaticography in patients with Roux-en-Y anatomy. *Dig Dis Sci.* 2011;56(11):3364–3369.
28. Morales MP, Miedema BW, Scott JS, et al. Management of

postsurgical leaks in the bariatric patient. *Gastrointest Endosc Clin N Am.* 2011;21(2):295–304.

29. Aurora AR, Khaitan L, Saber AA. Sleeve gastrectomy and the risk of leak: a systematic analysis of 4,888 patients. *Surg Endosc.* 2012;26(6):1509–1515.

30. Ballesta C, Berindoague R, Cabrera M, et al. Management of anastomotic leaks after laparoscopic Roux-en-Y gastric bypass. *Obes Surg.* 2008;18(6): 623–630.

31. Schauer P, Ikramuddin S, Hamad G, et al. The learning curve for laparoscopic Roux-en-Y gastric bypass is 100 cases. *Surg Endosc.* 2003;17(2):212–215.

32. DeMaria EJ, Sugerman HJ, Kellum JM, et al. Results of 281 consecutive total laparoscopic Roux-en-Y gastric bypasses to treat morbid obesity. *Ann Surg.* 2002;235(5):640–645, discussion 645–647.

33. El-Kadre L, Tinoco AC, Tinoco RC, et al. Overcoming the learning curve of laparoscopic Roux-en-Y gastric bypass: a 12-year experience. *Surg Obes Relat Dis.* 2013;9(6):867–872.

34. Gonzalez R, Sarr MG, Smith CD, et al. Diagnosis and contemporary management of anastomotic leaks after gastric bypass for obesity. *J Am Coll Surg.* 2007;204(1):47–55.

35. Brethauer SA. Sleeve gastrectomy. *Surg Clin North Am.* 2011; 91(6):1265–1279, ix.

36. ASMBS Clinical Issues Committee. ASMBS guideline on the prevention and detection of gastrointestinal leak after gastric bypass including the role of imaging and surgical exploration. *Surg Obes Relat Dis.* 2009;5(3):293–296.

37. Spotnitz WD. Fibrin sealant: past, present, and future: a brief review. *World J Surg.* 2010;34(4):632–634.

38. Bhayani NH, Swanstrom LL. Endoscopic therapies for leaks and fistulas after bariatric surgery. *Surg Innov.* 2014;21(1):90–97.

39. Truong S, Böhm G, Klinge U, et al. Results after endoscopic treatment of postoperative upper gastrointestinal fistulas and leaks using combined Vicryl plug and fibrin glue. *Surg Endosc.* 2004;18(7):1105–1108.

40. Garcia-Caballero M, Carbajo M, Martinez-Moreno JM, et al. Drain erosion and gastro-jejunal fistula after one-anastomosis gastric bypass: endoscopic occlusion by fibrin sealant. *Obes Surg.* 2005;15(5):719–722.

41. Brolin RE, Lin JM. Treatment of gastric leaks after Roux-en-Y gastric bypass: a paradigm shift. *Surg Obes Relat Dis.* 2013;9(2):229–233.

42. Victorzon M, Victorzon S, Peromaa-Haavisto P. Fibrin glue and stents in the treatment of gastrojejunal leaks after laparoscopic gastric bypass: a case series and review of the literature. *Obes Surg.* 2013;23(10):1692–1697.

43. Kowalski C, Kastuar S, Mehta V, et al. Endoscopic injection of fibrin sealant in repair of gastrojejunostomy leak after laparoscopic Roux-en-Y gastric bypass. *Surg Obes Relat Dis.* 2007;3(4):438–442.

44. Schweitzer M, Steele K, Mitchell M, et al. Transoral endoscopic closure of gastric fistula. *Surg Obes Relat Dis.* 2009;5(2):283–284.

45. Merrifield BF, Lautz D, Thompson CC. Endoscopic repair of gastric leaks after Roux-en-Y gastric bypass: a less invasive approach. *Gastrointest Endosc.* 2006; 63(4):710–714.

46. Keren D, Eyal O, Sroka G, et al. Over-the-scope clip (OTSC) system for sleeve gastrectomy leaks. *Obes Surg.* 2015;25(8):1358–1363.

47. Conio M, Blanchi S, Repici A, et al. Use of an over-the-scope clip for endoscopic sealing of a gastric fistula after sleeve gastrectomy. *Endoscopy.* 2010;42(suppl 2):E71–E72.

48. Eubanks S, Edwards CA, Fearing NM, et al. Use of endoscopic stents to treat anastomotic complications after bariatric surgery. *J Am Coll Surg.* 2008;206(5):935–938, discussion 938–939.

49. Yimcharoen P, Heneghan HM, Tariq N, et al. Endoscopic stent management of leaks and anastomotic strictures after foregut surgery. *Surg Obes Relat Dis.* 2011;7(5):628–636.

50. Overcash WT. Natural orifice surgery (NOS) using StomaphyX for repair of gastric leaks after bariatric revisions. *Obes Surg.* 2008;18(7):882–885.

51. Baretta G, Campos J, Correia S, et al. Bariatric postoperative fistula: a life-saving endoscopic procedure. *Surg Endosc.* 2015;29(7):1714–1720.

52. Ukleja A, Afonso BB, Pimentel R, et al. Outcome of endoscopic balloon dilation of strictures after laparoscopic gastric bypass. *Surg Endosc.* 2008;22(8):1746–1750.

53. Schreiner MA, Fennerty MB. Endoscopy in the obese patient. *Gastroenterol Clin North Am.* 2010;39(1):87–97.

54. Anderson MA, Gan SI, Fanelli RD, et al. ASGE Standards of Practice. Role of endoscopy in the bariatric surgery patient. *Gastrointest Endosc.* 2008;68(1):1–10.

55. Gonzalez R, Lin E, Venkatesh KR, et al. Gastrojejunostomy during laparoscopic gastric bypass: analysis of 3 techniques. *Arch Surg.* 2003;138(2):181–184.

56. Messmer JM, Wolper JC, Sugerman HJ. Stomal disruption in gastric partition in morbid obesity (comparison of radiographic and endoscopic diagnosis). *Am J Gastroenterol.* 1984;79(8):603–605.

57. Parikh A, Alley JB, Peterson RM, et al. Management options for symptomatic stenosis after laparoscopic vertical sleeve gastrectomy in the morbidly obese. *Surg Endosc.* 2012;26(3):738–746.

58. Lalor PF, Tucker ON, Szomstein S, et al. Complications after laparoscopic sleeve gastrectomy. *Surg Obes Relat Dis.* 2008;4(1):33–38.

59. Burgos AM, Csendes A, Braghetto I. Gastric stenosis after laparoscopic sleeve gastrectomy in morbidly obese patients. *Obes Surg.* 2013;23(9):1481–1486.

60. Carrodeguas L, Szomstein S, Zundel N, et al. Gastrojejunal anastomotic strictures following laparoscopic Roux-en-Y gastric bypass surgery: analysis of 1291 patients. *Surg Obes Relat Dis.* 2006;2(2):92–97.

61. Ahmad J, Martin J, Ikramuddin S, et al. Endoscopic balloon dilation of gastroenteric anastomotic stricture after laparoscopic gastric bypass. *Endoscopy.* 2003;35(9):725–728.

62. Go MR, Muscarella P 2nd, Needleman BJ, et al. Endoscopic management of stomal stenosis after Roux-en-Y gastric bypass. *Surg Endosc.* 2004;18(1):56–59.

63. Rosenthal RJ, Diaz AA, Arvidsson D, et al. International Sleeve Gastrectomy Expert Panel Consensus Statement: best practice guidelines based on experience of >12,000 cases. *Surg Obes Relat Dis.* 2012;8(1):8–19.

第 26 章

并发症的影像学评估和处理

Michael P.Federle and Michael O.Griffin

简介

本章概括了常见减重术后（Roux-en-Y 胃旁路术、胃束带术和袖状胃切除术）正常影像学表现，同时列举减重术后早期和晚期的并发症，并对术后并发症恰当的影像学评估方法进行讨论。

减重术后早期行影像学评估具有两个好处：一方面影像学检查对患者术后的解剖提供基本信息，这可作为以后进行比较的依据；同时影像学检查也可对术后早期的并发症进行评估。术后早期应当与外科医师进行协商，根据患者的临床症状和体征选择合适的影像学检查：上消化道造影和计算机断层扫描（CT）是最常用的检查方法。患者恢复后，影像学检查在评估手术或相关装置的晚期并发症方面具有重要的作用，其可以鉴别不充分或意外的减肥效果的原因，指导医师对患者的管理。除此之外，影像介入科往往可以对早期和晚期术后并发症提供最小的侵入性治疗方法。

腹腔镜可调节胃绑带术

正常影像学表现

上消化道造影检查

腹腔镜可调节胃绑带术（LAGB）后常进行上消化道造影检查以对束带的位置和保留的胃腔管径进行评估，并观察是否出现胃瘘。行造影前，进行腹部和盆部正位（AP）平片（从膈肌到坐骨水平），其目的是鉴别束带、腹部钙化和骨性结构等可能对造影检查产生影响的结构。

研究显示在正位造影图像上，正常束带的位置在中矢状面上倾斜 4°~58°（即 phi 角），位于横膈

下方约 5cm 处[1,2]。新的束带放置技术将其放置于胃食管交界 2cm 以内，而最新的研究也指出，束带放置的位置位于膈肌上外侧 2.4cm 以内[3]。由于束带前后部位的重叠，在正位影像图上束带呈矩形[2,4]（图 26.1）。

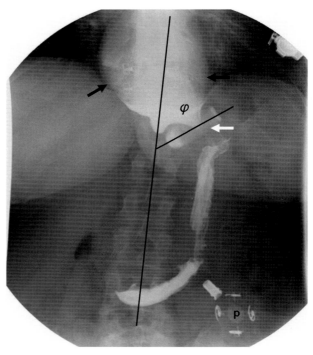

图 26.1　腹腔镜可调节胃束带术后造影显示：胃囊扩张且通道狭窄。上消化道造影正位腹部成像显示：一条狭窄的通道穿过束带（白色箭头），束带上方囊袋同心圆样扩张（黑色箭头），造影剂通过束带进入远端胃。请注意以正常 phi 角（φ）放置束带，束带上方外侧缘紧贴膈肌，使其具有正常的矩形外观。p = 储液港

患者口服口水溶性造影剂后，行直立位腹部平片或稍右后斜位腹部平片以确定胃束带的位置，在患者吞咽造影剂时，在食管下方和胃囊上部每 1 秒进行一次快速序列摄影，如果没有渗漏出现，则可将

造影剂换为钡剂。造影剂应当快速从胃囊中排空，其在胃囊内延迟排空往往是由于术后短暂性水肿所致。通常将束带调整到胃腔直径为 3~4mm[1,5,6]，当其展开时胃囊体积为 15~20ml，最大直径应小于 4cm[1,2]。

腹部 CT 检查

胃束带术后不常规行腹部 CT 检查。相反，当腹部出现非特异性症状或临床高度怀疑有并发症时（如脓肿、小肠梗阻、出血等），才行腹部 CT 检查。在作者的机构，静脉或口服造影剂后进行自动曝光控制（使用 64 通道多探测器亚毫米级 CT 在 120kV 下曝光）。图像采集前口服水溶性造影剂使胃囊不透光，在轴向位上采集 1mm 和 5mm 厚度影像，常规在冠状面和矢状面重建进行审核。

CT 图像显示胃囊近端有不透明带，连接管道通过腹膜间隙和腹壁肌肉延伸到储液港（常位于前腹壁的皮下组织），检查中应评估连接管道的连续性和完整性。在 CT 冠状重建图像或正位图像上对 phi 角进行评估。

胃穿孔

当怀疑穿孔时，首选静脉和口服水溶性造影剂进行 CT 检查。胃穿孔 CT 表现包括：气腹、造影

剂外渗进入腹膜以及肠系膜脂肪出现造影剂浸润。穿孔存在时，在胃腔附近可看到局部的液气造影剂积聚，同时应当对腹部、盆部等部位进行评估以确定是否出现造影剂积聚。除了对胃穿孔进行诊断，CT 也可在经皮放置引流管时进行引导。

出现胃穿孔时，使用水溶性造影剂进行的上消化道检查可能显示游离或积聚的造影剂溢出胃腔，胃束带位置通常放置不佳（图 26.2）。

胃囊扩张

LAGB 术后最常见的并发症为束带口狭窄，是束带过紧的表现[7,8]。急性束带口狭窄可继发于术后水肿、食物嵌顿或在调节过程中束带过度膨胀。慢性束带口狭窄常见于束带的异物反应导致胃周组织纤维化，也可能是束带的过度膨胀所致。急性和慢性狭窄都会导致胃囊呈现出同心圆样扩张。在正常或稍大的束带口前提下，出现胃囊扩张往往提示饮食不适合或过度饮食[2,5]。

在上消化道造影检查中，扩张的胃囊中可出现液-气平面。口服造影剂显示，胃囊扩张直径大于 4cm。在饮食不当导致胃囊扩张的情况下，胃囊直径正常，胃排空也正常。

在束带口狭窄时，通道变窄，造影剂通过延迟（图 26.1）。胃囊和食管内的食物颗粒可出现充盈缺

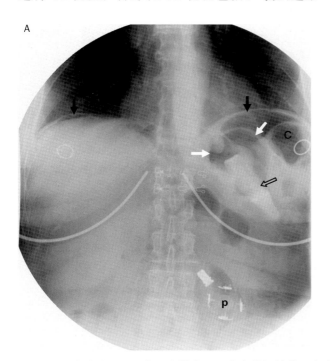
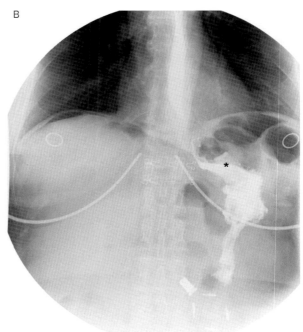

图 26.2　腹腔镜下可调节胃束带术后胃内束带侵蚀伴胃穿孔。上消化道正位造影显示：A. 束带位置不正确（开口箭头）；phi(φ) 角大于 90°，胃内气体在束带上方（白色箭头）；气腹（黑色箭头）。B. 胃内造影剂包绕束带(*)，证明束带完全侵蚀至胃腔内。c = 结肠，p = 储液港

损,而在慢性梗阻时食管也可出现扩张。出现梗阻症状时,应当仔细评估束带的位置以排除是否出现滑脱或侵蚀进入胃内。

远端束带滑脱

远端束带滑脱包括向前方滑脱和向后方滑脱。后方束带滑脱与束带穿过胃后壁形成内疝有关,前方束带滑脱与胃囊内压力增加导致胃前壁上下移位有关,在这两种情况下,束带都从胃食管连接处向远侧移位。后方束带滑脱的发生率随着皮瓣松弛术的应用而降低,而前方滑脱发生率仍较高[9]。胃束带滑脱通常与管腔狭窄和梗阻有关,束带上方扩张的胃囊内可出现液-气平面[3](图 26.3、图 26.4)。

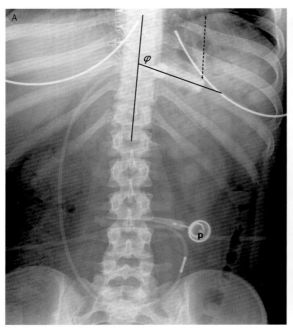
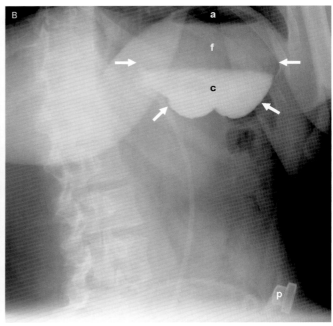

图 26.3 腹腔镜下可调节胃束带术后远端束带滑动和梗阻。A. 正位平片显示束带位置不正确,phi(φ)角大于 90°,且束带上外侧边缘与膈肌之间的距离增加(虚线箭头)。B. 右前斜位上消化道造影显示胃囊(箭头)明显扩张,出现空气(a)-液体(f)-造影剂(c)平面,造影剂未通过束带,与消化道梗阻高度相似。p = 储液港

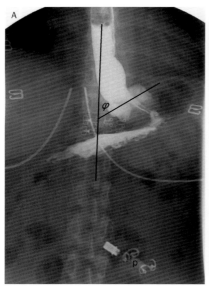
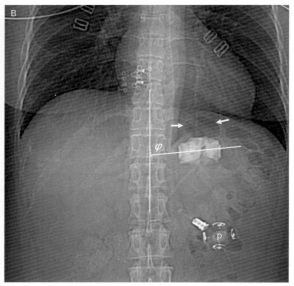

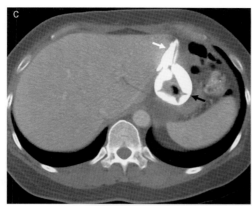
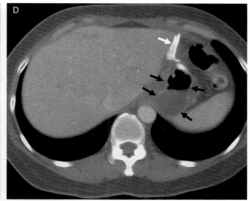
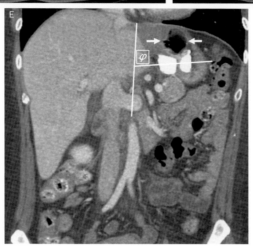

图 26.4 　 腹腔镜下可调节胃束带术后远端束带滑动和梗阻。A. 出现症状前,正位上消化道造影显示正常 phi(φ)角、正常大小胃囊、造影剂快速通过束带口进入远端胃囊。B. 出现梗阻症状后,正位 CT 图像表现为束带的位置发生改变,phi(φ)角异常,扩张胃囊内出现气体(白色箭头)。C. 束带(黑色箭头)和连接管道(白色箭头)水平的轴向 CT 图像。D. 胃囊水平轴向 CT 图像较束带和连接管道(白色箭头)水平图像效果更佳,表现为中度胃囊扩张并出现液 - 气平面(黑色箭头)。E. 冠状 CT 图像表明,出现异常增大的 phi(φ)角,扩张胃囊内出现气体。p = 储液港

研究表明,束带出现垂直或水平方向移动(即 phi 角度<4° 或>58°)是束带向前或向后滑动的迹象,其敏感性和特异性分别达 95% 和 62%[1,3,5,10](图 26.3 和图 26.4)。在腹部正位平片上,正常的束带由于前后两边重叠呈矩形。O 形征象是腹部平片上束带的 O 形结构,已在胃束带的放置中进行描述[2-4](图 26.5),据报道,该征象的特异性为 97%~100%,敏感性仅为 33%~48%[3,4]。

最新研究表明,接受皮瓣松弛术放置束带的患者出现束带滑动的影像学表现是:束带上外侧缘与膈肌间距离大于 2.4cm,其敏感性和特异性分别为 95% 和 97%~98%[3](图 26.3)。早期的研究指出,正常的束带位置位于膈肌下方 4~5cm,而这种距离在新型手术技术中是异常表现[1]。

在上消化道造影检查中,应当对束带的方向进行评估并与之前的方向变化对比。由于造影剂使胃部不透光,可明显看到束带移向远端。胃囊扩张至直径大于 4cm 较为明显,并且根据束带口阻塞程度,可能会出现胃排空延迟和食管扩张。

储液港和束带并发症

减重出现反弹的患者,应当注意储液港和连接管道之间是否出现盐水渗漏和束带漏气的情况。在 X 线平片上可发现连接管道的断裂、折叠或破裂,通过储液港注入水溶性造影剂通常可识别渗漏发生的部位。储液港的移动和旋转在影像学表现上非常明显。其他并发症,如腹腔内或储液港部位脓肿,在 CT 图像上表现为边缘增强。

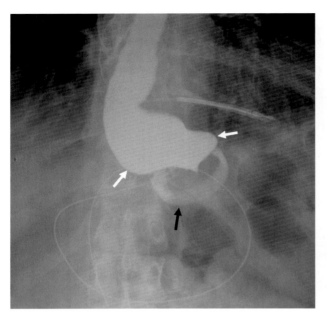

图 26.5 腹腔镜下可调节胃束带术后远端束带滑动和梗阻。上消化道造影显示：束带表现为异常的 O 形（即 O 形征象；黑色箭头）和胃囊扩张（白色箭头）。造影剂未通过束带，与梗阻表现高度一致

腹腔镜袖状胃切除术

正常影像学表现

上消化造影

作者所在机构，所有行腹腔镜袖状胃切除术（LSG）的患者常规在术后第 1 天或第 2 天行上消化道检查。在造影检查前行腹部和盆部正位平片检查，以鉴别可能对检查造成影响的吻合钉、引流管、腹部钙化及骨性结构等。

获得腹部和盆部正位平片后，半卧位行造影检查。患者吞服一小口造影剂后，在食管下部和胃部进行快速序列曝光以评估剩余胃囊大小、结构以及其完整性。造影剂使残余胃囊不透光，其大小和外观和香蕉相似，同时造影剂在胃内迅速排空（图 26.6）。

在完成造影检查后常规从上方成像，通过与造影检查前腹部和盆部正位平片对比以发现是否存在造影剂外渗，尤其应当关注沿着腹部引流管区域、膈肌下方、结肠旁沟以及盆腔区域。

在上消化道影像评估时，剩余胃囊的形态是变化的。残胃的管型结构前文已进行阐述[11]，由于保留胃底的原因，剩余胃囊上半部分较宽，而下方胃囊则沿着胃窦区增宽[11,12]。

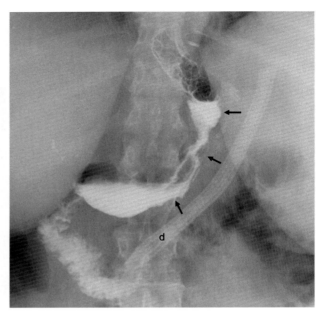

图 26.6 腹腔镜袖状胃切除术后早期剩余胃囊形态正常。上消化道造影显示：剩余胃囊呈香蕉状内有造影剂（箭头）。胃窦水平轻微扩张，是正常的影像表现。d = 引流管

腹部 CT 检查

袖状胃切除术后不常规行腹部 CT 检查。当临床怀疑有并发症时（如脓肿、穿孔、吻合口裂开或出血等）可以将 CT 作为诊断工具。在图像采集前给予水溶性造影剂使残胃不透光，轴向采集 1mm 和 5mm 厚度影像，常规在冠状面和矢状面重建进行评估检查。在 CT 影像上，胃腔狭窄呈管状，在剩余胃大弯侧可见钉合线。CT 检查也可看到正常上消化道造影检查中相关影像学表现。

胃瘘（gastric leak）

袖状胃切除术后近 90% 的渗漏发生在钉合线上三分之一处[13]。上消化道造影检查显示：水溶性造影剂通常从钉合线的外侧漏出胃腔。造影剂可溢入腹膜，使胃囊附近的盲端管道不透光（图 26.7）。腹腔内造影剂常积聚在左侧膈下和脾脏周围，也可见于小网膜囊和盆腔。侧向和反向 Trendelenburg 位可增加胃瘘的可见性，但在术后早期难以获得相关影像学表现。应当留意腹腔内引流管，因小的胃瘘和包裹性渗出可能仅在引流管内或沿着引流管区域出现造影剂。

当上消化道检查为阴性而临床高度怀疑有胃瘘时，应行 CT 检查。经静脉和口服造影剂 CT 检查可显示造影剂外漏进入腹膜或在腹腔内积聚（图 26.7）。如果胃瘘在腹腔内已形成包裹，在上消化道

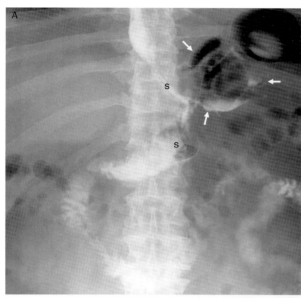
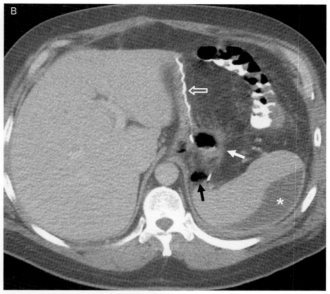
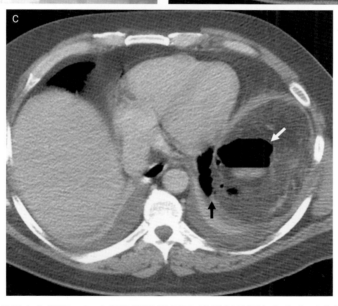

图 26.7　腹腔袖状胃切除术后吻合线漏。A. 上消化道造影显示,造影剂外漏在左上腹形成含气体的局部包裹(白色箭头)。胃瘘最常见形成包裹多发生在剩余胃囊的近端 1/3 处。B. 吻合线水平 CT 影像提示有气体和液体积聚(开放箭头),吻合线边缘和周围脂肪组织积聚,同时出现脓肿(白色箭头)和包裹性腹腔积气(黑色箭头);同时观察到另一潜在并发症 - 脾脏被摸下血肿(*)。C.CT 影像图像显示,在膈肌下方局部液 - 气积聚(白色箭头),腹膜内有游离气体(黑色箭头)和脂肪积聚。S= 剩余胃囊

检查中可为阴性表现,而在 CT 检查中常被视为腹腔积液。液 - 气积聚的边缘强化往往提示脓肿形成。这类并发症可通过 CT 引导下行经皮穿刺引流积液,而并不需要手术干预。

胃梗阻

　　袖状胃切除术后早期的梗阻可能是功能性或机械性原因。若为功能性梗阻,则在造影检查时显示胃的形状正常;而机械性梗阻常发生在角切迹水平,可能是由于钉合时胃腔过窄或术后水肿所致,慢性狭窄往往是由于纤维化所致[14]。上消化道造影可显示为节段性狭窄或长段狭窄,表现为造影剂排空延迟和上部胃囊和食管扩张(图 26.8)。在 CT 检查中也可以发现类似的影像学表现。

胃扩张

　　胃囊扩张是一种病因不明的晚期并发症。有

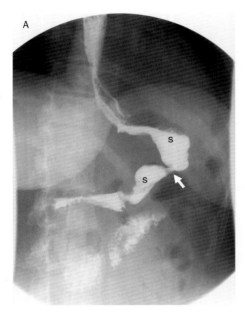
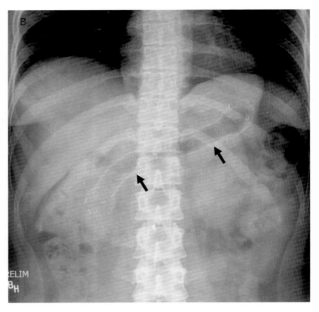

图 26.8　腹腔镜袖状胃切除术后狭窄所致梗阻。A. 右前斜位上消化道造影显示在角切迹水平残留胃囊出现局灶性狭窄(箭头处),狭窄近端残胃轻度扩张。B. 内镜支架置入剩余胃囊和十二指肠(箭头处)后正位平片影像

学者指出胃囊扩张是由于大量进食、反复呕吐、下端梗阻等原因导致剩余胃囊内压力过高所致[14]。上消化道造影检查显示:残胃失去了原有的管状结构并出现扩张[12,14]。研究人员最近使用容积测量后处理来精确测量袖状胃的体积发现[15]:袖状胃的扩张是一个三维的过程,术后前 6 个月内其管径和长度都会增加。

Roux-en-Y 胃旁路术

正常影像学表现

上消化道造影

在作者的机构,所有胃旁路术后患者常规第 1 天或第 2 天行上消化道检查。造影检查前行腹部、盆部正位平片,患者口服造影剂后直立位或半卧位行快速序列曝光,以食管下部和胃的正位平片对胃囊大小和完整性进行评估。必要时可旋转患者获得胃 - 空肠吻合口侧面图像,恰当的投影取决于吻合口的位置(即胃囊的前侧、后侧或下侧)。在无梗阻前提下,造影剂可顺利通过胃 - 空肠吻合口进入空肠 Roux 袢(包括输入袢盲端和输出袢)使其不透光(图 26.9)。还可在正斜位和侧方位进行成像,有助于辨别侧方或上方是否有渗漏存在。

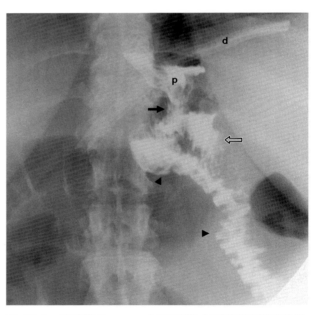

图 26.9　腹腔镜 Roux-en-Y 胃旁路术后早期正常影像学表现。上消化道造影检查显示,正常大小胃囊(p),造影剂快速通过胃 - 空肠吻合口(箭头处),Roux 袢(箭头)和空肠残端(开放箭头)不透光。d= 外科引流管

沿着 Roux 袢的走形,造影剂前方至少应到达空肠 - 空肠吻合口以对其完整性及口径进行评估。结肠后 Roux 袢,在空肠穿过横结肠系膜的地方可看到局灶性管腔狭窄,这种情况在结肠前吻合不存在。值得注意的是,在空肠 - 空肠吻合远端没有小肠梗阻的情况下,造影剂通常不会回流到胆胰支。

在造影检查后从上方进行成像与正位片进行对比，以检查其他部位（不包括胃）是否出现造影剂外漏，如腹部引流管区域、膈肌下方、结肠旁沟和盆腔区域。

腹部 CT

胃旁路术后不常规进行腹部 CT 检查。当临床高度怀疑有并发症时（如脓肿、小肠梗阻、内疝和出血等）CT 可用于排除相关并发症。在图像采集前口服水溶性造影剂使胃囊和 Roux 袢不透光，以 1mm 和 5mm 厚度采集轴位图像，并常规行冠状面和矢状面重建进行检查。静脉注射造影剂也可用于检测脓肿、内疝和其他并发症。

应重点关注几个潜在的并发症发生领域。评估胃囊的大小，仔细检查胃 - 空肠吻合口的位置、完整性和通畅性。通常残胃囊是塌陷的，而不要误认为是脓肿形成，若口服造影剂在残胃囊内出现时应考虑出现异常情况，并寻找其原因。与消化道造影相比，CT 可对胆胰支进行评估，而在造影检查中这部分往往是不显像的。检查时应沿结肠前或结肠后路径追踪 Roux 袢，并对空肠 - 空肠吻合（J-J 吻合）进行评估。J-J 吻合口通常位于左中腹部，可由一排金属吻合钉确定。

吻合口瘘

胃 - 空肠吻合口瘘是最常发生漏的部位，胃旁路术后近 2% 的患者发生胃 - 空肠吻合口瘘[16]，而空肠盲端和 J-J 吻合口也可能发生吻合口瘘。由于与吻合口瘘相关的发病率和死亡率较高，许多中心在术后 1~2 天常规行上消化道造影以排除吻合口瘘的出现。

研究已证实上消化道影像学检查发现严重及轻微的渗漏具有较高可信度[17]。大部分渗漏发生在左上腹，可看到造影剂进入腹腔或靠近胃 - 空肠吻合口的胃囊（图 26.10），造影剂可在脾周、左右侧膈肌下方、小网膜囊或盆腔积聚，也可出现形成包裹有间隔的液 - 气囊腔。应关注胃 - 空肠吻合口附近的引流管，因造影剂进入引流管是轻微胃瘘和包裹性胃瘘的唯一表现。胃旁路术后早期部分患者放置鼻胃管也可能掩饰胃瘘的表现，因此应在拔出胃管后行影像学检查[18]。

在 CT 上也可发现吻合口瘘[19,20]。与上消化道造影检查影像学表现相似，CT 可以发现造影剂从吻合口外渗或沿外科引流管分布，可在左上腹形成包裹性积液[17,20]（图 26.11）。吻合口瘘形成局

部包裹后在消化道造影检查中可为阴性表现，而在 CT 上只能看到局部积液（常有液 - 气平面出现），而边缘强化往往提示脓肿形成。应当仔细辨别，不要将切除胃囊误认为是腹腔积液。CT 检查除了可诊断吻合口瘘，往往也可对这一并发症进行处理而不需要进行手术干预。

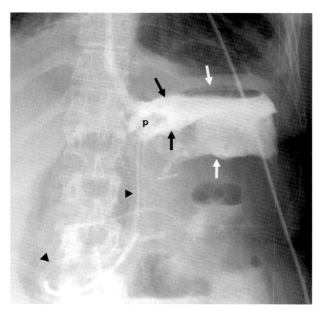

图 26.10　Roux-en-Y 胃旁路术后早期吻合口瘘。上消化道造影检查显示：口服造影剂经过胃 - 空肠吻合口处大的缺损（黑色箭头）进入腹腔，在左上腹形成造影剂和气体的积聚（白色箭头）；少量造影剂进入 Roux 袢，提示胃 - 空肠吻合处存在梗阻。引流管可见（箭头）

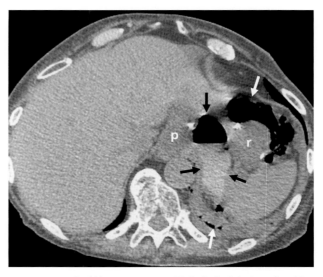

图 26.11　腹腔镜 Roux-en-Y 胃旁路术后吻合口瘘。轴位 CT 图像显示：左上腹气体和造影剂积聚（黑色箭头），腹腔内局部气体聚集（白色箭头），提示术后发生严重吻合口瘘。p= 胃囊，r=Roux 袢盲端

胃空肠吻合口狭窄

胃旁路术后早期由于组织水肿或血肿,胃 - 空肠吻合口可出现一过性狭窄[9,21]。在上消化道造影检查中,造影剂通过吻合口时间延迟(通常不到 1 分钟),这部分患者可通过保守治疗[21];而食管中造影剂排空时间大于 1 分钟则提示吻合口水肿较严重或早期狭窄形成[21]。由于水肿或血肿形成,结肠后 Roux 袢穿过横结肠系膜处也可出现狭窄[9]。

真正的吻合口狭窄常出现在术后晚期(1 个月以上),往往是局部组织缺血和 / 或瘢痕形成的结果(图 26.12)。可通过内镜检查确诊,内镜下行球囊扩张治疗成功率高[22]。胃 - 空肠吻合口狭窄上消化道造影显示:造影剂通过吻合口延迟,食管及胃囊扩张呈球形,胃囊内可出现气体 - 液体 - 造影剂平面[9,17,20]。当吻合口在胃囊前方时(往往是结肠前胃 - 空肠吻合),胃 - 空肠吻合口需进行侧方成像,即行斜位或侧方成像以减少重叠胃囊的影像,而重叠的胃囊可能会掩盖狭窄的部位。正常吻合口直径约为 12mm,发生狭窄时管腔常小于 10mm,通常为 2~8mm[17,23]。

吻合口溃疡

胃 - 空肠吻合口溃疡多发生在空肠部分,是空肠黏膜长期暴露于胃液或组织局部缺血所致。由组织局部缺血所致的吻合口溃疡在修正手术中更为常见,如将垂直束带胃成形术修正为 Roux-Y 胃旁路术,其原因可能是吻合过程中离断血管造成组织缺血。吻合口溃疡可通过内镜确诊后进行药物治疗。上消化道造影显示:在胃 - 空肠吻合口或其附近的 Roux 袢内造影剂局限性突出(图 26.13)。与 Roux 环或其他肠段的盲端不同,溃疡的凹陷表现为较为固定的气体和液体积聚,不会出现蠕动和黏膜褶皱,也不会随时间发生改变。

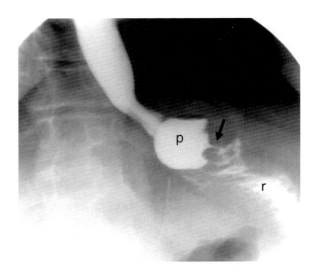

图 26.12　腹腔镜 Roux-en-Y 胃旁路术后晚期吻合口狭窄。上消化道造影显示:圆形胃囊内形成气体 - 造影剂平面(p);胃 - 空肠吻合口严重狭窄(箭头);造影剂通过吻合口进入 Roux 袢(r)延迟

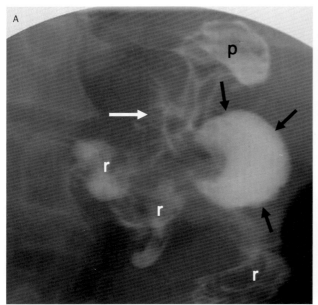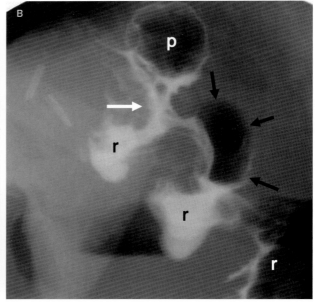

图 26.13　腹腔镜 Roux-en-Y 胃旁路术后巨大吻合口溃疡。A. 上消化道造影正位图像显示,胃 - 空肠吻合口附近(白色箭头)的 Roux 袢内(r)有一巨大圆形溃疡凹陷(黑色箭头);Roux 袢弯曲折叠(这是图像上表现不典型的原因)。B. 稍晚的造影图像显示,溃疡口的形状和位置没有随着时间的推移而改变,而看起来像是气体和液体聚集(黑色箭头)。p= 胃囊

　　　　　　　　　　　　　　　　　第五篇　并发症防治一般原则

吻合口溃疡可出现穿孔,患者常为急腹症表现,在急诊情况下 X 线为首选检查。腹腔内游离气体在腹部或胸部 X 线上比较明显,但无气腹表现也不可排除穿孔。CT 可以显示气腹和肠腔内造影剂外渗,如果范围较大,穿孔部位可出现较为明显的黏膜缺损。如果穿孔形成局限性包裹,可表现为胃 - 空肠吻合口附近气体 - 液体 - 造影剂积聚,周围脂肪和腹膜出现造影剂浸润。

空肠慢性缺血可导致胃 - 空肠吻合口附近或一定距离内 Roux 袢多发性或巨大溃疡,并伴有黏膜增厚[8,24,25]。这种溃疡难以治愈,且多对抑酸药物不敏感,研究指出活动的空肠 Roux 袢的张力过高影响了其血供,导致慢性缺血。

小肠梗阻

胃旁路手术后近 5% 的患者发生小肠梗阻[17,26,27](SBO),多是内疝或肠粘连所致,其他不常见病因包括腹壁疝、空肠 - 空肠吻合口狭窄和肠套叠(图 26.14)。考虑到 SBO 的各种病因和潜在梗阻部位,其影像学表现也有很大的差异。因此,影像学检查主要目的是诊断小肠梗阻,确定梗阻严重程度及梗阻部位。小肠梗阻可累及 Roux 支、胆胰支或二者都受到影响。上消化道造影和 CT 检查有助于鉴别梗阻原因,但粘连和内疝两者具有相类似的表现。一般而言,影像学表现为位置相对固定的小肠袢伴造影剂通过延迟的小肠梗阻更有可能是内疝所致,而不是肠粘连[17,19,20]。

单纯 Roux 袢扩张的病因包括:内疝、J-J 吻合口狭窄、肠套叠、肠扭转、Roux 支在空肠 - 空肠吻合口扭曲、肠壁内或肠腔内血肿以及吻合口瘘或狭窄[21,28]。在上消化道造影或增强 CT 上,不透光的胃囊和 Roux 袢的扩张比较明显,并在梗阻部位出现明显转折点。梗阻部位以上扩张程度和造影剂通过梗阻部位比例取决于梗阻的严重程度和持续时间,同时也可观察到胃食管反流和食管扩张。

结肠后 Roux 袢患者,由于结肠系膜狭窄、Roux 支在系膜裂孔处扭转或系膜血肿形成,小肠在横结肠系膜裂孔部位可发生梗阻[28]。上消化道造影显示结肠系膜狭窄时,Roux 支在横结肠系膜相应位置(Roux 袢穿过并固定于肠系膜裂孔处)发生环形狭窄。结肠系膜狭窄应与肠系膜疝相鉴别,后者的影像学表现为胆胰支不扩张,横结肠水平以上小肠无环形肠袢。

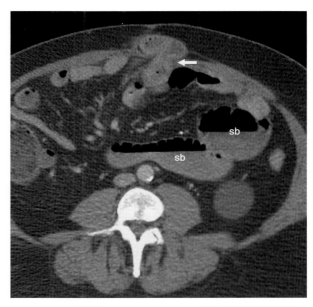

图 26.14　腹腔镜 Roux-en-Y 胃旁路术后戳卡疝所致肠梗阻。轴位 CT 显示,小肠疝入腹壁戳卡内(箭头),伴有上端小肠扩张(sb)。疝囊内有一明显转折点

胰胆支和残胃囊的扩张往往提示闭袢性肠梗阻,其穿孔风险很高。单纯胆胰支扩张的病因包括:内疝、J-J 吻合狭窄、J-J 吻合口瘘或扭曲、肠套叠、肠壁内或肠腔内血肿及肠系膜血肿形成[21,28]。由于胆胰支和残胃囊不会出现造影剂,在上消化道造影检查时这种类型的梗阻表现往往不典型。在 CT 上除了胃和胆胰支,造影剂充盈和扩散很明显(图 26.15)。急诊行经皮胃造口术可作为出现梗阻后择期手术探查前的暂时性治疗措施[29]。

Roux 支和胆胰支同时扩张的病因与任何一支梗阻的病因相似,但梗阻部位在 J-J 吻合口或其远端。

内疝

CT 是评估 SBO(包括内疝引起的肠梗阻)首选检查。其发现内疝的总体敏感性不同,在一些研究中其敏感性为 48%~92%[30-33]。研究显示有几种影像表现提示存在内疝,包括小肠簇集成环状,肠系膜血管聚集和 / 或淤血,肠系膜脂肪或血管呈漩涡状,小肠位于肠系膜上动脉后方以及肠系膜根部呈蘑菇状[9,17,19,20,34,35](图 26.16),发生内疝的部位、受累肠管的长度和肠梗阻程度决定了 CT 表现。SBO 是内疝的常见症状,但其临床表现可呈间歇性,且在 CT 检查时可没有相关表现。

特殊类型内疝的 CT 表现尚未完全阐明,但已有相关报道。肠袢的不典型聚集是相对特异性的

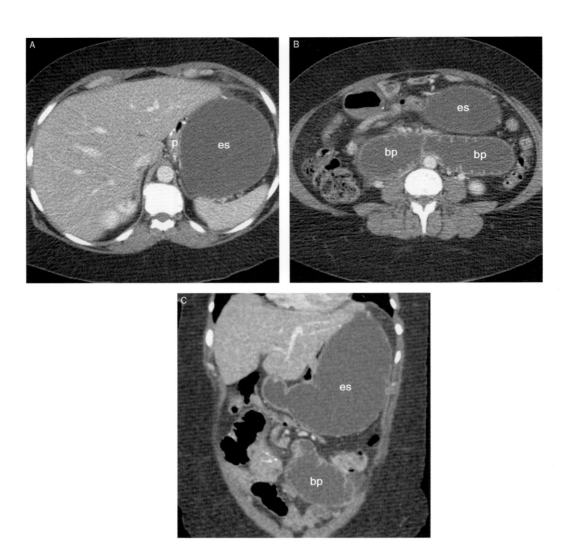

图 26.15　腹腔镜 Roux-en-Y 胃旁路术后胆胰支梗阻。术中发现肠梗阻是由于 Petersen 裂孔疝所致,轴位 CT(A 和 B)和冠状位 CT(C)显示,残胃囊(es)和胆胰支(bp)明显扩张,Roux 支及共同通道未见扩张。p= 胃囊

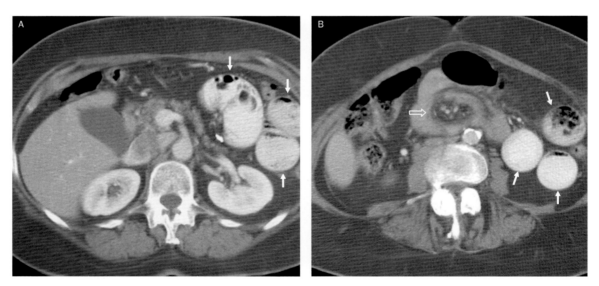

图 26.16　腹腔镜 Roux-en-Y 胃旁路术后横结肠系膜疝所致肠梗阻。轴位 CT 影像显示:在上腹部(A)中腹部(B)水平,小肠袢聚集在左上腹和左中腹(箭头);在肠系膜裂孔水平,肠系膜血管聚集淤血,肠系膜根部扭转(开放箭头)

内疝表现,常位于左上腹,疝囊穿过结肠系膜在胃后壁产生肿块样形状[17,19,20,30,36]。跨结肠系膜疝的表现有:空肠-空肠吻合口位置位于结肠系膜缺损横断面或胃-空肠吻合口以上;跨横结肠系膜裂孔处肠系膜血管聚集;空肠袢输出端扩张等[30](图26.16)。

空肠肠系膜疝可表现为:扩张的小肠袢聚集在前腹壁且无大网膜覆盖;降结肠向中央移位;肠系膜血管聚集淤血[17](图26.17),其他研究也发现空肠系膜疝时小肠袢聚集在前腹部但偏向右腹。Petersen裂孔疝表现为:在左中腹与左侧Roux袢相毗邻的前外侧腹出现聚集的小肠袢[30]。而我们的经验表明,Petersen裂孔疝除了肠系膜血管扭曲淤血外其他并无特异性表现[17,20]。研究表明肠系膜扭转是内疝发生的最佳预测指标[32,37],但不是特殊类型内疝的特异性表现,它可能仅反应疝囊节段小肠的扭转。同时应当关注吻合线的位置,空肠-空肠吻合线多位于左中腹,吻合线位置上升或向右移位应考虑内疝形成。

内疝也可通过上消化道造影进行了评估[9,17,20]。与CT影像学表现类似,造影可显示在左中腹或上腹部出现小肠袢聚集。患者直立位影像表现为:肠袢

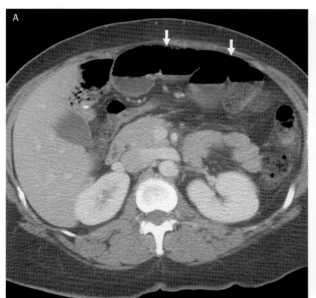
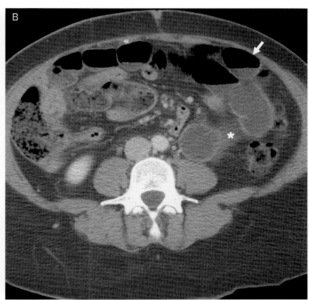
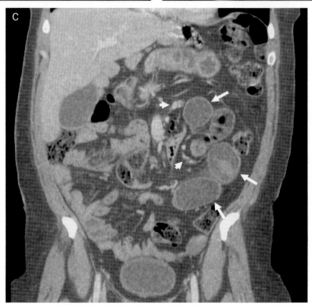

图26.17 腹腔镜Roux-en-Y胃旁路术后空肠系膜疝所致肠梗阻。轴位(A和B)和冠状位(C)CT图像显示:左中腹(箭头)肠袢聚集扩张,在前腹壁周围无大网膜覆盖。周围肠系膜脂肪聚集(*),肠系膜血管充血(箭头)

可固定在上腹,其内常出现造影剂聚集,同时邻近肠管移位。在上消化道造影检查时也要注意吻合线的位置。虽然这些影像学表现提示内疝形成,但是对于特定类型内疝其表现并无特异性。

肠套叠

肠套叠是 Roux-en-Y 胃旁路术后极为罕见的并发症,全世界仅报道 63 例[38]。多发生在空肠 - 空肠吻合口或其附近,以肠道逆行方式发生,即共同通道(嵌入部)嵌入空肠 - 空肠吻合口(鞘囊)。本病病因不明,但推测缝线可能改变肠道动力导致疾病的发生。CT 和上消化道检查显示,在远端吻合口或其附近出现肠梗阻,根据受累肠断不同可出现一侧或双侧空肠扩张。CT 显示肠套叠典型表现为靶象征。

胃瘘

胃旁路术后患者小胃囊和残胃囊间存在功能性分流合并吻合钉脱落时可出现胃瘘。由于胃瘘不同于吻合口瘘,其不会增加整体死亡率,因此准确区分胃瘘和吻合口瘘十分重要。

上消化道造影是首选检查。当患者处于直立或半直立状态时,可以看到造影剂穿过吻合线显示小胃囊左侧残胃囊黏膜皱襞的轮廓。不要将空肠 Roux 祥盲端误认为是胃,可通过对患者行不同倾斜度成像加以辨别。若患者处于右侧卧位,残胃囊中的造影剂可进入胃窦和十二指肠。造影检查也存在一潜在缺陷:即出现远端肠梗阻时,造影剂可

反流进入残胃囊和胆胰祥。但在造影检查时吻合线断裂较易辨别,因此也可容易地与此鉴别。

CT 的主要表现是残胃囊内出现造影剂。当造影剂仅见于残胃囊而胆胰祥无造影剂出现时,应怀疑出现胃瘘(图 26.18)。当胆胰祥也出现造影剂时,则难以确定造影剂是通过吻合线断裂处顺行进入胆胰祥还是由于远端梗阻逆行进入胆胰祥,建议随访时对残胃囊行 CT 增强和上消化道造影检查。

介入影像的作用

发生渗漏时,若渗出的液体和气体可通过引流管有效地排出,一些包裹性渗漏如果可以通过手术时放置的引流管有效引流,可能不需要额外放置引流和手术处理。CT 和造影在处理外渗的包裹性积液和积气时具有较高可靠性。

对于非包裹性积液(包括脓肿),可在 CT 引导下行经皮引流管引流。我们的经验表明:Roux-en-Y 胃旁路术后 CT 引导下经皮穿刺引流对于完全消除腹腔内积液有很高的成功率,其平均时间约 7 周[17]。经皮置管引流术也是治疗袖状胃切除术后瘘口和瘘管的一种有效的微创技术[39-41]。

Roux-en-Y 胃旁路术后,不建议经口对胆胰支进行评估。在处理胆胰支梗阻时(闭祥性梗阻),对胆胰支和残胃囊的快速减压可预防肠穿孔,并作为手术探查的过渡性治疗,CT、造影和 / 或超声引导下对残胃囊行经皮胃造瘘胃管置入是安全和有效的减压方法[42,43]。此外对于胃旁路术患者,也不

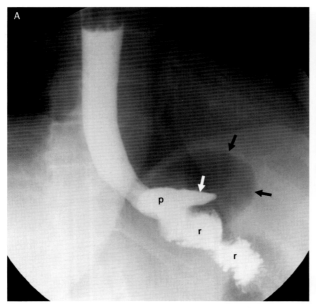

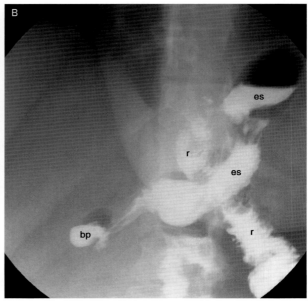

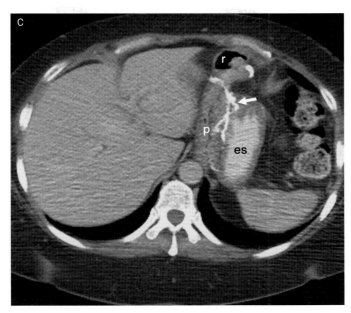

图 26.18　腹腔镜 Roux-en-Y 胃旁路术后胃瘘。A. 上消化道造影显示，造影剂延伸通过左侧胃囊，出现异常轮廓（白色箭头）；胃底扩张含气量增加（黑色箭头）。B. 稍晚正位造影图像显示，残胃囊（es）和胆胰袢（bp）内出现造影剂。C. 轴位 CT 图像显示，吻合线（箭头）将小胃囊（p）和残胃囊（es）分离，残胃囊扩张并出现造影剂。e= 食管；p= 小胃囊；r=Roux 袢

推荐用传统的内镜方法对胆道系统进行评估，影像引导下经皮肝脏途径对胆道系统进行评估，包括胆道内支架置入、取石、胆道冲洗、胆道引流等操作都有很重要的作用。

总结

　　在减重术后的患者中行影像学检查评估具有重要作用。对于患者术后并发症的诊断和治疗，医师需要对术后正常解剖影像学表现、早期和晚期潜在并发症的影像学表现以及相关临床症状都非常清楚，并需要放射科和外科医师共同努力进行处理。理想的情况是：临床医师将手术类型、所怀疑的并发症（如肠梗阻、渗漏或脓肿等）告知行造影、CT 或行介入手术的影像医师。

（杜潇　译）

参考文献

1. Mehanna MJ, Birjawi G, Moukaddam HA, Khoury G, Hussein M, Al-Kutoubi A. Complications of adjustable gastric banding, a radiological pictorial review. *AJR Am J Roentgenol.* 2006;186(2):522–534.
2. Sonavane SK, Menias CO, Kantawala KP, et al. Laparoscopic adjustable gastric banding: what radiologists need to know. *Radiographics.* 2012;32(4):1161–1178.
3. Swenson DW, Pietryga JA, Grand DJ, Chang KJ, Murphy BL, Egglin TK. Journal club: gastric band slippage: a case-controlled study comparing new and old radiographic signs of this important surgical complication. *AJR Am J Roentgenol.* 2014;203(1):10–16.
4. Pieroni S, Sommer EA, Hito R, Burch M, Tkacz JN. The "O" sign, a simple and helpful tool in the diagnosis of laparoscopic adjustable gastric band slippage. *AJR Am J Roentgenol.* 2010;195(1):137–141.
5. Carucci LR, Turner MA, Szucs RA. Adjustable laparoscopic gastric banding for morbid obesity: imaging assessment and complications. *Radiol Clin North Am.* 2007;45(2):261–274.
6. Pretolesi F, Camerini G, Bonifacino E, et al. Radiology of adjustable silicone gastric banding for morbid obesity. *Br J Radiol.* 1998;71(847):717–722.
7. Blachar A, Blank A, Gavert N, Metzer U, Fluser G, Abu-Abeid S. Laparoscopic adjustable gastric banding surgery for morbid obesity: imaging of normal anatomic features and postoperative gastrointestinal complications. *AJR Am J Roentgenol.* 2007;188(2):472–479.
8. Levine MS, Carucci LR. Imaging of bariatric surgery: normal anatomy and postoperative complications. *Radiology.* 2014;270(2):327–341.
9. Carucci LR, Turner MA, Yu J. Imaging evaluation following Roux-en-Y gastric bypass surgery for morbid obesity. *Radiol Clin North Am.* 2007;45(2):247–260.
10. Chandler RC, Srinivas G, Chintapalli KN, Schwesinger WH, Prasad SR. Imaging in bariatric surgery: a guide to postsurgical anatomy and common complications. *AJR Am J Roentgenol.* 2008;190(1):122–135.
11. Triantafyllidis G, Lazoura O, Sioka E, et al. Anatomy and complications following laparoscopic sleeve gastrectomy: radiological evaluation and imaging pitfalls. *Obes Surg.* 2011;21(4):473–478.
12. Ni Mhuircheartaigh J, Abedin S, Bennett AE, Tyagi G. Imaging features of bariatric surgery and its complications. *Semin Ultrasound CT MR.* 2013;34(4):311–324.
13. Aurora AR, Khaitan L, Saber AA. Sleeve gastrectomy and the risk of leak: a systematic analysis of 4,888 patients. *Surg Endosc.* 2012;26(6):1509–1515.
14. Chivot C, Robert B, Lafaye N, et al. Laparoscopic sleeve gastrectomy: imaging of normal anatomic features and postoperative gastrointestinal complications. *Diagn Intervent Imaging.* 2013;94(9):823–834.
15. Baumann T, Grueneberger J, Pache G, et al. Three-dimensional sto-

mach analysis with computed tomography after laparoscopic sleeve gastrectomy: sleeve dilation and thoracic migration. *Surg Endosc.* 2011;25(7):2323–2329.

16. Livingston EH. Complications of bariatric surgery. *Surg Clin North Am.* 2005;85(4):853–868, vii.

17. Blachar A, Federle MP, Pealer KM, Ikramuddin S, Schauer PR. Gastrointestinal complications of laparoscopic Roux-en-Y gastric bypass surgery: clinical and imaging findings. *Radiology.* 2002;223(3):625–632.

18. Merkle EM, Hallowell PT, Crouse C, Nakamoto DA, Stellato TA. Roux-en-Y gastric bypass for clinically severe obesity: normal appearance and spectrum of complications at imaging. *Radiology.* 2005;234(3):674–683.

19. Yu J, Turner MA, Cho SR, et al. Normal anatomy and complications after gastric bypass surgery: helical CT findings. *Radiology.* 2004;231(3):753–760.

20. Blachar A, Federle MP. Gastrointestinal complications of laparoscopic Roux-en-Y gastric bypass surgery in patients who are morbidly obese: findings on radiography and CT. *AJR Am J Roentgenol.* 2002;179(6):1437–1442.

21. Scheirey CD, Scholz FJ, Shah PC, Brams DM, Wong BB, Pedrosa M. Radiology of the laparoscopic Roux-en-Y gastric bypass procedure: conceptualization and precise interpretation of results. *Radiographics.* 2006;26(5):1355–1371.

22. Da Costa M, Mata A, Espinós J, et al. Endoscopic dilation of gastrojejunal anastomotic strictures after laparoscopic gastric bypass: predictors of initial failure. *Obes Surg.* 2011;21(1): 36–41.

23. Jha S, Levine MS, Rubesin SE, et al. Detection of strictures on upper gastrointestinal tract radiographic examinations after laparoscopic Roux-en-Y gastric bypass surgery: importance of projection. *AJR Am J Roentgenol.* 2006;186(4):1090–1093.

24. Silver R, Levine MS, Williams NN, Rubesin SE. Using radiography to reveal chronic jejunal ischemia as a complication of gastric bypass surgery. *AJR Am J Roentgenol.* 2003;181(5):1365–1367.

25. Ruutiainen AT, Levine MS, Williams NN. Giant jejunal ulcers after Roux-en-Y gastric bypass. *Abdom Imaging.* 2008;33(5):575–578.

26. Elms L, Moon RC, Varnadore S, Teixeira AF, Jawad MA. Causes of small bowel obstruction after Roux-en-Y gastric bypass: a review of 2,395 cases at a single institution. *Surg Endosc.* 2014;28(5):1624–1628.

27. Gunabushanam G, Shankar S, Czerniach DR, Kelly JJ, Perugini RA. Small-bowel obstruction after laparoscopic Roux-en-Y gastric bypass surgery. *J Comput Assist Tomogr.* 2009;33(3):369–375.

28. Tucker ON, Escalante-Tattersfield T, Szomstein S, Rosenthal RJ. The ABC system: a simplified classification system for small bowel obstruction after laparoscopic Roux-en-Y gastric bypass. *Obes Surg.* 2007;17(12):1549–1554.

29. Goitein D, Gagne DJ, Papasavas PK, et al. Percutaneous computed tomography-guided gastric remnant access after laparoscopic Roux-en-Y gastric bypass. *Surg Obes Relat Dis.* 2006;2(6):651–655.

30. Reddy SA, Yang C, McGinnis LA, Seggerman RE, Garza E, Ford KL III. Diagnosis of transmesocolic internal hernia as a complication of retrocolic gastric bypass: CT imaging criteria. *AJR Am J Roentgenol.* 2007;189(1):52–55.

31. Al-Saeed O, Fahmy D, Kombar O, Hasan A. Sixty-four-slice multidetector computerized tomography in the evaluation of transmesenteric internal hernias following Roux-en-Y bariatric surgery. *Med Prin Pract.* 2013;22(6):540–544.

32. Lockhart ME, Tessler FN, Canon CL, et al. Internal hernia after gastric bypass: sensitivity and specificity of seven CT signs with surgical correlation and controls. *AJR Am J Roentgenol.* 2007;188(3):745–750.

33. Ahmed AR, Rickards G, Johnson J, Boss T, O'Malley W. Radiological findings in symptomatic internal hernias after laparoscopic gastric bypass. *Obes Surg.* 2009;19(11):1530–1535.

34. Carucci LR, Turner MA. Radiologic evaluation following Roux-en-Y gastric bypass surgery for morbid obesity. *Eur J Radiol.* 2005;53(3):353–365.

35. Blachar A, Federle MP, Dodson SF. Internal hernia: clinical and imaging findings in 17 patients with emphasis on CT criteria. *Radiology.* 2001;218(1):68–74.

36. Kawkabani Marchini A, Denys A, Paroz A, et al. The four different types of internal hernia occurring after laparascopic Roux-en-Y gastric bypass performed for morbid obesity: are there any multidetector computed tomography (MDCT) features permitting their distinction? *Obes Surg.* 2011;21(4):506–516.

37. Iannuccilli JD, Grand D, Murphy BL, Evangelista P, Roye GD, Mayo-Smith W. Sensitivity and specificity of eight CT signs in the preoperative diagnosis of internal mesenteric hernia following Roux-en-Y gastric bypass surgery. *Clin Radiol.* 2009;64(4):373–380.

38. Daellenbach L, Suter M. Jejunojejunal intussusception after Roux-en-Y gastric bypass: a review. *Obes Surg.* 2011;21(2):253–263.

39. Kelogrigoris M, Sotiropoulou E, Stathopoulos K, Georgiadou V, Philippousis P, Thanos L. CT-guided percutaneous drainage of infected collections due to gastric leak after sleeve gastrectomy for morbid obesity: initial experience. *Cardiovasc Intervent Radiol.* 2011;34(3):585–589.

40. Corona M, Zini C, Allegritti M, et al. Minimally invasive treatment of gastric leak after sleeve gastrectomy. *Radiol Med.* 2013;118(6):962–970.

41. Csendes A, Braghetto I, León P, Burgos AM. Management of leaks after laparoscopic sleeve gastrectomy in patients with obesity. *J Gastrointest Surg.* 2010;14(9):1343–1348.

42. Nosher JL, Bodner LJ, Girgis WS, Brolin R, Siegel RL, Gribbin C. Percutaneous gastrostomy for treating dilatation of the bypassed stomach after bariatric surgery for morbid obesity. *AJR Am J Roentgenol.* 2004;183(5):1431–1435.

43. Stein EG, Cynamon J, Katzman MJ, et al. Percutaneous gastrostomy of the excluded gastric segment after Roux-en-Y gastric bypass surgery. *J Vasc Intervent Radiol.* 2007;18(7):914–919.

第六篇

胃旁路手术

第 27 章

胃旁路手术并发症的处理

Amin Andalib，Zhamak Khorgami，Tomasz G.Rogula，and Philip R.Schauer

简介

减重手术是最常见的普通外科手术之一[1]。腹腔镜手术的各种优点改变了全世界的减重外科领域[2]。尽管 Roux-en-Y 胃旁路手术的使用有减少的趋势，但 RYGB 仍然是世界上最常见的减重手术之一，占所有减重手术的近 50%[3,4]。然而，腹腔镜 RYGB 仍然与一系列独特的术后并发症有关，这些并发症需要低阈值灵敏的可疑点、早期诊断和早期外科干预。

预防并发症是处理并发症的最好方式，这得从建立全面的减重中心和基于循证医学的拥有多学科团队的卓越中心开始。然而，外科医生必须知道，肥胖病人的临床表现，特别是腹腔内感染等并发症的临床表现，与非肥胖患者不同。本章讨论腹腔镜 RYGB 术后手术并发症的处理。（内疝的处理将在第 28 章单独讨论。）

吻合口瘘

吻合口瘘是 RYGB 最令人恐惧和潜在的致命性并发症之一。它被认为是肺栓塞外最常见的可预防的死亡原因，其并发症率在 0~1.7%[6-9]。尽管之前的大样本量的队列研究表明开放手术和腹腔镜手术之间在吻合口瘘发生上没有显著差异[10]，Smith 等人[9] 最近的一项多中心研究显示，开放手术和再次手术的 RYGB 的漏发生率更高。

RYGB 术后可能有 5 个部位发生漏：胃空肠吻合口、空肠与空肠吻合口、胃小囊、旷置胃和 Roux 祥的吻合器切缘。患者的特殊性和技术相关危险性因素已被证实：老年、男性、高 BMI 和多种并发疾病；并且有减重手术史的将有更大的可能性发生

吻合口瘘。尽管大多数瘘被认为是缺血性的，往往发生在术后 5~7 天，但几乎所有在手术后 48 小时内发生的吻合口瘘，都可能是技术错误导致的[13]。因此，这里详细讨论了几种预防漏的技术策略。

避免胃小囊或 Roux 祥的盲端的血流不畅是一个重要的技术要点[12]。因此，检查组织的吻合端是否有足够的血流是充分必要的。任何暗淡的、紫色的或深色的末端都应该切除，使组织恢复良好的血供。此外，还应避免对胃小囊过多的分离，这可能会导致缺血和坏死，特别是在修正手术中[14]。

建立胃空肠无张力吻合是防止吻合口瘘的另一个重要步骤。采用劈开大网膜、游离左侧膈肌角的胃小囊粘连、结肠前位或结肠后位的 Roux 祥游离、并以固定缝线或者后壁浆肌层包埋方式将 Roux 祥固定在胃小囊上等技术，以减少吻合口张力。

切缘加固是另一个重要的技术。大多数外科医生主张使用浆肌层 Lembert 包埋缝合切缘，以形成双层吻合，尤其胃空肠吻合。使用可吸收生物膜加固切缘，例如 SeamGuard®（W.L.Gore & Associates，FlagStaff，AZ）也证明是有效的[15,16]。然而，使用可吸收生物膜价格昂贵，且并不优于加固缝合[17]。

术中进行胃空肠吻合口瘘测试是预防术后吻合口瘘的最后一个关键技术要点。测漏试验可通过鼻胃管或内镜对胃小囊注气进行检测。也可使用亚甲蓝染料灌注胃小囊，但不太常用[9,12,14]。我们中心，如果术中测漏试验呈阳性，将尽一切努力定位瘘的位置并给予纠正，之后再重复测漏试验。然而，无论重复测漏试验的结果如何，都会常规放置旷置胃造瘘管，同时留置腹腔引流，并在吻合口上方覆盖大网膜，并考虑将纤维蛋白封闭剂直接应用于缝合线 / 吻合线。旷置胃造瘘管的放置是为了防止患者术后出现临床上明显的渗漏；该管将

有助于在禁食情况下肠内喂养,以保护胃空肠吻合口。如果患者没有发生吻合口瘘,则在随访1个月时在床边拔除胃造瘘管。

部分问题的争议仍然存在。关于如何完成胃空肠吻合的方式是存在争议的一个点。无论胃空肠吻合术是使用线性吻合器、圆形吻合器还是手工缝合,在吻合口瘘或狭窄率方面没有差别[18,19]。另一个有争议的问题是纤维蛋白密封剂的使用;一些研究表明,常规使用纤维蛋白封闭剂可以降低渗漏率,如果术后发生渗漏,则可降低再次手术治疗的必要性[20,21]。然而,Smith等人最近的一项多中心研究使用了来自减重外科纵向评估数据库(LABS)的数据表明使用纤维蛋白封闭剂对临床上的漏没有影响。

胃空肠吻合口附近常规放置闭式引流管是另一个有争议的话题。一方面,支持者认为,放置这样的引流管将把不可控的漏转变为有控制的漏,并促进非手术治疗的成功[6,22]。相反,Smith等人的研究表明,常规放置闭式引流管与显著增加胃空肠吻合口瘘的发生率,放置引流管后发生吻合口瘘的概率为1.8%,而不放置引流管的吻合口瘘的概率为0.8%(P=0.02)。其他研究也表明,常规引流对减少漏或再手术率没有作用[8]。也许选择性引流放置是最好的方法;然而,对于修正手术病例或术中测漏试验阳性的病例,我们推荐常规引流。

尽管术中采取了预防措施,但在术后引起临床后果且处理不及时,将会导致严重并发症甚至死亡[10,22]。虽然一些未得到控制的瘘会导致明显的腹膜炎,例如空肠吻合口瘘,但有一小部分瘘的表现不那么明显。要对瘘的发生有警觉,因为延误诊断可能会导致这些病态肥胖患者的临床状况迅速全面恶化。手术后恢复不顺利应该是一个警告信号。持续增加的腹痛、肩痛、顽固性呃逆、患者濒死感等都是不祥的症状,如同时伴随持续性心动过速、发热、呼吸急促和氧气饱和度减低,应该怀疑瘘,并促使尽快寻找漏口。

对于血流动力学稳定的患者,放射学检查,如增强影像检查或平扫检查都是有效的选择。吻合线附近的液体聚集区域,特别是有气泡、腹膜内游离空气过多、胃小囊或胃空肠吻合口外漏出造影剂,以及腹腔引流管内有微量造影剂,都可确认瘘的诊断(图27.1)。另一个有争议的话题是术后上消化道造影(UGI)的常规使用。提倡术后第一天行常规消化道造影的研究认为,术后第一天的造

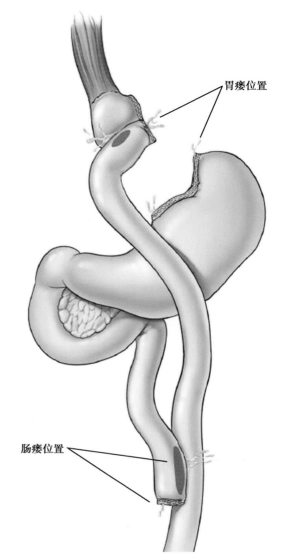

图27.1 胃旁路瘘的位置

影可以发现30%~50%的早期渗漏,并具有100%的特异性,若早期发现可及时干预并能缩短住院天数[6,23]。

而且,其他研究表明,选择性进行UGI检查不仅安全,不会延误临床相关渗漏的诊断,而且还具有节约成本的效益,甚至可能减少住院时间[24,25]。但是大多数渗漏往往发生在手术后5~7天,尽管其特异性很好,但常规的UGI检查敏感性较差;因此,对阴性结果必须继续保持警惕,并应注意其合并的心动过速、发烧和呼吸困难的临床表现[23,26,27]。此外,正常的UGI检查可能无法检测到空肠-空肠吻合口或旷置胃的渗漏,所以要重视患者临床表现[28]。

一旦高度怀疑或诊断出泄漏,就需要迅速处理。患者的临床状态和漏的放射学特征有助于指导治疗。在漏可控的情况下,或者手术时放置腹腔

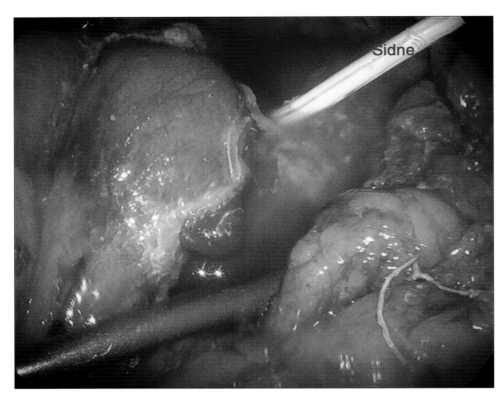

图 27.2　一个引流管放置在吻合口瘘附近以便引流

闭式负压引流管,在血流动力学稳定的情况下,有证据支持大多数渗漏可进行非手术处理。非手术治疗成功率在65%~85%[6,22,29]。影像引导引流、静脉注射抗生素、禁食、肠外营养或通过旷置胃造瘘(如果是在手术时或影像引导下放置)是使非手术治疗成功的辅助手段[29,30]。这种方法不同于那些主张尽早入腹探查的人所采取的更积极的立场,最好是在腹腔镜下,明确排除渗漏或相应地通过缝合漏口、充分引流和放置营养管(如果需要)进行干预[14,31]。我们建议在高度警惕临床表现恶化,并及早进行腹腔镜探查和处理。在病情稳定的患者中,如果漏口和附近区域适合经皮引流,则非手术方法可成功,同时可以建立肠内或肠外营养通道以绕过渗漏区域。处理后未好转或临床情况恶化的情况都需要入腹探查。胃小囊、旷置胃和空肠吻合口瘘较少,特别是在无远端梗阻的情况下。这些位置的瘘,可使用与胃空肠吻合口瘘相同的方式进行处理。

最后,关于"迷你"胃旁路术[32],虽然它的吻合口少了一个,但也确实会发生渗漏。事实上,胃空肠吻合口瘘很难处理,因为大量的胆汁胰液通过输入肠袢流经吻合口。这些大量的消化液有可能使吻合口瘘进一步恶化,从而加重脓毒症,使愈合过程延长,最终需要改用 Roux-en-Y 重建[33,34]。

吻合口溃疡

吻合口溃疡是 RYGB 术后胃镜检查时可发现的最常见的异常之一[35,36]。在接受 RYGB 的患者中,近 1%~16% 的患者在胃空肠吻合口出现溃疡[30,36,37]。虽然大多数溃疡发生在术后早期[36],但也可在 RYGB 后数年出现[38],说明边缘性溃疡可由不同的病因导致。许多与患者和手术相关的易感因素可致溃疡,因此,这些溃疡的起源可能是多因素的。非甾体抗炎药(NSAIDs)、幽门螺杆菌感染和吸烟是患者特有的因素,在 RYGB 术后早期和远期阶段都与吻合口溃疡有关,这些因素被认为可以完全根除[39,40]。

就手术相关的原因而言,较大的胃小囊(> 50ml)与吻合口溃疡有关,这可能是由于胃内壁细胞团的增加,导致产酸增加[41,42]。异物对黏膜的长时间刺激,如胃空肠吻合口的不可吸收缝合材料,是另一个危险因素。一个大样本量 RYGB 队列研究显示,当不可吸收缝合材料用于吻合口的内层时,吻合口溃疡的发生率增加了一倍(2.6% vs 1.3%;$P<0.001$)[43]。最后,在减重手术微创化时

代,由于切缘分离而导致的胃-胃瘘较少发生,这主要是由于采用了新的吻合术以及胃小囊和旷置胃完全分离所致。胃-胃瘘本身可能是侵蚀旷置胃的慢性吻合口溃疡的结果。然而,胃-胃瘘的存在是吻合口溃疡的原因[44]。应进行上消化道造影以排除胃瘘,特别是如果患者有任何持续体重回升的证据。

恶心、呕吐和非胆源性上腹痛是吻合口溃疡最常见的症状。这些症状的出现应及时行胃小囊和胃空肠吻合口的内镜检查。复杂的吻合口溃疡也可表现为隐匿性或显性胃肠道出血(Gib)和游离穿孔[45]。

一旦诊断出溃疡,如果患者没有因穿孔或明显的胃肠道出血造成血流动力学不稳定而出现紧急手术情况,治疗措施主要是内科的,应该首先解决可改变的因素。因此,停止使用非甾体抗炎药和戒烟是让溃疡痊愈不可或缺的一部分。另外,使用质子泵抑制剂(PPI)和硫糖铝进行抗分泌和细胞保护治疗是边缘性溃疡治疗的主要方法,建议至少使用8~12周[46-48]。也有证据表明,预防性使用PPI可以减少RYGB术后吻合口溃疡的发生率[37,48]。虽然PPI的最佳使用时间尚不清楚,但预防性PPI在减少吻合口溃疡方面有巨大的益处[49,50]。

在内镜评估显示因不吸收缝线所致吻合口溃疡的患者中,内镜去除缝线治疗是可行且成功的[51]。吻合口溃疡出血的治疗方式与任何其他消化性溃疡的治疗方法相同。此外,一些患者,特别是经常吸烟的人,可能会因吻合口溃疡穿孔而出现腹膜炎,需要手术治疗。除了广泛的引流,大网膜格雷厄姆贴片也可以用来支撑,就像任何穿孔的消化性溃疡一样治疗。

有时,难治性吻合口溃疡会导致胃空肠吻合口狭窄,并伴有慢性隐性出血、疼痛和吞咽困难,从而导致贫血和营养不良。它们也可以导致胃瘘的形成,要求采取手术方法。修正胃小囊[52](如果在内镜或消化道造影中发现小囊明显增大)和切除发生溃疡的胃空肠吻合(如果有的话),如包括胃瘘,可能需要行迷走神经干切断术,以明确治疗慢性难治性吻合口溃疡[40,44,53-55]。

胃空肠吻合口狭窄

胃空肠吻合口狭窄(GJA)是RYGB术后较为常见的并发症。据报道,这是胃肠吻合中最常见的并发症,见于3%~7%的RYGB患者,在使用21mm圆形吻合器的某些患者中高达15%~25%。大多数狭窄出现在手术后的前6个月[56-59]。

发病机制

狭窄可能与手术技术和患者自身因素有关。在外科手术中,胃肠吻合使用了不同的技术,包括手工缝合、直线切割吻合器和圆形吻合器。即使这些技术中的每一种都可以以不同的方式进行。因此,胃空肠吻合口狭窄的发生率取决于胃肠吻合的吻合方法。胃小囊大小也有影响,因为较大的胃小囊会产生更多的酸,并可能与更高的溃疡风险和随后的狭窄程度相关[47]。另一方面,患者因素(例如吸烟和使用非甾体抗炎药)应被视为致病因素。不同研究描述的其他危险因素包括环形吻合器,使用较小的环形吻合器(21mm和25mm EEA后分别为27%和9%),吻合口瘘,以及女性[56,60,61]。

胃空肠吻合口狭窄可发生在胃肠吻合之后即刻、早期或者远期。术后即刻狭窄可归因于技术性问题、缺血、吻合口水肿,或两者皆有。一些外科医生在手术中通过使用吻合口的扩张器(如探条或内镜),以防止狭窄;然而,更重要的是精细和一致的技术,以确保吻合口的适当大小。此外,合适的技术可减少吻合术中的组织损伤,减少水肿、出血和血肿。

胃空肠吻合口狭窄多发生在术后前6个月,主要发生在术后2~3个月。已提出的胃空肠吻合口狭窄形成机制包括缺血、过度瘢痕形成、技术因素以及由于胃酸过度分泌引起的吻合口的炎症改变[62]。与其他创面愈合过程相似,最强烈的瘢痕形成发生在术后2~3个月,这可以解释为什么大多数患者在术后2~6个月仍会出现瘢痕。然而,较少见的是,晚期胃空肠吻合口狭窄可能发生在手术后数年,原因是吻合口溃疡以及随后的急性和慢性炎症并伴有瘢痕形成。

关于吻合术,证据并不一致。Gonzales等人[61]报道了手工缝合吻合、使用环形吻合器和直线吻合器的比较。在他们的队列中,直线吻合器没有狭窄,手工缝合为3%,环形吻合器为31%,而Qureshi等人[63]报告了25mm圆形吻合器1.2%的狭窄,手工缝合吻合术2.8%,线性吻合器术4.4%。Abellán等人在一项随机对照试验中发现,环形吻合术和手工缝合后的狭窄率没有差别[64]。使用圆形吻合器时,21mm EEA发生吻合口狭窄的比率比使用25mm EEA的比率要高[60]。

症状

胃空肠吻合口狭窄可见一系列症状。术后第一天在常规上消化道检查中可发现吻合口狭窄（如对比剂通过吻合口延迟），此时患者仍可能处于无症状或仅轻度恶心。

如果狭窄明显，患者可能会有腹痛、恶心、呕吐，有时还会手持垃圾桶频繁呕吐，以防止胃小囊伸展和随之而来的恶心。在轻度到中度的病例中，患者可能会从固体饮食转向液体饮食。在这种情况下，尽管他们对固体食物不耐受，但他们的体重可能会有所回升，因为他们吃了以果汁或汤为基础的高卡路里液体饮食，可以不受任何限制地服用。最后，如果患者就诊较晚或没有得到有效和及时的处理，可以看到营养不良以及随后的蛋白质、卡路里、维生素和矿物质缺乏。

诊断

上消化道内镜检查和上消化道造影是诊断和评估吻合口狭窄的原因和严重程度的两种主要方法。上消化道造影侵袭性较小，能显示对比造影剂通过胃肠吻合口的解剖和时机。轻度病例显示造影剂通过延迟，严重狭窄患者表现为完全梗阻和胃小囊扩张。并有可能显示其他罕见异常，如胃小囊 - 旷置胃瘘管。

内镜可以直观地显示胃肠吻合口、溃疡和吻合口狭窄（图 27.3A）。理想的吻合口直径应该在 15mm 左右，内镜应该能够很容易地通过。对减重手术后解剖学经验丰富的内镜医生能够更好地进行评估以及进行可能需要的干预措施来治疗狭窄。对于任何溃疡的评估，吻合口的肠侧应该通过内镜的特殊操作和角度进行观察。如果吻合口狭

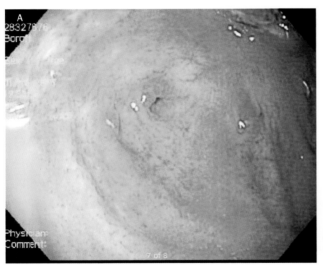
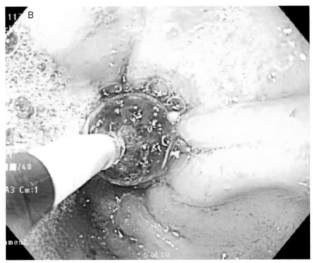
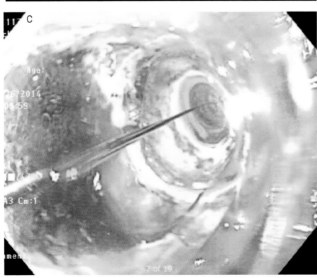
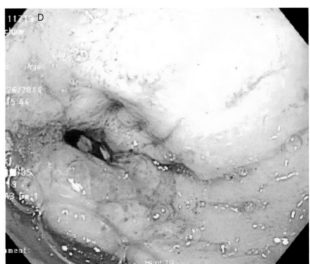

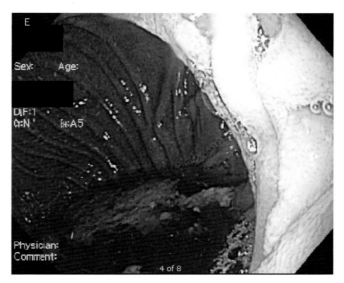

图 27.3　A. 内镜下的胃空肠吻合口狭窄。B. 通过吻合口的球囊扩张。C. 球囊扩张视角。D. 扩张后的吻合口。E. 扩张后的吻合口

窄,则可以应用球囊扩张。可能有必要进行多次扩张,以达到逐渐扩张的目的,同时降低并发症的风险。

治疗

如果术后即刻发现上消化道狭窄,应考虑急性肿胀和局部血肿。这些病例通常经过几天的保守治疗有效,譬如输液和止吐。对于术后远期出现吻合口狭窄,治疗从评估水合和营养状况开始。如果患者需要静脉补液,应补充复合维生素和硫胺素。大多数患者可以耐受流质饮食;然而,一小部分长期未经治疗的吻合口狭窄患者可能出现严重营养不良,需要特别关注和恢复营养支持系统,如鼻空肠、旷置胃造口或空肠造口管放置,以确保所需能量、蛋白质、维生素和矿物质的摄入。

在最初的治疗之后,应该进行诊断评估(消化道内镜/或上消化道造影)以制定计划。如有必要,内镜气囊扩张术是首选的内镜检查方法。如果内镜检查发现伴有吻合口溃疡,应积极使用大剂量质子泵抑制剂、硫糖铝、戒烟和避免非甾体抗炎药进行有力的溃疡治疗。内镜下气囊(TTS)在多数的病例中是安全与有效的。当吻合口直径小于10mm 或内镜不能通过空肠时,通常会考虑球囊扩张[59]。然而,患者的症状和内镜检查结果结合在一起,可以为内镜医师制定计划提供临床判断。大多数病例有轻度狭窄,扩张一至两次加药物治疗就足以缓解症状[56,65,66],但狭窄程度较大可能需要多次扩张,有时可达 4~5 次。在这种情况下,应考

虑每 1~2 周逐步扩张一次,以防止剧烈扩张的并发症,包括出血或穿孔。很少情况下,支架置入可能被考虑用于较长期的扩张[67]。在治疗过程中,应该建议患者遵守药物治疗。据报道,球囊扩张有2% 的病例出现穿孔,这是胃肠吻合口扩张的一个并发症;然而,大多数情况下可以通过保守治疗来解决。

手术干预是为那些对药物治疗无效和多次扩张依然持续性狭窄患者提供的。难治性溃疡有时是修正手术的指征。修正手术基本上包括切除胃肠吻合口(包括或不包括修剪胃小囊)和重新吻合术。术后应考虑胃造口术或空肠造口管作为营养支持,尤其在发生漏的情况下。

胃 - 胃瘘

胃 - 胃瘘(GGF)是旷置胃和胃小囊之间的通道。在腹腔镜 RYGB 时代,旷置胃和胃小囊完全分离,胃 - 胃瘘是 RYGB 的罕见并发症,报道的发生率为 1.2%~6%[68]。然而,胃 - 胃瘘往往是非分割胃限制性手术的常见并发症,在某些系列中,高达 50%的病例报告了胃 - 胃瘘[69]。

病因及预防

不同的作者提出了几种导致胃 - 胃瘘的因素。提出的病因包括未能完全分割近端胃、术中对组织的机械和热损伤、异物(例如,不可吸收的缝线、去除的带子的保留部分、硅橡胶环 / 带、吻合线上不

可吸收的缝线）、吻合口溃疡侵蚀或穿孔以及胃小囊、旷置胃或胃肠吻合口的渗漏[68,70,71]。根据胃-胃瘘的这些原因,预防策略可设计如下:

在手术中,外科医生需要仔细检查胃底部(特别是在吻合器的最后一次激发时),以确保胃的两个部分被分开,胃组织不会隐藏在脂肪中,特别是在后壁[72]。此外,吻合线应该在两侧都有显露,并且可以根据外科医生的喜好常规或选择性地缝合切缘,以使它们更安全。

应防止吻合口瘘的任何因素都应提前预防,例如胃肠吻合口的张力、缺血、组织损伤和热损伤。对上消化道系列的综述表明,早期胃-胃瘘(RYGB 后的前两个月)可能与亚临床漏出有关[73]。

应注意不能在旷置胃和胃小囊之间留下任何异物,包括保留的部分已切除的胃绑带(在部分修正手术中)或者不和吸收缝线。

在随访期间,应通过患者教育预防吻合口溃疡,避免吸烟和非甾体抗炎药,并积极治疗和随访吻合口溃疡直至治愈。尚不清楚吻合口溃疡是通过炎症变化和邻近胃残余物的侵蚀导致胃-胃瘘的形成,还是胃-胃瘘是由于胃小囊中的酸回流和胃肠吻合口暴露于溃疡形成而导致造口溃疡[11,74]。

临床表现

胃-胃瘘的临床症状取决于瘘管的直径和伴随的溃疡。当瘘管较小且没有气孔溃疡时,患者可能无症状,体重减轻且持久[75]。在这种情况下,由于其他原因,瘘管可能是影像学中的偶然发现。有症状的胃瘘的特征可以是:

1. 食欲下降,餐后缺乏饱腹感,无法减肥,体重恢复以及糖尿病或其他肥胖相关合并症的复发,尤其大直径胃-胃瘘可使食物轻松通过残余胃而不受限制袋。这种桥接打破了 RYGB 的限制性和吸收不良机制,并会导致 GLP-1 和 PYY 水平降低,生长素释放肽水平升高以及胰岛素对葡萄糖的反应降低[76,77]。

2. 伴有溃疡、腹部疼痛、出血、贫血、恶心、呕吐和食物不耐受。在胃肠吻合口狭窄的气道溃疡的情况下,食物向残渣的路径变化更为明显,在极少数情况下,胃肠吻合口完全阻塞,这是食物通向小肠的唯一途径[71]。

3. 有些罕见的病例可见由于胃小囊引起的胃酸反流。在这种情况下,所以引起食管反流的病因都有可能,但这种在胃旁路中较为少见。

诊断

保持高度警惕是诊断胃-胃瘘的关键,因为症状不是特异的,而且许多其他并发症也可能引起类似的临床情况。为了进一步评估,灵活的上消化道内镜检查和上消化道造影可以帮助诊断胃-胃瘘。其他可能提示存在胃-胃瘘的研究包括腹部 CT 或MRI(通过显示胃残余物中的空气,造影剂或食物)以及其他造影剂和荧光检查。胃-胃瘘可能会出现胆胰支是空白的,而旷置胃会充盈。然而,这些研究的发现并不总是确定的,可能需要通过内镜或造影系列加以证实。另一方面,跨学科研究不能用来排除胃-胃瘘,因为小瘘管需要更多动态和实时研究来排除。

胃镜检查对诊断和评估胃-胃瘘的临床意义至关重要。它不仅可以直接显示胃-胃瘘(其直径和位置),还可以提供有关胃小囊的任意胃炎,胃肠吻合口溃疡,伴随溃疡的直径以及胃小囊参数的其他信息。这些信息对于根据胃小囊的解剖结构,GGF 的直径和位置以及胃肠吻合口的病理状况,对任何进一步的治疗(外科手术或内镜检查)计划都非常有帮助。内镜检查结果可能显示出足够小的胃-胃瘘,无症状或不能解释患者的症状;小的胃-胃瘘没有或不存在轻微的胃肠吻合口病理,适合内镜治疗;大的症状性胃-胃瘘要求手术治疗;或者胃-胃瘘伴有难治性胃肠吻合口溃疡或狭窄,要求对溃疡进行手术治疗和胃肠吻合口修正。内镜对胃-胃瘘的评估需要娴熟的技术,尤其要注意胃小囊的左侧,并且要对范围或后倾角进行适当调整,以评估从胃肠吻合口到左侧胃小囊顶部的所有缝合线。较大的胃-胃瘘很容易找到,内镜可以穿过它进入旷置胃;然而,由于黏膜褶皱可模仿小瘘管,因此很难描述小瘘管。因此,有必要检查所有黏膜的褶皱,凹坑和角落,有时在困难的情况下使用导线来探测这些区域,荧光检查,对比剂注射和小儿胃镜[78]。

上消化道造影通过提供瘘管的功能图像,在评估胃-胃瘘的存在及其病理重要性方面具有可接受的准确性[79,80]。应向放射科医生解释所怀疑的诊断(如有),因为这可能有助于他们获取延迟性的X 线片。对于小胃-胃瘘而言,也要关注与胃肠吻合口相比通过胃-胃瘘的对比量,从而提供有关通过瘘管分流对比的比例的有用信息。后一信息将帮助外科医生预测胃-胃瘘封闭治疗体重恢复的成功率。但是,需要内镜检查以完整评估胃 - 胃瘘以及胃小囊和胃肠吻合口的解剖结构。

处理

治疗胃 - 胃瘘患者的第一步就是要通过收集患者症状和体重改变的各类病史,根据患者胃旁路手术前、中、后的一系列表现决定。在考虑所有其他原因之前,应考虑可能影响体重变化的所有其他因素,不应使用胃 - 胃瘘来说明体重增加。应当记住,在胃旁路旷置胃与胃小囊分裂时,大多数胃 - 胃瘘很小,可能没有临床意义。如果症状主要是由于吻合口溃疡和 / 或胃肠吻合口狭窄引起的,则应优先考虑溃疡和狭窄的治疗方法。

对于瘘管较小且症状极少的患者,内科治疗应该是第一步。使用 PPI 抑酸可以帮助解决胃炎,吻合口溃疡和反酸症状。应考虑根除幽门螺杆菌,硫糖铝,戒烟和避免使用非甾体抗炎药,特别是如果患者患有边缘性溃疡。在某些情况下,可以通过药物治疗有效地治疗微小瘘的症状[70,81]并且已有极少数病例在药物治疗后自发闭合的报道[82]。

许多作者已经使用不同的技术描述了内镜关闭胃 - 胃瘘。报道的技术已利用纤维蛋白密封剂,内镜,覆膜支架或内镜缝合装置。所有这些方式都需要先进的仪器和特殊的内镜检查技术。因此,应将患者转诊至的综合性的减肥中心,并由经验丰富的高技能内镜医师对胃 - 胃瘘进行内镜处理。对于不大于 1cm 的小胃 - 胃瘘,内镜下修复胃 - 胃瘘的方法更具挑战性。此外,即使是小的胃 - 胃瘘,内镜下修复的长期成功率也不会超过 20%~50%,并且几乎所有大瘘管(>20mm)都会长期复发[81]。但是,大多数用于组织封闭的内镜设备依然处于临床研究阶段,将来随着设备的改进和外科医生的经验,可能会获得更好的结果。诸如内镜钳系统(OTSC,Ovesco,德国蒂宾根,德国)和 Overstitch(阿波罗内镜手术,奥斯汀,得克萨斯州)等新型内镜缝合设备已被用于更安全的闭合和更大的闭合。在进行任何内镜修复之前,应考虑所有上述医疗手段以取得更好的效果。所有其他治疗选择均应与患者讨论,因为内镜修复尚不全面标准化,且大多是研究性的。

胃 - 胃瘘的最确定的治疗方法是修正手术,但它是创伤性的手术,作为修正手术可能会产生不良事件和更高的死亡率。由于技术挑战(由于广泛的粘连和炎性变化)和可能的并发症,外科医生可能

会在计划修正手术之前考虑一次或多次内镜检查。胃 - 胃瘘的修正手术有多种选择,而胃旁路手术后并发症取决于瘘管的位置和胃肠吻合口的病理特征(难治性狭窄或溃疡):

1. 曾报道瘘管切除术而不用修正胃肠吻合口。还可以在胃囊和残胃之间插入网膜,以增强闭合效果并防止复发。

2. 旷置胃切除术是另一种方法,具有较低的复发风险。在游离胃大弯侧之后,可在具有血液灌注的健康组织处,将胃切开,然后,可以朝着瘘管向近端延伸解剖,并且胃小囊和胃残余物的近端部分以及胃 - 胃瘘可以通过吻合器与胃小囊分开。如果胃小囊较大,则可在切除胃 - 胃瘘时切除部分胃小囊。对于病理性胃肠吻合口异常的患者(难治性溃疡或胃肠吻合口狭窄对以前的内镜扩张无反应),可以切除胃肠吻合口,并创建另一个胃空肠吻合。许多外科医师考虑在旷置胃中放置临时胃造瘘管,因为在任何修正手术中吻合口瘘的风险较高。该手术效果更好,可在 87%~100% 的患者中缓解症状[76,83]。然而,患者必须能够忍受冗长而复杂的手术步骤以及可能的术后并发症。

有一些不常见手术的报告。例如,已经报道了将套管针插入胃残余物并使用腹腔镜装置缝合和关闭胃 - 胃瘘[84,85]。这些技术中的大多数,应作为研究进行,所有批准要求均得到满足,在施行前需要与患者已经讨论过其他常规处理方式。

(田沛荣,张 鹏 译)

参考文献

1. Mechanick JI, Kushner RF, Sugerman HJ, et al. American Association of Clinical Endocrinologists, The Obesity Society, and American Society for Metabolic & Bariatric Surgery Medical guidelines for clinical practice for the perioperative nutritional, metabolic, and nonsurgical support of the bariatric surgery patient. *Surg Obes Relat Dis.* 2008;4(suppl 5):S109–S184.
2. Nguyen NT, Goldman C, Rosenquist CJ, et al. Laparoscopic versus open gastric bypass: a randomized study of outcomes, quality of life, and costs. *Ann Surg.* 2001;234(3):279–289, discussion 289–291.
3. Buchwald H, Oien DM. Metabolic/bariatric surgery worldwide 2008. *Obes Surg.* 2009;19(12):1605–1611.
4. Buchwald H, Oien DM. Metabolic/bariatric surgery worldwide 2011. *Obes Surg.* 2013;23(4):427–436.
5. Al Harakeh AB. Complications of laparoscopic Roux-en-Y gastric bypass. *Surg Clin North Am.* 2011;91(6):1225–1237, viii.
6. Thodiyil PA, Yenumula P, Rogula T, et al. Selective nonoperative management of leaks after gastric bypass: lessons learned from 2675 consecutive patients. *Ann Surg.* 2008;248(5):782–792.
7. Bendewald FP, Choi JN, Blythe LS, Selzer DJ, Ditslear JH, Mattar SG. Comparison of hand-sewn, linear-stapled, and circular-stapled gastrojejunostomy in laparoscopic Roux-en-Y gastric bypass. *Obes Surg.* 2011;21(11):1671–1675.
8. Kavuturu S, Rogers AM, Haluck RS. Routine drain placement in

Roux-en-Y gastric bypass: an expanded retrospective comparative study of 755 patients and review of the literature. *Obes Surg.* 2012;22(1):177–181.

9. Smith MD, Adeniji A, Wahed AS, et al. Technical factors associated with anastomotic leak after Roux-en-Y gastric bypass. *Surg Obes Relat Dis.* 2015;11(2):313–320. doi: 10.1016/j.soard.2014.05.036. Epub 2014 Nov 8 .

10. Fernandez AZ Jr, DeMaria EJ, Tichansky DS, et al. Experience with over 3,000 open and laparoscopic bariatric procedures: multivariate analysis of factors related to leak and resultant mortality. *Surg Endosc.* 2004;18(2):193–197.

11. Livingston EH, Ko CY. Assessing the relative contribution of individual risk factors on surgical outcome for gastric bypass surgery: a baseline probability analysis. *J Surg Res.* 2002;105(1):48–52.

12. Fullum TM, Aluka KJ, Turner PL. Decreasing anastomotic and staple line leaks after laparoscopic Roux-en-Y gastric bypass. *Surg Endosc.* 2009;23(6):1403–1408.

13. Baker RS, Foote J, Kemmeter P, Brady R, Vroegop T, Serveld M. The science of stapling and leaks. *Obes Surg.* 2004;14(10):1290–1298.

14. Durak E, Inabnet WB, Schrope B, et al. Incidence and management of enteric leaks after gastric bypass for morbid obesity during a 10-year period. *Surg Obes Relat Dis.* 2008;4(3):389–393.

15. Shikora SA. The use of staple-line reinforcement during laparoscopic gastric bypass. *Obes Surg.* 2004;14(10):1313–1320.

16. Miller KA, Pump A. Use of bioabsorbable staple reinforcement material in gastric bypass: a prospective randomized clinical trial. *Surg Obes Relat Dis.* 2007;3(4):417–421, discussion 422.

17. Salgado W Jr, Rosa GV, Nonino-Borges CB, Ceneviva R. Prospective and randomized comparison of two techniques of staple line reinforcement during open Roux-en-Y gastric bypass: oversewing and bioabsorbable Seamguard®. *J Laparoendosc Adv Surg Tech A.* 2011;21(7):579–582.

18. Awad S, Aguilo R, Agrawal S, Ahmed J. Outcomes of linear-stapled versus hand-sewn gastrojejunal anastomosis in laparoscopic Roux en-Y gastric bypass. *Surg Endosc.* 2015;29(8):2278–2283. doi: 10.1007/s00464-014-3942-7. Epub 2014 Nov 8.

19. Lee S, Davies AR, Bahal S, et al. Comparison of gastrojejunal anastomosis techniques in laparoscopic Roux-en-Y gastric bypass: gastrojejunal stricture rate and effect on subsequent weight loss. *Obes Surg.* 2014;24(9):1425–1429.

20. Sapala JA, Wood MH, Schuhknecht MP. Anastomotic leak prophylaxis using a vapor-heated fibrin sealant: report on 738 gastric bypass patients. *Obes Surg.* 2004;14(1):35–42.

21. Lee MG, Provost DA, Jones DB. Use of fibrin sealant in laparoscopic gastric bypass for the morbidly obese. *Obes Surg.* 2004;14(10):1321–1326.

22. Ballesta C, Berindoague R, Cabrera M, Palau M, Gonzales M. Management of anastomotic leaks after laparoscopic Roux-en-Y gastric bypass. *Obes Surg.* 2008;18(6):623–630.

23. Sims TL, Mullican MA, Hamilton EC, Provost DA, Jones DB. Routine upper gastrointestinal Gastrografin swallow after laparoscopic Roux-en-Y gastric bypass. *Obes Surg.* 2003;13(1):66–72.

24. Lee SD, Khouzam MN, Kellum JM, et al. Selective, versus routine, upper gastrointestinal series leads to equal morbidity and reduced hospital stay in laparoscopic gastric bypass patients. *Surg Obes Relat Dis.* 2007;3(4):413–416.

25. White S, Han SH, Lewis C, et al. Selective approach to use of upper gastroesophageal imaging study after laparoscopic Roux-en-Y gastric bypass. *Surg Obes Relat Dis.* 2008;4(2):122–125.

26. Hamilton EC, Sims TL, Hamilton TT, Mullican MA, Jones DB, Provost DA. Clinical predictors of leak after laparoscopic Roux-en-Y gastric bypass for morbid obesity. *Surg Endosc.* 2003;17(5):679–684.

27. Doraiswamy A, Rasmussen JJ, Pierce J, Fuller W, Ali MR. The utility of routine postoperative upper GI series following laparoscopic gastric bypass. *Surg Endosc.* 2007;21(12):2159–2162.

28. Lee S, Carmody B, Wolfe L, et al. Effect of location and speed of diagnosis on anastomotic leak outcomes in 3828 gastric bypass cases. *J Gastrointest Surg.* 2007;11(6):708–713.

29. Gonzalez R, Sarr MG, Smith CD, et al. Diagnosis and contemporary management of anastomotic leaks after gastric bypass for obesity. *J Am Coll Surg.* 2007;204(1):47–55.

30. Schauer PR, Ikramuddin S, Gourash W, Ramanathan R, Luketich J. Outcomes after laparoscopic Roux-en-Y gastric bypass for morbid obesity. *Ann Surg.* 2000;232(4):515–529.

31. Arteaga JR, Huerta S, Livingston EH. Management of gastrojejunal anastomotic leaks after Roux-en-Y gastric bypass. *Am Surg.* 2002;68(12):1061–1065.

32. Rutledge R. The mini-gastric bypass: experience with the first 1,274 cases. *Obes Surg.* 2001;11(3):276–80.

33. Griffen WO Jr, Young VL, Stevenson CC. A prospective comparison of gastric and jejunoileal bypass procedures for morbid obesity. *Ann Surg.* 1977;186(4):500–509.

34. Johnson WH, Fernanadez AZ, Farrell TM, et al. Surgical revision of loop ("mini") gastric bypass procedure: multicenter review of complications and conversions to Roux-en-Y gastric bypass. *Surg Obes Relat Dis.* 2007;3(1):37–41.

35. Huang CS, Forse RA, Jacobson BC, Farraye FA. Endoscopic findings and their clinical correlations in patients with symptoms after gastric bypass surgery. *Gastrointest Endosc.* 2003;58(6):859–866.

36. Lee JK, Van Dam J, Morton JM, Curet M, Banerjee S. Endoscopy is accurate, safe, and effective in the assessment and management of complications following gastric bypass surgery. *Am J Gastroenterol.* 2009;104(3):575–582, quiz 583.

37. Rasmussen JJ, Fuller W, Ali MR. Marginal ulceration after laparoscopic gastric bypass: an analysis of predisposing factors in 260 patients. *Surg Endosc.* 2007;21(7):1090–1094.

38. Csendes A, Torres J, Burgos AM. Late marginal ulcers after gastric bypass for morbid obesity. Clinical and endoscopic findings and response to treatment. *Obes Surg.* 2011;21(9):1319–1322.

39. Kurata JH, Nogawa AN. Meta-analysis of risk factors for peptic ulcer. Nonsteroidal antiinflammatory drugs, *Helicobacter pylori*, and smoking. *J Clin Gastroenterol.* 1997;24(1):2–17.

40. Coblijn UK, Lagarde SM, de Castro SM, Kuiken SD, van Wagensveld BA. Symptomatic marginal ulcer disease after Roux-en-Y gastric bypass: incidence, risk factors and management. *Obes Surg.* 2015;25(5):805–811. doi: 10.1007/s11695-014-1482-9.

41. Sapala JA, Wood MH, Sapala MA, Flake TM Jr. Marginal ulcer after gastric bypass: a prospective 3-year study of 173 patients. *Obes Surg.* 1998;8(5):505–516.

42. Mason EE, Munns JR, Kealey GP, et al. Effect of gastric bypass on gastric secretion. 1977. *Surg Obes Relat Dis.* 2005;1(2):155–160, discussion 161–152.

43. Sacks BC, Mattar SG, Qureshi FG, et al. Incidence of marginal ulcers and the use of absorbable anastomotic sutures in laparoscopic Roux-en-Y gastric bypass. *Surg Obes Relat Dis.* 2006;2(1):11–16.

44. Capella JF, Capella RF. Gastro-gastric fistulas and marginal ulcers in gastric bypass procedures for weight reduction. *Obes Surg.* 1999;9(1):22–27, discussion 28.

45. Dallal RM, Bailey LA. Ulcer disease after gastric bypass surgery. *Surg Obes Relat Dis.* 2006;2(4):455–459.

46. Sanyal AJ, Sugerman HJ, Kellum JM, Engle KM, Wolfe L. Stomal complications of gastric bypass: incidence and outcome of therapy. *Am J Gastroenterol.* 1992;87(9):1165–1169.

47. Coblijn UK, Goucham AB, Lagarde SM, Kuiken SD, van Wagensveld BA. Development of ulcer disease after Roux-en-Y gastric bypass, incidence, risk factors, and patient presentation: a systematic review. *Obes Surg.* 2014;24(2):299–309.

48. Steinemann DC, Bueter M, Schiesser M, Amygdalos I, Clavien PA, Nocito A. Management of anastomotic ulcers after Roux-en-Y gastric bypass: results of an international survey. *Obes Surg.* 2014;24(5):741–746.

49. Ying VW, Kim SH, Khan KJ, et al. Prophylactic PPI help reduce marginal ulcers after gastric bypass surgery: a systematic review and meta-analysis of cohort studies. *Surg Endosc.* 2014.

50. Gumbs AA, Duffy AJ, Bell RL. Incidence and management of marginal ulceration after laparoscopic Roux-Y gastric bypass. *Surg Obes Relat Dis.* 2006;2(4):460–463.

51. Frezza EE, Herbert H, Ford R, Wachtel MS. Endoscopic suture removal at gastrojejunal anastomosis after Roux-en-Y gastric bypass to prevent marginal ulceration. *Surg Obes Relat Dis.* 2007;3(6):619–622.

52. Printen KJ, Scott D, Mason EE. Stomal ulcers after gastric bypass. *Arch Surg.* 1980;115(4):525–527.

53. Racu C, Dutson EP, Mehran A. Laparoscopic gastrojejunostomy revision: a novel approach to intractable marginal ulcer management. *Surg Obes Relat Dis.* 2010;6(5):557–558.

54. Steinemann DC, Schiesser M, Clavien PA, Nocito A. Laparoscopic gastric pouch and remnant resection: a novel approach to refractory anastomotic ulcers after Roux-en-Y gastric bypass: case report. *BMC Surg.* 2011;11:33.

55. Lo Menzo E, Stevens N, Kligman M. Laparoscopic revision of gastrojejunostomy and vagotomy for intractable marginal ulcer after revised gastric bypass. *Surg Obes Relat Dis.* 2011;7(5):656–658.

56. Barba C, Butensky M, Lorenzo M, Newman R. Endoscopic dilation of gastroesophageal anastomosis stricture after gastric bypass. *Surg Endosc Other Intervent Tech.* 2003;17(3):416–420.

57. Ahmad J, Martin J, Ikramuddin S, Schauer P, Slivka A. Endoscopic balloon dilation of gastroenteric anastomotic stricture after laparoscopic gastric bypass. *Endoscopy.* 2003;35(9):725–728.

58. Carrodeguas L, Szomstein S, Zundel N, Menzo EL, Rosenthal R. Gastrojejunal anastomotic strictures following laparoscopic Roux-en-Y gastric bypass surgery: analysis of 1291 patients. *Surg Obes Relat Dis.* 2006;2(2):92–97.

59. Ukleja A, Afonso BB, Pimentel R, Szomstein S, Rosenthal R. Outcome of endoscopic balloon dilation of strictures after laparoscopic gastric bypass. *Surg Endosc.* 2008;22(8):1746–1750.

60. Nguyen NT, Stevens CM, Wolfe BM. Incidence and outcome of anastomotic stricture after laparoscopic gastric bypass. *J Gastrointest Surg.* 2003;7(8):997–1003.

61. Gonzalez R, Lin E, Venkatesh KR, Bowers SP, Smith CD. Gastrojejunostomy during laparoscopic gastric bypass: analysis of 3 techniques. *Arch Surg.* 2003;138(2):181–184.

62. Takata MC, Ciovica R, Cello JP, Posselt AM, Rogers SJ, Campos GM. Predictors, treatment, and outcomes of gastrojejunostomy stricture after gastric bypass for morbid obesity. *Obes Surg.* 2007;17(7):878–884.

63. Qureshi A, Podolsky D, Cumella L, et al. Comparison of stricture rates using three different gastrojejunostomy anastomotic techniques in laparoscopic Roux-en-Y gastric bypass. *Surg Endosc.* 2014:1–4.

64. Abellán I, López V, Lujan J, et al. Stapling versus hand suture for gastroenteric anastomosis in Roux-en-y gastric bypass: a randomized clinical trial. *Obes Surg.* 2015:1–6.

65. Peifer KJ, Shiels AJ, Azar R, Rivera RE, Eagon JC, Jonnalagadda S. Successful endoscopic management of gastrojejunal anastomotic strictures after Roux-en-Y gastric bypass. *Gastrointest Endosc.* 2007;66(2):248–252.

66. Csendes A, Burgos AM, Burdiles P. Incidence of anastomotic strictures after gastric bypass: a prospective consecutive routine endoscopic study 1 month and 17 months after surgery in 441 patients with morbid obesity. *Obes Surg.* 2009;19(3):269–273.

67. Puig CA, Waked TM, Baron TH, Song LMWK, Gutierrez J, Sarr MG. The role of endoscopic stents in the management of chronic anastomotic and staple line leaks and chronic strictures after bariatric surgery. *Surg Obes Relat Dis.* 2014;10(4):613–617.

68. Carrodeguas L, Szomstein S, Soto F, et al. Management of gastrogastric fistulas after divided Roux-en-Y gastric bypass surgery for morbid obesity: analysis of 1292 consecutive patients and review of literature. *Surg Obes Relat Dis.* 2005;1(5):467–474.

69. Capella JF, Capella RF. Gastro-gastric fistulas and marginal ulcers in gastric bypass procedures for weight reduction. *Obes Surg.* 1999;9(1):22–27.

70. Stanczyk M, Deveney CW, Traxler SA, McConnell DB, Jobe BA, O'Rourke RW. Gastro-gastric fistula in the era of divided Roux-en-Y gastric bypass: strategies for prevention, diagnosis, and management. *Obes Surg.* 2006;16(3):359–364.

71. Pauli EM, Beshir H, Mathew A. Gastrogastric fistulae following gastric bypass surgery—clinical recognition and treatment. *Curr Gastroenterol Rep.* 2014;16(9):1–8.

72. Yao DC, Stellato TA, Schuster MM, Graf KN, Hallowell PT. Gastrogastric fistula following Roux-en-Y bypass is attributed to both surgical technique and experience. *Am J Surg.* 2010;199(3):382–386.

73. Carucci LR, Conklin RC, Turner MA. Roux-en-Y gastric bypass surgery for morbid obesity: evaluation of leak into excluded stomach with upper gastrointestinal examination 1. *Radiology.* 2008;248(2):504–510.

74. MacLean LD, Rhode BM, Nohr CW. Late outcome of isolated gastric bypass. *Ann Surg.* 2000;231(4):524.

75. Gustavsson S, Sundbom M. Excellent weight result after Roux-en-Y gastric bypass in spite of gastro-gastric fistula. *Obes Surg.* 2003;13(3):457–459.

76. O'Brien CS, Wang G, McGinty J, et al. Effects of gastrogastric fistula repair on weight loss and gut hormone levels. *Obes Surg.* 2013;23(8):1294–1301.

77. Alcides Filho JB, Kondo W, Nassif LS, Garcia MJ, Tirapelle RdA, Dotti CM. Gastrogastric fistula: a possible complication of Roux-en-Y gastric bypass. *JSLS.* 2006;10(3):326–331.

78. Bhardwaj A, Cooney RN, Wehrman A, Rogers AM, Mathew A. Endoscopic repair of small symptomatic gastrogastric fistulas after gastric bypass surgery: a single center experience. *Obes Surg.* 2010;20(8):1090–1095.

79. Carucci LR, Turner MA. Radiologic evaluation following Roux-en-Y gastric bypass surgery for morbid obesity. *Eur J Radiol.* 2005;53(3):353–365.

80. Chandler RC, Srinivas G, Chintapalli KN, Schwesinger WH, Prasad SR. Imaging in bariatric surgery: a guide to postsurgical anatomy and common complications. *AJR Am J Roentgenol.* 2008;190(1):122–135.

81. Fernandez-Esparrach G, Lautz DB, Thompson CC. Endoscopic repair of gastrogastric fistula after Roux-en-Y gastric bypass: a less-invasive approach. *Surg Obes Relat Dis.* 2010;6(3):282–288.

82. D'Hondt M, Vansteenkiste F, Van Rooy F, Devriendt D. Gastrogastric fistula after gastric bypass—is surgery always needed? *Obes Surg.* 2006;16(11):1548–1551.

83. Tucker O, Szomstein S, Rosenthal R. Surgical management of gastrogastric fistula after divided laparoscopic Roux-en-Y gastric bypass for morbid obesity. *J Gastrointest Surg.* 2007;11(12):1673–1679.

84. Roberts KE, Duffy AJ, Bell RL. Laparoscopic transgastric repair of a gastrogastric fistula after gastric bypass a novel technique. *Surg Innov.* 2007;14(1):18–23.

85. Torres-Villalobos G, Leslie D, Kellogg T, et al. A new approach for treatment of gastro-gastric fistula after gastric bypass. *Obes Surg.* 2007;17(2):242–6.

第 28 章

Roux-en-Y 胃旁路手术的肠道并发症

Kevin D.Helling and Scott A.Shikora

简介

Roux-en-Y 胃旁路手术(RYGB)是病态肥胖患者持续减肥和解决合并症的最有效、最引人注目的干预措施之一。艾奥瓦大学的爱德华·梅森博士在 1965 年首次开展了胃旁路手术,这已被证明是一种改善肥胖患者健康的安全且有效的方法[1,2]。最初,胃旁路手术是开放式手术,Wittgrove 和 Clark 在 1993 年首先进行了腹腔镜手术[3]。2000 年初期起,腹腔镜手术技术被证明是安全且可重复的[4,5]。自 1960 年末开始以来,人们开发了其他几种手术方法,例如垂直束带式胃成形术,以提供与 RYGB 相似的益处,及更少的并发症,更低的复杂性。然而,RYGB 已经通过了时间的考验。

尽管胃旁路手术在实现有意义的和可持续的减肥方面获得了公认的成功,但它仍然是在技术上具有挑战性,在医疗上有高风险的患者中执行时令人生畏的胃肠道手术。因为这使患者处于出现各种可能并发症的风险中。从开放手术到腹腔镜手术的演变已大大降低了发生多种并发症的可能性,特别是与手术伤口有关的并发症。在常规使用腹腔镜检查之前,接受开放性胃旁路手术的患者伤口感染和腹壁疝的发生率很高。他们经历了更大的痛苦,更长的手术时间,更长的住院时间(包括重症监护病房)以及更多的出血量[4-8]。微创手术已明确证实可减少与伤口相关的并发症。然而,无论开放式和腹腔镜胃旁路手术中都发现了许多并发症,特别是肠道并发症。鉴于当前开放式胃旁路手术开展较少,本章着重介绍腹腔镜 Roux-en-Y 胃旁路手术(LRYGB)的肠道并发症。

小肠梗阻

胃旁路术后最常见的肠道并发症之一是小肠梗阻。LRYGB 术后小肠梗阻可由多种因素引起,包括腹内疝、粘连性疾病、肠套叠、腹壁疝、吻合口梗阻狭窄等[8-12]。

腹内疝

LRYGB 术后肠梗阻最常见的原因之一是腹内疝,其发生率为 0.2%~9%[13-19]。空肠 - 空肠吻合处的肠系膜缺损、Petersen 间隙、结肠后 Roux 端的肠系膜穿透窗缺损,均有小肠疝出的开口(图 28.1)。有趣的是,腹腔镜下 RYGB 比开放技术更容易观察到腹内疝[8]。这在理论上是由于腹腔镜手术减少了瘢痕组织和腹腔内粘连的形成,增加了小肠的流动性,增加了腹内疝的可能性[15,20]。

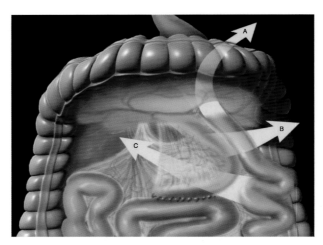

图 28.1 潜在的腹内疝突出部位。A. 横结肠系膜缺损。B. Petersen 间隙。C. 空肠 - 空肠吻合术肠系膜缺损

腹内疝引起的急性小肠梗阻往往比其他原因引起的梗阻晚发生[21,22]。在 Blachar 和他的同事对通过放射学确诊的小肠梗阻的研究中，从最初的手术到继发粘连性小肠梗阻的平均时间为 90 天，而继发腹内疝性小肠梗阻的平均时间为术后 235 天[21]。Brolin 及其同事的一项研究表明，由腹内疝引起的小肠梗阻发生的平均间隔时间为 35 个月，而其他原因引起的小肠梗阻的平均间隔时间为 14 个月[22]。遗憾的是，由于梗阻可以在手术后的任何时间发生，甚至在数年或数十年后发生，目前许多已发表的研究对 LRYGB 术后腹内疝的真实发生率没有进行充分的随访。

在几篇发表的系列文章中，结肠前和结肠后腹内疝最常见的位置是空肠 - 空肠肠系膜缺损[22-24]。在 Roux 结肠后段的病例中，横结肠系膜缺损处的腹内疝是第二常见的部位，其次是经 Petersen 间隙处的腹内疝。在结肠前段的手术中，大多数系列报告空肠 - 空肠吻合术中发生腹内疝的频率最高，其次是经 Petersen 间隙的腹内疝。在空肠 - 空肠吻合术和胆胰袢末端之间，有一个罕见的腹内疝，通常在此处使用防梗阻固定缝合。这就产生了一个潜在的腹内疝，只涉及空肠的两个循环而没有肠系膜[25,26]。

腹内疝是临床上最难以诊断的疾病之一，若漏诊或延误诊断，将会造成严重的后果。患者常表现为不明显的腹痛或食物不耐受症状，通常伴有非局限性的体征。在最近的一项对腹内疝患者的研究中，发现最常见的症状是餐后慢性腹痛，报告显示 53% 的患者出现该症状[17]。生命体征和实验室检查通常在正常范围内，而放射线检查经常不能发现腹内疝。腹内疝的其他潜在表现包括与进食无关的自发性腹痛，以及小肠梗阻的症状和体征的发展。

在任何怀疑有腹内疝的情况下，减重外科医生都需要及时进行评估，诊断性腹腔镜检查的低门槛是必要的[27]。早期识别时，通过腹腔镜可以成功地减少和关闭腹内疝。然而，在延迟诊断的情况下，可能出现肠绞窄和严重的肠缺血。在这种情况下，一大段小肠可能需要切除，并且有可能丧失生命。如果患者存活下来，切除大部分的小肠会导致吸收不良、短肠综合征或需要小肠移植[28-30]。

腹内疝的放射学表现可能是细微的且难以识别。在阅读肥胖患者图像方面，减重外科医生和放射科医生的联合专业知识对提供安全且全面

的减重护理至关重要[31,32]。术前 CT 扫描诊断腹内疝一直被证明是不可靠的，假阴性率为 18%~46%[15,17,27,33]。通常，结合口服和静脉增强 CT 扫描以及上消化道造影和胃泌素或钡剂检查是必要的，以确定内疝[34]。在 Blachar 和同事的一项研究中，对 15 例肠梗阻患者（9 例因腹内疝，6 例因腹腔粘连）进行了上消化道钡剂造影检查[21]。在 9 位腹内疝患者中，只有 6 位通过上消化道造影成功确诊。6 例小肠粘连梗阻中，有 2 例术前诊断为腹内疝，但经手术确认为有腹腔粘连无腹内疝[21]。

另一项研究旨在确定 CT 诊断腹内疝的敏感性和特异性[35]。三位放射学家独立地回顾了 17 位已知有腹内疝的患者的 CT 扫描。放射科医师评估了扫描中常见的腹内疝的影像学表现（肠系膜漩涡、簇状小肠环、小肠梗阻等）。结果显示，CT 扫描中可见的肠系膜漩涡是最敏感、最特异性的表现，其范围分别为 61%~83% 和 67%~94%[35]。虽然这是一项只有三名放射科医师参与的小型研究，但它很好地强调了一点：即使是已知的腹内疝患者，其在 CT 上也不总是有具有特征性的表现。因此，任何出现腹痛而没有其他解释的患者都需要手术探查。综上所述，非侵入性检查确认腹内疝并不是一直可靠的。因此，在有任何怀疑的腹内疝情况下行腹腔镜探查都是有必要的。

有大量的文献是关于减少腹内疝风险的方法。然而，这是一个有争议的领域。各种预防方法已经被提出，包括关闭手术造成的肠系膜缺损，适当的空肠袢的固定，不分离小肠肠系膜，和使用结肠前入路[17,27,36,37]。由于腹内疝的发生率相对较低、手术技术的差异以及长期随访的限制，以比较的方式研究这些技术是困难的。

在过去的几年中，关于关闭肠系膜缺损的实用性，结肠前路和结肠后路的优点，甚至在某些情况下，开放式胃旁路术和腹腔镜胃旁路术的价值，都发生了相当多的争论[38]。由于外科团体内部的不断演变的实践，关闭肠系膜是一个难以研究的措施。此外，肠系膜缺损只有在患者需要手术探查时才能发现。除非一组患者接受手术探查，否则肠系膜缺损的实际发生率和在这三个部位的频率都是未知的。最近，Obeid 和他的同事在一项关于腹内疝发生的研究中，比较了结肠前和结肠后 Roux 肠袢，以及肠系膜缺损封闭和不封闭的情况，发现采用结肠前入路和肠系膜缺损封闭的腹内疝发生率明显降低[17]。其他一些作者已经发表了证明肠系

膜缺损闭合具有益处的工作[8,27]，尽管这不是普遍认同的[39,40]。Rosas 和他的同事对肠系膜封闭与未封闭在结肠前 LRYGB 的随机对照试验（RCT）显示 12 个月的腹内疝率没有统计学上的显著差异。这是一个相对较小的研究，只有 105 名入组患者，随访时间相对较短，仅 12 个月[40]。尽管其他一些研究也表明许多腹内疝发生在术后 12 个月之后，这仍然是目前文献中唯一的 RCT 研究[22,40,41]。虽然我们通常采用结肠前 RYGB，通常关闭所有肠系膜缺损，但文献中的争论仍在继续。

在结肠后的胃旁路术中，横结肠系膜所产生的缺损可能是该手术特有的内部疝。此外，这个潜在空间的关闭会导致瘢痕组织的形成，从而导致 Roux 支梗阻[42]。在 Ahmed 和他的同事进行的一项研究中，对 2 215 名经历过结肠后 LRYGB 的患者进行了分析。20 例患者（0.9%）在横结肠系膜缺损处形成瘢痕后出现有症状的 Roux 支压迫。在这些患者中，19 名患者在术前被诊断为 UGI 系列，并且每个人都成功地接受了腹腔镜治疗。作者指出，LRYGB 术后出现瘢痕相关 Roux 支梗阻的平均时间为 48 天，远早于典型的腹内疝[42]。

结肠后吻合的方法与较高的腹内疝发生率密切相关，部分原因是结肠后吻合存在三个潜在的疝间隙，而在结肠前吻合中只有两个间隙。斯蒂尔和他的同事们的一项研究证明了这一观点[43]。在该研究中，一位外科医生在 5 年的时间里进行了 274 例结肠后 LRYGB 手术和 205 例结肠前 LRYGB 手术，并常规关闭所有肠系膜缺损。经过 18 个月的随访，结肠后组有 7 例患者出现症状性内疝（2.6%），而结肠前组没有出现症状性内疝（P<0.025）。另一项由 Rogula 和同事进行的研究显示，与结肠前胃旁路术相比，结肠后胃旁路术的小肠梗阻率明显更高，主要是由于腹内疝所致[41]。他们发现结肠后旁路的梗阻率为 3.2%，而结肠前旁路组为 0.3%。本研究的作者表明，关闭所有肠系膜缺损可以减少腹内疝的风险，同样，使用结肠前吻合技术也可以[41]。Koopman 和他的同事回顾了 LRYGB 术后小肠梗阻的 41 项研究，发现 4 404 名接受结肠前吻合术的患者中有 74 人（1.7%）发生了腹内疝，而 4 877 名接受结肠后分流手术的患者中有 250 人（5.1%）发生了腹内疝。其中包括 Petersen 间隙内疝、空肠 - 空肠吻合口肠系膜缺损内疝、结肠后 RYGB 以及横结肠肠系膜缺损内疝[9]。

已被提出的增加腹内疝风险的其他变量包括

较长的胆胰袢或 Roux 肠袢支和小肠肠系膜的缺损。Bauman 和他的同事对 1 047 名患者进行的一项研究表明，随着胆胰袢和 Roux 肠袢长度的增加，腹内疝的发生率增加，并且发现当缺损未闭合时，Petersen 间隙腹内疝的总发生率为 6.2%[44]。Cho 和同事的一项研究发现，在 1 400 名（0.2%）没有分割空肠肠系膜或关闭肠系膜缺损的患者中，接受结肠前 LRYGB 治疗的患者中有 3 人出现腹内疝。研究者能够用腹腔镜探查成功地治疗所有患者[18]。

为什么这些间隙会有症状还不清楚。我们推测，当患者在胃旁路术后体重减轻时，肠系膜脂肪的减少使潜在的肠系膜缺损充分扩大，使肠道进入并被困住。因此，随着时间的推移和患者体重的减轻，腹内疝发生的频率比术后早期更高。此外，即使有适当的缺损闭合，肠系膜缺损仍可能发生。霍普和他的同事进行了一项研究，评估了先前接受过 RYGB 并有肠系膜缺损封闭的患者肠系膜关闭的状况[45]。这些患者的肠系膜缺损在接受其他适应证（腹疝修补术、胆囊切除术、小肠梗阻、腹痛）的附加手术时进行评估。经检查，18 例患者中有 15 例在再次手术时出现开放的肠系膜缺损[45]。18 例患者中，12 例肠系膜缺损在初次手术时用不可吸收缝线闭合，6 例用可吸收缝线闭合。患者在再次手术前减重 23.6~62.1kg，这发生在首次旁路手术后 2~19 个月。尽管肠系膜缺损明显，本研究的患者在再次手术时均未发生症状性腹内疝[45]。尽管患者数量有限，但这是唯一一项专门评估有肠系膜缺损封闭患者的腹内疝的研究。综上所述，无论胃旁路手术时肠系膜缺损是关闭的还是开放的，有提示腹内疝症状的患者都值得仔细评估。即使是未确诊的体征，也应该及时进行手术探查。

粘连性疾病

小肠梗阻可发生在任何腹部手术后，包括 LRYGB。在 RYGB 患者中小肠梗阻的原因中，粘连性疾病是最常见的原因之一[9]。腹腔镜手术与开放方式下的类似手术相比，通常伴有较小程度的粘连形成[6]。尽管腹腔镜手术后粘连的发生率较低，但即使是 LRYGB 术后，粘连性疾病仍然是小肠梗阻的常见原因。Elms 及其同事对 2 395 名接受 LRYGB 治疗的患者进行了研究[10]。他们发现了 105 例（3.9%）可能的小肠梗阻再次手术。在这些再次手术中，50 例（47.6%）是由于广泛粘连造成的。具体来说，50 例患者中有 12 例在空肠 - 空肠吻合术处出现粘连,导致粘连扭结并阻塞[10]。在许多病例中,粘连是继发于以前的手术。由于许多患者在生活中经历过其他手术,即使 LRYGB 没有导致粘连形成,患者仍然有因以前其他手术产生的粘连风险。

机械性小肠梗阻可发生在术后早期(术后 30天内)或术后任何时间[11,12]。术后早期肠梗阻是罕见的,通常发生在初次手术后的几天内,通常是由于技术问题,如空肠 - 空肠吻合口狭窄[11,46,47]。2013 年,克利夫兰诊所发表了一项研究,对 2 126名接受 LRYGB 治疗的患者进行了长达 7 年的随访,发现了 11 例早期小肠梗阻(占 0.5%)。早期肠梗阻的病因包括扭转的空肠 - 空肠吻合口(4 例),管腔内的血块堵塞在空肠 - 空肠吻合口附近(2 例),Roux 肠袢的长度(1 例),肠系膜血肿(1 例)腹腔内血肿(1 例),共同通道的阻塞(1 例),盆腔粘连(1 例)[11]。由于早期 LRYGB 术后小肠梗阻的技术性质,通常需要手术治疗[11,14]。术后晚期小肠梗阻的原因多种多样,如腹内疝、肠套叠、腹壁疝、肠扭转等。

Koppman 和他的同事回顾了包括 8 912 例手术的 16 项研究,发现粘连性疾病是小肠梗阻的第二大常见病因[9]。研究发现肠梗阻的总发生率为5.1%。在这项研究中,肠梗阻中,2.4% 是由于腹内疝,1.1% 是由于粘连性疾病。本研究中肠梗阻的其他原因包括空肠 - 空肠狭窄(0.3%)、肠系膜窗瘢痕(0.5%)、切口疝(0.4%)和不明原因(0.4%)[9]。许多肠梗阻发生在最初 LRYGB 实施后的几个月到几年。

肠套叠

肠套叠是一种罕见的,但有详细描述原因的术后小肠梗阻[48]。最常见的肠套叠发生在空肠 - 空肠吻合术的部位,即空肠远端向近端收缩。罕有空肠套叠进入胃囊的报告[49]。RYGB 术后空肠 - 空肠肠套叠以逆行性方式发生,没有明显的病理"先导点"。这与其他病理如狭窄或肿瘤相关的顺行性肠套叠形成对比。文献报道的肠套叠发生率在胃旁路术后小于 1%[10,48,50]。患者典型表现为非特异性腹痛并恶心和呕吐。

由于这是一种罕见的诊断,旨在阐明发生逆行性肠套叠危险因素的研究很难进行。Varban 及其同事对胃旁路术后肠套叠进行了回顾性研究[50]。在 15 年的时间里,他们在 2 086 例胃旁路术中发

现了 28 例逆行性肠套叠。大约一半的手术是开放的,另一半是腹腔镜手术。Varban 等发现肠套叠为胃旁路术后的晚期并发症,中间间隔为 52 个月。腹腔镜下和开放的胃旁路手术同样会发生肠套叠。96% 的患者通过 CT 扫描诊断,通常表现为典型的靶征,36% 的患者表现为急腹症(图 28.2 和图 28.3)。与胃旁路手术无关的肠套叠没有病理上的致病点。本组患者的手术处理包括手术切除加空肠 - 空肠吻合翻修术占 46%,单纯复位合并或不合并肠固定术占 54%[50]。然而,对于最合适的手术方式尚未达成共识。

放射诊断为肠套叠的治疗并不简单。在 Varban 及其同事的研究中,28 名接受手术探查的患者

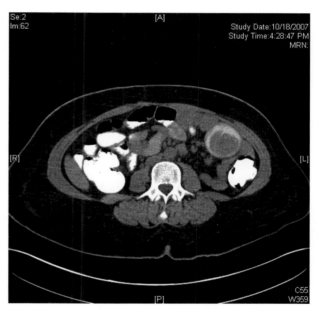

图 28.2 CT 显示典型的肠套叠"靶征"

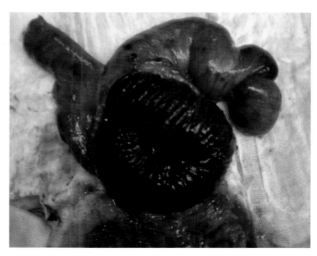

图 28.3 术中照片显示肠套叠

中,有 12 名(43%)在手术时没有发现肠套叠的迹象[50]。手术处理包括简单复位合并或不合并肠固定术或空肠 - 空肠翻修吻合术。有趣的是,总的来说,这组患者中约有 30% 出现了术后并发症,包括出血、切口感染、因疼痛和 / 或恶心呕吐再入院、腹内疝、小肠梗阻或胃瘘。有一例复发的患者进行了空肠 - 空肠翻修吻合术。作者的结论是,基于并发症的高发生率和 X 线阳性但无症状的肠套叠发生的高比例,应采取保守的处理方法。当然,如果有肠损伤的证据,手术干预不应延迟[50]。肠套叠的症状程度是广泛的,可以从完全无症状到肠梗阻伴缺血和坏疽的症状[51,52]。

对于 RYGB 术后的逆行性肠套叠,没有明确的病因被阐明。然而,有几种解释被提出,包括空肠 - 空肠吻合口钉合线作为病理先导点、肠动力障碍或肠蠕动改变的原因[50,53,54]。几位作者报道了在根治切除术后肠套叠的复发,支持肠蠕动障碍理论[50,53]。肠蠕动障碍理论背后的概念是 Roux 肠祥的运动改变是由于其迁移运动复合体的改变[55,56]。正常情况下,迁移的运动复合体始于十二指肠近端,这是肠起搏器神经元的位置。信号以大约每分钟 6~8cm 的速度在肠道内传播。在 Roux-en-Y 构型的情况下,十二指肠移行运动复合物起搏器和蠕动波与 Roux 肠祥不同步,可以形成自己的异位起搏器移行运动复合物。当 Roux 肠祥的异位复合体遇到十二指肠的运动复合体时,可能导致肠套叠。这种解释在概念上具有创造性的同时,也是一种可能的合理解释[55,56]。遗憾的是,真正的病因尚不清楚。

腹壁疝

在减重手术人群中,腹壁和穿刺孔疝是引起小肠梗阻和腹痛的原因。在开放胃旁路手术时代,腹壁疝较为常见,研究的重点是切口的大小、位置以及使用永久性缝合腹膜[57]。随着目前腹腔镜技术的广泛应用,腹壁疝的发生率已明显降低[6]。尽管如此,肥胖者比非肥胖者在接受腹腔镜检查时更容易发生穿刺孔疝(图 28.4 和图 28.5)[58,59]。在术后早期和晚期都可以发生穿刺孔疝,对于 LRYGB 术后出现腹痛或肠梗阻的患者,其差异很大[58,59]。

相对常见的穿刺孔疝的发生已经促使研究人员评估预防疝的方法[27,60,61]。基于使用的穿刺器的大小和穿刺孔的位置,一些研究人员提出的一个问题是何时关闭穿刺孔部位的筋膜。遗憾的是,外

科医生对穿刺孔部位的筋膜闭合的时间没有达成共识。

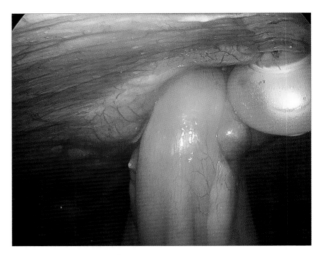

图 28.4　小肠切口疝

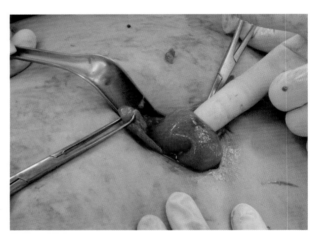

图 28.5　穿刺口处的小肠疝

Pilone 及其同事最近的一项研究从 624 例(1.6%)患者中确定了 10 例有切口疝的减重手术患者。外科医生没有关闭任何患者的穿刺孔。术后出现疝气的平均时间为 15 个月,没有一例患者因疝气而出现肠梗阻[61]。

穿刺器的大小和穿刺孔的位置似乎也有影响。中线部位的穿刺孔疝发生率较高。研究表明,通过关闭>10mm 的中线切口可以降低穿刺孔疝的发生率[62,63]。中线外或"辅助"切口也有较低的穿刺孔发生率,当它们小于 12mm 时,不需要关闭。

最后,穿刺器的类型被证明会影响疝的发生率。使用放射状扩张的 10~12mm 无叶片的辅助穿刺器,穿刺孔疝发生率极低[64,65]。Johnson 和他的同事研究了不关闭筋膜而置于中线外的 12mm 放射

状扩张腹腔镜穿刺器的使用,在 1 494 例患者中发现没有切口疝。当他们使用 5mm 放射状扩张穿刺器时,他们在 2 241 名患者中也没有发现切口疝。在这项研究中,他们确定了 1.20% 的切口疝需要在中线 Hasson(非放射状扩张穿刺器)孔进行修复[65]。

与病态肥胖患者小肠梗阻的其他原因一样,体格检查可能不能显示切口疝,可能需要影像学检查来确诊[66]。

吻合口阻塞及狭窄

胃旁路术后梗阻和狭窄可发生在胃空肠或空肠 - 空肠吻合口处。空肠 - 空肠吻合处的梗阻导致的问题特属于 RYGB 人群(图 28.6)。它通常是瘢痕组织形成或空肠吻合术狭窄的结果。胃旁路术中梗阻的胆胰袢可导致扩张和潜在的旷置胃穿孔。进一步使问题复杂化的是,旷置胃无法行无创经鼻胃减压。在 Roux 支梗阻的情况下,经鼻胃减压是一种可行的早期治疗方法,当需要进行额外的诊断检查时,可用于减轻肠扩张。

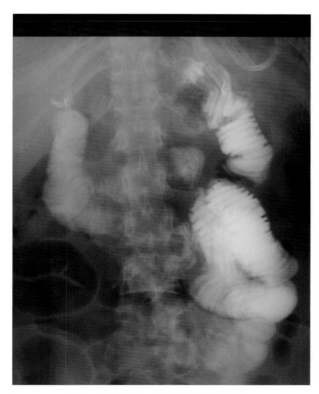

图 28.6　空肠 - 空肠吻合口狭窄引发小肠梗阻

各种各样的技术已经被提出以减少吻合口并发症——如狭窄或阻塞等——的风险。一些人提倡手工缝合吻合,另一些人赞同使用可旋转方向的直线吻合器,而另一些人建议使用圆形吻合器。虽

然讨论还在进行中,但在文献中没有明确提供更好的结果[67,68]。

空肠 - 空肠梗阻有多种原因。术后早期发生的梗阻通常是由技术因素引起的,例如吻合后的扭转或纠结[69]。术后早期已描述的一种较不常见的原因是出血导致完全阻塞。后来的吻合口阻塞通常由狭窄和吻合口粘连引起。减少空肠 - 空肠梗阻风险的外科手术方法包括:Roux 支正确定位,双向缝合和普通肠切开术的横向闭合[70-72]。一些外科医生主张使用所谓的 Brolin 抗阻塞针,其中将空肠 - 空肠吻合远端的空肠吻合线缝合到相邻的空肠上,以防止近端空肠自身折叠[73]。

在 LRYGB 中进行胃空肠吻合术和空肠 - 空肠吻合术的各种手术技术已经被广泛描述了[68,74,75]。Bendewald 及其同事进行的一项非随机比较研究评估了使用直线闭合器吻合、手工缝合或圆形吻合技术进行的胃空肠吻合术后的结果[68]。在 5 年中,连续 835 例患者接受 LRYGB 治疗。其中,胃空肠吻合术使用直线吻合器缝合 514 例,手工缝合 181 例,圆形吻合缝合器缝合 140 例。研究人员发现,术后至少 2 个月时间瘘发生率(0~1.1%,P=0.480)、狭窄(4.3%~6.1%,P=0.657)或边缘性溃疡(3.6%~7.7%,P=0.180)差异无统计学意义[68]。Lee 和他的同事的另一项研究类似地表明,直线吻合器、手工缝制或圆形吻合器吻合技术的狭窄率没有明显的统计学差异[74]。

胃空肠吻合术的狭窄或梗阻会导致饮食不耐受,腹痛和体重过多减轻[74]。诊断通常是通过上消化道 X 射线检查做出的,或者甚至可以通过诊断性内镜检查做出更好的诊断。通常可以通过内镜扩张术成功地完成治疗,既可以通过气囊进行吻合口扩张,也可以通过支撑管机械方式进行扩张[76,77]。在极少数情况下尽管采用内镜治疗仍会出现狭窄,但仍可能需要对吻合口进行手术矫正。

胃旁路的胆胰支阻塞会导致过度扩张,局部缺血和旷置胃可能破裂。这可能很难诊断,因为其中许多患者因明显的腹痛而到达急诊科却没有明显的病因。初始评估应包括 CT 扫描和实验室检查,包括对全血细胞计数、生化、肝功能检测以及淀粉酶或脂肪酶的评估[78]。上消化道检查是对胆胰支阻塞的非诊断性检查,因为预计不会出现造影剂进入胆胰支。Spector 及其同事进行的一项研究表明,小肠梗阻的胃旁路患者中淀粉酶或脂肪酶升高可能表明胆胰支阻塞[78]。这对于确定梗阻的位置

可能是有用的,因为在这项研究中发现淀粉酶和脂肪酶升高存在于 94% 的胆胰支急性梗阻中,而 27% 的小肠梗阻不涉及胆胰支(P<0.001)[78]。遗憾的是,急诊科人员经常误诊这些急性胰腺炎患者,导致治疗延迟。

肠扭转

RYGB 的胆胰支或 Roux 支的扭转是一种极其罕见的,但可能是灾难性的并发症。一些病例报告描述了这一现象[79]。在 Novoty 和他的同事报告的一个病例中,一个患者在接受开放的、前结肠的"长支"胃旁路手术后出现了腹痛。在剖腹手术中发现她有 Roux 支的扭转,需要切除大约 60cm 的小肠。本病例报告的作者和其他人建议使用缝合将 Roux 支固定在旷置胃上,以努力减少随后扭转的风险[73,79]。然而,并没有科学证据表明这种缝合技术可以防止扭转,而且这种方法也不是千篇一律。

此外,Marr 和 Yenumula 的病例系列评估了 Roux 稳定缝合预防 Roux 支扭转的效果[80]。作者观察了 199 名 LRYGB 患者,他们在初次手术时放置了 Roux 支稳定缝合线。4 例(2.01%)平均 11 个月后出现 Roux 支扭转。在该机构未使用稳定缝线的 250 例后续病例中,未发生扭转病例。使用稳定的缝合针出现较高的 Roux 支扭转率,在本研究中被强烈建议反对放置该针[80]。

小肠扭转也可能与腹内疝有关,其结果可能是灾难性的。至关重要的是及时评估这些患者并在小肠绞窄前进行干预。

胃旁路手术后胆胰支的扭转也同时被描述了[81]。在这种情况下,会形成"双闭环"阻塞,导致潜在的胆胰支绞窄和坏疽,以及在旷置胃出现胃穿孔。在 Fleser 和 Villalba 的一例病例报告中,RYGB 手术 2 年后发生了胆胰支小肠扭转,导致年轻健康的患者出现胃穿孔、肠缺血和严重败血症[81]。识别 Roux 支或胆胰支肠扭转需要仔细评估和临床判断,在有怀疑的任何情况下,都应该及时进行手术干预。

功能问题

慢性腹痛

慢性腹痛是 LRYGB 最令人沮丧的并发症之一,因为其病因难以捉摸。可能的病因有很多,包括腹内疝、部分小肠梗阻、肠套叠、暴饮暴食、胆道疾病、肾结石、胃 - 胃瘘、边缘溃疡,甚至吻合口的缝合线和吻合钉被侵蚀[82,83]。对于术后 RYGB 患者,可采用一系列诊断性检查,包括上消化道系列检查、CT、上消化道内镜检查和实验室检查。为了能够最好地找到慢性疼痛的来源,临床医生应该进行一个有条理的评估,包括彻底的病史采集和体格检查,实验室研究,然后选择适当的影像学检查。在诊断不确定的情况下,诊断性腹腔镜检查可能是必要的,并且在诊断不确定的情况下,诊断性腹腔镜检查已被证明是一种有效的诊断方式[83]。

倾倒综合征

LRYGB 后可出现倾倒综合征,可分为早期和晚期。早期倾倒综合征的特征是溶质快速进入空肠,导致血管内液体快速进入肠腔,导致腹泻、头晕、恶心、脸红和焦虑。在一个短暂的延迟期后,由于葡萄糖突然进入小肠而导致胰岛素分泌过度,就会出现晚期倾倒综合征,从而导致神经低血糖症[84]。初步治疗包括改变生活方式,包括少食多餐、低碳水化合物、高蛋白。对于不愿改变饮食习惯的患者,阿卡波糖可能有帮助。作为一种二线疗法,使用生长抑素类似物治疗早期和晚期倾倒综合征的症状取得了一些成功。倾倒综合征在术后初期较为常见,但大多数患者在术后 1~2 年才能经历倾倒综合征症状的缓解[85]。一些人甚至假设倾倒综合征是 RYGB 的结果之一,有助于成功的行为矫正和随后的体重减轻[85]。

Roux-en-Y 胃旁路术的罕见并发症

随着 LRYGB 成为一种治疗病态肥胖的常用手术,有趣而罕见的并发症也出现了。虽然这些罕见的并发症大多数在文献中以病例报告或非常小的病例系列的形式被描述,但对于减重外科医生来说,了解这些罕见的并发症是非常重要的,以便提供及时有效的治疗。

Roux-en-O 胃旁路

胃旁路术后的一些并发症与外科医生的技术错误有关[86,87]。其中一个并发症是 Roux-en-O 旁路结构的创建。这种罕见的并发症最常发生在解剖结构难以解释的手术中,如修正手术。在这种情况下,胆胰支远端误与胃囊吻合,而不是空肠 Roux

支，形成 O 形。胆胰分泌物以等周期的方式从残胃到达胃囊，导致胆汁反流和食物不耐受的症状。空肠 - 空肠吻合术是由 Roux 支近端和胆胰支中段组成。通过空肠 - 空肠吻合口，食物或口服造影剂仍有可能逆蠕动沿胆胰支下行，导致诊断困难。一旦经过空肠 - 空肠吻合口，食物或液体就会以等周期的方式通过肠的其余部分。在许多情况下，在进行空肠吻合口之前就会出现呕吐，导致这些患者迅速体重减轻、脱水和营养不良。此外，胆胰支与胃囊吻合时的方向使其肠系膜扭曲，在空肠 - 空肠造口处形成假扭转，这是引起腹痛、恶心和呕吐的另一个原因。

Roux-en-O 胃旁路术的诊断非常困难，因为影像学检查，包括上消化道造影、腹平片和 CT 扫描，通常显示完全正常。这一点当口腔造影剂通过空肠 - 空肠吻合术时尤为明显。事实上，最常见的放射线检查结果是近端小肠扩张与小肠梗阻一致[86]。肝胆碱亚氨基二乙酸（HIDA）扫描已通过在给药后不久在胃囊中鉴定放射性示踪剂而成功地用于诊断 Roux-en-O 结构。使用 HIDA 扫描在文献中很少被描述，但似乎是一个有价值的诊断工具[86-88]。

Sherman 和他的同事对发生在非附属机构的四例 Roux-en-O 配置进行了外部审查，试图确定因果关系并制定预防该并发症的策略[87]。他们查看了 4 名 Roux-en-O 并发症患者的手术报告和医院图表。虽然每个案例都不同，但确实存在相似之处。诊断的时间差异很大，从术中识别到术后 230 天不等。由于手术和住院时间的延长，每个患者的发病率都很高。并发症包括深静脉血栓形成、肺炎、肠梗阻、伤口裂开、脓肿、出血和心脏功能障碍。

住院总时间从 49 天到 125 天不等。四名患者中有三人在手术中出现了异常，包括立即发现并修复了错误的空肠 - 空肠吻合口，以及两例由腹腔镜手术转变为开放式手术的手术，其中一例是为了止血，另一例原因不详。据报道，该研究中唯一一名手术简单的患者，其手术由一名没有接受过正式减重手术培训的外科医生进行的，这也是他第 10 次独立的减重手术。每个患者都需要额外的手术，有一个患者需要额外的 10 次手术。最终，四名患者中有三名患者通过手术探查确诊（其中一人在初次手术时被确诊），第四名患者通过 HIDA 扫描确诊。患者之间的另一个相似之处是内镜检查发现明显的胆汁反流[87]。

基于这四个病例，Sherman 和他的同事对外科医生提出了一些预防并发症的建议。首先，他们建议在肠管分离后立即用缝线或 Penrose 引流管标记 Roux 支。他们还建议保持短的胆胰支，并将 Roux 支和胆胰支的长度标准化。胆胰支过长可达胃囊而无张力，导致了解剖学上的混乱。在任何解剖结构不清楚的情况下，都必须努力地追踪胆胰支体回到 Treitz 韧带是强制性的步骤。

最后，经验是非常重要的，任何进行减重手术的人在单独做手术之前都应该有正规的训练和丰富的经验[87]。

逆蠕动的 Roux 支结构

翻修胃旁路手术后最常见的另一技术并发症是逆蠕动的 Roux 支的形成。在这种情况下，将 Roux 支两端分开后，将其翻转，从而导致 Roux 支的逆蠕动活动[86]。最常见的症状是严重的餐后恶心和呕吐。像 Roux-en-O 一样，诊断可能非常困难，并且需要在对比成像上观察逆行蠕动，这可能需要观察到延迟的图像[86,89]。这种情况的治疗需要对 Roux 支进行适当的外科手术重新定位[90]。

有些情况下，尽管 Roux 支的结构正确，逆行蠕动仍然可以被发现[89]。这一现象尚不清楚，但推测可能与 Roux 支的小肠起搏器细胞异位有关，或与空肠 - 空肠吻合口梗阻引起的蠕动收缩逆转引起的逆行蠕动有关。治疗的目的是确保吻合口的广泛通畅[89]。

小肠憩室炎

另一种罕见的 RYGB 并发症是小肠憩室炎。小肠憩室炎在一般情况下是罕见的，而胃旁路术中 Roux 支的小肠憩室炎尤其罕见。文献中有两例报告 Roux 支小肠憩室穿孔[91,92]。Corcelles 和他的同事报告了一个女性病例，她在 RYGB 后大约 4 年出现 Roux 支憩室穿孔[91]。尚不清楚她何时发展成憩室，但她成功地实施了短节段小肠切除术。Iannelli 和同事报告了一例 RYGB 术后 2 个月出现穿孔小肠憩室炎的患者，也通过切除和重建成功治疗[92]。在这两种情况下，小肠憩室在 RYGB 之前或期间被发现。这两个病例报告的作者建议，当在术前或术中发现小肠憩室病时，可以进行另一种减重手术，如袖状胃切除术[91,92]。

静脉血栓形成

门静脉及肠系膜静脉血栓形成是腹腔镜手术

中一种罕见并致命的并发症。虽然确切的病因尚未阐明,但在腹腔镜手术后的不同时间间隔发生,包括 LRYGB[93]。患者典型表现为非特异性腹痛。许多患者都有异常血栓形成的倾向,尽管这不是普遍的。回顾 18 例患者腹腔镜操作,James 及其同事发现,在 18 例腹腔镜手术后发生门肠系膜静脉血栓形成的患者中,有 11 例以局部因素的形式易患静脉血栓栓塞,如炎症、肿瘤或系统性因素,比如遗传性高凝状态[93]。该病的严重程度可从轻度肠水肿到完全性小肠梗死。治疗方案包括全身抗凝、取栓或手术探查[91,92]。

总结

Roux-en-Y 胃旁路手术是全世界最常见的减重手术之一。病态肥胖的外科手术治疗具有其独特的困难和并发症。病态肥胖的患者患有多种医学并发症,这会增加其围手术期的风险和术后恢复以及发生并发症的可能性。肠道并发症在术后很常见,临床医生需要保持警惕,以彻底评估任何有腹部不适的肥胖患者。如果患者出现症状提示严重问题或找不到解释的情况,外科医生应及时进行手术探查。

（朱利勇　译）

参考文献

1. Mason EE, Ito C. Gastric bypass in obesity. *Surg Clin North Am.* 1967;47(6):1345–1351.
2. Mason EE, Ito C. Gastric bypass. *Ann Surg.* 1969;170(3):329–339.
3. Wittgrove AC, Clark GW, Tremblay LJ. Laparoscopic gastric bypass, Roux-en-Y: preliminary report of five cases. *Obes Surg.* 1994;4(4):353–357.
4. Nguyen NT, Ho HS, Palmer LS, Wolfe BM. A comparison study of laparoscopic versus open gastric bypass for morbid obesity. *J Am Coll Surg.* 2000;191(2):149–155, discussion 155–157.
5. Lujan JA, Hernandez Q, Frutos MD, Valero G, Cuenca JR, Parrilla P. Laparoscopic gastric bypass in the treatment of morbid obesity. preliminary results of a new technique. *Surg Endosc.* 2002;16(12):1658–1662.
6. Higa KD, Boone KB, Ho T. Complications of the laparoscopic Roux-en-Y gastric bypass: 1,040 patients—what have we learned? *Obes Surg.* 2000;10(6):509–513.
7. Westling A, Gustavsson S. Laparoscopic vs open Roux-en-Y gastric bypass: a prospective, randomized trial. *Obes Surg.* 2001;11(3):284–292.
8. Brolin RE. Laparoscopic versus open gastric bypass to treat morbid obesity. *Ann Surg.* 2004;239(4):438–440.
9. Koppman JS, Li C, Gandsas A. Small bowel obstruction after laparoscopic Roux-en-Y gastric bypass: a review of 9,527 patients. *J Am Coll Surg.* 2008;206(3):571–584.
10. Elms L, Moon RC, Varnadore S, Teixeira AF, Jawad MA. Causes of small bowel obstruction after Roux-en-Y gastric bypass: a review of 2,395 cases at a single institution. *Surg Endosc.* 2014;28(5):1624–1628.
11. Shimizu H, Maia M, Kroh M, Schauer PR, Brethauer SA. Surgical management of early small bowel obstruction after laparoscopic Roux-en-Y gastric bypass. *Surg Obes Relat Dis.* 2013;9(5):718–724.
12. Champion JK, Williams M. Small bowel obstruction and internal hernias after laparoscopic Roux-en-Y gastric bypass. *Obes Surg.* 2003;13(4):596–600.
13. Aghajani E, Jacobsen HJ, Nergaard BJ, Hedenbro JL, Leifson BG, Gislason H. Internal hernia after gastric bypass: a new and simplified technique for laparoscopic primary closure of the mesenteric defects. *J Gastrointest Surg.* 2012;16(3):641–645.
14. Hwang RF, Swartz DE, Felix EL. Causes of small bowel obstruction after laparoscopic gastric bypass. *Surg Endosc.* 2004;18(11):1631–1635.
15. Higa KD, Ho T, Boone KB. Internal hernias after laparoscopic Roux-en-Y gastric bypass: incidence, treatment and prevention. *Obes Surg.* 2003;13(3):350–354.
16. Carmody B, DeMaria EJ, Jamal M, et al. Internal hernia after laparoscopic Roux-en-Y gastric bypass. *Surg Obes Relat Dis.* 2005;1(6):543–548.
17. Obeid A, McNeal S, Breland M, Stahl R, Clements RH, Grams J. Internal hernia after laparoscopic Roux-en-Y gastric bypass. *J Gastrointest Surg.* 2014;18(2):250–255, discussion 255–256.
18. Cho M, Pinto D, Carrodeguas L, et al. Frequency and management of internal hernias after laparoscopic antecolic antegastric Roux-en-Y gastric bypass without division of the small bowel mesentery or closure of mesenteric defects: review of 1400 consecutive cases. *Surg Obes Relat Dis.* 2006;2(2):87–91.
19. Capella RF, Iannace VA, Capella JF. Bowel obstruction after open and laparoscopic gastric bypass surgery for morbid obesity. *J Am Coll Surg.* 2006;203(3):328–335.
20. Tucker ON, Escalante-Tattersfield T, Szomstein S, Rosenthal RJ. The ABC system: a simplified classification system for small bowel obstruction after laparoscopic Roux-en-Y gastric bypass. *Obes Surg.* 2007;17(12):1549–1554.
21. Blachar A, Federle MP, Pealer KM, Ikramuddin S, Schauer PR. Gastrointestinal complications of laparoscopic Roux-en-Y gastric bypass surgery: clinical and imaging findings. *Radiology.* 2002;223(3):625–632.
22. Brolin RE, Kella VN. Impact of complete mesenteric closure on small bowel obstruction and internal mesenteric hernia after laparoscopic Roux-en-Y gastric bypass. *Surg Obes Relat Dis.* 2013;9(6):850–854.
23. Lauter DM. Treatment of nonadhesive bowel obstruction following gastric bypass. *Am J Surg.* 2005;189(5):532–535, discussion 535.
24. Eckhauser A, Torquati A, Youssef Y, Kaiser JL, Richards WO. Internal hernia: postoperative complication of Roux-en-Y gastric bypass surgery. *Am Surg.* 2006;72(7):581–584, discussion 584–585.
25. Paroz A, Calmes JM, Romy S, Giusti V, Suter M. A new type of internal hernia after laparoscopic Roux-en-Y gastric bypass. *Obes Surg.* 2009;19(4):527–530.
26. Kawkabani Marchini A, Denys A, Paroz A, et al. The four different types of internal hernia occurring after laparascopic Roux-en-Y gastric bypass performed for morbid obesity: are there any multidetector computed tomography (MDCT) features permitting their distinction? *Obes Surg.* 2011;21(4):506–516.
27. Abasbassi M, Pottel H, Deylgat B, et al. Small bowel obstruction after antecolic antegastric laparoscopic Roux-en-Y gastric bypass without division of small bowel mesentery: a single-centre, 7-year review. *Obes Surg.* 2011;21(12):1822–1827.
28. McBride CL, Petersen A, Sudan D, Thompson J. Short bowel syndrome following bariatric surgical procedures. *Am J Surg.* 2006;192(6):828–832.
29. Borghede MK, Vinter-Jensen L, Andersen JC, Mortensen PB, Rasmussen HH. Reconstruction of short bowel syndrome after internal hernia in a pregnant woman with previous bariatric surgery. *Int J Surg Case Rep.* 2013;4(12):1100–1103.
30. Reiss JE, Garg VK. Bowel gangrene from strangulated Petersen's space hernia after gastric bypass. *J Emerg Med.* 2014;46(2):e31–e34.
31. Sunnapwar A, Sandrasegaran K, Menias CO, Lockhart M, Chintapalli KN, Prasad SR. Taxonomy and imaging spectrum of small bowel obstruction after Roux-en-Y gastric bypass surgery. *AJR Am J Roentgenol.* 2010;194(1):120–128.
32. Parakh S, Soto E, Merola S. Diagnosis and management of internal hernias after laparoscopic gastric bypass. *Obes Surg.*

2007;17(11):1498–1502.

33. Carucci LR, Turner MA, Shaylor SD. Internal hernia following Roux-en-Y gastric bypass surgery for morbid obesity: evaluation of radiographic findings at small-bowel examination. *Radiology*. 2009;251(3):762–770.

34. Levine MS, Carucci LR. Imaging of bariatric surgery: normal anatomy and postoperative complications. *Radiology*. 2014;270(2):327–341.

35. Lockhart ME, Tessler FN, Canon CL, et al. Internal hernia after gastric bypass: sensitivity and specificity of seven CT signs with surgical correlation and controls. *AJR Am J Roentgenol*. 2007;188(3):745–750.

36. Nandipati KC, Lin E, Husain F, Srinivasan J, Sweeney JF, Davis SS. Counterclockwise rotation of Roux-en-Y limb significantly reduces internal herniation in laparoscopic Roux-en-Y gastric bypass (LRYGB). *J Gastrointest Surg*. 2012;16(4):675–681.

37. Comeau E, Gagner M, Inabnet WB, Herron DM, Quinn TM, Pomp A. Symptomatic internal hernias after laparoscopic bariatric surgery. *Surg Endosc*. 2005;19(1):34–39.

38. Podnos YD, Jimenez JC, Wilson SE, Stevens CM, Nguyen NT. Complications after laparoscopic gastric bypass: a review of 3464 cases. *Arch Surg*. 2003;138(9):957–961.

39. Madan AK, Lo Menzo E, Dhawan N, Tichansky DS. Internal hernias and nonclosure of mesenteric defects during laparoscopic Roux-en-Y gastric bypass. *Obes Surg*. 2009;19(5):549–552.

40. Rosas U, Ahmed S, Leva N, et al. Mesenteric defect closure in laparoscopic Roux-en-Y gastric bypass: a randomized controlled trial. *Surg Endosc*. 2015;29(9):2486–2490. doi: 10.1007/s00464-014-3970-3. Epub 2014 Dec 6.

41. Rogula T, Yenumula PR, Schauer PR. A complication of Roux-en-Y gastric bypass: intestinal obstruction. *Surg Endosc*. 2007;21(11):1914–1918.

42. Ahmed AR, Rickards G, Messing S, et al. Roux limb obstruction secondary to constriction at transverse mesocolon rent after laparoscopic Roux-en-Y gastric bypass. *Surg Obes Relat Dis*. 2009;5(2):194–198.

43. Steele KE, Prokopowicz GP, Magnuson T, Lidor A, Schweitzer M. Laparoscopic antecolic Roux-en-Y gastric bypass with closure of internal defects leads to fewer internal hernias than the retrocolic approach. *Surg Endosc*. 2008;22(9):2056–2061.

44. Bauman RW, Pirrello JR. Internal hernia at Petersen's space after laparoscopic Roux-en-Y gastric bypass: 6.2% incidence without closure—a single surgeon series of 1047 cases. *Surg Obes Relat Dis*. 2009;5(5):565–570.

45. Hope WW, Sing RF, Chen AY, et al. Failure of mesenteric defect closure after Roux-en-Y gastric bypass. *JSLS*. 2010;14(2):213–216.

46. Brek A, Breton C, Blanc P. Early postoperative obstruction after Roux-en-Y gastric bypass. *J Visc Surg*. 2014;151(5):417–419.

47. Santo MA, Pajecki D, Riccioppo D, Cleva R, Kawamoto F, Cecconello I. Early complications in bariatric surgery: incidence, diagnosis and treatment. *Arq Gastroenterol*. 2013;50(1):50–55.

48. Stephenson D, Moon RC, Teixeira AF, Jawad MA. Intussusception after Roux-en-Y gastric bypass. *Surg Obes Relat Dis*. 2014;10(4):666–670.

49. Sahoo MR, Bhaskar V, Mohapatra V. Retrograde jejunogastric intussusception with jejunojejunal intussusception (double telescoping). *BMJ Case Rep*. 2013;2013:10.1136/bcr,2013-008850.

50. Varban O, Ardestani A, Azagury D, et al. Resection or reduction? The dilemma of managing retrograde intussusception after Roux-en-Y gastric bypass. *Surg Obes Relat Dis*. 2013;9(5):725–730.

51. Ayloo S, Roh YH, Choudhury N. Intussusception with complete twisting of mesenteric root after Roux-en-Y gastric bypass. *Surg Obes Relat Dis*. 2013;9(5):e82–e83.

52. Boudourakis LD, Divino C, Nguyen S. Retrograde intussusception seven years after a laparoscopic Roux-en-Y gastric bypass. *J Minim Access Surg*. 2013;9(2):82–83.

53. Abusedera MA, Cho K, Daika N. Recurrent retrograde intussusception after Roux-en-Y gastric bypass: intussusception reduction by the transhepatic approach. *J Vasc Intervent Radiol*. 2013;24(9):1421–1423.

54. Varban O, Tavakkoli A. Multiple simultaneous small bowel intussusceptions in an adult. *J Surg Case Rep*. 2012;2012(11):10.1093/jscr/rjs011.

55. Daellenbach L, Suter M. Jejunojejunal intussusception after Roux-en-Y gastric bypass: a review. *Obes Surg*.

2011;21(2):253–263.

56. Hocking MP, McCoy DM, Vogel SB, Kaude JV, Sninsky CA. Antiperistaltic and isoperistaltic intussusception associated with abnormal motility after Roux-en-Y gastric bypass: a case report. *Surgery*. 1991;110(1):109–112.

57. Capella RF, Iannace VA, Capella JF. Reducing the incidence of incisional hernias following open gastric bypass surgery. *Obes Surg*. 2007;17(4):438–444.

58. Swank HA, Mulder IM, la Chapelle CF, Reitsma JB, Lange JF, Bemelman WA. Systematic review of trocar-site hernia. *Br J Surg*. 2012;99(3):315–323.

59. Uslu HY, Erkek AB, Cakmak A, et al. Trocar site hernia after laparoscopic cholecystectomy. *J Laparoendosc Adv Surg Tech A*. 2007;17(5):600–603.

60. Lee DY, Rehmani SS, Guend H, et al. The incidence of trocar-site hernia in minimally invasive bariatric surgery: a comparison of multi versus single-port laparoscopy. *Surg Endosc*. 2013;27(4):1287–1291.

61. Pilone V, Di Micco R, Hasani A, et al. Trocar site hernia after bariatric surgery: our experience without fascial closure. *Int J Surg*. 2014;12(suppl 1):S83–S86.

62. Helgstrand F, Rosenberg J, Bisgaard T. Trocar site hernia after laparoscopic surgery: a qualitative systematic review. *Hernia*. 2011;15(2):113–121.

63. Bhoyrul S, Payne J, Steffes B, Swanstrom L, Way LW. A randomized prospective study of radially expanding trocars in laparoscopic surgery. *J Gastrointest Surg*. 2000;4(4):392–397.

64. Liu CD, McFadden DW. Laparoscopic port sites do not require fascial closure when nonbladed trocars are used. *Am Surg*. 2000;66(9):853–854.

65. Johnson WH, Fecher AM, McMahon RL, Grant JP, Pryor AD. VersaStep trocar hernia rate in unclosed fascial defects in bariatric patients. *Surg Endosc*. 2006;20(10):1584–1586.

66. Scozzari G, Zanini M, Cravero F, Passera R, Rebecchi F, Morino M. High incidence of trocar site hernia after laparoscopic or robotic Roux-en-Y gastric bypass. *Surg Endosc*. 2014;28(10):2890–2898.

67. Qureshi A, Podolsky D, Cumella L, et al. Comparison of stricture rates using three different gastrojejunostomy anastomotic techniques in laparoscopic Roux-en-Y gastric bypass. *Surg Endosc*. 2015;29(7):1737–1740. doi: 10.1007/s00464-014-3888-9. Epub 2014 Nov 1.

68. Bendewald FP, Choi JN, Blythe LS, Selzer DJ, Ditslear JH, Mattar SG. Comparison of hand-sewn, linear-stapled, and circular-stapled gastrojejunostomy in laparoscopic Roux-en-Y gastric bypass. *Obes Surg*. 2011;21(11):1671–1675.

69. Owens M, Shukla H, Sczepaniak J, Mahdavi A. Variations on bowel obstruction after gastric bypass and management of the twisted Roux limb. *Surg Obes Relat Dis*. 2013;9(6):1020–1021.

70. Pazouki A, Pakaneh M, Khalaj A, et al. Blood bezoar causing obstruction after laparoscopic Roux-en-Y gastric bypass. *Int J Surg Case Rep*. 2014;5(4):183–185.

71. Sarhan M, Shyamali B, Fakulujo A, Ahmed L. Jejunal bezoar causing obstruction after laparoscopic Roux-en-Y gastric bypass. *JSLS*. 2010;14(4):592–595.

72. Powers WF IV, Miles DR. Phytobezoar causing small bowel obstruction seven years after laparoscopic Roux-en-Y gastric bypass. *Surg Obes Relat Dis*. 2011;7(4):e3–e5.

73. Brolin RE. The antiobstruction stitch in stapled Roux-en-Y enteroenterostomy. *Am J Surg*. 1995;169(3):355–357.

74. Lee S, Davies AR, Bahal S, et al. Comparison of gastrojejunal anastomosis techniques in laparoscopic Roux-en-Y gastric bypass: gastrojejunal stricture rate and effect on subsequent weight loss. *Obes Surg*. 2014;24(9):1425–1429.

75. Ahmed B, Ammori BJ. The safety of laparoscopic hand-sutured gastrojejunostomy in gastric bypass for the treatment of morbid obesity. *Obes Surg*. 2013;23(9):1487–1492.

76. Espinel J, Pinedo E. Stenosis in gastric bypass: endoscopic management. *World J Gastrointest Endosc*. 2012;4(7):290–295.

77. Campos JM, Mello FS, Ferraz AA, Brito JN, Nassif PA, Galvao-Neto M dos P. Endoscopic dilation of gastrojejunal anastomosis after gastric bypass. *Arq Bras Cir Dig*. 2012;25(4):283–289.

78. Spector D, Perry Z, Shah S, Kim JJ, Tarnoff ME, Shikora SA. Roux-en-Y gastric bypass: hyperamylasemia is associated with small bowel obstruction. *Surg Obes Relat Dis*. 2015;11(1):43–44. doi: 10.1016/j.soard.2014.05.020. Epub 2014 Jun 2.

79. Novotny NM, Mattar SG, Falimirski ME. Roux limb volvulus after long-limb Roux-en-Y gastric bypass. *Obes Surg*. 2007;17(11):1523–1524.

80. Marr B, Yenumula P. Roux limb volvulus in laparoscopic Roux-en-Y gastric bypass due to Roux limb stabilization suture: case series. *Obes Surg*. 2012;22(1):4–7.

81. Fleser PS, Villalba M. Afferent limb volvulus and perforation of the bypassed stomach as a complication of Roux-en-Y gastric bypass. *Obes Surg*. 2003;13(3):453–456.

82. Ryou M, Mogabgab O, Lautz DB, Thompson CC. Endoscopic foreign body removal for treatment of chronic abdominal pain in patients after Roux-en-Y gastric bypass. *Surg Obes Relat Dis*. 2010;6(5):526–531.

83. Pitt T, Brethauer S, Sherman V, et al. Diagnostic laparoscopy for chronic abdominal pain after gastric bypass. *Surg Obes Relat Dis*. 2008;4(3):394–398, discussion 398.

84. Tack J, Deloose E. Complications of bariatric surgery: dumping syndrome, reflux and vitamin deficiencies. *Best Pract Res Clin Gastroenterol*. 2014;28(4):741–749.

85. Banerjee A, Ding Y, Mikami DJ, Needleman BJ. The role of dumping syndrome in weight loss after gastric bypass surgery. *Surg Endosc*. 2013;27(5):1573–1578.

86. Mitchell MT, Pizzitola VJ, Knuttinen MG, Robinson T, Gasparaitis AE. Atypical complications of gastric bypass surgery. *Eur J Radiol*. 2005;53(3):366–373.

87. Sherman V, Dan AG, Lord JM, Chand B, Schauer PR. Complications of gastric bypass: avoiding the Roux-en-O configuration. *Obes Surg*. 2009;19(8):1190–1194.

88. Mitchell MT, Gasparaitis AE, Alverdy JC. Imaging findings in Roux-en-O and other misconstructions: rare but serious complications of Roux-en-Y gastric bypass surgery. *AJR Am J Roentgenol*. 2008;190(2):367–373.

89. Sanders CM, Neff M, Balsama L. Surgical treatment of retrograde peristalsis following laparoscopic Roux-en-Y gastric bypass. *JSLS*. 2012;16(3):469–472.

90. Nelson LG, Sarr MG, Murr MM. Errant and unrecognized antiperistaltic Roux limb construction during Roux-en-Y gastric bypass for clinically significant obesity. *Surg Obes Relat Dis*. 2006;2(5):523–527.

91. Corcelles R, Pavel M, Lacy A. Perforated small bowel diverticulitis after gastric bypass. *JSLS*. 2014;18(1):142–145.

92. Iannelli A, Piche T, Novellas S, Gugenheim J. Small bowel diverticulitis of the Roux loop after gastric bypass. *Obes Surg*. 2006;16(9):1249–1251.

93. James AW, Rabl C, Westphalen AC, Fogarty PF, Posselt AM, Campos GM. Portomesenteric venous thrombosis after laparoscopic surgery: a systematic literature review. *Arch Surg*. 2009;144(6):520–526.

第七篇

袖状胃切除

第 29 章

腹腔镜袖状胃切除术后钉合线漏的处理

Jorge A.Huaco Cateriano，Emanuele Lo Menzo，Samuel Szomstein，and Raul J.Rosenthal

简介

在 1988 年,对于袖状胃切除术(sleeve gastrectomy,SG)的最初的描述是胆胰转流并十二指肠转位术的一部分,到了 1993 年,则被作为一个独立的术式,在随后的 1999 年,确立为减重手术方式[1]。从那时起,SG 作为一种明确的减重手术方法越来越受欢迎,现在它是美国严重肥胖患者最常见的外科治疗方式[1-6]。

腹腔镜袖状胃切除术(Laparoscopic sleeve gastrectomy,LSG),尽管被认为是最安全的减重手术,但仍然会出现一些潜在并发症,包括出血、狭窄、钉合线断裂(staple-line disruption,SLD)[7],以及胃食管反流病[4]。SLD 和胃瘘是最严重的手术并发症,越来越多的关注及讨论聚焦在他们的最佳管理。

SLD 最常发生的部位为 His 角,胃窦或胃体中观察到的发生率较低。在 His 角的漏往往有远端的狭窄,并有出现慢性窦道不愈合的瘘管的倾向[8]。

对于近端的 SLD 的治疗是有争议的,取决于漏的持续时间和位置。减重外科医生对治疗这种并发症的理想方法存在争论,治疗方法包括非手术治疗和手术干预。选择哪种治疗方式应考虑的因素是漏的位置、远端胃腔的直径、是否存在胃腔狭窄、发病时间、SLD 的大小和患者的血流动力学状况[9]。

非手术方法包括全肠外营养(TPN),静脉抗生素,经皮腹腔穿刺引流,内镜下纤维蛋白胶治疗漏,内镜幽门球囊扩张和自膨胀支架的放置[10]。手术技术包括腹腔镜引流和缝合慢性 SLD,胃造瘘术,窦道肠管 Roux-en-Y 吻合术,胃底楔形切除,近端胃切除 +Roux-en-Y 重建术[9]。

手术解剖和病理生理学

外科医生做袖状胃切除术时需切除胃底和胃大弯,同时保留幽门通道和胃食管交界处,虽然近端消化道是完整,但是提供了显著的进食限制和肠激素变化,以减少食欲和体重减轻[11-14](图 29.1)。

切线漏是应用切割闭合器的减重手术后最严重的急性手术并发症之一。事实上,出现切线漏会导致恢复时间长,多次反复入院,多次的影像学检查,无法进食而出现营养不良,甚至是需要侵入性的手术来处理。袖状胃切除术后胃瘘最常见的机制是切线血肿、袖状胃缺血、间断性远端梗阻、幽门压力高、胃顺应性和体积降低、胃排空减少、His 角狭窄,直线切割闭合器应用技术不当,闭合器机械故障,和支撑胃管直径偏小[4,8,9,15-17](表 29.1)。

表 29.1 腹腔镜袖状胃切除术后漏的原因

钉合线血肿
缺血
间歇性远端梗阻(幽门)
His 角狭窄
切割闭合器使用不当
Bougie 型号偏小

陈某等人描述了钉合线泄漏的两个主要原因,分为钉合线的机械破坏和导致胃底渗漏的缺血性事件[18]。如前所述,钉合线断裂最多发生在术后的前 48 小时,主要原因是选择了不适当的钉脚高度和切割闭合器的错误操作,切割闭合器错误激发和技术漏洞。这一时期后出现的渗漏似乎通常是胃底缺血的结果,加上手术后本身会出现胃腔内压力的增加,或在某些情况下,由于手术操作导致的

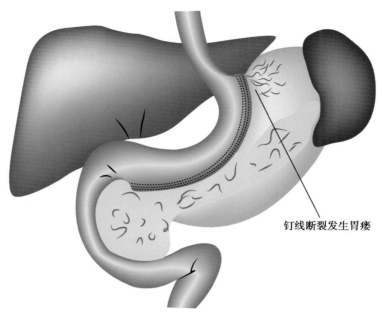

钉线断裂发生胃瘘

图 29.1　袖状胃切除术的解剖图显示最常见钉线断裂的位置

胃腔狭窄或胃体扭转。缺血泄漏一般在术后第 5 天和第 7 天之间被发现,如表 29.2 所示[19,20]。发生钉合线漏的时机对于制定其治疗策略很重要。早期的切线漏(<48 小时)立即手术修补的成功概率更大,无论是近端漏还是远端漏。相反,慢性钉合线漏,特别是因为缺血引起的漏,立即手术修补的效果差[9,18,21]。

表 29.2　腹腔镜袖状胃切除术后漏的分类,按出现时间和位置

	位置	
	近端	远端
早期漏(<48 小时)	机械 / 技术故障	机械 / 技术故障
晚期漏(>48 小时)	缺血	机械 / 技术故障

腹腔镜可调胃带(LAGB)后修正为腹腔镜袖状胃切除(LSG)后的胃瘘应该被尤其的关注。事实上,LAGB 会引起不同程度的炎症和成纤维细胞反应,从而导致胃瘘[22,23]。然而,已经多次证明胃绑带重新放置及胃绑带手术失败后修正成袖状胃作为一个单一阶段的程序是可行的,具有良好的结果和最小的风险[24,25]。

SG 术后钉合线渗漏与 RYGB 后发生的渗漏相比存在差异。主要差异可归因于 SG 术后因为幽门的存在造成胃腔的高压。RYGB 术后胃小囊及胃肠吻合口渗漏发生时,通常情况下胃肠道压力在一个较小的范围,除非远端肠肠吻合口狭窄,因此,这些泄漏更有可能随着时间的推移而关闭。相反,LSG 后泄漏的持续时间长是由胃腔的高压引起的,这是由于存在一个功能正常的幽门[9,14]。

在大型回顾性研究中,LSG 后的泄漏率在 0.7%~2.4%[1,3,8,16,26-30]。为了降低钉合线漏的发生,几种技术已经被描述。比如提高手术操作的熟练程度,在手术过程中有足够的时间来仔细检查钉合线,避免了不必要的风险[21,31]。

Dapri 等人的一项随机试验的结果表明,用可吸收聚合物加固钉合线,可以明显减少失血但对术后渗漏无明显影响[32]。然而,Choi 和他的同事,在涉及 1 345 名患者的两个随机对照试验和六个队列研究的荟萃分析中,发现加强钉合线对 SLD 和钉合线出血有保护作用,这一发现也得到了其他人的证实[27,29,33]。

虽然文献并没有明确支持加强钉合线会降低泄漏率,但在一次肥胖问题会议上,几位国际专家表明,他们中的绝大多数人加强了钉合线,尽管所用的技术不同[3,31,32]。

临床表现

术后胃瘘的临床表现从无症状的 X 线表现到周围炎、脓毒症休克、多系统器官衰竭和死亡。正如多位作者所描述的,呼吸窘迫和持续心动过速每分钟 120 次以上的证据可能是最有用的泄漏临床指标[15-17,34]。

胃瘘患者伴有腹痛、发热、心动过速、呼吸急促、白细胞计数和 C- 反应蛋白升高，腹痛的位置可局限于上腹部，全腹，或位于下腹部和右侧。当怀疑胃瘘时，左肩胛区或背部持续的中到重度的钝痛是特别重要的表现[16,17,28]。

早期胃瘘患者最早的症状通常是心动过速，而在中期和晚期胃瘘患者中，发热是最早的症状[15]。根据发病时间，胃瘘以前被分为早期胃瘘，在手术后 1~3 天出现；中期胃瘘，在手术后 4~7 天出现；晚期胃瘘，在术后 8 天以后出现[3,15,16,28,35-37]。一个大型统计中，大多数胃瘘(93%)是发生在早期(20%)或中期(73%)[16]。根据国际专家小组的说法，胃瘘的时间也可分为急性(7 天内)、早期(1~6 周)、晚期(6~12 周)和慢性(12 周以上)[3]。按照瘘所发生的位置来分，可分为高位瘘，接近胃食管交界处；低位瘘，接近幽门括约肌和胃窦[28]。

根据上消化道对比研究，胃瘘被分类如下：

- 第一型或亚临床型：这是指一个小的局部泄漏，积液积气小于 100ml，没有通过瘘管溢出或传播到胸膜或腹腔，并且在任何腹腔引流管中出现造影剂。
- 第二型或临床型：这相当于一个更大的泄漏，积液积气超过 100ml，通过不规则的途径传播或扩散到胸膜或腹腔，并在任何腹腔引流中出现造影剂[15,28]。

虽然袖状胃切除术后的平均住院时间为 2~4 天，但在出现胃瘘的情况下，平均可延长至 29 天[15]。

诊断方法

一般来说，很少经过实验室检查做出早期诊断[38]。毫不奇怪，在临床上明显的泄漏情况下，UGI 系列以只显示"正常"结果而臭名昭著。与其他腹部检查一样，CT 具有最高的漏检率，有助于临床确诊[16,17]。

实验室检查

在有胃瘘症状患者中发现白细胞计数（WBC）和 C- 反应蛋白（CRP）显著升高，但在渗漏早期不一定会出现[15,28]。这些检查在手术后 3~5 天特别重要，因为一般情况下这些检查都是正常的[28]。

正如 Maher 等人所描述的，引流液淀粉酶水平提供了一种简单、低成本的高灵敏度和特异性的辅助手段，可以帮助识别可能有泄漏的患者。这种方

法的缺点是，需要留置一个闭式腹腔引流管至少到术后 7~10 天，但是，在大多数情况下放置引流管是不必要的。我们发现闭式引流管的存在对修正手术特别有帮助[16,39]。

影像学检查

泛影葡胺上消化道造影可以证实袖状胃切除术后的漏，但有相当数量的患者，一开始漏口较小，造影不能发现，这样会给外科医生一个虚假的信息。大多数漏发生在手术后第一天之后，因此有一些医生主张在临床怀疑漏的情况下进行选择性测试（图 29.2 和图 29.3）[15,16,27,35]。

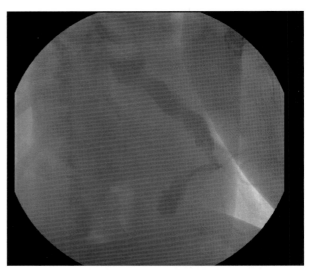

图 29.2　袖状胃切除术后有症状的渗漏患者上消化道造影。术后第 1 天进行的检查没有显示任何渗漏的放射学证据

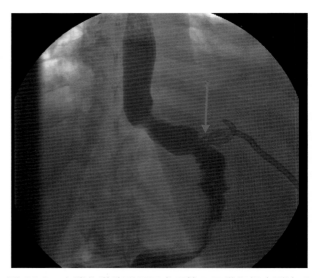

图 29.3　上消化道造影显示术后第 7 天进行经皮引流后放置引流管。注意到小泄漏接近胃食管连接处，并有造影剂外溢（箭头）

如 Sakran 等人所报告的,在 SG 后漏的大样本患者中上消化道造影和 CT 的结合对临床怀疑漏患者的诊断率达到 84%[16]。(图 29.4)

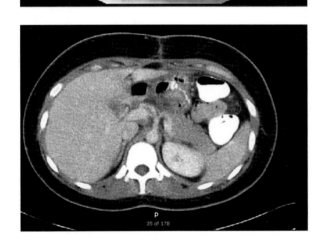

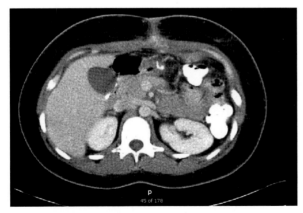

图 29.4　慢性胃瘘伴皮肤窦道形成的上消化道造影及 CT 表现

正如 Csendes 等人所描述的,在一项早期和中期漏的大样本患者研究中,60%~70% 的患者使用了上消化道造影进行诊断,30% 的患者 CT 做出了诊断,不到 10% 的患者通过亚甲基蓝试验诊断是阳性的。相比之下,晚期漏患者在术后第三天的上消化道造影都没有发现,需要 CT 来确诊[28,37]。(图 29.5)

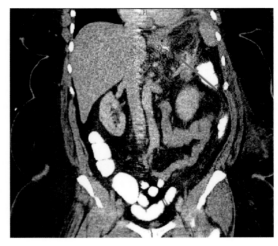

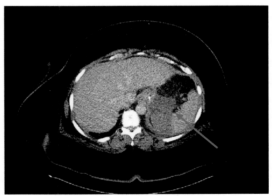

图 29.5　腹部 - 盆腔 CT 扫描显示:腹腔内含气脓腔,袖状胃切除术后对比(箭头)

治疗

对于 SG 术后钉合线漏的治疗方案取决于患者的生理状态、漏的时间及临床表现。治疗选择范围从最低限度的干预与肠外营养和抗生素,到更积极的外科干预与胃肠转流(表 29.3)[9,16]。

表 29.3　腹腔镜袖状胃切除术后主食线泄漏 / 中断的治疗方案

非手术治疗	手术治疗
内镜放置支架	腹腔镜冲洗引流
内镜下夹子夹闭	一期缝合
经皮穿刺引流	楔形切除泄漏处
纤维蛋白胶注射	胃造瘘
	Living sump technique
	近端胃切除术食管空肠吻合术

非手术治疗

根据胃旁路漏的经验，多位外科医生建议首先尝试最小侵入性的治疗方法，从经皮穿刺引流到内镜技术，再次外科手术是最后手段[16,17,35,40]。

血流动力学稳定情况下的漏，非手术干预，如观察、经皮引流、肠外营养、静脉抗生素、内镜注射纤维蛋白胶和自我扩张支架就足够了。正如Casella和其他人所示，非手术干预可以完全解决特定的患者漏问题，但是需要更长的康复时间（平均40~71天）[9,10,27,28,37,38,40,41]。然而，似乎很明显，内镜扩张术6周后仍不能愈合的漏需要手术修复[3]。在任何接受保守治疗的患者中，充分的引流是极其重要和必需的。包括最初手术过程中放置的腹腔引流管及术后在影像学引导下放置的穿刺引流管[16,38,42,43]。

远端肠内（鼻空肠管）或全肠外营养和全身广谱抗生素是非手术治疗的支柱[16,28,37,40,41]。

急性近端漏保守治疗失败后支架植入是一个有效的治疗选择，有几篇已发表的针对胃瘘治疗的文章指出，带涂层的自我扩张支架（内镜或介入条件下置入）成功地治疗了SG术后胃食管结合部漏，在某些情况下缩短了愈合时间[27,40,41,44-46]。内镜支架与经皮引流的结合似乎是一些单独经皮引流失败的患者的一个有吸引力的选择[42]。然而，支架、夹子和内镜缝合对于慢性（>12周）漏的作用是有限的，应该考虑修订手术[3,16]。

多位专家提倡应用纤维蛋白胶注射到窦道治疗胃瘘，并且将这种方法用于多中心队列试验，结果喜忧参半[16]。

外科治疗

经过合理的引流，患者进入稳定期后，有几种手术方案需要考虑，包括：原位修补、通过泄漏部位放置胃造口管或T管，小肠浆膜作为补片修补泄漏部位。渗漏部位与小肠做吻合或更"彻底"的近端胃切除、食管空肠Roux-en-Y吻合术是慢性近端胃瘘的有效治疗方法[3,9,16,47]。

部分专家建议，对于早期高位漏的患者早期手术效果更好。对于术后2天出现切线漏的患者再次手术重新对泄漏处缝合、冲洗、引流是个合理的治疗方法。术后3天发生切线漏的再次手术重新缝合可能性小，不主张去做[28,37]。

血流动力学不稳定或者经非手术治疗失败

的患者，需要行外科手术，选择包括腹腔镜或剖腹手术探查、冲洗、引流或修正手术。患者有发烧或心动过速，即使影像学检查正常，也需要立即再手术[3,9,41,47]。

尽管有许多研究和公布的数据描述了LSG后慢性切线漏的处理方法，但仍有几个问题有待回答：哪种处理方法最好？还是应该在特定的时间使用特定的治疗方法[9,16]？文献中的大多数证据都是基于小样本、队列或病例对照研究，不能在治疗方法上做出全面的建议。

根据我们在钉合线断裂和渗漏方面的经验，以近端胃切除、食管空肠Roux-en-y吻合术（PGEJ）作为控制和明确治愈术后并发症的手段，由于其并发症低和疗效好，已成为作者的选择[9]。近端胃切除、食管空肠Roux-en-y吻合术（PGEJ）不仅治疗主钉合线断裂，而且还能有效地继续和维持减肥和治疗肥胖。然而，至关重要的是，在继续采用这种方法之前，至少要等待12周，以减少局部炎症反应。Csendes等人描述了慢性SLD再手术的经验，他们将再手术的时间分为早期、中期和后期[37]。如果在术后2~3天内诊断出渗漏，则用早期缝合修复可进行成功的治疗。在术后中期尝试缝合修复，但未成功。他们的袖状胃切除术的数据表明：非手术治疗似乎是术后中晚期渗漏的最佳选择，而手术可用于术后早期渗漏的治疗[37]。

vande Vrande等人描述了使用肠管与钉合线断裂处（黏膜到黏膜）吻合作为一种治疗慢性SLD的新方法，在本研究中，他们将慢性SLD定义为持续>4个月的泄漏[48]。在总共11例慢性SLD患者中，10例患者采用的是肠管与缺损处吻合，另外一例外科医生使用肠管作为缺损的浆膜缝合缺损。在这11例患者中有6例（54.5%）立即愈合，其余5例患者持续一周以上。愈合的平均时间为12.5天[48]。

我们的小组报告了一系列在接受LSG后患有SLD的患者，并接受了PGEJ或各种其他方式的治疗。手术方式如图29.6所示[9]。

其他手术治疗方式包括一期漏口网膜修补、Roux-en-y胃旁路、经皮穿刺引流脓肿、腹腔镜探查和冲洗渗漏区、渗漏区胃底的楔形切除和T管放置。在我们的研究中，PGEJ患者与其他治疗方式的患者在治愈率上存在统计学上的显著差异，尽管研究明显缺乏样本量和选择偏差。讨论的内容是：应用其他治疗方式的患者未能充分控制局部渗漏区域的感染，那么泄漏会变成慢性漏并形成窦道经

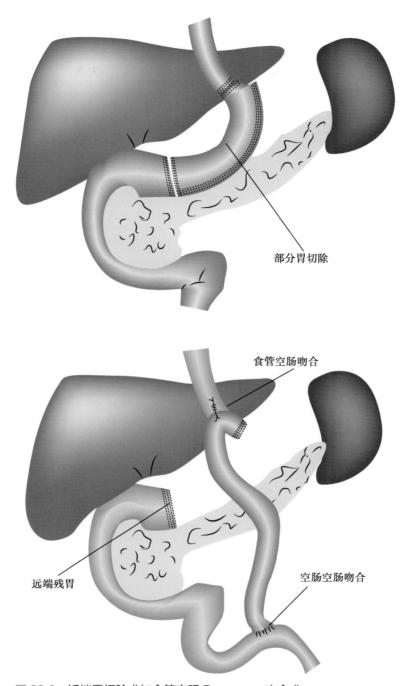

部分胃切除

食管空肠吻合

远端残胃

空肠空肠吻合

图 29.6　近端胃切除术加食管空肠 Roux-en-y 吻合术

久不愈,因此,该组的反复泄漏率较高。反而行近端胃切除食管空肠 Roux-en-y 吻合术(PGEJ)可以切除整个感染的区域,控制感染,解决问题[9]。

有些人可能会质疑在先前感染的区域进行食管空肠吻合术的决定,使吻合口有破裂的危险。然而,有数据表明 PGEJ 是安全有效的[9]。事实上,数据表明,15 例患者中有一例发生吻合口瘘,经过 2 周的肠外营养后吻合口瘘自行愈合[9]。

关于执行 PGEJ 修订操作,应该注意以下几

点。首先,通过经皮穿刺或者手术干预充分引流腹腔内积液。在感染病专家的指导下,留置深静脉导管并长期应用静脉抗生素,充分治疗器官间隙感染。其次,应最大限度地提高患者的营养状况。如果患者在手术前几周或几月进行了空肠造口术,则使用 TPN 或肠内营养是必要的。最后,手术的时机选择对治疗过程的安全很重要。疏松粘连在手术后的最初 72 小时内开始形成[49]。在 10~14 天内,这些粘连已经变得致密、纤维化并增厚,这时再

进行任何类型的外科手术都更困难,可能是灾难性的。Di Saverio 等人认为,通过左上象限(LUQ)进行再次手术是安全的(根据博洛尼亚指南)[50],Luq是脓肿形成和漏发生的部位。经脐 Hassan 入路进入腹腔是安全的,并可以提供一个宽敞的提取标本的出口。修正手术不应在 12 周前尝试,提供足够的时间进行粘连成熟,部分医生则主张再次手术前等待不少于 6 个月[9]。

结论

腹腔镜袖状胃切除术正成为减重手术的首选,虽然它被认为是一种简单的手术方式,但该手术仍有一些潜在的并发症。LSG 术后漏发生率低,一旦发生可能会出现严重的后果。治疗方法取决于患者的临床表现、出现时间和漏的位置。虽然一些泄漏可以经皮或内镜治疗,一旦它们成为慢性,手术干预更有可能是必需的,有经验的外科医生可以通过腹腔镜手术进行并是安全的。

(杨 威 译)

参考文献

1. Hutter MM, Schirmer BD, Jones DB, et al. First report from the American College of Surgeons Bariatric Surgery Center Network: laparoscopic sleeve gastrectomy has morbidity and effectiveness positioned between the band and the bypass. *Ann Surg*. 2011; 254(3):410–420, discussion 420–422.
2. Deitel M, Gagner M, Erickson AL, Crosby RD. Third International Summit: Current status of sleeve gastrectomy. *Surg Obes Relat Dis*. 2011;7(6):749–759.
3. Rosenthal RJ; International Sleeve Gastrectomy Expert Panel, Diaz AA, Arvidsson D, et al. International Sleeve Gastrectomy Expert Panel Consensus Statement: best practice guidelines based on experience of >12,000 cases. *Surg Obes Relat Dis*. 2012;8(1):8–19.
4. Laffin M, Chau J, Gill RS, Birch DW, Karmali S. Sleeve gastrectomy and gastroesophageal reflux disease. *J Obes*. 2013;741097.
5. Basso N, Casella G, Rizzello M, et al. Laparoscopic sleeve gastrectomy as first stage or definitive intent in 300 consecutive cases. *Surg Endosc*. 2011;25(2):444–449.
6. Cottam D, Qureshi FG, Mattar SG, et al. Laparoscopic sleeve gastrectomy as an initial weight-loss procedure for high-risk patients with morbid obesity. *Surg Endosc*. 2006;20(6): 859–863.
7. Lalor PF, Tucker ON, Szomstein S, Rosenthal RJ. Complications after laparoscopic sleeve gastrectomy. *Surg Obes Relat Dis*. 2008;4(1):33–38.
8. Aurora AR, Khaitan L, Saber AA. Sleeve gastrectomy and the risk of leak: a systematic analysis of 4,888 patients. *Surg Endosc*. 2012;26(6):1509–1515.
9. Thompson CE 3rd, Ahmad H, Lo Menzo E, Szomstein S, Rosenthal RJ. Outcomes of laparoscopic proximal gastrectomy with esophagojejunal reconstruction for chronic staple line disruption after laparoscopic sleeve gastrectomy. *Surg Obes Relat Dis*. 2014;10(3):455–459.
10. Casella G, Soricelli E, Rizzello M, et al. Nonsurgical treatment of staple line leaks after laparoscopic sleeve gastrectomy. *Obes Surg*. 2009;19(7):821–826.
11. Melissas J, Koukouraki S, Askoxylakis J, et al. Sleeve gastrectomy: a restrictive procedure? *Obes Surg*. 2007; 17(1):57–62.
12. Melissas J, Daskalakis M, Koukouraki S, et al. Sleeve gastrectomy—a "food limiting" operation. *Obes Surg*. 2008;18(10):1251–1256.
13. Langer FB, Reza Hoda MA, Bohdjalian A, et al. Sleeve gastrectomy and gastric banding: effects on plasma ghrelin levels. *Obes Surg*. 2005;15(7):1024–1029.
14. Gianos M, Abdemur A, Rosenthal RJ. Understanding the mechanism of action of sleeve gastrectomy on obesity. *Bariatric Times*. 2011;8(5):3.
15. Burgos AM, Braghetto I, Csendes A, et al. Gastric leak after laparoscopic-sleeve gastrectomy for obesity. *Obes Surg*. 2009;19(12):1672–1677.
16. Sakran N, Goitein D, Raziel A, et al. Gastric leaks after sleeve gastrectomy: a multicenter experience with 2,834 patients. *Surg Endosc*. 2013;27(1):240–245.
17. Márquez MF, Ayza MF, Lozano RB, Morales Mdel M, Díez JM, Poujoulet RB. Gastric leak after laparoscopic sleeve gastrectomy. *Obes Surg*. 2010;20(9):1306–1311.
18. Chen B, Kiriakopoulos A, Tsakayannis D, Wachtel MS, Linos D, Frezza EE. Reinforcement does not necessarily reduce the rate of staple line leaks after sleeve gastrectomy. A review of the literature and clinical experiences. *Obes Surg*. 2009;19(2):166–172.
19. Braghetto I, Lanzarini E, Korn O, Valladares H, Molina JC, Henriquez A. Manometric changes of the lower esophageal sphincter after sleeve gastrectomy in obese patients. *Obes Surg*. 2010;20(3):357–362.
20. Braghetto I, Davanzo C, Korn O, et al. Scintigraphic evaluation of gastric emptying in obese patients submitted to sleeve gastrectomy compared to normal subjects. *Obes Surg*. 2009;19(11):1515–1521.
21. Korenkov M, Mognol P, Nocca D, et al. Sleeve gastrectomy. In: Korenkov M, ed. *Bariatric Surgery*. Berlin: Springer; 2012:551–661.
22. Tan MH, Yee GY, Jorgensen JO, et al. A histologic evaluation of the laparoscopic adjustable gastric band capsule by tissue sampling during sleeve gastrectomy performed at different time points after band removal. *Surg Obes Relat Dis*. 2014;10(4):620–625. doi: 10.1016/j.soard.2014.02.037.
23. Goitein D, Feigin A, Segal-Lieberman G, Goitein O, Papa MZ, Zippel D. Laparoscopic sleeve gastrectomy as a revisional option after gastric band failure. *Surg Endosc*. 2011;25(8):2626–2630.
24. Khan OA, Mansour S, Irukulla S, Reddy KM, Vasilikostas G, Wan AC. Sleeve gastrectomy for gastric band failures—a prospective study. *Int J Surg*. 2013;11(5):407–409.
25. Rebibo L, Mensah E, Verhaeghe P, et al. Simultaneous gastric band removal and sleeve gastrectomy: a comparison with front-line sleeve gastrectomy. *Obes Surg*. 2012;22(9):1420–1426.
26. Arias E, Martínez PR, Ka Ming Li V, Szomstein S, Rosenthal RJ. Mid-term follow-up after sleeve gastrectomy as a final approach for morbid obesity. *Obes Surg*. 2009;19(5):544–548.
27. Sánchez-Santos R, Masdevall C, Baltasar A, et al. Short- and mid-term outcomes of sleeve gastrectomy for morbid obesity: the experience of the Spanish National Registry. *Obes Surg*. 2009;19(9):1203–1210.
28. Csendes A, Braghetto I, Burgos AM, Palavecino T, Iglesias R, Torrijos C. Conducta frente a filtraciones post gastrectomia vertical. Manifestations and management of leaks after sleeve gastrectomy. *Rev Chil Cir*. 2013;65(4):315–320.
29. Daskalakis M, Berdan Y, Theodoridou S, Weigand G, Weiner RA. Impact of surgeon experience and buttress material on postoperative complications after laparoscopic sleeve gastrectomy. *Surg Endosc*. 2011;25(1):88–97.
30. Lacy A, Ibarzabal A, Pando E, et al. Revisional surgery after sleeve gastrectomy. *Surg Laparosc Endosc Percutan Tech*. 2010;20(5):351–356.
31. Parikh M, Issa R, McCrillis A, Saunders JK, Ude-Welcome A, Gagner M. Surgical strategies that may decrease leak after laparoscopic sleeve gastrectomy: a systematic review and meta-analysis of 9991 cases. *Ann Surg*. 2013;257(2):231–237.
32. Dapri G, Cadiere GB, Himpens J. Reinforcing the staple line during laparoscopic sleeve gastrectomy: prospective randomized clinical study comparing three different techniques. *Obes Surg*. 2010;20(4):462–467.
33. Choi YY, Bae J, Hur KY, Choi D, Kim YJ. Reinforcing the staple line during laparoscopic sleeve gastrectomy: does it have advantages? A meta-analysis. *Obes Surg*. 2012;22(8): 1206–1213.
34. Hamilton EC, Sims TL, Hamilton TT, Mullican MA, Jones DB,

Provost DA. Clinical predictors of leak after laparoscopic Roux-en-Y gastric bypass for morbid obesity. *Surg Endosc.* 2003;17(5):679–684.

35. Csendes A, Burdiles P, Burgos AM, Maluenda F, Diaz JC. Conservative management of anastomotic leaks after 557 open gastric bypasses. *Obes Surg.* 2005;15(9):1252–1256.

36. Csendes A. Conservative management of anastomotic leaks. *Obes Surg.* 2006;16(3):375–376, author reply 376.

37. Csendes A, Braghetto I, León P, Burgos AM. Management of leaks after laparoscopic sleeve gastrectomy in patients with obesity. *J Gastrointest Surg.* 2010;14(9):4–6.

38. de Aretxabala X, Leon J, Wiedmaier G, et al. Gastric leak after sleeve gastrectomy: analysis of its management. *Obes Surg.* 2011;21(8):1232–1237.

39. Maher JW, Bakhos W, Nahmias N, et al. Drain amylase levels are an adjunct in detection of gastrojejunostomy leaks after Roux-en-Y gastric bypass. *J Am Coll Surg.* 2009;208(5):881–884, discussion 885–886.

40. Spyropoulos C, Argentou MI, Petsas T, Thomopoulos K, Kehagias I, Kalfarentzos F. Management of gastrointestinal leaks after surgery for clinically severe obesity. *Surg Obes Relat Dis.* 2012;8(5):609–615.

41. Tan JT, Kariyawasam S, Wijeratne T, Chandraratna HS. Diagnosis and management of gastric leaks after laparoscopic sleeve gastrectomy for morbid obesity. *Obes Surg.* 2010;20(4):403–409.

42. Corona M, Zini C, Allegritti M, et al. Minimally invasive treatment of gastric leak after sleeve gastrectomy. *Radiol Med.* 2013;118(6):962–970.

43. Kelogrigoris M, Sotiropoulou E, Stathopoulos K, Georgiadou V, Philippousis P, Thanos L. CT-guided percutaneous drainage of infected collections due to gastric leak after sleeve gastrectomy for morbid obesity: initial experience. *Cardiovasc Intervent Radiol.* 2011;34(3):585–589.

44. Serra C, Baltasar A, Andreo L, et al. Treatment of gastric leaks with coated self-expanding stents after sleeve gastrectomy. *Obes Surg.* 2007;17(7):866–872.

45. Slim R, Smayra T, Chakhtoura G, Noun R. Endoscopic stenting of gastric staple line leak following sleeve gastrectomy. *Obes Surg.* 2013;23(11):1942–1945.

46. Simon F, Siciliano I, Gillet A, Castel B, Coffin B, Msika S. Gastric leak after laparoscopic sleeve gastrectomy: early covered self-expandable stent reduces healing time. *Obes Surg.* 2013;**23**(5):687–692.

47. Court I, Wilson A, Benotti P, Szomstein S, Rosenthal RJ. T-tube gastrostomy as a novel approach for distal staple line disruption after sleeve gastrectomy for morbid obesity: case report and review of the literature. *Obes Surg.* 2010;20(4):519–522.

48. van de Vrande S, Himpens J, El Mourad H, Debaerdemaeker R, Leman G. Management of chronic proximal fistulas after sleeve gastrectomy by laparoscopic Roux-limb placement. *Surg Obes Relat Dis.* 2013;9(6):856–861.

49. Liakakos T, Thomakos N, Fine PM, Dervenis C, Young RL. Peritoneal adhesions: etiology, pathophysiology, and clinical significance. Recent advances in prevention and management. *Dig Surg.* 2001;18(4):260–273.

50. Di Saverio S, Coccolini F, Galati M, et al. Bologna guidelines for diagnosis and management of adhesive small bowel obstruction (ASBO): 2013 update of the evidence-based guidelines from the World Society of Emergency Surgery ASBO working group. *World J Emerg Surg.* 2013;8(1):42.

第 30 章

腹腔镜下胃袖状切除术后并发症的处理

Alex Ordoñez,Emanuele Lo Menzo,Samuel Szomstein,and Raul J.Rosenthal

缩窄与狭窄

简介

腹腔镜下胃袖状切除术（LSG）已成为肥胖患者外科治疗的一个重要部分。在过去的 10 年里，LSG 已经越来越多地被当作一种独立的首选减重术式，并受到患者和减重外科医生的欢迎[1]。

随着 LSG 普及度的提升，出血、胃瘘、漏和狭窄等并发症变得更加常见（表 30.1）。事实上，LSG 的总并发症率为 2.9%~15.3%[2,3]。

在这些术后并发症当中，虽然狭窄仍属罕见，却已成为过去几年中不止一个刊物的主题。在这些文献中，0.26%~4% 的 LSG 术后存在狭窄[4-11]。

病理生理

LSG 术后狭窄可在术后 6 周内出现，也可以在术后数月出现而呈慢性渐进性症状。这取决于引起狭窄的机制。

胃角是最有可能出现狭窄的潜在部位[1,12]。

狭窄的成因有胃内因素或胃外因素。胃内因素可以继发于胃壁水肿或操作错误：包括胃腔缩窄（解剖性狭窄），管状胃扭曲，钉合线过度缝合（过多组织内翻）；或因胃瘘后的慢性炎症造成瘢痕形成及组织回缩所致。血肿可造成外在压迫并导致胃腔缩窄，特别是胃角处[13]。

钉合线的尖锐成角可以导致管状胃扭转与继发的梗阻症状[8,14]。此外，钉合线在前后方向上对位不齐可形成螺旋或扭转效应，从而导致功能性狭窄[15]。这通常是由于助手牵引胃大弯时操作不当，或吻合器闭合时胃前后壁切除量不对称造成的[2,4]。与此类似，考虑到胃壁的弹性，在钉合过程中，如果助手横向牵引力过大，一旦钉合后牵引力解除，肌肉纤维就会回缩到正常的放松状态，从而留下胃腔较小的狭窄区域。

胃外因素之一是钉合线的过度缝合。尤其进针点距钉合线过远，包埋了太多的组织，或者无意中贯穿了胃后壁。

关于 bougie 管大小和狭窄率的关系，报道存在分歧；然而，国际胃袖状切除术专家组共识认为，bougie 管的型号越小，胃腔就越紧，狭窄的机会就越大[12]。共识的结论是，最佳的 bougie 管型号应该在 32F 到 36F 之间。

胃瘘可引起严重的炎症反应，继而也可形成狭窄，与伴随炎症发生的纤维化、瘢痕和组织回缩有关[5]。

临床表现

LSG 术后狭窄的临床表现是多样的，取决于首发症状出现的时间。这些症状是由于液体或固体难以通过管状胃造成的。患者表现为吐口水（术后早期）、恶心、呕吐、进行性加重的胃食管反流和不同程度的吞咽困难，包括食物反流、梗噎感、食物嵌塞、不能从流质过渡到固态食物、饮食适应不良、减重不理想或体重反弹。

根据症状出现时间的不同，症状可以分为急性或慢性。急性狭窄病例一旦开始经口进食，就会出现明显的恶心、呕吐、唾液反流和饮食不耐受症状[8]。有些患者最初可以耐受流食，但当过渡到固态食物时，就会出现梗阻症状。在迟发病例中，症状出现在术后数周或数月，伴有胃食管反流和进行性加重的吞咽困难[11]。

表 30.1　腹腔镜下胃袖状切除术——狭窄率

术者	例数(例)	平均 BMI/(kg/m²)	Bougie 管型号 /F	加固类型	狭窄率 /%
N.Zundel	892	42	34	缝合	1.00
R.Baker	828	54	34	垫片	0.12
M.Jacobs	526	45	36	缝合 / 垫片	0.19
S.Shah/J.Todkar	498	49	36	缝合	0.20
G.Jossart	617	47	32	缝合	0
R.Rosenthal	547	45	42	缝合	0.20
R.Rosenthal*	1 020	43	38	缝合	0.10
A.Aceves	1 127	42	36	缝合	0.35
M.France	716	43	34	垫片	1.40
D.Nocca	700	46	36	无	0
D.Bellanger	675	44	34	无	0
J.Himpens	710	43	32	缝合 / 无	1.00
M.Lakdawala	484	44	36	缝合 / 无	0
A.Ramos/M.Galvao Neto	714	45	32	缝合	0.14
C.Boza	1 431	37	50	缝合	0.0
N.Basso	505	4	48	无加固 Peristrips 80、23 垫片 Peristrips 292 垫片	0
D.Arvidsson	700	35	32	缝合	0.30
M.Vix	350	46	36	缝合	0.50
G.Prager	267	50	48	9x Duett 垫片	0.80
J.Jorgenson	512	45	36	垫片	0.50
Average		43.86	37.20		0.35
SD		4.47	5.92		0.41
Total(N)	12 799				

摘自 R.Rosenthal et al [12]。

*Rosenthal RJ, Panel IS.International Sleeve Gastrectomy Expert Panel Consensus Statement: best practice guidelines based on experience of > 12 000cases.Surg Obes Relat Dis.2012, Feb 29;8(1):8-19。

更严重的情况是胃腔缩窄处近端发生胃瘘。原因是在狭窄区域近端形成高压,进而对尚未愈合牢固的钉合线形成压力[10]。

诊断

常规术后造影(上消化道造影,UGI)的必要性尚有争议。当怀疑有狭窄时,UGI 检查可以为诊断和治疗提供重要信息[16](图 30.1)。

造影检查的阳性发现包括管状胃出现明显的管腔缩窄,表现为胃中段或近端呈现弯曲的细线状造影剂显影以及胃扩张(一般是胃底部),或出现明显的胃腔扭曲的区域[5]。可以有部分造影剂通过,也可以是完全梗阻,胃的远端完全不显影。

在大多数情况下,UGI 可以提供充分的解剖性和功能性信息;但是在某些情况下,其结果可能很难解释[17,18]。内镜检查是诊断狭窄的最佳备选方案,甚至有可能同时进行治疗。事实上,两种手段联合使用可以获得最准确的信息。在处理“扭转"或"螺旋"时必须小心。在这种情况下,尽管管腔大小还算正常,但钉合线的不断旋转仍可导致狭窄,这时出现的是功能性狭窄,而非解剖性狭窄。可以通过以下操作证实:内镜通过狭窄区域时并不困难,但退镜后或使用球囊扩张时球囊回缩后,狭窄再次出现[4]。内镜下操作时需要反复调整进镜角度才能通过,提示存在扭转。

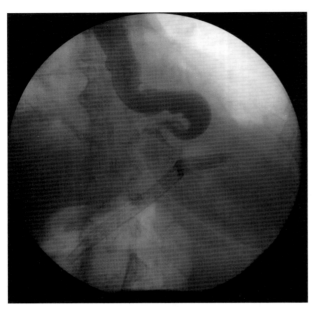

图 30.1　腹腔镜胃袖状切除术后上消化道造影,显示胃角处完全梗阻

治疗

需要内镜或手术干预的症状性狭窄发生率不足 1%[19]。

基于超过 12 000 个病例经验形成的国际胃袖状切除术专家组共识,就狭窄问题达成了几点共识(≥70% 专家同意)[12]。术后 6 周内出现症状为早期狭窄(100% 专家同意)。狭窄的治疗选项按实施顺序分为:观察、扩张(内镜下)、浆肌层切开术和手术治疗(改正为 RYGB;表 30.2)。对于内镜下扩张治疗 6 周失败的患者,建议再次手术(80% 专家同意)。对治疗失败的顽固性狭窄,Roux-en-Y 重建可作为治疗选择(88% 专家同意)。游离、切断胃短血管后,在吻合时保持对称地牵引胃前后壁可减少狭窄的可能性(75% 专家同意)。最后,共识强调胃角处是最有可能出现狭窄的潜在部位(100% 专家同意);因此,钉合胃角时使用足够大的 bougie 管可以减少狭窄的形成(82% 专家同意)[12]。

表 30.2　狭窄的治疗选项(按实施顺序排列)

1. 观察
2. 内镜下扩张
3. 浆肌层切开术
4. 改正为 Roux-en-Y 胃旁路术

摘自 Rosenthal et al[12]。

初始治疗

观察

术后早期出现梗阻症状应立即进行影像学检查。还应采取预防脱水和控制恶心、呕吐等基础治疗。在这种情况下,24~48 小时的观察对症治疗是可以接受的。因为症状可能随着手术后黏膜水肿的缓解而改善。如果患者分泌物多,难以耐受,应考虑通过鼻胃管进行胃减压,最好在透视引导下放置。但是,对于伴有进行性加重的恶心、呕吐、吐口水或吞咽困难的患者,应考虑早期干预。在这种情况下,腹腔镜探查有可能会发现大的血肿压迫管状胃、胃扭转或缝合过紧[20]。

如果使用内翻缝合加固切线,第一步应该拆除缝线,并在术中内镜下确认梗阻或扭转是否解除。如果这种方法不能解除梗阻,或者没有使内翻缝合,则下一步可对管状胃的大弯侧进行浆肌层切开术(图 30.2)[21],具体操作见后文。

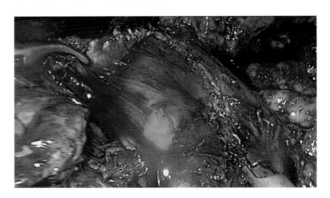

图 30.2　浆肌层切开术,已完成浆肌层切开

对于慢性症状,如果症状较轻,仅有胃食管反流,不急于进行外科干预,至少在早期阶段给予质子泵抑制剂治疗可以控制。

内镜治疗

当症状加重或药物治疗失败时,进一步的干预措施包括内镜或外科手术。内镜治疗通常是最佳的初始选择。大多数短段狭窄可通过球囊扩张治疗。有时需要间隔4~6周进行多次扩张,以治疗狭窄并改善患者的症状[21]。我们倾向于通过内镜在直视下进行球囊扩张。

在一项包括9例患者的研究中[8],7例患者的内镜下球囊扩张治疗成功并完全康复;另外两名患者仍有症状,并接受手术干预(全胃切除和改正为RYGB)。报道中所述的技术为五级扩张方式,逐渐增大球囊直径和压力,直至高压扩张。不同病例需要治疗的次数不同。在第五次治疗时,实施内镜下电切术,切开深达肌层,并在四个象限进行切开。

在一项包括230名患者的回顾性研究中[4],8名患者(3.5%)出现需要干预的症状性狭窄。全部术式均为LSG,术中使用36F的bougie管和带组织保护膜的吻合器。所有狭窄患者都接受了内镜下球囊扩张术。大多数患者只需要一次治疗。球囊的中位直径为15mm(15~18mm)。没有患者需要手术干预来纠正狭窄。

当内镜下扩张治疗不成功,或对于不适合常规球囊扩张的长段狭窄,则应该尝试其他治疗方法。

浆肌层切开术

狭窄的治疗是否成功取决于狭窄段的长度。短段狭窄可以通过单次或多次内镜下扩张来治疗。遗憾的是,当狭窄段较长时,情况可能并非如此。

有小组病例报道显示,应用腹腔镜下浆肌层切开术治疗长段狭窄取得了不错的结果,症状得到缓解。吞咽困难和GERD症状好转。然而,报道的作者认为要确认浆肌层切开术对LSG术后长段狭窄的治疗可行,并对改善术后新发GERD症状有益,仍须等待更长期的随访结果[22]。

根据文章描述的技术,实施浆肌层切开术时使用单极能量设备沿管状胃长轴从狭窄近端1cm切开至狭窄远端至少1cm。可用将网膜缝合至肌层切缘的方式或喷涂纤维蛋白胶来覆盖裸露的黏膜[22](图30.2)。

上述作者在2013年进行了一项回顾性分析,共纳入16例因肥胖接受LSG并出现症状性狭窄的患者。14例患者接受了上述的浆肌层切开术,2例接受了狭窄段的楔形切除术。浆肌层切开术后,并发症包括5例胃瘘(短期)和5例再手术(长期)。在接受楔形切除术的患者中没有短期或长期并发症的报告[23]。从这些结果来看,浆肌层切开术既

有较高的短期并发症风险(5例胃瘘,35.7%),也有较高的远期并发症风险,5例(31.2%)患者狭窄复发。浆肌层切开术作为单一治疗的长期成功率为35.7%(5例)。如果将有胃瘘但没有进行其他修正手术的患者包括在内,成功率是64%(9例)。

国际胃袖状切除术专家组共识(2012)最终将浆肌层切开术纳入了治疗选项[12]。

Roux-en-Y 胃旁路术

对于无法采取非手术治疗或其他初始治疗失败的患者,手术干预,特别是改正为Roux-en-Y胃旁路术是最后的选择[1-4,8,12,24]。

Roux-en-Y重建是顽固性狭窄干预失败后的治疗选项。此意见在国际胃袖状切除术专家组共识中赞成率为88%[12]。

应切除狭窄段并按常规方式制作小胃囊。为避免不必要的并发症,不应常规施行全胃切除术[3]。

如上所述,胃瘘(通常继发于胃瘘)也会造成狭窄。Roux-en-Y胃旁路术应在其近侧实施,以避免在炎症和瘢痕区域吻合。应使用厚钉匣以减少爆钉的机会。当存在非常高位的胃瘘和狭窄,无法安全地制作小胃囊时,应行近端胃切除和胃空肠吻合术(似应为食管空肠吻合术)[3,25]。

其他可能的治疗方式

支架

支架也被用于治疗狭窄。可考虑单独使用支架或联合内镜下球囊扩张治疗。可选择不同长度、直径的裸支架或覆膜支架。支架植入的有效性取决于狭窄段的长度、成角的情况(有无扭转)和支架放置的时间长短[26]。关于支架放置时间问题,疼痛是支架的常见并发症和支架被迫取出的常见原因。其他常见的并发症包括支架移位和穿孔[27]。报道中的结论是支架可以改善患者的预后,尤其支架与球囊扩张联合使用时;然而,到目前为止还缺乏关于支架植入有效性的可信证据[28-30]。

其他手术方法

还有关于其他手术方法获得早期疗效的报道,主要是病例报告。
狭窄成形术
采用Heineke-Miculicz技术,将管状胃狭窄段

纵向全程切开,然后用不可吸收线横行全层缝合关闭切口,形成更宽的胃腔[13]。

腹腔镜下楔形切除术

　　腹腔镜下楔形切除术可作为首选术式或作为浆肌层切开术后顽固性狭窄的修正手术。术中确认狭窄段后,在距其近远端各1cm处横断管状胃。在bougie管支撑下,用单丝可吸收线进行前后壁连续缝合,完成残胃对端吻合以重建连续性[23]。报道中术后早期和长期随访的结果良好,但这种手术选择未来仍需更多的评估。

结论

　　虽然LSG被认为是一种简单且安全的减重手术,但存在一些技术陷阱。如果不能正确掌握重要的技术细节,可能会导致狭窄,以及需要追加手术。预防狭窄的主要因素包括制作管状胃时选择合适的支撑管,钉合胃壁时保持前后壁对称,吻合线与支撑管保持足够的距离,以及加固缝合钉合线时避免过多组织内翻(表30.3)。

表30.3　狭窄的预防

胃角是最容易发生狭窄的部位。在吻合器和胃角之间保持安全距离非常重要
确保钉合胃壁时保持胃前后壁对称,可以降低胃扭转的风险
钉合胃壁时应保持对前后壁进行对称的牵拉
Bougie管的型号越小,狭窄的风险越大
缝合加固切线时,bougie管应在原位保持支撑[12]
为了防止扭曲,应避免钉合线的尖锐成角
缝合加固切线时,必须小心避免过多的组织内翻,或贯穿胃前后壁以及缝线贯穿bougie管

　　对于有早期轻度梗阻症状的病例,短期的对症治疗可能有效。对早期症状较重的情况,可能有必要进行再次腹腔镜探查并拆除缝线或开放手术探查。对于较晚出现的症状,内镜治疗可能有效,但也可能有必要进行修正或改正手术(图30.3)。

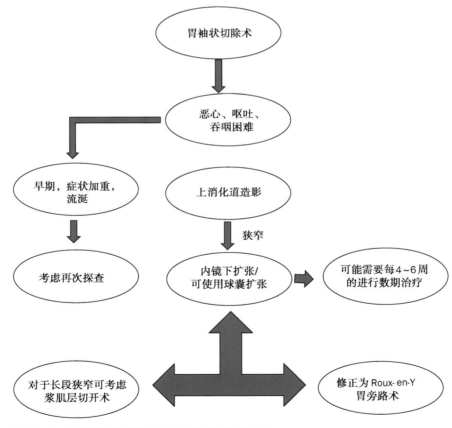

图30.3　腹腔镜胃袖状切除术后狭窄的处理流程

　　　　　　　　　　　　　　　　　　　　　（梁晓宇　译）

参考文献

1. Brethauer S. Sleeve gastrectomy. *Surg Clin North Am.* 2011;91(6): 1265–1279.
2. Burgos A, Csendes A, Braghetto I. Gastric stenosis after laparoscopic sleeve gastrectomy in morbidly obese patients. *Obes Surg.* 2013;23:1481–1486.
3. Bellorin O, Lieb J, Szomstein S, et al. Laparoscopic conversion of sleeve gastrectomy to Roux-en-Y gastric bypass for acute gastric outlet obstruction after laparoscopic sleeve gastrectomy for morbid obesity. *Surg Obes Relat Dis.* 2010; 6:566–568.
4. Parikh A, Alley J, Peterson M, et al. Management options for symtomatic stenosis after laparoscopic vertical sleeve gastrectomy in the morbidly obese. *Surg Endosc.* 2012;26:738–746.
5. Tucker ON, Szomstein S, Rosenthal RJ. Indications for sleeve gastrectomy as a primary procedure for weight loss in the morbidly obese. *J Gastrointest Surg.* 2008;12:662–667.
6. Frezza E, Reddy S, Gee LL, Wachtel MS. Complications after sleeve gastrectomy for morbid obesity. *Obes Surg.* 2009;19:684–687.
7. Brethauer S, Hammel J, Schauer P. Systematic review of sleeve gastrectomy as staging and primary bariatric procedure. *Surg Obes Rel Dis.* 2009;5:469–475.
8. Zundel N, Hernandez JD, Galvao Neto M, Campos J. Strictures after laparoscopic sleeve gastrectomy. *Surg Laparosc Endosc Percutan Tech.* 2010;20:154–158.
9. Cottam D, Qureshi FG, Mattar SG, et al. Laparoscopic sleeve gastrectomy as an initial weight-loss procedure for high-risk patients with morbid obesity. *Surg Endosc.* 2006;20:859–863.
10. Lacy A, Ibarzabal A, Obarzabal A, et al. Revisional surgery after sleeve gastrectomy. *Surg Laparosc Endosc Percutan Tech.* 2010;20:351–356.
11. Dapri G, Cadiere GB, Himpens J. Reinforcing the staple line during laparoscopic sleeve gastrectomy: prospective randomized clinical study comparing three different techinques. *Obes Surg.* 2010;20(4):462–467.
12. Rosenthal R, International Sleeve Gastrectomy Expert Panel. International Sleeve Gastrectomy Expert Panel Consensus Statement: best practice guidelines based on experience of > 12,000 cases. *Surg Obes Relat Dis.* 2012;8:8–19.
13. Sudan R, Kasotakis G, Betof A, et al. Sleeve gastrectomy strictures: technique for robotic-assisted strictureplasty. *Surg Obes Relat Dis.* 2010;6:434–436.
14. Uglioni B, Wolnerhanssen B, Peters T, et al. Midterm results of primary versus secondary laparoscopic sleeve gastrectomy (LSG) as an isolated operation. *Obes Surg.* 2009;19:401–406.
15. Contival N, Gautier T, Le Roux Y, et al. Stenosis without stricture after sleeve gastrectomy. *J Visc Surg.* 2015;152(5):339–341.
16. Triantafyllidis G, Lazoura O, Sioka E, et al. Anatomy and complications following laparoscopic sleeve gastrectomy: radiological evaluation and imaging pitfalls. *Obes Surg.* 2011;21:473–478.
17. Werquin C, Caudron J, Mezghani J, et al. Early imaging features after sleeve gastrectomy. *J Radiol.* 2008;89:1721–1728.
18. Goitein O, Feigin A, Zippel D, et al. Sleeve gastrectomy: radiologic patterns after surgery. *Surg Endosc.* 2009;23:1559–1563.
19. Braghetto I, Korn O, Valladares H, et al. Laparoscopic sleeve gastrectomy: surgical technique, indications and clinical results. *Obes Surg.* 2007;17:1442–1450.
20. Sanchez-Santos R, Masdevall C, Baltasar A, et al. Short and mid-term outcomes of sleeve gastrectomy for morbid obesity: the experience of the Spanish National Registry. *Obes Surg.* 2009;19:1203–1210.
21. Sarkhosh K, Birch D, Sharma A, et al. Complications associated with laparoscopic sleeve gastrectomy for morbid obesity: a surgeon's guide. *Can J Surg.* 2013;56:347–352.
22. Dapri G, Cadiére G, Himpens J. Laparoscopic seromyotomy for long stenosis after sleeve gastrectomy with or without duodenal switch. *Obes Surg.* 2009;19: 495–499.
23. Vilallonga R, Himpens J, van de Vrande S. Laparoscopic management of persistent strictures after laparoscopic sleeve gastrectomy. *Obes Surg.* 2013;23: 1655–1661.
24. Lalor P, Tucker O, Szomstein S, et al. Complications after laparoscopic sleeve gastrectomy. *Surg Obes Relat Dis.* 2008;4:33–38.
25. Zundel N, Hernandez J. Revisional surgery after restrictive procedures for morbid obesity. *Surg Laparosc Endosc Percutan Tech.* 2010;20:338–343.
26. Mergener K, Kozarek RA. Stenting of the gastrointestinal tract. *Dig Dis.* 2010;20:173–181.
27. Jones M, Healey AJ, Efthimiou E. Early use of self-expanding metallic stents to relieve gastrectomy stenosis after intragastric balloon removal. *Surg Obes Relat Dis.* 2011;7:16–17.
28. Eubanks S, Edwards C, Fearing N, et al. Use of endoscopic stents to treat anastomotic complications after bariatric surgery. *J Am Coll Surg.* 2008;206: 935–939.
29. Moszkowicz D, Arienzo R, Khettab I, et al. Sleeve gastrectomy severe complications: is it always a reasonable surgical option? *Obes Surg.* 2013;23:676–686.
30. Scheffel O, Weiner R. Therapy of stenosis after sleeve gastrectomy: stent and surgery as alternatives—case reports. *Obes Facts.* 2011;4:47–49.

第 31 章

胃食管反流，食管炎和慢性呕吐

Maria S.Altieri，Christopher Gentile，and Aurora Pryor

简介

腹腔镜袖状胃切除术（laparoscopic sleeve gastrectomy，LSG）是治疗肥胖症的一种新方法。它原本是胆胰转流术的一部分，后来逐渐发展为了独立的单阶段术式[1]。它的优点在于技术简单且治疗效果明显。随着对这一术式的认识逐渐加深，外科医生开始关注其与胃食管反流、食管炎及慢性呕吐的可能相关性。本章节回顾了这部分知识内容。

袖状胃切除术与胃食管反流

胃食管反流

胃食管反流（gastroesophageal reflux disease，GERD）是一种上消化道慢性疾病，当胃内容物和胃酸（可伴有胆汁）反流到食管时，会刺激食管黏膜并导致炎症。GERD 是美国最常见的胃肠道门诊疾病，成人患病率约 40%[2]。GERD 相关并发症包括糜烂性食管炎、误吸、Barrett 食管和食管腺癌。在美国，这些并发症的发生率在逐渐增加，如食管腺癌的发病率在过去几年间增加了 4 倍[3,4]。GERD 及其并发症发生率增加的原因尚未完全明确，但饮食改变、肥胖、吸烟、酗酒和药物使用可能与此有关。

GERD 由 LES 功能障碍引起：LES 因张力降低无法有效收缩，无法防止胃内容物反流到食管。临床可表现为烧心、反酸、吞咽困难和胸痛，症状可轻可重。GERD 的危险因素包括肥胖[5,6]、吸烟[5,6]、高胆固醇血症[6]、食管裂孔疝[7-10]、糖尿病[10,11]、妊娠[12,13]、家族史[14]和某些药物[7,15]。

GERD 与肥胖的关系

肥胖是一种在美国乃至全球范围内流行的疾病。近期报告显示，美国超过三分之一的成年人患有肥胖[16]。肥胖与许多严重疾病相关，与 GERD 的发生也有明显相关性。休斯顿 VA 医疗中心（Houston VA Medical Center）一项大型研究发现肥胖人群中胃食管反流的患病率为 39%，在另外两项规模较小的研究中发病率分别为 53% 和 61%[17-19]。一项关于肥胖和 GERD 之间关系的流行病学研究荟萃分析发现：超重（BMI 25~30kg/m²）和肥胖（BMI>30kg/m²）患者发生 GERD（校正 OR=1.43，95% CI：1.158~1.774；校正 OR=1.94，95% CI：1.468~2.566）、糜烂性食管炎（超重和肥胖人群共同校正 OR=1.76，95% CI：1.156~2.677）和食管腺癌（校正 OR=1.52，95% CI：1.147~2.009；校正 OR=2.78，95% CI：1.850~4.164）的风险高于正常体重人群（BMI<25kg/m²）[20]。

肥胖与 GERD 之间联系的病理生理机制尚未完全阐明，目前看来似乎涵盖了多方面。相关因素包括食管、胃食管交界处或胃部异常，这些异常包括动力障碍[21-23]、胃容受性降低[17]、食管下括约肌（lower esophageal sphincter，LES）压力降低[21,24]、LES 松弛频率增加[25,26]、食管裂孔疝[21,27]以及肥胖本身导致的腹压增加。

LES 的异常可以部分解释肥胖与 GERD 的相关性[22]。研究发现，随着 BMI 增加，LES 压力逐渐降低，两者呈反比关系（F=26.827；$P<0.001$）[22,28]。此外，LES 一过性松弛（在未吞咽食物的情况下 LES 完全舒张，主要由胃扩张引起）可能也是一个因素[22]。BMI 增加与 LES 一过性松弛次数呈正相关（r=0.84，$P<0.001$），腰围增加与 LES 一过性松弛次数亦呈正相关（r=0.80，$P<0.001$）[26]。解

剖异常（如食管裂孔疝）在肥胖患者中更为常见，并可能导致 GERD[22]。近期一项回顾性研究对 181 名拟行减重手术的肥胖病患者进行了上消化道对比成像，发现食管裂孔疝总体发病率为 37%，GERD 患病率在合并食管裂孔疝的患者中明显高于未合并食管裂孔疝的患者（52.2% vs 32.5%；P=0.016）[29]。肥胖患者胃食管交界处压力梯度的改变可能引起胃酸反流进入食管。一项研究对 285 名超重/肥胖患者进行了测压试验，发现 BMI 与吸气（r=0.55；P<0.000 1）及呼气（r=0.55；P<0.000 1）时胃内压呈正相关，且肥胖患者的平均胃食管压力梯度明显高于超重和正常受试者[30]。

食管动力障碍可能是肥胖病患者 GERD 的一项发病机制[22]。Koppman 等人发现 41% 的肥胖病患者测压结果异常，其中最常见的为非特异性食管动力障碍（23%）和胡桃夹食管（蠕动振幅＞180mmHg）[22]。Jaffin 等人在 61% 的肥胖病受试者中发现了相似的异常测压结果，主要包括低张 LES（25%）、胡桃夹食管（14%）和非特异性食管动力障碍[31]。有趣的是，在这两项研究中，大多数食管动力障碍的患者没有出现 GERD 相关症状。

促炎与抗炎细胞因子失衡也是肥胖患者 GERD 的可能发病机制。内脏脂肪组织代谢活跃，可导致保护性的抗炎因子水平降低、促炎因子水平升高[32]。与 GERD 发病相关的促炎因子包括 IL-1β、IL-6、IL-8、TNF-α、血小板激活因子（PAF）和活性氧（ROS）[33]。这些促炎因子除了通过炎症作用加剧 GERD 症状，还会降低食管收缩力从而导致食管动力改变（特别是 IL-1β、IL-6、PAF 和 H_2O_2）[33,34]。

袖状胃切除术与 GERD

LSG 对既存和新发 GERD 的影响尚不明确。SG 术后是否减轻、加重或导致 GERD 的证据不尽相同。不少研究提出了 SG 影响 GERD 的可能机制。

袖状胃切除术后 GERD 发生率增加的可能机制

袖状胃切除术是一种改变胃食管解剖结构的不可逆手术，由此造成的解剖异常可能导致患者术后发生 GERD。多项研究表明，SG 增加了术后 GERD 的发生率或加剧了症状，并提出了多种机制（表 31.1）。国际袖状胃切除术专家组报告术后 GERD 发生率达 31%[35]。有研究表明，SG 术后 1 年有 21.8% 的患者出现新发 GERD，但这些患者的症状在 2~3 年可能消失[36-38]。

许多研究者提出了术后 GERD 发生或加剧的机制，其中较为常见的是 SG 导致 LES 静息压力降低。Burgerhart 等人提出，LES 压力降低很可能是由于 His 角和胃食管套索纤维（抗反流屏障的重要组成部分）受损所致[39]。Burgerhart 等人的前瞻性研究纳入了 20 名肥胖患者［平均 LES 压力（14.2±5.8）mmHg］，该研究通过食管测压法发现其中 17 名患者术后平均 LES 压力下降［平均 LES 压 力（8.3±2.6）mmHg］[40]。Braghetto 与 Burgerhart 等人的观点一致，LES 静息压力降低可能是由于手术切除了 His 角和部分套索纤维所致，从而引起反流。其他研究亦表明袖状胃切除术后 GERD 的发生原因在于低张 LES[41-45]。

袖状胃切除术后胃内压增高是另一个常见的术后 GERD 假设机制[36,41,43-47]。研究表明，袖状胃切除术后反流发生的部分原因可能在于胃容量减少和胃顺应性降低，而幽门功能完好，从而导致了胃内压增高。

管状胃囊的大小和结构可能也有一定影响，比如过大的管状胃囊可能保留较强的产酸能力，而过度狭窄或梗阻的胃囊可能导致食管胃酸清除障碍，从而引起反流。此外，幽门狭窄可能也与疾病发生有关[41]。其他解剖异常可能也会引起胃食管反流，如近端管状胃囊进入裂孔上方、胃囊上部扩张而中部相对狭窄、胃底保留、His 角变钝、膈食管韧带切除、幽门功能不良及管状胃囊狭窄、胃囊移位至胸腔以及切迹处狭窄[36,41,42,48-50]。

拟行 SG 手术时，食管裂孔疝是一个重要的考虑因素，因为疝可能导致术后 GERD 发生率增加。术前应进行检查确定是否存在裂孔疝。如果存在较大的裂孔疝，则应考虑其他减重术式，如 Roux-en-Y 胃旁路术（RYGB）；如无裂孔疝则可行 SG。然而一项研究表明，术前裂孔疝的检查可能不准确，并且极大地低估了这一情况[43]。国际袖状胃切除术专家组目前建议在术中积极识别食管裂孔疝。专家组建议术者应解剖膈食管膜，以检查是否存在食管裂孔疝。当发现裂孔疝时应进行修补，即使是小的隔膜缺损也需要封闭[35]。

其他可能机制包括胃排空障碍（既往的或新发的）、新生胃底及手术建立的胃囊为管状（袖状套）而非"上胃小囊"或"下胃小囊"[53]（表 31.1）。

袖状胃切除术降低或不影响 GERD 的可能机制

虽然大多数研究表明 SG 会增加 GERD 发生率，但也有部分研究认为 SG 可以降低或不影

表31.1 表明袖状胃切除术后 GERD 发生率增加的研究及可能机制

研究	患者数量	评估方法	术前 GERD/%	术后/新发 GERD/%	随访/月	引导胃管/F	可能机制
Burgerhart 等[39]	20	高分辨测压计，24 小时 pH 测量/阻抗仪	/	20	3	34	LES 静息压力降低；合并食管裂孔疝
Vage 等[72]	117	未记录	12.8	30.4(12 个月) 27.4(24 个月)	12 和 24	32	未记录
Dupree 等[41]	4 832	症状报告	/	8.6	>6	未记录	胃内压增高；LES 静息压降低；食管动力障碍；解剖异常增多
Sieber 等[73]	68	消化内镜高分辨测压计	/	16.2	60	35	未记录
Kleidi 等[59]	23	高分辨测压计，症状报告	未记录	未记录	1.5	34	手术方法
Zhang 等[74]	200	消化内镜，症状报告	13	12.8(1 个月) 11.4(6 个月) 13.2(12 个月)	1,6 和 12	38~40	手术方法
Tai 等[42]	66	症状报告	12.1	47	>12	36	LES 静息压力降低；解剖异常增多
Rawlins 等[50]	53	症状报告	/	11	60	26.4	合并食管裂孔疝；膈食管韧带切除；幽门功能不良，伴随管状胃囊狭窄；胃囊胸腔移位；切迹处狭窄；新生胃底
Soricelli 等[43]	378	高分辨测压计，24 小时 pH，症状报告	6.8(SG) 42.2(SG+HHR)	24.2(SG) 3.1(SG+HHR)	18	48	LES 静息压力降低；合并食管裂孔疝
Chopra 等[44]	174	症状报告	/	3.24	>6	34	胃内压增高；LES 静息压力降低；胃底部扩张伴随远端狭窄
Kehagias 等[51]	208	症状报告	/	9.8	12	32	胃排空改变
Howard 等[45]	28	上消化道造影	3.6	39	1	38	胃内压增高；LES 静息压降低；胃容受性降低；胃容量降低
Carter 等[75]	176	症状报告	34.6	47.2	>1	34	解剖异常增多；合并是挂裂孔疝变；食管动力障碍

研究	患者数量	评估方法	术前 GERD/%	术后/新发 GERD/%	随访/月	引导胃管/F	可能机制
Lazoura 等[53]	85	上消化道内镜,症状报告	未记录	未记录	1,6和12	36	容受性受损;胃排空改变;解剖异常增多;管状胃囊形状
Himpens 等[52]	41	症状报告	3.3	22(12个月) 3(36个月) 23(72个月)	12,36和72	34	新生胃底
Braghetto 等[40]	20	高分辨测压计	/	无报道	未记录	32	LES 静息压力降低
Keidar 等[48]	706	症状报告,钡餐造影	/	1.1	未记录	32 或 40	胃排空改变;解剖异常增多;胃底残留;胃底扩张,伴随远端狭窄
Lakdawala 等[47]	50	症状报告	5	9	12	36	解剖异常增多;胃排空改变;胃容受性降低
Arias 等[46]	130	症状报告	/	2.8	>6	40	胃内压增高
Himpens 等[36]	40	症状报告	/	21.8(12个月) 3.1(36个月)	12和36	未记录	胃排空改变;胃容受性降低;解剖异常增多
Ellatif 等[49]	1 395	症状报告	/	11.4(12个月)	12	>36(n=837) >44(n=558)	解剖异常增多
Gagner 等[63]	46 133	症状报告	/	7.9±8.2	未记录	32-50	食管裂孔疝合并;食管动力障碍
Nocca 等[60]	163	症状报告	/	11.8	未记录	36	手术方法

响 GERD 发生率(表 31.2)。相关的机制假说包括手术方法[54,55]、抗反流屏障修复(因同时进行食管裂孔疝修补)[56]以及壁细胞减少所致的酸负荷降低[57]。Del Genio 认为精心设计的管状胃囊不会破坏胃食管交界处的套索纤维,因此不会造成对 LES 的损伤。另有研究者认为,SG 术后 GERD 的改善可能与体重减轻后胃排空增加及腹压降低有关[38,58]。

减少袖状胃切除术后反流发生的方法

一些研究者认为,不同的 SG 手术方法可能会影响术后反流的发生。他们提出了多种改良术式以减少术后反流(表 31.3)。

Del Genio 等人认为手术方法十分重要。这一研究建议,在切除过程中,最后的吻合口应朝向左侧、距离胃食管交界处至少 1cm 远以保护 LES 功能[54]。该研究还强调沿着胃大弯走行至 His 角、

表 31.2　表明袖状胃切除术后 GERD 发生率降低或不变的研究及可能机制

研究	患者数量(N)	评估方法	术前 GERD/%	术后 / 新发 GERD/%	随访 / 月	引导胃管 /F	可能机制
Santonicola 等[56]	102	症状报告	39.2	19.6	>6	40	食管裂孔疝修补有助于维持抗反流屏障
Del Genio 等[54]	25	高分辨测压计,24 小时 pH	0	0	13	40	手术方法
Pallati 等[76]	585	症状报告	未记录	未记录	6	未记录	未记录
Daes 等[55]	382	症状报告	44.5	2.6	>6	32	手术方法
Carabotti 等[57]	74	症状报告	27	25.6	>6	42	酸负荷降低
Petersen 等[77]	37	症状报告	未记录	未记录	未记录	未记录	未记录
Omana 等[78]	49	症状报告	18	14	15	46	未记录
Eisenberg 等[79]	36	症状报告	67.5	11(恶化)16.7(改善)21(无变化)	>12	36	未记录
van Rutte 等[65]	135	症状报告	21.5	8.1	14.6	未记录	未记录
Gluck 等[66]	204	症状报告	55.9	0.5	未记录	34	未记录

表 31.3　减少袖状胃切除术后反流的手术方法

手术方法	参考文献
保护胃食管交界套索纤维的完整性;避免使用过小的引导胃管(<40F);建立垂直胃腔;避免残留过多胃底	Del Genio 等[54]
避免管状胃囊垂直段与水平段交界处狭窄;防止胃囊扭转;防止胃底扩张;及时处理食管裂孔疝与贲门松弛	Daes 等[55]
在靠近食管操作时小心避免切除食管组织;术中与 His 角和胃食管交界处保持安全距离	Kleidi 等[59]
通过胃成形术建立窄而长的垂直小囊;将分离出的胃底部分包裹在食管腹段的游离处	Fedenko 等[61]
注意胃囊的大小;避免胃体或幽门狭窄;发现并修补食管裂孔疝;注意修复膈脚	Dupree 等[41]
注意是否存在胃小囊	Lazoura 等[53]
避免使用过小的引导胃管,否则建立的胃囊易狭窄;术中避免因为了使引导胃管尽量靠近胃小弯而对胃组织施加过多压力;吻合力度应合适	Keidar 等[48]
避免切除过多胃窦	Nocca 等[60]
手术方法注意吻合位置与 His 角之间的距离	Petersen 等[77]

以平行于胃小弯的连续吻合建立垂直胃腔。为了保证有效的胃排空，手术中不应残留过多的胃底部。在吻合器吻合前，使用较小的引导胃管（＜40F）或对胃组织施压会使胃腔容积减小、胃顺应性降低，从而导致 GERD 的发生[54]。

Daes 等人认为谨慎的手术操作十分关键，并且指出了 4 项可能导致 SG 术后 GERD 的错误操作：管状胃囊水平部和垂直部交界处相对狭窄、胃囊扭转、胃底扩张以及持续存在的食管裂孔疝或贲门松弛[55]。其中食管裂孔疝似乎最为重要，但使用网片加固的安全性还需进一步的研究认证。其他研究的结论与 Del Genio 及 Daes 研究组相似：可通过多种手术方法以减少术后 GERD 的发生率，包括避免切除食管组织、操作时与 His 角和胃食管交界处保持安全距离从而保护 LES 功能[59]以及避免切除胃窦[60]。

其他研究也提出了多种改良方式，如袖状胃成形术、一并修补食管裂孔疝及"束带 SG"。Fedenko 和 Evdoshenko 提出了一种"抗反流袖状胃成形术"，这一术式结合了垂直胃成形术和 Nissen 胃底折叠术[61]。手术的第一步是通过 33-F 引导胃管在胃小弯侧建立从胃窦至 His 角的狭长管状胃囊，然后游离食管腹段、十字缝合，将分离的胃底部从食管后侧 360° 包绕食管（与 Nissen 胃底折叠术相同）。这一手术方法可取得与 SG 相近的减重效果，且无并发症。然而这项研究的样本量过小，意义有限。

有研究提出在管状胃囊上加用束带以防止晚期扩张及体重增加，由此改善 GERD 症状[62]。在距离胃食管交界 6cm 处加用生物组织束带（AlloDerm®）可使 SG 术后短期 GERD 发生率与 RYGB 相近。对于术前有轻微 GERD 症状的患者，术中放置 Linx 装置是另一种可行方法（尽管目前不作为推荐），对于术后发生 GERD 的患者亦可作为辅助治疗。

减少 GERD 发生的患者选择标准

在考虑减重术式时，患者的选择标准至关重要。术前需要对患者进行 GERD 相关症状及体征的评估。疑有病变时，可采用食管测压以评估 LES 功能，并检测是否存在食管裂孔疝。在 LES 功能下降的患者中，应采用 SG 以外的术式，因为这类患者术后发生 GERD 的风险较高。

一些研究认为食管裂孔疝是 SG 的禁忌证，但也有研究认为术前发现裂孔疝并在术中进行修补，将不会导致患者术后发生 GERD 的风险增加[43]。Soricelli 发现在同时进行 LSG 和食管裂孔疝修补的患者队列中，术后 GERD 的发生率低于仅进行 LSG 的队列。然而，Santonicola 认为 LSG 术中进行食管裂孔疝修补会破坏抗反流屏障的完整性[56]。此外，Gagner 认为术前合并较大裂孔疝或既往存在严重 GERD 症状的患者，应考虑行 RYGB 而非 LSG[63]。综上所述，合并食管裂孔疝可能是 LSG 的相对禁忌证，能否进行手术取决于疝的大小和术前 GERD 症状的严重程度。

胃袖状切除术后 GERD 的诊治

SG 术后 GERD 的治疗遵循一般治疗原则。当患者因术后 GERD 前往医院就诊时，术前资料将有助于治疗。根据国际袖状胃切除术专家组共识，SG 术后新发 GERD 的一线治疗为质子泵抑制剂（proton pump inhibitor，PPI）[35]。促动力药物也可用于治疗。硫糖铝可用于治疗存在胆汁反流的患者。这些患者需要密切的临床随访。如果药物治疗后症状未缓解，需行食管胃十二指肠镜检查（EGD）、食管测压以及 24 小时食管 pH 监测，以寻找导致 GERD 的结构或功能原因，并进行相应治疗。食管钡餐造影有助于发现食管裂孔疝及出口病变。若症状未缓解，根据症状的严重程度可考虑进行手术治疗。

袖状胃切除术后 GERD 的手术治疗

对管状胃囊进行修正手术的指征包括难以控制的反流症状及减重不足。重新制造管状胃囊可用于减重不足的患者，但并不适用于难治性 GERD。可用于治疗 GERD 的修正手术包括：修正为 RYGB、胃底折叠术（在保留胃体并出现食管裂孔疝的罕见情况下）或采用试验性的手术方法，如 Linx 装置、Stretta 术内镜下热能射频）或 Stomaphyx 术（通过胃折叠术形成腔内袖）。

修正为 RYGB 是治疗 SG 术后难治性 GERD 的安全手段。Soricelli 等人指出，胃小囊体积较小，产生的胃酸减少，且反流物可进入 Roux 祥从而改善胃排空，这些是 RYGB 用于治疗术后 GERD 的优势所在[43]。然而 Keidar 提出疑问，在修正手术中，是尽可能减小胃小囊的体积获益较大，还是应当直接将食管与 Roux 祥吻合从而完全避免反流[48]。Langer 等人在一项回顾性研究中纳入了

73 名 LSG 术后患者,研究显示 SG 修正为 RYGB 的手术指征及结果如下:共有 8 名(11%)患者因严重反流(n=3)或复胖(n=5)进行了修正手术,进行修正手术的时间中位数为 LSG 术后 33 个月[64]。修正手术有效缓解了这些患者的反流症状,且患者在术后无须继续应用 PPI。van Rutte 等人对 10.4% 的患者(n=14)进行了修正为 RYGB 的手术,患者主诉包括持续性反流(4 例)、吞咽困难(4 例)和减重不足(6 例),然而吞咽困难和 GERD 的缓解率分别只有 75% 和 50%[65]。在 Gluck 等人进行的另一项研究中,LSG 术后严重 GERD 的患者中仅有 0.5% 的患者要求进行修正为 RYGB 的手术;然而,该研究并没有记录修正手术后症状是否完全缓解[66]。

由于 SG 术后几乎无胃底组织残留,胃底折叠术通常不作为治疗选择。但对于减重效果较好的术后 GERD 患者,Dor 胃折叠术是一种可行的选择。在一个特殊的病例中,由于保留了胃体,患者进行了 Dor 胃底折叠术[67]。

食管炎与袖状胃切除术

糜烂性食管炎是 GERD 的常见并发症[68]。与 GERD 相似,糜烂性食管炎也与肥胖相关:超重(BMI 25~30kg/m²)和肥胖(BMI>30kg/m²)患者发生糜烂性食管炎的风险高于正常人群(校正 OR=1.76;95% CI:1.156~2.677)[20]。探讨糜烂性食管炎与 SG 之间关系的研究数量较少。Tai 等报道,LSG 术后 1 年 GERD 的发病率增加了 34.9%,36.4% 的患者出现新发糜烂性食管炎。男性和 GERD 是糜烂性食管炎的高危因素[42]。Braghetto 等报道 15.5% 的患者在 LSG 术后 1~2 个月出现新发糜烂性食管炎[40]。这两项研究都认为最可能的机制是由于手术切除了 His 角和部分套索纤维,损伤了 LES,从而导致了压力降低。糜烂性食管炎的其他发生机制假设与 GERD 相同。GERD 与糜烂性食管炎可导致 Barrett 食管和食管癌。随着对 GERD、LSG 和糜烂性食管炎之间关系的研究不断深入,许多研究者认为糜烂性食管炎是 SG 的禁忌证。患者在术后需要密切随访。一些研究者采用 GERD 问卷甚至 EGD 作为术后监测手段[42]。

如果患者出现了糜烂性食管炎,PPI 为首选治疗方法,且缓解率最高[69]。部分患者可能需要长期的维持治疗。如果症状持续,进一步的检查、药物治疗或手术治疗与 GERD 的治疗相同(见上文)。

袖状胃切除术与慢性呕吐

SG 属于限制性手术,但一些研究发现它可以改变胃肠道动力。这点十分重要,因为胃肠道动力在胃肠道消化、运输和吸收营养物质中发挥着重要作用。许多研究者发现胃肠道动力增加可能与吸收不良有关。有少量研究表明 SG 可导致胃肠动力障碍、长期呕吐及胃排空延迟[48]。有研究报道术后长期呕吐和胃排空延迟的发生率分别为 0.1% 和 0.2%[70]。另一项研究发现 18% 的患者在 LSG 术后 6 年偶尔出现呕吐[52]。Keidar 等人认为术后胃肠动力障碍与手术方法及管状胃囊上端扩张有关。另有研究者指出,胃窦部分对于管状胃囊的正常功能至关重要[71],因此需要保持胃窦完整。

治疗方法包括保守治疗和手术。对于出现慢性呕吐的患者,首先应当排除狭窄或梗阻等常规因素。可尝试使用促动力药物和止吐药进行试验性治疗,但目前尚无关于这些药物疗效的研究。解痉药(如山莨菪碱和硫糖铝)可取得一定疗效。为了明确是否存在功能或解剖异常,应对患者进行测压、pH 测量及钡餐造影。对于症状严重的患者,RYGB 修正手术是较好的治疗选择,这一方法可以改善胃排空并将反流物引入小肠。

结论

尽管袖状胃切除术已获得广泛普及,其与胃食管反流、食管炎与慢性呕吐之间的关系仍有待进一步阐明。这三种病理情况相互交织,因此在机制、评估及治疗方面三者有所重叠。GERD、糜烂性食管炎及食管裂孔疝不利于 SG 手术的开展,因此手术患者的选择十分关键,但还有其他需要考虑的因素。关于 SG 术后新发 GERD 和糜烂性食管炎的研究结论不尽相同。对患者的密切监测及诊断性评估往往是必要的。对于新发患者,药物治疗为首选,手术仅针对保守治疗无效的患者。修正为 RYGB 是手术治疗的金标准,但新技术也正在展现出它们的优势。

(徐 强 译)

1. D'Hondt M, Vanneste S, Pottel H, Devriendt D, Van Rooy F, Vansteenkiste F. Laparoscopic sleeve gastrectomy as a single-stage procedure for the treatment of morbid obesity and the resulting quality of life, resolution of comorbidities, food tolerance, and 6-year weight loss. *Surg Endosc.* 2011;25(8):498–504.
2. Peery AF, Dellon EA., Lund J, et al. Burden of gastrointestinal disease in the United States: 2012 update. *Gastroenterology.* 2012;143:1179–1187.
3. Blot WJ, McLaughlin JK. The changing epidemiology of esophageal cancer. *Semin Oncol.* 1999;26:2–8.
4. Polednak AP. Trends in incidence rates for obesity-associated cancers in the US. *Cancer Detect Prev.* 2003;27:415–421.
5. Festi D, Scaioli E, Baldi F, et al. Body weight, lifestyle, dietary habits and gastroesophageal reflux disease. *World J Gastroenterol.* 2009;15(14):1690–1701.
6. Eslick GD, Talley NJ. Gastroesophageal reflux disease (GERD): risk factors, and impact on quality of life—a population-based study. *J Clin Gastroenterol.* 2009;43(2):111–117.
7. Castelo Vega JM, Olivera Hermoza R, Páucar Sotomayor H, Flores Aldea JC. Gastroesophageal reflux: clinical, endoscopic char-acteristics and associated risk factors. *Rev Gastroenterol Peru.* 2003;23(1):41–48.
8. Gordon C, Kang JY, Neild PJ, Maxwell JD. The role of the hiatus hernia in gastro-oesophageal reflux disease. *Aliment Pharmacol Ther.* 2004;20(7):719–732.
9. Van Herwaarden MA, Samson M, Smout AJ. Excess gastroesophageal reflux in patients with hiatus hernia is caused by mechanisms other than transient LES relaxations. *Gastroenterology.* 2000;119(6): 1439–1446.
10. Altomare A, Guarino MP, Cocca S, Emerenziani S, Cicala M. Gastroesophageal reflux disease: Update on inflammation and symptom perception. *World J Gastroenterol.* 2013;19(39):6523–6528.
11. Koch KL. Diabetic gastropathy: gastric neuromuscular dysfunction in diabetes mellitus: a review of symptoms, pathophysiology, and treatment. *Dig Dis Sci.* 1999;44(6):1061–1075.
12. Day JP, Richter JP. Medical and surgical conditions predisposing to gastroesophageal reflux disease. *Gastroenterol Clin North Am.* 1990;19(3):587–607.
13. Ali RA, Egan LG. Gastroesophageal reflux disease in pregnancy. *Best Pract Res Clin Gastroenterol.* 2007;21(5):793–806.
14. Locke GR III, Talley NJ, Fett SL, Zinsmeister AR, Melton LJ. Risk factors associated with symptoms of gastroesophageal reflux. *Am J Med.* 1999;106(6): 642–649.
15. Sonnenberg A. Effects of environment and lifestyle on gastroesophageal reflux disease. *Dig Dis.* 2011;29(2):229–234.
16. Ogden CL, Carroll MD, Kit BK, Felgal KM. Prevalence of childhood and adult obesity in the United States, 2011–2012. *JAMA.* 2014;311(8):806–814.
17. Iovino P, Angrisani L, Galloro G, et al. Proximal stomach function in obesity with normal or abnormal oesophageal acid exposure. *Neurogastroenterol Motil.* 2006;18:425–432.
18. El-Serag HB, Graham DY, Satia JA, et al. Obesity is an independent risk factor for GERD symptoms and erosive esophagitis. *Am J Gastroenterol.* 2005;100: 1243–1250.
19. Fisher BL, Pennathur A, Mutnick JL, et al. Obesity correlates with gastroesophageal reflux. *Dig Dis Sci.* 1999;44: 2290–2294.
20. Hampel H, Abraham NS, El-Serag HB. Meta-analysis: obesity and the risk for gastroesophageal reflux disease and its complications. *Ann Intern Med.* 2005;143(3):199–211.
21. Suter M, Dorta G, Giusti V, et al. Gastro-esophageal reflux and esophageal motility disorders in morbidly obese patients. *Obes Surg.* 2004;14:959–966.
22. Koppman JS, Poggi L, Szomstein S, Ukleja A, Botoman A, Rosenthal R. Esophageal motility disorders in the morbidly obese population. *Surg Endosc.* 2007;21:761–764.
23. Jaffin BW, Knoepflmacher P, Greenstein R. High prevalence of asymptomatic esophageal motility disorders among morbidly obese patients. *Obes Surg.* 1999;9: 390–395.
24. Crookes PF. Physiology of reflux disease: Role of the lower esopha-geal sphincter. *Surg Endosc.* 2006;20(suppl 2):S462–S466.
25. Iovino P, Angrisani L, Tremolaterra F, et al. Abnormal esophageal acid exposure is common in morbidly obese patients and improves after a successful lap-band system implantation. *Surg Endosc.* 2002;16:1631–1635.
26. Wu JC, Mui LM, Cheung CM, et al. Obesity is associated with increased transient lower esophageal sphincter relaxation. *Gastroenterology.* 2007;132:883–889.
27. Wilson LJ, Ma W, Hirschowitz BI. Association of obesity with hiatal hernia and esophagitis. *Am J Gastroenterol.* 1999;94:2840–2844.
28. Kouklakis G, Moschos J, Kountouras J, et al. Relationship between obesity and gastroesophageal reflux disease as recorded by 3-hour esophageal pH monitoring. *Rom J Gastroenterol Clin North Am.* 2005;14:117–121.
29. Che F, Nguyen B, Cohen A, Nguyen NT. Prevalence of hiatal hernia in the morbidly obese. *Surg Obes Relat Dis.* 2013;9:920–924.
30. Pandolfino JE, El-Serag HB, Zhang Q, Shah N, Ghosh SK, Kahrilas PJ. Obesity: a challenge to esophagogastric junction integrity. *Gastroenterology.* 2006;130(3): 639–649.
31. Jaffin BW, Knoepflmacher P, Greenstein R. High prevalence of asymptomatic esophageal motility disorders among morbidly obese patients. *Obes Surg.* 1999;9(4):390–395.
32. El-Serag H. Role of obesity in GERD-related disorders. *Gut.* 2008;57(3):281–284.
33. Rieder F, Biancani P, Harnett K, Yerian L, Falk GW. Inflammatory mediators in gastroesophageal reflux disease: impact on esophageal motility, fibrosis, and carcinogenesis. *Am J Physiol Gastrointest Liver Physiol.* 2010;298(5):G571–G581.
34. Rieder F, Cheng L, Harnett KM, et al. Gastroesophageal reflux disease-associated esophagitis induces endogenous cytokine production leading to motor abnormalities. *Gastroenterology.* 2007;132(1):154–165.
35. Rosenthal RJ, International Sleeve Gastrectomy Expert Panel. International Sleeve Gastrectomy Expert Panel Consensus Statement: best practice guidelines based on eperience of > 12,000 cases. *SOARD.* 2012;8:8–19.
36. Himpens J, Dapri G, Cadiere GB. A prospective randomized study between laparoscopic gastric banding and laparoscopic iso-lated sleeve gastrctomy: results after 1 and 3 years. *Obes Surg.* 2006;16:1450–1456.
37. Weiner RA, Weiner S, Pomhoff I, Jacobi C, Makarewicz W, Weigand G. Laparoscopic sleeve gastrectomy—influence of sleeve size and resected gastric volume. *Obes Surg.* 2007;17:1297–1305.
38. Melissas J, Koukouraki S, Askoxylakis J, et al. Sleeve gastrectomy: a restrictive procedure? *Obes Surg.* 2007;17:57–62.
39. Burgerhart JS, Schotborgh C, Schoon EJ, et al. Effect of sleeve gas-trectomy on gastroesophageal reflux. *Obes Surg.* 2014; 24(9):1436–1441. doi: 10.1007/s11695-014-1222-1.
40. Braghetto I, Lanzarini E, Korn O, Valladares H, Molina JC, Henriquez A. Manometric changes of the lower esophageal sphincter after sleeve gastrectomy in obese patients. *Obes Surg.* 2010;20(3):357–362.
41. Dupree CE, Blair K, Steele SR, Martin MJ. Laparoscopic sleeve gas-trectomy in patients with preexisting gastroesophageal reflux di-sease: a national analysis. *JAMA.* 2014;149(4):328–334.
42. Tai CM, Huang CK, Lee YC, Chang CY, Lee CT, Lin JT. Increase in gastroesophageal reflux disease symptoms and erosive esophagitis 1 year after laparoscopic sleeve gastrectomy among obese adults. *Surg Endosc.* 2013;27(4): 1260–1266.
43. Soricelli E, Iossa A, Casella G, Abbatini F, Calì B, Basso N. Sleeve gastrectomy and crural repair in obese patients with gastroesophageal reflux disease and/or hiatal hernia. *Surg Obes Relat Dis.* 2013;9(3):356–361.
44. Chopra A, Chao E, Etkin Y, Merklinger L, Lieb J, Delany H. Laparoscopic sleeve gastrectomy for obesity: can it be considered a definitive procedure? *Surg Endosc.* 2012;26(3):831–837.
45. Howard DD, Caban AM, Cendan JC, Ben-David K. Gastroesophageal reflux after sleeve gastrectomy in morbidly obese patients. *Surg Obes Relat Dis.* 2011;7(6): 708–713.
46. Arias E, Martínez PR, Ka ming li V, Szomstein S, Rosenthal RJ. Mid-term follow-up after sleeve gastrectomy as a final approach for morbid obesity. *Obes Surg.* 2009;19(5):544–548.
47. Lakdawala MA, Bhasker A, Mulchandani D, Goel S, Jain S. Comparison between the results of laparoscopic sleeve gastrectomy and laparoscopic Roux-en-Y gastric bypass in the Indian popula-

tion: a retrospective 1 year study. *Obes Surg*, 2010;20(1):1–6.

48. Keidar A, Appelbaum L, Schweiger C, Elazary R, Baltasar A. Dilated upper sleeve can be associated with severe postoperative gastroesophageal dysmotility and reflux. *Obes Surg*. 2010;20(2):140–147.

49. Abd ellatif ME, Abdallah E, Askar W, et al. Long term predictors of success after laparoscopic sleeve gastrectomy. *Int J Surg*. 2014;12(5):504–508.

50. Rawlins L, Rawlins MP, Brown CC, Schumacher DL. Sleeve gastrectomy: 5-year outcomes of a single institution. *Surg Obes Relat Dis*. 2013;9(1):21–25.

51. Kehagias I, Spyropoulos C, Karamanakos S, Kalfarentzos F. Efficacy of sleeve gastrectomy as sole procedure in patients with clinically severe obesity (BMI ≤ 50 kg/m². *Surg Obes Relat Dis*. 2013;9(3):363–369.

52. Himpens J, Dobbeleir J, Peeters G. Long-term results of laparoscopic sleeve gastrectomy for obesity. *Ann Surg*. 2010;252(2):319–324.

53. Lazoura O, Zacharoulis D, Triantafyllidis G, et al. Symptoms of gastroesophageal reflux following laparoscopic sleeve gastrectomy are related to the final shape of the sleeve as depicted by radiology. *Obes Surg*. 2011;21(3):295–299.

54. Del Genio G, Tolone S, Limongelli P, et al. Sleeve gastrectomy and development of "de novo" gastroesophageal reflux. *Obes Surg*. 2014;24(1):71–77.

55. Daes J, Jimenez ME., Said N, Dennis R. Improvement of gastroesophageal reflux symptoms after standardized laparoscopic sleeve gastrectomy. *Obes Surg*. 2014;24(4):536–540.

56. Santonicola A, Angrisani L, Cutolo P, Formisano G, Iovino P. The effect of laparoscopic sleeve gastrectomy with or without hiatal hernia repair on gastroesophageal reflux disease in obese patients. *Surg Obes Relat Dis*. 2014;10(2):250–255.

57. Carabotti M, Silecchia G, Greco F, et al. Impact of laparoscopic sleeve gastrectomy on upper gastrointestinal symptoms. *Obes Surg*. 2013;23(10):1551–1557.

58. Melissas J, Daskalakis M, Koukouraki S, et al. Sleeve gastrectomy—a "food limiting" operation. *Obes Surg*. 2008;18:1251–1256.

59. Kleidi E, Theodorou D, Albanopoulos K, et al. The effect of laparoscopic sleeve gastrectomy on the antireflux mechanism: can it be minimized? *Surg Endosc*. 2013;27(12):4625–4630.

60. Nocca D, Krawczykowsky D, Bomans B, et al. A prospective multicenter study of 163 sleeve gastrectomies: results at 1 and 2 years. *Obes Surg*. 2008;18(5):560–565.

61. Fedenko V, Evdoshenko V. Antireflux sleeve gastroplasty: description of a novel technique. *Obes Surg*. 2007;17(6):820–824.

62. Alexander JW, Martin Hawver LR, Goodman HW. Banded sleeve gastrectomy— initial experience. *Obes Surg*. 2009;19:1591–1596.

63. Gagner M, Deitel M, Erickson AL, Crosby RD. Survey on laparoscopic sleeve gastrectomy (LSG) at the Fourth International Consensus Summit on Sleeve Gastrectomy. *Obes Surg*. 2013;23(12):2013–2017.

64. Langer FB, Bohdjalian A, Shakeri-Leidenmühler S, Schoppmann SF, Zacherl J, Prager G. Conversion from sleeve gastrectomy to Roux-en-Y gastric bypass: indications and outcome. *Obes Surg*. 2010;20(7):835–840.

65. Van rutte PW, Smulders JF, De zoete JP, Nienhuijs SW. Sleeve gastrectomy in older obese patients. *Surg Endosc*. 2013;27(6):2014–2019.

66. Gluck B, Jansma S, Gluck J, Laskowski K. Laparoscopic sleeve gastrectomy is a safe and effective bariatric procedure for the lower BMI (35.0–43.0 kg/m²) population. *Obes Surg*. 2011;21(8):1168–1171.

67. Andre T, Ampudia C, Szomstein S, Rosenthal R. Laparoscopic repair of hiatal hernia with Dor fundoplication after sleeve gastrectomy in patients with intractable GERD and retained gastric body. Videos SAGES SS08, program number V004. https://www.sages.org/meetings/annual-meeting/abstracts-archive/laparoscopic-repair-of-hiatal-hernia-with-dor-fundoplication-after-sleeve-gastrectomy-in-a-patient-with-intractable-gerd-and-retained-gastric-body/

68. Pisegna J, Holtmann G, Howden CW, et al. Review article: oesophageal complications and consequences of persistent gastro-oesophageal reflux disease. *Aliment Pharmacol Ther*. 2004;20(suppl 9):47–56.

69. Devault KR, Castell DO, American College of Gastroenterology. Updated guidelines for the diagnosis and treatment of gastroesophageal reflux disease. *Am J Gastroenterol*. 2005;100(1):190–200.

70. Frezza EE, Reddy S, Gee LL, Wachtel MS. Complications after sleeve gastrectomy for morbid obesity. *Obes Surg*. 2009;19: 684–687.

71. Roa PE, Kaidar-Person O, Pinto D, et al. Laparoscopic sleeve gastrectomy as treatment for morbid obesity: technique and shortterm outcome. *Obes Surg*. 2006;16:1323–1326.

72. Våge V, Sande VA, Mellgren G, Laukeland C, Behme J, Andersen JR. Changes in obesity-related diseases and biochemical variables after laparoscopic sleeve gastrectomy: a two-year follow-up study. *BMC Surg*. 2014;14:8. doi: 10.1186/1471-2482-14-8.

73. Sieber P, Gass M, Kern B, Peters T, Slawik M, Peterli R. Five-year results of laparoscopic sleeve gastrectomy. *Surg Obes Relat Dis*. 2014;10(2):243–249.

74. Zhang N, Maffei A, Cerabona T, Pahuja A, Omana J, Kaul A. Reduction in obesity-related comorbidities: is gastric bypass better than sleeve gastrectomy? *Surg Endosc*. 2013;27(4): 1273–1280.

75. Carter PR, LeBlanc KA, Hausmann MG, Kleinpeter KP, deBarros SN, Jones SM. Association between gastroesophageal reflux disease and laparoscopic sleeve gastrectomy. *Surg Obes Relat Dis*. 2011;7(5):569–572.

76. Pallati PK, Shaligram A, Shostrom VK, Oleynikov D, McBride CL, Goede MR. Improvement in gastroesophageal reflux disease symptoms after various bariatric procedures: review of the Bariatric Outcomes Longitudinal Database. *Surg Obes Relat Dis*. 2014;10(3):502–507. doi: 10.1016/j.soard.2013.07.018. Epub 2013 Aug 29.

77. Petersen WV, Meile T, Küper MA, Zdichavsky M, Königsrainer A, Schneider JH. Functional importance of laparoscopic sleeve gastrectomy for the lower esophageal sphincter in patients with morbid obesity. *Obes Surg*. 2012;22(3): 360–366.

78. Omana JJ, Nguyen SQ, Herron D, Kini S. Comparison of comorbidity resolution and improvement between laparoscopic sleeve gastrectomy and laparoscopic adjustable gastric banding. *Surg Endosc*. 2010;24(10):2513–2517.

79. Eisenberg D, Bellatorre A, Bellatorre N. Sleeve gastrectomy as a stand-alone bariatric operation for severe, morbid, and super obesity. *J Soc Laparoendoscopic Surg* 2013;17:63–67.

第八篇

胃束带

第 32 章

胃束带手术并发症的预防和处理

Christine Ren Fielding and Monica Sethi

简介

腹腔镜可调节胃束带术(laparoscopic adjustable gastric binding, LAGB)是治疗肥胖症的有效手段。与其他减重手术相比,创伤小,可逆,住院时间短,营养不良风险低。只要是手术,就避免不了会有并发症,LAGB 也不例外。有的并发症仅在 LAGB 中存在,例如束带移位、侵蚀和调整器与管路问题等。这些并发症多发生在手术量较少的中心,随着手术量增加、手术经验和技术的提升,并发症的发生率会下降。本章节主要介绍 LAGB 的并发症(表 32.1)及其预防和治疗策略。

表 32.1 胃束带术的早期和晚期并发症

早期并发症	晚期并发症
调整器部位的皮下血肿或皮下积液	食物不耐受
伤口感染	反流 / 呕吐
早期调整器入口感染	慢性吞咽困难
急性束带口梗阻	GERD
胃穿孔	束带部件渗流
	调整器移位
	胃脱垂 / 束带滑脱
	束带腐蚀
	食管扩张
	晚期调整器入口感染

束带滑脱 / 胃脱垂

胃脱垂(gastric prolapse),又称为束带滑脱(band slippage),是 LAGB 常见的并发症。其定义为束带下方部分胃体向头侧、向上穿过束带形成的脱垂或疝。胃脱垂会导致胃囊增大并导致完全或部分出口梗阻。不同文献报道的胃脱垂发生率不完全相同,术后 10 个月(平均)胃脱垂的发生率为 1%~14%[1,2]。胃脱垂仍然是胃束带术后再手术的主要指征之一。

胃脱垂的常见症状为夜间反流或咳嗽,无法耐受经口进食(直到 2~3 小时呕吐后经口进食的耐受性才会得到改善)以及吞咽困难。部分患者也可无任何症状。急性上腹痛是胃脱垂的罕见症状,一旦出现往往提示严重并发症可能,如嵌顿导致胃缺血、穿孔或扭转,需要立即手术治疗。

胃脱垂有三种类型:前脱垂、后脱垂和向心性脱垂。前脱垂和后脱垂均为偏心性"真脱垂",其机制为胃体从束带的一侧滑脱,形成一个扩大的、不对称的胃囊。胃大弯在束带上方形成疝样突出,并且此疝样突出的胃体越过食管前方称为前脱垂(anterior prolapse)。胃底后部通过束带进入网膜囊(lesser sac)形成后滑脱(posterior slip)[3]。通常情况下,真性脱垂的类型(前脱垂还是后脱垂)与 LAGB 置入采用的技术有关。前脱垂更常发生在使用松弛部技术(the pars flaccida technique)置入束带的患者,而后脱垂几乎只出现在使用胃周技术(the perigastric technique)的患者[4]。

束带最初都是通过胃周技术置入,即从网膜囊顶端到 His 角分离胃小弯和小网膜。这种分离法容易进入网膜囊,容易使胃的后表面和束带之间滑动。采用松弛部技术置入束带能够有效降低后脱垂的发生率,同时也会相对增加前脱垂的机会。松弛部技术的做法是打开小网膜松弛部(肝胃韧带),从膈肌右脚基底部打开腹膜,然后朝向膈肌左脚分离一直到 His 角。松弛部技术的好处是束带在网膜囊上方而不需要进入网膜囊,从而最大限度减少对胃后部附属组织的破坏。目前认为在腹膜后固定可以预防后脱垂[5]。O'Brien等在一项前瞻性随机对照研究中比较了胃周技术和松弛部技术两种束带置入法,松弛部技术能显著降低可识别脱垂和后脱垂的发生[6]。

向心性脱垂(concentric prolapse)与偏心性脱垂概念不同。通常认为向心性脱垂是束带上方的胃囊扩张,可能是由于束带过紧、患者不依从、胃囊慢性容量超负荷所致。需要注意的是,向心性扩张(concentric dilation)也可能是由于胃体从束带下方向束带上方移动所致,这种情况则代表为真性机械性脱垂(mechanical proplase)[2]。其症状与真性偏心性束带脱垂(true eccentric gastric band prolapse)相似(如呕吐、反流、吞咽困难),可能导致的后果就是无法达到足够的体重下降。

一旦怀疑胃脱垂,应该立即采用包括食管X线在内的手段确诊。钡剂检查可以很容易地发现滑脱,其影像学表现为出现胃囊扩张或束带移动至胃底下部、胃体甚至是胃窦部(图32.1)。通常,上腹部X线平片就可以筛查滑脱(图32.1)。腹部X线片可以显示束带与左半横膈中部之间的距离扩大。在前后位X线片中,束带通常位于膈肌下方约5cm处,束带的角度为45°(phi角为脊柱和束带之间的夹角,正常在4°到58°之间)[7]。束带滑脱后会使该角度趋向水平,phi角大于58°。最近有放射学文献中报道了束带滑脱会产生一种称为O形征的常见放射学表现,其形成机制为束带滑脱时也同时沿水平轴倾斜,此时就会形成类似字母O的表现;需要注意的是,这些研究的样本量较小,需要进行更大规模的研究才能使该征成为束带滑脱的特征性征象代名词。如果束带滑脱已经导致了梗阻,扩张的胃囊中可有液气平面的表现[3,7]。

一旦确诊胃脱垂,需要松开束带。从束带中抽液放松束带后如果患者仍无法饮水,建议静脉晶体液补液。通常情况下,胃脱垂患者是能够耐受自己分泌的唾液,如果连自己的唾液都无法耐受,需要安置鼻胃管[1]。对于胃脱垂患者,束带松弛后,如果存在持续上腹痛需要警惕胃绞窄(gastric strangulation)和缺血;针对这种情况需要立即外科手术治疗。

经过上述处理后,如果症状在几周内依然没有改善,需要束带修正甚至是移除束带。虽然不

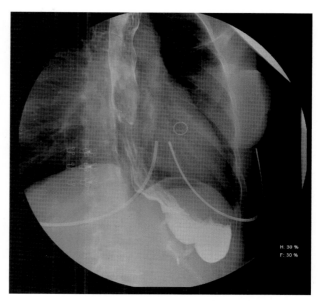

图32.1　吞钡食管X线显示束带水平滑动合并前向旋转,形成大量液体在胃囊内

是需要外科急诊处置的情况,从预防并发症(如吸入性肺炎或胃绞窄)的角度来讲,还是应该及时进行手术。术中,通过切开束带上方的被覆组织,并拆开之前的胃体折叠部分来移动已经松弛的束带(图32.2)。这包括His角所在的区域。如果在His角区域的胃体折叠部分与囊袋没有完全清理干净,会再次形成滑脱。束带调整有如下三种方法:①不重新打开束带直接进行调整,由于水肿和粘连的原因,可能操作起来有一定的难度(图32.3);②打开并重新安置束带,然后再次关闭束带;或③移除之前的束带,通过新的胃后间隙更换束带[1]。简单的束带调整当然是性价比最好的方式,但存在再次脱垂的可能性[2]。对于部分束带轻微滑脱的患者,仅通过抽取束带内液体放松束带就有可能改善症状;随着水肿的改善,部分患者可以耐受束带调整而不需要再次外科手术治疗。对于胃壁薄弱或完整性有疑问的情况下,建议完全移除束带。

束带调整或更换后饮食与LAGB术后常规饮食类似。术后频繁呕吐会增加胃囊压力和影响被膜的形成,因此在术后初期饮食有如下要求:前10~14天流质饮食,之后10~14天糊状饮食[2]。值得欣慰的是,随着外科技术进步,束带装置改进和减重外科医师本身技术提高已经使胃脱垂发生率已经越来越低了(图32.4和图32.5)。

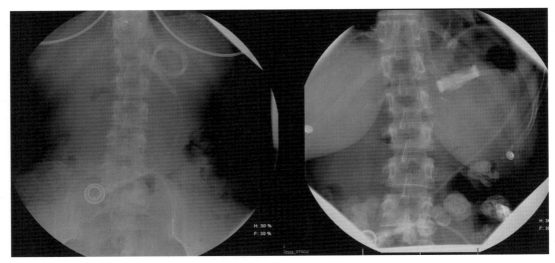

图 32.2　腹部平片: 滑脱导致的束带移位(左)与正常束带位置(右)

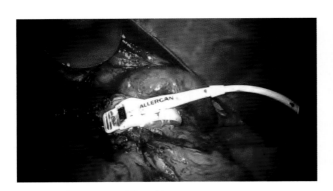

图 32.3　束带前滑脱伴胃脱垂

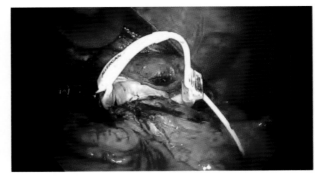

图 32.4　在胃脱垂修正术中打开胃束带

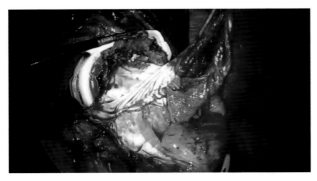

图 32.5　折叠部位打开和被膜切开后,在胃食管交界处下方 1cm 处重新安置束带

胃穿孔

　　胃穿孔(gastric perforation)是 LAGB 术后少见的急性并发症之一。置入过程本身发生穿孔非常罕见,发生率为 0~0.7%[2,8]。还没有等到出现症状,通常在术中就能立即修复穿孔。如果术中未发现医源性穿孔,患者可能会出现腹痛、心动过速、

发热和白细胞增多的表现。严重脓毒症[9]患者还会出现呼吸困难、低血压和少尿,这些症状和袖状胃切除术(sleeve gastrectomy)或胃旁路术(gastric bypass)后胃瘘表现类似。

　　LAGB 术后胃穿孔通常与采用胃周技术置入束带有关,采用松弛部技术发生胃穿孔非常罕见。胃穿孔在束带修正和粘连松解术中常见,而在首次非复杂的束带术中相对少见[10]。胃部缝合[10]和广泛的粘连松解是胃前壁穿孔的可能原因。

　　后部撕裂(posterior tears)的可能原因有:第一,在错误平面上探查时暴力操作过度;第二,更常见的原因是存在未被识别的包含胃体的后位食管裂孔疝形成(hiatal herniation)。因此,在手术时建立胃后隧道时不要使用暴力,并警惕潜在的食管裂孔疝(hiatal hernias),可减少后部撕裂和不必要的修补。偶尔也有术中或术后因鼻胃管放置导致的胃或食管穿孔[2,11]。

　　LAGB 术中可以通过空气、亚甲蓝渗漏试验或术中内镜检查来确认和定位穿孔。如果术后怀疑

穿孔,可以用水溶性造影剂行食管 X 线明确诊断。穿孔的放射学表现为穿孔部位存在造影剂残留及造影剂外渗[3]。小穿孔无法通过食管 X 线发现,建议行腹部 CT 检查。与其他减重手术术后一样,如果临床怀疑胃穿孔,应该进行腹腔镜再次探查而不是一味地影像学检查,然后在腹腔镜下进行详细的胃部检查并及时进行穿孔修复[9]。

胃穿孔治疗包含位置确认、胃切口缝合和充分局部引流三方面。除非是污染轻微,且穿孔位置远离束带,对于束带置入之前发现的穿孔,建议先修复穿孔并推迟 LAGB 置入。对于术后才发现的穿孔,关于是立即移除束带还是在保留束带的情况下修复穿孔的文献报道还存在争议。如果局部手术视野良好,穿孔距离束带有一定的距离且污染轻微,部分外科医生主张保留束带。如果穿孔暴露不好或有严重污染,考虑到束带感染和未来束带腐蚀的风险,建议移除束带[9]。

束带腐蚀

与胃穿孔这种的早期并发症相比,胃腐蚀(gastric erosion)是 LAGB 置入的晚期并发症(表 32.2)。腐蚀(erosion)是指随着时间的推移,束带逐渐腐蚀胃壁造成束带部分或全部移入到胃壁内的现象。该并发症罕见,发生率约为 1%[12],由于本并发症往往无症状,多为内镜检查时偶然发现,推测实际发生率可能更高。腐蚀的常见症状为非特异性的上腹部不适、体重增加、易饥饿感或调整束带后也无饱腹感。少数情况下,晚期感染的首发症状表现为调整器局部蜂窝织炎。

腐蚀的确切原因尚不清楚,推测可能原因有三:第一,束带置入过程中损伤了胃壁浆膜层;第二,束带过紧导致的胃缺血;第三,既往减重手术对胃部血供的影响从而导致缺血。一项发表于 2010 年纳入了 19 657 名患者的荟萃分析显示,胃周技术导致的束带滑脱和束带腐蚀有关。推测机制为未经治疗的滑脱会在进食过程中导致间歇性压力性坏死,从而引发胃壁破裂,最终导致束带腐蚀(band erosion)[12]。类似地,覆盖在束带扣子上方的胃体折叠部分会形成局部压力性坏死和点状腐蚀[12]。导致腐蚀的其他可能原因还有:置入体和胃壁之间的炎症反应,其他腹内情况(如阑尾炎穿孔)导致的束带感染、束带调整器接口(access port)污染和感染。推测非甾体抗炎药和其他可能导致黏膜损伤的致溃疡药物可能也和束带腐蚀相关,不过还没有确切数据支持这一观点[2]。

如果怀疑 LAGB 腐蚀,建议完善上消化道内镜确认诊断(图 32.6)[13]。CT 扫描或上消化道造影也可以发现束带腐蚀。上消化道造影的征象为钡剂围绕在束带的胃腔内部分,如果是腐蚀胃壁进入胃腔的话,可以观察到钡剂包绕整个束带(图 32.7)。还有一种极罕见的情况,完全侵蚀入胃腔的束带向胃的两端移动(远端或近端),从而造成梗阻,上消化道造影或 CT 可以发现这种情况(图 32.6)[3]。由于束带腐蚀是一个缓慢进展的过程,同时束带周围胃体有足够时间愈合,因此束带腐蚀很少诱发腹膜炎。

一旦确诊腐蚀,可以通过手术治疗纠正。首先在腹腔镜下取出束带,然后在术中进行测漏试验,最后修复胃壁。胃体修复完成后,可以放置新的束带或进行其他减重手术,如旁路术;需要注意的是,应根据患者的全身情况,腐蚀的范围、位置以及胃内容物的溢出情况来进行个体化的综合判断[14]。以纽约大学为例,为降低束带腐蚀引发的粘连风险,通常要在 6 个月之后才行新束带更换或进行其他减重手术。

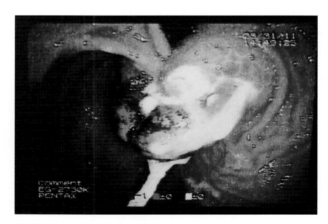

图 32.6 束带腐蚀的内镜图像

表 32.2 术后晚期主要并发症——胃脱垂与束带腐蚀的比较

并发症	发生率	症状	诊断	治疗
胃脱垂	1%~14%[1,2]	腹痛、进食不耐受、呕吐、反流、吞咽困难	食管 X 线	放松束带,饮食调整,手术修正
束带腐蚀	1%[12]	腹部不适、体重增加、食欲减退	上消化道内镜检查	移除束带、胃穿孔修补术、引流

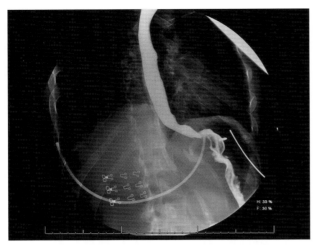

图 32.7　带状侵蚀的食管 X 线片。造影剂包绕整个束带，而不是通过束带

对于配备了内镜束带切割器（gastric band cutter tool）的机构，可以在内镜下取出束带[15,16]。和腹腔镜相比，该技术不仅性价比更高，而且创伤也更小。需要注意的是，内镜下治疗的短板为对腹腔内穿孔和其他并发症的处置能力不如腹腔镜。另外，内镜下束带取出术仅适用于包括束带扣在内的整个束带都在胃腔内的患者。

调整器和管路问题

与任何置入式设备一样，胃束带也可能有器械相关的并发症。多数情况都可以通过一些小型操作解决，并无大碍。设备故障引发的症状取决于具体的原因。因此，需要针对性的治疗。总体而言，调整器和管路并发症发生率很低，文献报道为3.3%~3.4%。

其他与 LAGB 器械相关并发症中，少数是术后调整器相关的并发症。术后发生的血肿和皮下积液一般可以通过保守治疗解决。体重明显减轻后，调整器可能会变得突出，这个问题的解决办法是将调整器放置在肌肉下或换用更为扁平的调整器。

调整器移位也是可能的，这个问题通常是在进行束带调整时发现的。如果调整器翻转，就无法通过薄膜进行束带调整。前后位和侧位 X 线平片可以确认调整器的位置（图 32.8）。在 LAGB 手术中，调整器应固定在前直肌筋膜上。术后 4~6 周内不进行强体力活动，保证局部充分愈合以便调整器能够固定在前直肌筋膜上。如果调整器的确发生了移位，可以在局麻下进行局部伤口探查进行采集器重新定位和固定。

调整器部位感染虽然也有可能，但很罕见，报告的发生率为 0.6%[18]。分为早期和晚期两种类型。早期感染很少见，一般可以口服抗生素治疗，但如果反应不佳，建议使用静脉抗生素。如果调整器部位感染经抗生素治疗无效或复发，则应取出调整器，给管路盖上盖子并置入腹腔，让创口二期愈合。一旦创口愈合，在腹腔镜下重新取出管路，在另外的位置安置新调整器。未经治疗的调整器部位感染有导致束带腐蚀的可能。晚期感染需要对束带进行评估，此时感染可能意味着束带腐蚀，有取出束带的必要性[12]。晚期、慢性或复发感染也可能是由于其他原因所致，如腹腔内脓肿、肠皮瘘、结肠内穿孔及其他罕见的并发症[19]。

束带管路部件另一类并发症是调整器及管路的破裂或泄漏，报告的发生率为 0.6%~1%[2]。出现如下情况时需要警惕存在管路部件泄漏：一是束

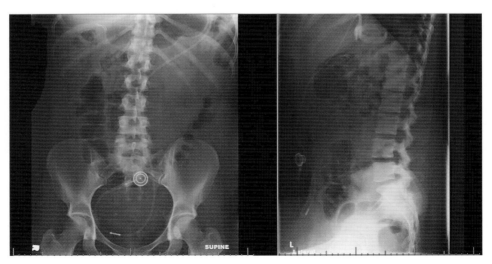

图 32.8　前后位和腹部侧位 X 线片显示调整器接口正常位置

带内注水量与抽水量不一致；二是管路内液体颜色改变；三是患者自觉束带的约束能力减弱。造成管路泄漏的主要原因有：第一，管路破裂（0.3%[18]）；第二，束带调整时针头导致的调整器"颈部"穿孔。仅有胡贝尔针（Huber-type needle）可以用于刺破调整器膜进行束带调整。调整器分隔膜中的高压硅胶具有自密封性，可以承受大约1 000次胡贝尔针刺穿；但是，如果使用不恰当的针头，硅胶可能会出现空心，这会降低调整器的使用寿命。如果是调整器泄漏，更换调整器，并重新连接调整器与束带即可。如果是因为管路断裂、破损导致的泄漏，需要

在腹腔镜下找到管路，移动调整器接口，最后将管路重新与新的调整器接口连接。值得注意的是，放射学检查，如腹部X线，就有助于显示管道断裂，向管路内注射造影剂再进行X线检查的办法反而不能很好反映这一情况。

束带本身也可能发生泄漏。原因通常为术中不慎将束带刺破所致。束带材料本身的缺陷导致的球囊折痕形成或球囊和束带外壳之间的密封层破坏偶尔也会导致泄漏。术中从调整器接口注射亚甲基蓝有助于发现泄漏的位置（图32.9）。一旦束带出现液体泄漏，需要更换束带和管路组件[2]。

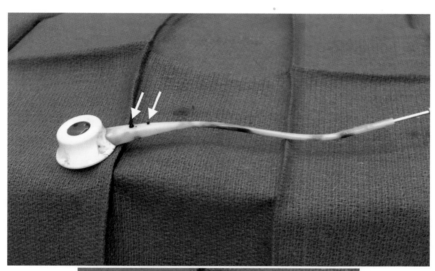

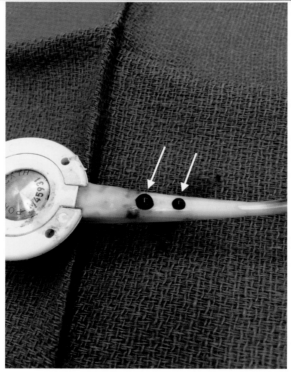

图32.9　调整器接口和管路亚甲基蓝染色；箭头所指为针刺导致的渗漏

还需要注意避免的是管路弯曲。管路弯曲会产生活瓣效应，这样一来的后果就是液体能够进入束带，但无法排出。此外，管路中的锐角可能会导致管路腐蚀，最终导致破裂和泄漏。束带管路需要以平滑的路径从调整器进入到腹腔，并在腹腔内加用金属连接，这样一方面可以避免活瓣效应，另外一方面是避免 LAGB 系统部件受到压力。

食管扩张和反流

反流

胃食管反流症（gastroesophageal reflux disease, GERD）是肥胖人群中一种常见疾病，不是 LAGB 的禁忌证，对于合并 GERD 的肥胖患者，LAGB 可能还能起到抗反流的屏障作用。LAGB 置入术中联合食管裂孔疝修补术可在术后完全解决反流的问题[20]。

部分患者可能术后出现新发 GERD 或原有的反流症状的加重。研究表明，GERD 持续或症状加重的患者比例可高达 31.7%[20]。症状可从轻度烧心到非常严重的伴发吸入性肺炎，甚至是新发哮喘的夜间反流。建议应用抗酸药和质子泵抑制剂来控制症状。当然，还应该就反流的生理原因予以针对性的治疗。

LAGB 术后反流原因可能有多种，食管 X 线有助于诊断。如果食管 X 线显示胃囊扩张，这可能是束带太紧所致，抽出束带管路内液体放松束带即可。如果是因为束带脱垂引起，需要手术修复。

术后 GERD 也可能是由于之前存在的生理状况所致。如果患者存在术前没有发现或修补的食管裂孔疝，LAGB 可能导致食管裂孔疝及其症状加重。事实上，Azagury 等的研究表明，在放置可调节的胃束带后，亚临床食管裂孔疝可能会变得更加明显[21]。因此，术前一定要仔细评估是否存在食管裂孔疝，并在首次束带术中进行食管裂孔疝修补。同样，原有的食管动力疾病也会加剧 GERD 的恶化。一些作者推测，通过测压发现食管收缩有缺陷的肥胖患者可能没有足够的食管压力来对抗 LAGB 产生的流出阻力。除了引起反流，这还可导致食管扩张。出于这个原因，尽管目前还没有达成共识，还是有学者主张对那些术前存在食管动力疾病的患者进行其他方式的减重手术而不是 LAGB。

频繁反流或服药对远端食管动力的影响均会诱发食管炎，从而引起烧心或反流的症状，尤其在夜间。从社会行为建议的角度，有如下两个解决方案：第一，充分咀嚼、缓慢进食，避免反胃；第二，避免吞服大片药片。选择可以压碎、咀嚼或液体剂型的药物。

食管扩张

虽然食管扩张与 GERD 症状加重有关，但食管扩张本身症状表现确是多种多样的，可表现为无症状、饱腹感下降或反流。这可能是向心性食管囊扩张的症状，也可能发展为严重的贲门失弛缓症样的临床表现[22]。

DeMaria 等在外科文献中最先报道了胃束带术后食管扩张的问题，胃束带手术后 11 个月（平均），71% 的患者会出现食管直径增加（182% ± 11.5%，与基线直径比较）。该研究发现食管扩张和减重疗效不佳有关。大多数患者（72%）出现了术后吞咽困难、呕吐和反流症状，这些症状可以通过抽出束带内液体调整束带松紧度的办法缓解[23]。这可能与束带过紧和早期使用高压束带技术有关。

也有学者认为胃束带术后食管扩张可能是由于食管动力障碍疾病所致。Khan 等随访了 6 例 LAGB 置入后出现吞咽困难或反流的患者。术后测压发现有食管扩张和蠕动消失两大贲门失弛缓症的典型表现。然而，与真性的贲门失弛缓症不同的是，抽除束带内液体或手术取出束带后，大多数患者的症状和测压下蠕动消失的情况都可以恢复[24]。

总之，由于不同的研究对食管扩张的定义差异很大，因此对于食管扩张的文献很难进行统一的解释。不同文献中报道的食管扩张患者的百分比大相径庭，从 0.5% 到 77.8% 都有[25]。尽管如此，还是有如下普遍接受观念：①可调节的束带放置在胃食管交界处附近就会造成相对的出口阻塞，此时就会促使食管成为食物储存部位，从而导致食管扩张；②在大多数情况下，食管扩张至少可以通过从排除束带中液体来部分逆转。建议至少等 8 周再重新往束带内注入液体。如果食管扩张和运动障碍仍不能缓解，需要移除束带，改用 Roux-en-Y 胃旁路手术控制体重。

为了从源头预防可调节束带治疗带来的食管扩张，我们建议根据患者的饱腹感来调整束带，而不是机械的以胃内束缚口大小或放射学参数来调整。从术后 4~6 周开始，在第一年内对 LAGB 的调整原则为频繁、小幅度调整。这样一来，渐进式的束带约束可以让患者适应饥饿和饱腹的感觉，避免快速的束带约束导致的束带过紧所引起的吞咽困难症状以及可能的食管扩张。胃束带技术已经有了一种大容量、低压系统的新设计，这解决了束带过紧的问题。

体重反弹和依从性

LAGB 可以显著降低体重，改善肥胖相关并发症和生活质量。术后 3 年平均多余体重下降（excess weight loss，EWL）在 44%~62%[18,26]。治疗前 18~30 个月，体重下降速度一般以 0.45~0.9kg/周（1~2 磅/周）为目标的恒定速度逐渐下降[2]。然而，部分患者不能维持足够的体重下降。Parikh 等发现 11% 的患者在 3 年的随访中仅维持了 25% 或更少的 EWL[26]。LAGB 手术后减重失败或体重反弹的原因是多方面的，必须根据具体原因进行针对性的治疗。

束带本身的故障是导致减重失败的原因。束带因素导致体重下降不足的原因有：调整器、管路或束带本身的泄露，以及设备故障造成的腐蚀。束带滑脱、胃囊或食管扩张会导致食物不耐受均会促使患者进食软的高热卡食物，最终的结果就是体重增加。本章前面的部分有针对这些情况的处理建议。

术后 LAGB 患者的依从性是减重成功和避免并发症的关键。由于过度呕吐与胃脱垂有关，患者需要严格遵循术后饮食指南，一般来讲，由流质饮食逐渐转变为糊状食物，最后才是全固体食物。此外，建议患者不要同时进食和喝水，以最大限度地延长胃囊装满食物的时间[27]。为了成功帮助患者适应胃束带限制性机制所要求的饮食习惯改变，术后立即就要对患者进行包含如下两方面内容的饮食教育：第一，如何缓慢进食并充分咀嚼食物；第二，如何识别饱腹感，并及时停止进食（不这样做的话会导致反流）。饮食注意是避免束带相关不适的关键。

必须告知患者不能摄入含糖、甜味的高热量食物。大量进食高热量甜食会导致减重失败或体重反弹。有趣的是，术前没有进食甜食习惯的患者反而可能会在术后因为束带对进食量的限制作用而出现这种行为[23]。流质食物通过束带比固体食物快，因此患者更容易摄入高热量流质食物，这也是导致体重增加的原因。在这种情况下，需要进行严格、反复的饮食及行为教育。部分进食习惯不正确的患者可能会从束带取出并换用另一种减重手术的办法中获益。

减重效果不佳的最常见原因是束带约束不足。LAGB 术后的减重效果与束带调整关系很大，因此密切术后复诊非常重要。术后 4~6 周（此时患者已经可以耐受常规食物）就应该开始束带调整，此后每 4~6 周重新评估一次，直到减重速度达到目标水平。只有通过束带对胃周压力的逐渐调整才能达到最佳的食欲抑制和饱腹感维持。束带太松不能有效地控制进食量，束带太紧会导致固体食物不耐受，从而诱发患者出现进食高热量软食的不良适应性行为，如冰淇淋、巧克力和含糖饮料。我们发现，密切术后复诊既可对束带进行物理调整，也便于反复行为和饮食教育。任何影响患者术后复诊进行束带调整的心理社会因素都可能导致减重失败。Shen 等研究发现 LAGB 术后第一年内复诊超过 6 次的患者平均减少了 50%EWL，而复诊 6 次或更少的患者 EWL 的平均下降程度为 42%[28]。因此需要着重强调的是胃束带术后密切随访对于保证减重效果非常重要。

结论

腹腔镜可调节胃束带术并非没有并发症。幸运的是，大多数并发症可以在腹腔镜下修复，如果处理得当，并无大碍。虽然并发症发生率会随着手术经验的增加而降低，但我们还是必须继续对并发症进行研究以努力改善减重手术后的患者预后。

（刘雁军　译）

参考文献

1. Tran D, Rhoden DH, Cacchione RN, Baldwin L, Allen JW. Techniques for repair of gastric prolapse after laparoscopic gastric banding. *J Laparoendosc Adv Surg Tech A*. 2004;14(2):117–120.
2. Ren CJ, Fielding GA. Laparoscopic adjustable gastric banding [Lap-Band]. *Curr Surg*. 2003;60(1):30–33.
3. Levine MS, Carucci LR. Imaging of bariatric surgery: normal anatomy and postoperative complications. *Radiology*. 2014;270(2):327–341.
4. Egan RJ, Monkhouse SJ, Meredith HE, Bates SE, Morgan JD, Norton SA. The reporting of gastric band slip and related complications; a review of the literature. *Obes Surg*. 2011;21(8):1280–1288.
5. Sherwinter DA, Powers CJ, Geiss AC, Howard M, Warman J. Posterior prolapse: an important entity even in the modern age of the pars flaccida approach to lap-band placement. *Obes Surg*. 2006;16(10): 1312–1317.

6. O'Brien PE, Dixon JB, Laurie C, Anderson M. A prospective randomized trial of placement of the laparoscopic adjustable gastric band: comparison of the perigastric and pars flaccida pathways. *Obes Surg.* 2005;15(6):820–826.

7. Mehanna MJ, Birjawi G, Moukaddam HA, Khoury G, Hussein M, Al-Kutoubi A. Complications of adjustable gastric banding, a radiological pictorial review. *AJR Am J Roentgenol.* 2006;186(2):522–534.

8. Carelli AM, Youn HA, Kurian MS, Ren CJ, Fielding GA. Safety of the laparoscopic adjustable gastric band: 7-year data from a U.S. center of excellence. *Surg Endosc.* 2010;24(8):1819–1823.

9. Kirshtein B, Ovnat A, Dukhno O, Lantsberg L, Mizrahi S, Avinoach E. Management of gastric perforations during laparoscopic gastric banding. *Obes Surg.* 2012;22(12):1893–1896.

10. Singhal R, Kitchen M, Ndirika S, Hunt K, Bridgwater S, Super P. The "Birmingham stitch"—avoiding slippage in laparoscopic gastric banding. *Obes Surg.* 2008;18(4):359–363.

11. Cadière GB, Himpens J, Vertruyen M, Germay O, Favretti F, Segato G. Laparoscopic gastroplasty (adjustable silicone gastric banding). *Semin Laparosc Surg.* 2000;7(1):55–65.

12. Singhal R, Bryant C, Kitchen M, et al. Band slippage and erosion after laparoscopic gastric banding: a meta-analysis. *Surg Endosc.* 2010;24(12): 2980–2986.

13. Kodner C, Hartman DR. Complications of adjustable gastric banding surgery for obesity. *Am Fam Physician.* 2014;89(10):813–818.

14. Allen JW, Lagardere AO. Laparoscopic adjustable gastric banding: complications. In: Schauer PR, Schrimer BD, Brethauer SA, eds. *Minimally Invasive Bariatric Surgery.* New York, NY: Springer; 2007:205–212.

15. Chisholm J, Kitan N, Toouli J, Kow L. Gastric band erosion in 63 cases: endoscopic removal and rebanding evaluated. *Obes Surg.* 2011;21(11):1676–1681.

16. Dogan ÜB, Akin MS, Yalaki S, Akova A, Yilmaz C. Endoscopic management of gastric band erosions: a 7-year series of 14 patients. *Can J Surg.* 2014;57(2):106–111.

17. Chevallier JM, Zinzindohoué F, Douard R, et al. Complications after laparoscopic adjustable gastric banding for morbid obesity: experience with 1,000 patients over 7 years. *Obes Surg.* 2004;14(3):407–414.

18. Ponce J, Paynter S, Fromm R. Laparoscopic adjustable gastric banding: 1,014 consecutive cases. *J Am Coll Surg.* 2005;201(4):529–535.

19. Grandhi TM, Patterson EJ. Restrictive procedures for morbid obesity. In: Soper NJ, et al., eds. *Mastery of Endoscopic and Laparoscopic Surgery: Indications and Techniques.* 3rd ed. Baltimore, MD: Lippincott Williams & Wilkins; 2009:1–30.

20. Klaus A, Gruber I, Wetscher G, et al. Prevalent esophageal body motility disorders underlie aggravation of GERD symptoms in morbidly obese patients following adjustable gastric banding. *Arch Surg.* 2006;141(3):247–251.

21. Azagury DE, Varban O, Tavakkolizadeh A, Robinson MK, Vernon AH, Lautz DB. Does laparoscopic gastric banding create hiatal hernias? *Surg Obes Relat Dis.* 2013;9(1):48–52.

22. Ponce J, Fromm R, Paynter S. Outcomes after laparoscopic adjustable gastric band repositioning for slippage or pouch dilation. *Surg Obes Relat Dis.* 2006;2(6): 627–631.

23. DeMaria EJ. Laparoscopic adjustable silicone gastric banding: complications. *J Laparoendosc Adv Surg Tech A.* 2003;13(4): 271–277.

24. Khan A, Ren-Fielding C, Traube M. Potentially reversible pseudoachalasia after laparoscopic adjustable gastric banding. *J Clin Gastroenterol.* 2011;45(9):775–779.

25. de Jong JR, Tiethof C, van Ramshorst B, Gooszen HG, Smout AJ. Esophageal dilation after laparoscopic adjustable gastric banding: a more systematic approach is needed. *Surg Endosc.* 2009;23(12):2802–2808.

26. Parikh MS, Fielding GA, Ren CJ. U.S. experience with 749 laparoscopic adjustable gastric bands: intermediate outcomes. *Surg Endosc.* 2005;19(12):1631–1635.

27. Ren CJ. Laparoscopic adjustable gastric banding: postoperative management and nutritional evaluation. In: Schauer PR, Schrimer BD, Brethauer SA, eds. *Minimally Invasive Bariatric Surgery.* New York, NY: Springer; 2007:197–203.

28. Shen R, Dugay G, Rajaram K, Cabrera I, Siegel N, Ren CJ. Impact of patient follow-up on weight loss after bariatric surgery. *Obes Surg.* 2004;14(4):514–519.

第九篇

吸收不良

第 33 章

胆胰分流并十二指肠转位术并发症的预防和治疗

Laurent Biertho, Maud Robert, and Picard Marceau

简介

本章对目前胆胰分流术（biliopancreatic diversion, BPD），尤其该术式与十二指肠转位术（duodenal switch, DS）相结合术式（BPD-DS）的早期和远期并发症进行了全面的概述。本章内容还包含了标准的临床随访和营养随访。这些随访有利于预防术后营养缺乏，便于术后尤其代谢手术后早期和远期并发症的治疗。本文所列的数据和临床原则，在很大程度上是基于过去 25 年中作者在我们中心进行 5 000 多例 BPD-DS 的经验。这些数据在文献中已被广泛报道。

1979 年，Scopinaro 首次实施并报道了"胆胰分流术"[1]。最初该术式切除远端胃（保留胃近端三分之一），闭合十二指肠残端，建立一条 250cm 的食物支（从回盲部到胃回肠吻合口）和一条 50cm 的短共同支（从回盲部到胆胰分流支的吻合口，如图 33.1）。该术式的改良之处是：将食物支长度增加到小肠总长度的一半，同时保留 50cm 的共同支，以减少蛋白质丢失和胃肠道不良反应。

在所有的减重手术当中，BPD 是保持长期减重效果和解决代谢合并症的最佳术式之一。然而，切除幽门可引起倾倒综合征，残胃较大增加了吻合口溃疡的风险，未消化的食物过早进入大肠导致排便次数增加，这些因素限制了该术式的推广。减重外科医生需要另一种胃肠道不良反应更少的术式。BPD-DS 应运而生。该术式显著减少了这些不良反应，同时保留了营养吸收不良和生理性胃排空的特点。这种术式是基于 DeMeester 的工作成果而来。他采用了一种胆胰转流的方法来治疗胆汁性胃炎[2]。DeMeester 在动物样本中尝试了不同的术式。其中，吻合口溃疡发生率最低

的术式是切断十二指肠球部，并在空肠距 Treitz 韧带 40cm 处行十二指肠空肠吻合，再行空肠端侧吻合。DeMeester 的结论是，不必行胃切除，保留十二指肠足以显著降低空肠溃疡的发生率。20 世纪 80 年代后期，Hess 和 Marceau 在上述基础上将 DeMeester 的十二指肠转位术与 Scopinaro 的胆胰分流术结合起来，用于治疗病态肥胖[3,4]。这就是当今的 BPD-DS。它由三个部分组成：①袖状胃切除（sleeve gastrectomy, SG），其目的是限制营养

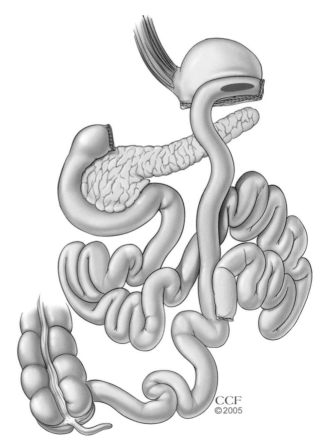

图 33.1　1979 年 Scopinaro 报道的胆胰分流术。行横向胃切除，建立一条 50cm 的共同支和 250cm 的食物支

282

摄入,同时减少胃酸的产生,维持正常的胃排空;②一段长250cm的食物支,其作用是减少营养吸收;③长100cm的共同支,食物在此与胆胰液混合,共同支较短减少了蛋白质和脂肪的吸收。

一般注意事项

患者的选择

为合适的患者选择合适的术式是当今减重手术至关重要的原则。坚持这一原则可以显著提高患者对维生素补充剂的依从性,减少患者对不良反应的不满,并制定一个减重和治疗合并症的合理目标。BPD-DS的患者选择标准遵循美国国立卫生研究院1991年提出的减重外科一般建议[5]。BPD-DS也被大多数减重外科协会认定为治疗病态肥胖的公认术式。然而,该术式的应用限于患有最严重合并症的超级肥胖患者,或者像我们对这类手术有着丰富经验的专科中心。Bchwald等人报道说BPD占2008年全球344 221例减重手术中的2%[6]。BPD-DS术式低占比的其他原因包括许多手术团队在BPD-DS术中无法做到良好显露,担心该术式存在胃肠道不良反应和长期营养风险,以及并发症治疗知识的缺乏。

随着SG在全球范围内的应用,腹腔镜下BPD-DS的外科专业知识变得非常重要。DS可以使手术区域远离胃的瘢痕组织,降低胃空肠吻合口瘘的风险。因没有大规模研究支持,为那些因SG手术失败的患者重新做SG或修正为胃旁路术(Roux-en-Y gastric bypass,RYGB),其安全性和有效性仍被质疑[7]。然而,通过十二指肠转位术增加吸收不良部分,成为针对这些患者的一种有效解决方法[8]。

吸收不良型手术禁忌证遵循减重手术的标准。然而,Barrett食管、严重的胃食管反流病以及胃轻瘫是SG的额外禁忌证。这样的患者更适合RYGB。吸收不良型手术良好效果的关键是长期随访的依从性、每年一次血液化验、终身补充维生素和矿物质。相应地,此类手术一部分禁忌证包括术前6个月内滥用药物、不稳定的精神状态和依从性差。

术前检查

所有的减重患者都需要由多学科团队评估,包括减重外科医生,减重专科护士和营养师。向了解

BPD-DS的营养师咨询是至关重要的。这样可以在术前纠正营养失调,并对患者进行BPD-DS术后饮食指导,如高蛋白、低脂肪、低糖饮食。除有精神病史或临床表现的患者以外,其他人无须做精神健康评估。所有患者均进行睡眠呼吸暂停筛查,如有必要,术前就使用无创正压通气。如有睡眠呼吸暂停临床表现,需要心血管专科、内科或内分泌科会诊。术前血液化验包括全血细胞计数、尿素、肌酐、电解质、肝酶、白蛋白、钙、甲状旁腺素、维生素D、维生素A、维生素B$_{12}$和叶酸,以及空腹血糖、糖化血红蛋白和血脂的评估。术前异常需及时纠正。

外科原则

无论是针对早期并发症(漏、狭窄、内疝等),还是远期并发症的预防和治疗,掌握相关的治疗原则和外科技术都非常重要。与其他减重手术相比,腹腔镜BPD推广较慢。但随着外科技术和设备的改进,无论是一次性完成还是分两次完成手术,外科医生现在都可以安全地为绝大多数患者实施腹腔镜BPD。术前需要静脉注射抗生素(头孢唑林,2~3g)和预防血栓(术前2小时皮下注射肝素5 000U或术前12小时注射预防剂量的低分子肝素)。从手术过程,直到患者能够离床活动,都要使用下肢气压治疗仪。

BPD-DS的第一步是用类似于SG的方法游离胃。DS的可行性可通过以下几方面评估:①回盲部位置明确;②保留小肠250cm,确保小肠系膜的长度能使十二指肠吻合口无张力。于幽门远端3~4cm处离断十二指肠。沿40F胃管行SG。为保证足够的蛋白质摄入,避免术后蛋白质营养不良,行SG时不应将胃管周围胃壁拉紧。在距回盲部250cm处离断小肠,使用3-0 V-lock将小肠远端残端与十二指肠近端残端吻合。然后在距回盲部100cm处以吻合器行胆胰支的吻合(图33.2)。使用2-0 Prolene关闭肠系膜裂孔和Peterson孔。通常在手术最后切除胆囊。

术后期间

手术当天常规应用肝素或皮下注射低分子肝素。所有患者在术后第1天改用低分子肝素。手术当天饮水。术后第1天进流食,术后第2天进软食。我们不常规行上消化道检查。患者在术后第3天可耐受软食时出院。为降低胆囊结石的发生率,保留胆囊患者应服用熊去氧胆酸6个月。在

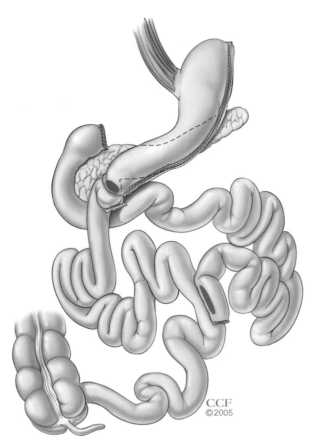

图 33.2　胆胰分流并十二指肠转位术（BPD-DS）。行袖状胃切除，十二指肠与小肠距末段 250cm 处吻合。建立一个 100cm 的共同支

出院时指导患者 2 周后进半流食，1 个月后正常饮食。术后第一个月开始每日补充维生素和矿物质（硫酸亚铁 300mg，维生素 D_3 50 000IU，维生素 A 30 000IU，碳酸钙 1 000mg，和多种复合维生素，如 centrum forte）。这些补充剂要调整数年，同时还需要高蛋白饮食。在术后 4 个月、8 个月、12 个月和之后的每一年，需随访患者进行与术前类似的血液化验。

早期并发症

在采用腹腔镜手术方式后，我们中心对 10 000 名接受 BPD-DS 的患者进行了短期并发症的评估[9]。术后 90 天内的死亡率为 0.1%。这一数据明显低于我们以往开腹 BPD-DS 患者 1.3% 的死亡率（$P<0.005$）[10]。30 天内重要并发症的发生率为 7.2%，其中包括 1.5% 的 SG 漏和 1.5% 的十二指肠吻合口瘘。30 天内的并发症见表 33.1。BPD-DS

的并发症发生率高于限制型或 RYGB 这种联合型手术。其原因可能是该术式较复杂，也可能是在患者选择上有偏差（过于肥胖患者，代谢合并症较多等）。然而，最近几年，随着腹腔镜手术经验的积累和病态性肥胖患者相关药物的完善，围手术期并发症的发生率已经显著降低，接近于 RYGB 等其他减重手术。不与 BPD-DS 直接相关的并发症（如切口并发症、血栓性静脉炎、肺部感染等）不在此阐述。本章重点内容是 BPD-DS 特有的并发症。

十二指肠吻合口瘘的治疗

十二指肠吻合口瘘通常发生在术后 5~14 天。典型的临床表现为急性右肩痛、心率>120 次/分、发热、右上腹痛。症状在初期或漏出液被包裹在 Douglas 窝时不明确。治疗方式取决于发生时间、初始表现的严重程度和腹腔污染的范围。术后出现急腹症的患者应行腹腔镜探查术。早期漏（<48h）有时可按十二指肠溃疡穿孔治疗。穿孔用 2-0 PDS 可吸收缝线修补，并覆盖一小部分网膜或肝圆韧带。进行腹腔冲洗后，在肝肾隐窝留置一枚封闭负压引流管。可通过术中胃镜检查来进行吻合口瘘检测，并确认吻合口通畅。如果可以的话，在 Treitz 韧带的下方行空肠营养造口。然而，术后 5~10 天穿孔、感染严重和炎症组织质脆等因素，使得直接修补十二指肠吻合口瘘并不可行。在这种情况下，将腹腔冲洗清理，用双腔冲洗引流管引流渗漏。如果条件允许，依然行空肠营养造口。空肠营养管的目的是代替肠外营养（感染风险较高），让患者直接经比鼻肠营养管更有效的胆胰支进食。

最后，状态稳定的十二指肠吻合口瘘的患者有时可通过联合应用如广谱四代抗生素、经皮置管引流、肠道休息等非手术方式治疗。在这些病例中，可在 X 线引导下，越过十二指肠吻合口留置鼻肠营养管。

十二指肠残端漏

十二指肠残端漏比较少见，但发现不及时，可危及生命。初期症状不明显，可表现为肠梗阻、恶心、厌食，可短时间内进展为弥漫性腹膜炎和感染性休克。治疗包括腹腔镜探查，冲洗清理腹腔内污染和充分引流。可用大号封闭负压引流管（如 Jackson-Pratt 引流）直接置入十二指肠减压引流。几天后，此管可用作营养管。十二指肠残端漏处引流管周围可用粗的可吸收线缝合关闭。

表 33.1　BPD-DS 的早期（＜30d）并发症[9]

并发症	样本总数（n=1 000）	腹腔镜组（n=288）	开腹组（n=772）
主要并发症			
胃瘘	1.5(15)	0	1.9(15)*
十二指肠漏	1.5(15)	2.6(6)	1.2(9)
回肠回肠吻合口瘘	0.1(1)	0	0.1(1)
腹腔脓肿	0.8(8)	0.9(2)	0.8(6)
胰腺炎	0.3(3)	0.4(1)	0.3(2)
胰漏	0.2(2)	0	0.3(2)
胆漏	0.3(3)	0	0.4(3)
肺炎	0.6(6)	0.9(2)	0.5(4)
胃肠道及腹腔出血	0.5(5)	0.4(1)	0.5(4)
肺栓塞	0.8(8)	0.4(1)†	0.9(7)
吻合口狭窄 / 小肠梗阻	0.9(9)	2.2(5)	0.5(4)*
总数	7.2(75)	7.8(18)	7.4(57)
少数并发症			
切口感染 / 血肿	3.0(30)	1.3(3)	3.5(27)*
食物不耐受	3.4(34)	3.0(7)	3.5(27)
泌尿系并发症	0.8(8)	0.4(1)	0.9(7)
静脉炎	0.8(8)	0.4(1)	0.9(7)
其他	1.1(11)	1.7(4)	0.9(7)
总数	9.1(91)	7.5(16)	9.7(75)

数据以百分比表示,括号内为数量。* 腹腔镜组与开腹组数据经 Fischer 检验有明显统计学差异。† 为患者死于肺栓塞。

小肠梗阻

术后超过 2~3 天的肠梗阻是腹腔镜减重手术的特殊情况,需要高度重视。应早期行影像学检查(口服造影腹部 CT 和静脉造影腹部 CT 对比观察)。胃管可用来行胃肠减压,也可以协助确定梗阻部位。如果有大量的胆汁从胃管引出,梗阻部位可能在回肠 - 回肠吻合口,因为这样胆汁可经食物支全部反流。胆胰支梗阻症状通常较轻,腹部放射线检查可无气液平面;因食物支通畅,患者可正常进食;明确诊断通常依靠 CT,CT 可见至回肠 - 回肠吻合口的整个胆胰支扩张;病情继续进展,可导致胆汁排出受阻,碱性磷酸酶和 γ- 谷氨酰转移酶升高,胰酶升高;为避免急性胰腺炎的发生,这种情况需紧急行再次手术进行探查。在多数病例中,CT 可见交界区的早期小肠梗阻都不能自行缓解,都需要再次手术进行探查。

远期并发症

在对 1 000 名患者[随访时间为(23±11)个月]的随访中,再入院率为 12.7%[9]。表 33.2 总结了再入院原因和需要行修正手术治疗患者的百分比。在腹腔镜组,23 例再次入院患者中有 6 例(2.6%)是因为吻合口狭窄,因我们当时使用的是 21mm 管状吻合器。自从我们开始使用手工缝合后,这种并发症就未再发生。

蛋白质营养不良

在 805 例 BPD-DS 随访患者中[平均随访时间(9±4)年],4.3% 的患者因蛋白质营养不良需要再次入院治疗,而 1.5% 的患者需行修正手术治疗[11]。11 例患者白蛋白水平在 30~35g/L,于门诊进行治疗;咨询营养师后增加蛋白质摄入,并使用

表 33.2　手术相关并发症的再入院统计[9]

项目	总数（n=1 000）	腹腔镜组（n=227）		开腹组（n=772）	
		患者数	需手术干预	患者数	需手术干预
食物不耐受	26	6	–	20	–
小肠梗阻	28	3	3	25	22
腹痛	12	2	1	10	–
持续性漏	12	–	–	12	10
脓肿	5	1	–	4	–
消化道狭窄	10	6	6	4	1
营养不良	12	3	1	9	4
胆绞痛	2	2	1	–	–
败血症	1	–	–	1	–
切口疝	11	–	–	11	11
吻合口溃疡	2	–	–	2	–
腹泻	3	–	–	3	1
肺栓塞	1	–	–	1	–
消化道出血	2	–	–	2	–
总数*	127（12.7）	23（10.1）	12（5.2）	104（13.5）	49（6.3）

* 括号内的数据为百分比。腹腔镜组与开腹组数据经 Student 检验，无明显差异。

蛋白质补充剂（如 Beneprotein，每次 1~2 杯，每天三次或使用 Ensure HP）。每餐都需服用胰酶（如 Viokase，每次 2 粒，每天三次，且每次少量进食后 1 片）。如果出现吞咽困难或食物不耐受症状，需行胃镜检查，以排除吻合口溃疡、袖状胃或十二指肠吻合口狭窄。如果患者出现白蛋白<30g/L、依从性差或药物治疗无效，则需再次入院，以纠正营养不良并进行肠内营养。需要进行的血液化验包括，白细胞与分类、电解质、尿素氮、肌酐、胰酶、肝酶、血清铁、铁蛋白、总铁结合力、白蛋白、前白蛋白、转铁蛋白、维生素 A、维生素 D$_3$、血清钙、甲状旁腺素。静脉注射多种复合维生素和微量元素制剂，如维生素 B$_1$ 每次 300mg 每天一次静脉注射，连续三天。为将白蛋白水平提升至 35g/L，可每天输注 25% 白蛋白两次。如果出现水肿，则给予利尿剂（如呋塞米，每次 20mg，每天 2 次口服）。将鼻饲管越过十二指肠球部吻合口置入食物支，逐步进行肠内营养。需密切观察患者，及时发现并治疗再喂养综合征[12]。如果患者的电解质失衡被纠正，并达到理想的营养摄入标准，即可出院。出院患者需每月到门诊复查，直到可经口摄入足够营养，能拔除肠内营养管。

当蛋白质营养不良复发时（通常术后 2 年以上），可通过增加共同支长度，以提高维生素和蛋白质的吸收。将食物支在吻合口上方离断，向胆胰支近端移动 100cm 做吻合，建立 200cm 的共同支。对于在营养指导和维生素补充剂、酒精和药物成瘾方面依从性差的患者，DS 可转变为将食物支吻合至 Treitz 韧带空肠起始部，仅仅转流十二指肠。也可以通过十二指肠十二指肠吻合（将十二指肠球部近端与十二指肠残端吻合），将手术完全转变为 SG+ 小肠转流术。

维生素缺乏

为避免维生素缺乏，需对行吸收不良型手术后的患者进行终身随访。表 33.3 总结了 805 例 BPD-DS 术后患者 9 年的代谢变化。每年一次的血液化验包括全血细胞计数、电解质、镁、磷、硒、尿素、肌酐、肝酶、胰酶、钙、甲状旁腺素、1.25- 二羟基维生素 D、维生素 B$_{12}$、叶酸、血清铁、铁蛋白和维生素 A。另外，可通过空腹血糖、糖化血红蛋白和血脂来评估长期代谢水平。维生素缺乏一般不需要再入院。本章简要阐述维生素缺乏的治疗，相关内容的更多信息可参考营养指南[13,14]。

表 33.3　术前和术后营养指标对比[11]

		术前	术后	P
白蛋白 (平均值 g/L, n=612)	不足:(≥30~<34.9) 缺乏:(<30)	41.6 ± 3.5 1.9% 0.6%	40.7 ± 3.9 5.1% 1.1%	* 0.005 0.5
血红蛋白 (平均值 g/L, n=686))	不足:(≥100~<120) 缺乏:(<100)	138.7 ± 12.5 4.8% 0.1%	130.7 ± 13.2 17.2% 1.6%	* * 0.006
铁 (平均值 mmol/L, n=436)	不足:(≥4~<10) 缺乏:(<4)	14.3 ± 5.3 27.1% 0	14.1 ± 4.8 17.9% 2.1%	0.6 0.002 0.004
叶酸 (平均值 nmol/L, n=510)	不足:(≥4.5~<9.5) 缺乏:(<4.5)	20.7 ± 9.9 11.6% 1.4%	32.9 ± 11.7 1.4% 0.6%	* * 0.3
维生素 B_{12} (平均值 pmol/L, n=520)	不足:(≥110~<145) 缺乏:(<110)	259.2 ± 106 7.9% 3.5%	440.8 ± 215.1 2.1% 0.8%	* * 0.002
维生素 A (平均值 μmol/L, n=456)	不足:(≥0.7~<1.4) 缺乏:(<0.7)	2.46 ± 0.85 9.2% 0.2%	1.84 ± 0.74 25.4% 1.8%	* * 0.04
钙 (平均值 g/L, n=586)	不足:(≥2~<2.15) 缺乏:(<2)	2.29 ± 0.11 7.8% 0.3%	2.23 ± 0.12 23.9% 3%	* * 0.000 9
甲状旁腺素 (平均值 ng/L, n=387)	轻度升高(≥75~ ≤100) 显著升高(>100)	41.9 ± 28.4 5.7% 3.3%	67.9 ± 42.6 17.6% 15.5%	* * *
碱性磷酸酶 (平均值, IU/L, n=543)	不足:(≥130~ ≤150) 缺乏:(>150)	87.9+32 7.7% 3.7%	94.6 ± 36.3 7.7% 5.9%	0.001 0.9 0.12

*P<0.000 1。

骨代谢可通过检测甲状旁腺素、维生素 D、碱性磷酸酶和血清钙来评估。维生素 D_3 的每日标准剂量是 50 000U。可将剂量增加到每次 2 片(100 000U),每天三次。当维生素 D 缺乏持续存在时,患者需服用维生素 D_2,每次 20 000U,每天两次或三次。钙剂可增加到每次 1 000mg,每天 3 次,必要时可使用同等剂量的碳酸盐柠檬酸盐。钙和维生素 D 的结合有助于钙的吸收。甲状旁腺素<100pmol/L 通常是可接受的,因为它不会显著增加长期骨骼疾病的风险[10]。

DS 术后贫血和缺铁比较常见,发生率分别是 17% 和 18%[11]。在补充多种复合维生素(如 centrum forte)时,一般不需要额外补充维生素 B_{12} 和叶酸。硫酸亚铁的起始剂量为每次 300mg,每天一次,可增加剂量至每天三次。如果硫酸亚铁不易吸收或不耐受,可更换为富马酸亚铁。如果口服制剂效果不佳,可选用静脉给药。需首先排除消化道出血和月经的影响。

维生素 A 缺乏是 DS 术后最常见的维生素缺乏症之一,术后 2 年内发生率为 40%,远期发生率为 25%[11]。然而,严重缺乏到影响视力很少见(<1%)。可应用维生素 A 制剂,每次 20 000U,每天三次。

我们不常规检测微量元素(如硒、锰、铜、锌、铬、钼、镍等),因多数已包含在多种复合维生素中。如果患者有营养缺乏并出现异常或无法解释的症状(如情绪异常、乏力、婚后贫血等)时,再做相关检测。

消化系统不良反应

30% 的 DS 术后患者因脂肪吸收不良、未经充分消化的食物过早进入大肠，可有排便次数增加、肠管胀气、排气排便恶臭的表现[12]。在术前应将手术相关的不良反应告知患者。DS 术后每天排便 2~3 次是正常表现，无须特殊处理。如果不良反应影响到患者的生活质量，则需有效的治疗。进食过多脂类食物可增加排便次数和脂肪泻。进食过多糖类食物可导致腹胀和排气增多。所以，治疗这些不良反应的第一步就是减少脂类和碳水化合物的摄入。对于轻微的症状，益生菌（无论是片剂还是富含益生菌的食物）是首选治疗方案。对于严重的腹胀、排气增多、排便次数增加，可口服抗生素（如甲硝唑，每次 500mg，每日三次，连续口服 10 天）。消胆胺，每次 4g，每日一次或两次口服，可与胆汁酸结合，缓解排便次数增加和胆汁性结肠炎。可联合应用碱式水杨酸铋（如 Pepto-Bismol）、二甲基硅油（如 Gas-X）、一滴除臭剂或口服抗生素（如甲硝唑）来治疗排气排便恶臭。在 0.2% 的患者中，药物治疗对上述不良反应无效，需再行手术治疗，沿胆胰支将共同支由 100cm 延长至 200cm[11]。

结论

BPD-DS 超过 70% 的远期减重效果和 98% 的 2 型糖尿病缓解率从未被质疑过。因保留了幽门，避免了倾倒综合征，该术式在营养学角度上更符合生理结构。如今，大规模样本已经证实，BPD-DS 安全性高，围手术期死亡率仅为 0.1%，并发症的发生率接近其他联合型减重手术。而其推广的主要限制因素是消化道不良反应、蛋白质营养不良的风险、并发症相关知识的欠缺。为使吸收不良型手术的风险及复杂问题简化，本章将减重手术，尤其 BPD-DS 的并发症治疗在此做一总结，希望对减重外科医生有所帮助。

（孙世波　宇　洋　译）

参考文献

1. Scopinaro N, Adami GF, Marinari GM, et al. Biliopancreatic diversion. *World J Surg.* 1998;22:936–946.
2. DeMeester TR, Fuchs K, Ball C, Albertucci M, Smyrk TC, Marcus J. Experimental and clinical results with proximal end-to-end duodenojejunostomy for pathologic duodenogastric reflux. *Ann Surg.* 1987;206(4):414–426.
3. Hess DS, Hess DW. Biliopancreatic diversion with a duodenal switch. *Obes Surg.* 1998;8:267–282.
4. Marceau P, Hould FS, Simard S, et al. Biliopancreatic diversion with duodenal switch. *World J Surg.* 1998;22:947–954.
5. National Institutes of Health Consensus Development Conference Statement: gastrointestinal surgery for severe obesity. *Am J Clin Nutr.* 1991;55:615S–619S.
6. Buchwald H, Oien D. Metabolic/bariatric surgery worldwide 2008. *Obes Surg.* 2009;19:1605–1611.
7. Dapri G, Cadière GB, Himpens J. Laparoscopic repeat sleeve gastrectomy versus duodenal switch after isolated sleeve gastrectomy for obesity. *Surg Obes Relat Dis.* 2011;7:38–43.
8. Biertho L, Lebel S, Marceau S, et al. Laparoscopic sleeve gastrectomy: with or without duodenal switch? A consecutive series of 800 cases. *Dig Surg.* 2014;31(1):48–54.
9. Biertho L, Lebel S, Marceau S, et al. Perioperative complications in a consecutive series of 1000 duodenal switches. *Surg Obes Relat Dis.* 2013;9(1):63–68.
10. Marceau P, Biron S, Hould FS, et al. Duodenal switch: long-term results. *Obes Surg.* 2007;17(11):1421–1430.
11. Biertho L, Biron S, Hould FS, Lebel S, Marceau S, Marceau P. Is biliopancreatic diversion with duodenal switch indicated for patients with body mass index <50 kg/m²? *Surg Obes Relat Dis.* 2010;6:508–514.
12. Boateng AA, Sriram K, Meguid MM, Crook M. Refeeding syndrome: treatment considerations based on collective analysis of literature case reports. *Nutrition.* 2010;26(2):156–167.
13. Mechanick JI, Youdim A, Jones DB, et al.; American Association of Clinical Endocrinologists; Obesity Society; American Society for Metabolic & Bariatric Surgery.Clinical practice guidelines for the perioperative nutritional, metabolic, and nonsurgical support of the bariatric surgery patient—2013 update. *Obesity.* 2013;21(suppl 1):S1–S27.
14. Aills L, Blankenship J, Buffington C, Furtado M, Parrott J. ASMBS guidelines: ASMBS allied health nutritional guidelines for the surgical weight loss patient. *Allied Health Sciences Section Ad Hoc Nutrition Committee. SOARD.* 2008; S73–S108.

第十篇

历史性新手术

第 34 章

空回肠旁路术的并发症

Ashok Menon and Haris A.Knwaja

历史视角

空回肠旁路术（jejunoileal bypass，JIB）是一种用于治疗病态肥胖的纯吸收不良型手术，它包括从 Treitz 韧带远端 35cm 处离断并转流小肠（图 34.1）。自 20 世纪 50 年代到 80 年代中期，大约有 10 万例患者接受了这一手术，当时该术式因严重并发症的报道而被弃用[1]。大多数曾行 JIB 的幸存患者被认为经历了正常肠道连续性的恢复或改行其他减重手术。

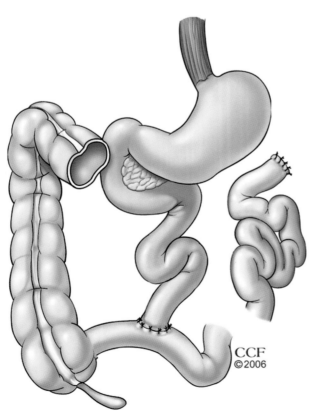

图 34.1　空回肠旁路术（Jejunal-ileal bypass）

JIB 的实验依据来自于 Kremen 在 1954 年发现牺牲狗一半的远端小肠会严重干扰脂肪吸收，从而导致体重显著下降[2]。在此之前，Varco 已于 1953 年开展首例 JIB，但他并没有将这一发现进行发表[3]。首次发表的关于小肠转流治疗肥胖症的报告是由 Payne 和 De Wind 于 1963 年提出的空肠结肠分流术（jejunocolic shunt，JCS）——近端空肠与横结肠吻合[4]。该术式被设计为一种临时性手术，一旦减去足够的体重，将完全或部分恢复肠道的连续性。然而，JCS 会导致大多数患者发生顽固性腹泻，这些患者接受修正手术后会恢复之前减去的大部分体重。

为了应对腹泻的不良反应及免于逆转手术，Payne 和 De Wind 设计了 JIB，他们将近端空肠与距回盲部 10cm 的末段回肠行端侧吻合，即经典的"35.56cm（14 英寸）+ 10.16cm（4 英寸）"组合[5]。然而，端侧空回肠吻合术会导致营养物质反流入旁路支，这被认为是导致 10% 的患者减重不理想的原因，正如 Scott 等设计的端端空回肠吻合的 JIB 一样，将旁路支吻合到横结肠或乙状结肠[6]。

因为在过去的 30 年里减重文献报道的是基于理想体重的结果变量发生了明显变化，这使得将 JIB 术后的减重效果与当前减重术式的报告进行比较变得尤为困难[7]。尽管如此，大多数报告显示，JIB 术后第 1 年体重会迅速下降，然后在术后 18~24 个月达到平台期，总体重减少率高达 35%[8]。这个研究发现的结果并非都是如此，至少有两个研究报道了早期减重不足[9-10]。

减重的持久性变化较大，一些报告表明 JIB 的减重效果能保持 5 年（高达 19% 的患者的体重此时仍在减轻）甚至 10 年[11-14]。在一个特定的队列研究中，超过 80% 的参与者的减重满意度为"好"或"极好"[13]。然而，其他团队发现复胖一直是某些患者所面临的问题,这种现象最早发生在术后第2年,14%~25%的患者在术后第5年恢复了20%以上的减去体重[8,15,16]。

JIB 也会使许多代谢指标取得显著而持久的改善。血清甘油三酯和胆固醇在术后1年显著下降,各下降约35%和42%,且遗传性高脂血症和非高脂血症性肥胖患者在术后3年仍保持低血脂水平[17-18]。长期研究已经证明 JIB 术后血糖和口服糖耐量实验均得到改善,但是2型糖尿病的总体缓解率仍不明确[19-21]。

JIB 术后的并发症

据报道 JIB 术后死亡率达4%,大多数死于肝衰竭[6]。并发症发生率为20%~35%,其中最常见的修正手术指征是腹泻、电解质紊乱、营养不良、肾结石、肝脏疾病和炎性关节炎[1,22,23]。

细菌过度生长和旁路性肠炎

失能小肠中细菌过度生长被假定为 JIB 术后众多并发症发展的机制,尤其免疫复合物介导的炎性关节炎和旁路性肠炎的发展[1]。术后早期,旁路性肠炎会累及高达25%的患者,表现为急性腹痛、压痛、发热和白细胞增多,可有特征性影像学表现肠囊样积气和扩张的小肠袢存在液气平面。开腹手术通常会发现非梗阻、扩张和水肿的小肠,而组织学分析则显示出非特异性炎症。这些患者对甲硝唑的阳性反应表明厌氧菌的过度生长是小肠功能障碍的主要原因[24,25]。

腹泻和电解质紊乱

失控性腹泻和电解质失衡是 Payne 和 De Wind 设计的 JCS 存在的问题,后续对该术式的修改旨在部分减少这些问题[5]。尽管如此,JIB 最初仍会导致大量的腹泻和脂肪泻(大便频次高达30次/天),在小肠绒毛适应产生更多的成形粪便之前,大约80%的患者在 JIB 术后1年时每天排便2至4次[26,27]。患者通常在术后早期被限制口服液体以解决这一问题[8]。然而,过度腹泻仍然是许多患者所面临的问题,并且是修正手术的常见指征[23,28]。

失控性腹泻最严重结果是低血钙症,一项研究报告显示 JIB 术后低血钙症的发生率高达41%,其他团队报道了低钙血症导致的死亡[29-31]。人们认为大部分钙是由于与肠腔内未被吸收的游离脂肪酸结合而丢失的,低钙血症因脂溶性维生素(如维生素 D)的吸收减少而加剧[32]。JIB 术后也有低钾血症和低镁血症的报道[12,29,33]。

营养不良

营养不良和代谢衰竭是 JIB 术后早期甚至术后十年潜在的问题。术后12个月内的早期代谢衰竭会累及2.2%的患者[14]。尽管术后遵循高蛋白饮食,但受累患者仍会出现体重减轻过多(每周超过3kg)、严重的肌肉减少、疲劳、虚弱以及可能的肝功能障碍和电解质失衡。人们认为其原因是 JIB 术后空回肠未能保持肠道连续性[8]。

晚期代谢衰竭累及高达3%的患者,这些患者通常起病比较隐匿,伴有嗜睡和虚弱症状,即使体重稳定多年也有可能发生[14]。在早期和晚期代谢衰竭中,营养支持后的推荐治疗方案为 JIB 的完全逆转。但是,一些团队主张部分逆转,即通过延长功能性空回肠的长度来改善营养状态,同时避免体重增加[8]。

JIB 引起的脂肪吸收不良会妨碍脂溶性维生素的吸收。有报道显示维生素 A、D 和 E 缺乏率高达76%[34]。维生素 A 缺乏导致的夜盲症出现的较晚,患者一般在手术后长达10年出现症状[35,36]。维生素 D 缺乏是 JIB 术后发生代谢性骨病的主要因素[37,38]。维生素 E 缺乏虽然已通过生化方法得以证实,但尚无 JIB 术后出现症状的广泛报道[34]。一个病例报告描述了一名表现有肌层脂褐质病(组织脂褐素过度沉积)和神经肌肉症状的患者,补充维生素 E 对后者有效[39]。JIB 修正手术26年后发现的肠道脂褐质沉积症(棕色肠道综合征)最近才被描述[40]。维生素 K 可以从结肠吸收,它可以从肠道细菌以及饮食中获取;因此,JIB 术后维生素 K 的缺乏尚未得到证实[34]。

JIB 术后水溶性维生素缺乏也已经被注意到。由于吸收维生素 B_{12}- 内因子复合物的功能性回肠的长度短,在长期随访中,高达88%的患者出现维生素 B_{12} 缺乏[13]。然而,也有人认为肠道细菌过度生长也起到一定作用[27]。据报道 JIB 术后巨幼细胞性贫血是维生素 B_{12} 和叶酸缺乏导致的结果[41,42]。维生素 B_1 和 B_6 缺乏也曾在 JIB 术后出现过,但关于其临床后遗症的报道却很少,如Wernicke 脑病和脚气病[14,43]。同样,也有其他微量元素(如硒、锌和铜)缺乏的记录[44]。

肾脏并发症

尿石症是 JIB 最常见的并发症之一，累及 4%~29% 的患者，大部分取出的结石由草酸钙组成[45-47]。这与术后高草酸尿症的发展有关，其被认为是由于脂肪泻引起的肠道中膳食草酸盐沉淀减少，进而导致吸收增加所致[48]。除了其致结石作用外，草酸盐沉积在肾脏导致间质性肾炎和慢性肾衰竭，在某些情况下导致终末期肾衰竭从而需要进行肾移植[48,49]。

钙剂和胆汁螯合剂已经被用来增加肠道内草酸盐的结合从而治疗高草酸尿症[50-53]。然而，逆转手术被证明为有效预防尿石症进展和改善肾功能的唯一治疗方法[48]。

肝脏并发症

急性肝衰竭是 JIB 后患者死亡的主要原因，据报道死亡率高达 3%，主要发生在术后 12~18 个月[8,54,55]。众所周知，虽然绝大多数病态肥胖患者都有肝脏脂肪沉积增加（肝脂肪变性）的证据，但接受 JIB 治疗的患者在肝活检中显示出进行性脂肪变性、中央性硬化和肝硬化[56,57]。蛋白质热量吸收不良被认为是肝细胞脂蛋白合成障碍导致进行性脂肪变性的主要机制，这与因消耗减少而导致蛋白质营养不良的发生方式相同，如夸希奥科病[27]。然而，其他团队认为是旷置肠袢内细菌过度生长所致内毒素效应[58]。由于血清肝功能指标的变化与肝组织结构变化的严重性并无相关性，因此术后随访时推荐常规做肝组织活检。肝功能障碍是逆转 JIB 的常见原因，以防进一步进展为爆发性肝功能衰竭；然而，也有大量病例在这种情况下进行原位肝移植[22,59]。

骨骼肌肉并发症

代谢性骨病是 JIB 常见的并发症，高达 35% 的患者具有骨软化症的组织学证据。前瞻性研究表明骨软化症的发生率似乎会随着术后时间的推移而增加，在 5 年时达到 25%，并且在大多数病例的连续活检中呈持续阳性[8]。代谢性骨病的主要原因可能是维生素 D 吸收不良相关的继发性甲状旁腺功能亢进和破骨细胞活性增加。推荐术后常规补充维生素 D 以预防这种情况，尽管在已发表的文献中其疗效尚不清楚[60]。据报道，JIB 术后 6%~

35% 的患者出现炎症性关节炎，症状通常在术后 3 年内出现，并且类似于类风湿关节炎的患者[1,42,61]。最常见受累的关节是掌指关节、近端指间关节、腕关节和膝关节[42,62]。然而，关节炎的进程是非破坏性的，通常会产生一个完全正常的放射学表现[42,61]。该病的皮肤症状出现在 77% 的患者中，包括皮疹、结节性红斑和脂质坏死[63,64]。该病病理生理基础被认为是由于旷置肠袢的细菌过度生长，导致肠黏膜屏障和肠道抗原免疫复合物的体循环发生改变[65,66]。逆转 JIB 是唯一可以完全解决该疾病进程的治疗方法[41,42,67]。

总结

JIB 的发展是肥胖症外科治疗的一个里程碑。尽管该手术本身具有不可接受的高并发症发生率，但就减重和改善其他代谢指标而言，这对于许多患者无疑是有益的。在积极开展 JIB 的整个期间，对作用机制和特定并发症的发生进行了详细的临床和实验室研究。研究结果影响了后续减重手术的发展。从 JIB 中汲取的教训是非常重要的，我们不应该将其遗忘以便更好的理解当前减重手术的作用机制和潜在的长期问题。

（姜涛 译）

参考文献

1. Ross CB, Scott HW, Pincus T. Jejunoileal bypass arthritis. *Baillieres Clin Rheumatol*. 1989;3(2):339–355.
2. Kremen AJ, Linner JH, Nelson CH. An experimental evaluation of the nutritional importance of proximal and distal small intestine. *Ann Surg*. 1954;140(3):439–448.
3. Buchwald H, Buchwald JN. Evolution of operative procedures for the management of morbid obesity 1950–2000. *Obes Surg*. 2002;12(5):705–717.
4. Payne JH, DeWind LT, Commons RR. Metabolic observations in patients with jejunocolic shunts. *Am J Surg*. 1963;106:273–289.
5. Payne JH, DeWind LT. Surgical treatment of obesity. *Am J Surg*. 1969;118(2):141–147.
6. Scott HW Jr, Dean RH, Shull HJ, Gluck FW. Metabolic complications of jejunoileal bypass operations for morbid obesity. *Annu Rev Med*. 1976;27:397–405.
7. Deitel M, Greenstein RJ. Recommendations for reporting weight loss (Editorial). *Obes Surg*. 2003;13:159–160.
8. Baddeley RM. An epilogue to jejunoileal bypass. *World J Surg*. 1985;9(6):842–849.
9. Solhaug JH, Bassöe HH. Jejuno-ileal bypass operation for the treatment of morbid obesity. Short- and long-term consequences analysed in a follow-up study of 36 patients. *Scand J Gastroenterol*. 1979;14(5):535–543.
10. Miskowiak J, Andersen B. Bypass revision in unsatisfactory weight loss after jejunoileal bypass for morbid obesity. *Scand J Gastroenterol*.

1982;17(2):317–319.

11. DeWind LT, Payne JH. Intestinal bypass surgery for morbid obesity. Long-term results. *JAMA*. 1976;236(20):2298–2301.

12. Baddeley RM. The management of gross refractory obesity by jejuno-ileal bypass. *Br J Surg*. 1979;66(8):525–532.

13. Hocking MP, Duerson MC, O'Leary JP, Woodward ER. Jejunoileal bypass for morbid obesity—late follow-up in 100 cases. *N Engl J Med*. 1983;308:995–999.

14. McFarland RJ, Gazet JC, Pilkington TRE. A 13-year review of jejuno-ileal bypass. *Br J Surg*. 1985;72(2):81–87.

15. Halverson JD, Scheff RJ, Gentry K, Alpers DH. Jejunoileal bypass. Late metabolic sequelae and weight gain. *Am J Surg*. 1980;140(3):347–350.

16. Wiklund B. Fate of weight. Ten-year observations after jejunoileal bypass for obesity. *Acta Chir Scand*. 1982;148(5):443–452.

17. Buchwald H, Rucker RD, Schwartz MZ, Varco RL. Positive results of jejunoileal bypass surgery: emphasis on lipids with comparison to gastric bypass. *Int J Obes*. 1981;5(4):399–404.

18. Scott HW Jr, Dean RH, LeQuire V, Swift LL, Younger RK, Butts WH. Alterations in plasma lipid concentrations in normal and hyperlipidemic patients with morbid obesity before and after jejunoileal bypass. *Am J Surg*. 1978;135(3):341–347.

19. Bendezu R, Wieland RG, Green SG, Hallberg MC, Marsters RW. Certain metabolic consequences of jejunoileal bypass. *Am J Clin Nutr*. 1976;29(4):366–370.

20. Ahmad U, Danowski TS, Nolan S, Stephan T, Sunder JH, Bahl VK. Remissions of diabetes mellitus after weight reduction by jejunoileal bypass. *Diabetes Care*. 1978;1(3):158–165.

21. Bosello O, Armellini F, Pelloso M, Ostuzzi R, Ottolenghi A, Scuro LA. Glucose tolerance in jejunoileal bypass for morbid obesity: a fifteen-month follow-up. *Diabetes Metab*. 1978;4(3):159–162.

22. Requarth JA, Burchard KW, Colacchio TA, et al. Long-term morbidity following jejunoileal bypass. The continuing potential need for surgical reversal. *Arch Surg*. 1995;130(3):318–325.

23. Anderson PE, Pilkington TR, Gazet JC. Reversal of jejunoileal bypass in patients with morbid obesity. *Br J Surg*. 1994;81(7):1015–1017.

24. Passaro E Jr, Drenick E, Wilson SE. Bypass enteritis. A new complication of jejunoileal bypass for obesity. *Am J Surg*. 1976;131(2):169–174.

25. Karasick D, Karasick S. Obstructive and enteropathic syndromes after jejunoileal bypass surgery. *Gastrointest Radiol*. 1981;6(2):129–134.

26. Buchwald H, Schwartz MZ, Varco RL. Surgical treatment of obesity. *Adv Surg*. 1973;7:235–255.

27. Pi-Sunyer F. Jejunoileal bypass surgery for obesity. *Am J Clin Nutr*. 1976;29(4):409–416.

28. O'Leary JP. Overview: jejunoileal bypass in the treatment of morbid obesity. *Am J Clin Nutr*. 1980;33(2)(suppl):389–394.

29. Salmon PA. The results of small intestine bypass operations for the treatment of obesity. *Surg Gynecol Obstet*. 1971;132(6):965–979.

30. Demuth WE Jr, Rottenstein HS. Death associated with hypocalcemia after small-bowel short circuiting. *N Engl J Med*. 1964;270:1239–1240.

31. Danowski TS, Clare DW, Nolan S, et al. Prospective study of jejunoileal bypass in obesity. Clinical manifestations in first 5–7 months. *Obesity/Bariatric Med*. 1975;4:108.

32. Leveen HH, Borek B, Axelrod DB, Johnson A. Cause and treatment of diarrhea following resection of the small intestine. *Surg Gynecol Obstet*. 1967;124(4):766–770.

33. Buchwald H, Varco RL. A bypass operation for obese hyperlipidemic patients. *Surgery*. 1971;70(1):62–70.

34. Rogers EL, Douglass W, Russell RM, Bushman L, Hubbard TB, Iber FL. Deficiency of fat soluble vitamins after jejunoileal bypass surgery for morbid obesity. *Am J Clin Nutr*. 1980;33(6):1208–1214.

35. Sellin JH, Meredith SC, Kelly S, Schneir H, Rosenberg IH. Prospective evaluation of metabolic bone disease after jejunoileal bypass. *Gastroenterology*. 1984;87(1):123–129.

36. Enat R, Nagler A, Bassan L, et al. Night blindness and liver cirrhosis as late complications of jejunoileal bypass surgery for morbid obesity. *Isr J Med Sci*. 1984;20(6):543–546.

37. Compston JE, Horton LW, Laker MF, et al. Bone disease after jejunoileal bypass for obesity. *Lancet*. 1978;2(8079):1–4.

38. Parfitt RAM, Miller MJ, Frame B, et al. Metabolic bone disease after intestinal bypass for treatment of obesity. *Ann Intern Med*. 1978;89:193.

39. Evans DJ, Berney DM, Pollock DJ. Symptomatic vitamin E deficiency diagnosed after histological recognition of myometrial lipofuscinosis. *Lancet*. 1995;346(8974):545–546.

40. Lee H, Carlin AM, Ormsby AH, Lee MW. Brown bowel syndrome secondary to jejunoileal bypass: the first case report. *Obes Surg*. 2009;19(8):1176–1179.

41. Griffen WO Jr, Bivens BA, Bell RM. The decline and fall of the jejunoileal bypass. *Surg Gynecol Obstet*. 1983;157:301–308.

42. Clarke J, Weiner SR, Bassett LW, Utsinger PD. Bypass disease. *Clin Exp Rheumatol*. 1987;5:275–287.

43. Glad BW, Hodges RE, Michas CA, Moussavian SN, Righi SP. Atrophic beriberi. A complication of jejunoileal bypass surgery for morbid obesity. *Am J Med*. 1978;65(1):69–74.

44. Gjørup I, Gjørup T, Andersen B. Serum selenium and zinc concentrations in morbid obesity. Comparison of controls and patients with jejunoileal bypass. *Scand J Gastroenterol*. 1988;23(10):1250–1252.

45. Dickstein SS, Frame B. Urinary tract calculi after intestinal shunt operations for the treatment of obesity. *Surg Gynecol Obstet*. 1973;136:257–260.

46. Wise L, Stein T. Biliary and urinary calculi pathogenesis following small bowel bypass for obesity. *Arch Surg*. 1975;110:1043–1046.

47. Gregory JG, Park KY, Schoenberg HW. Oxalate stone disease after intestinal resection. *J Urol*. 1977;117:631–634.

48. Mole DR, Tomson CR, Mortensen N, Winearls CG. Renal complications of jejuno-ileal bypass for obesity. *QJM*. 2001;94(2):69–77.

49. Cryer PE, Garber AJ, Hoffsten P, Lucas B, Wise L. Renal failure after small intestinal bypass for obesity. *Arch Intern Med*. 1975;135:1610–1612

50. Smith LH, Fromm H, Hofmann AF. Acquired hyperoxaluria, nephrolithiasis and intestinal disease: description of a syndrome. *N Engl J Med*. 1972;286:1371–1375.

51. O'Leary JP, Thomas WC, Woodward ER. Urinary tract stone after small bowel bypass for morbid obesity. *Am J Surg*. 1974;127:142–147.

52. Hylander E, Jarnum S, Nielsen K. Calcium treatment of enteric hyperoxaluria after jejunoileal bypass for morbid obesity. *Scand J Gastroenterol*. 1980;15:349–352.

53. Nordenvall B, Backman L, Larsson L, Tiselius HG. Effects of calcium, aluminium, magnesium and cholestyramine on hyperoxaluria in patients with jejunoileal bypass. *Acta Chir Scand*. 1983;149:93–98.

54. Payne JH, DeWind L, Schwab CE, Kern WH. Surgical treatment of morbid obesity. Sixteen years of experience. *Arch Surg*. 1973;106(4):432–437.

55. Backman L, Hallberg D. Some somatic complications after small intestinal bypass operations for obesity. Possible factors of significance in the incidence. *Acta Chir Scand*. 1975;141(8):790–800.

56. Drenick EJ, Simmons F, Murphy JF. Effect on hepatic morphology of treatment of obesity by fasting, reducing diets and small-bowel bypass. *N Engl J Med*. 1970;282(15):829–834.

57. Hocking MP, Duerson MC, Alexander RW, Woodward ER. Late hepatic histopathology after jejunoileal bypass for morbid obesity. Relation of abnormalities on biopsy and clinical course. *Am J Surg*. 1981;141(1):159–163.

58. O'Leary JP. Hepatic complications of jejunoileal bypass. *Semin Liver Dis*. 1983;3(3):203–215.

59. Lowell JA, Shenoy S, Ghalib R, et al. Liver transplantation after jejunoileal bypass for morbid obesity. *J Am Coll Surg*. 1997;185(2):123–127.

60. Baddeley RM. An epilogue to jejunoileal bypass. *World J Surg*. 1985;9(6):842–849.

61. Clegg DO, Samuelson CO Jr, Williams HJ, Ward JR. Articular complications of jejunoileal bypass surgery. *J Rheumatol*. 1980;7:65–70.

62. Bjorkengren AG, Resnick D, Sartoris DJ. Enteropathic arthropathies. *Radiol Clin North Am*. 1987;25(1):189–198.

63. Stein HB, Schlappner OLA, Boyko W, Gourlay RH, Reeve CE. The intestinal bypass arthritis-dermatitis syndrome. *Arthritis Rheum*. 1981;24:684–690.

64. Clegg DO, Zone JJ, Piepkorn MW. Necrobiosis lipoidica associated with jejunoileal bypass surgery. *Arch Dermatol*. 1982;118:135–136.

65. Wands JR, LaMont JT, Mann E, Isselbacher KJ. Arthritis associated with intestinal bypass procedure for morbid obesity. Complement activation and characterization of circulating cryoproteins. *N Engl J Med*. 1976;294:121–124.

66. Drenick EJ, Ament ME, Finegold SM, Passaro E Jr. Bypass enteropathy: an inflammatory process in the excluded segment with systemic complications. *Am J Clin Nut*. 1977;30:76–89.

67. Scott HW Jr. Metabolic complications of jejunoileal bypass for morbid obesity. In: Najarian JS, Delaney JP, eds. *Advances in Gastrointestinal Surgery*. Chicago: Yearbook Medical Publishers; 1984:251–260.

第 35 章

垂直束带胃成形术

Maria R.Ver and Tammy S.Fouse

历史

外科医生早期在减重手术领域应用胃成形术,旨在避免出现像袢式胃旁路术(loop gastric bypass)一样的副作用和并发症[1]。首例胃成形术开展于 1971 年,当时是将胃以水平方向作切割,而非后来的垂直方向[2]。该术式的缺点是无法测量胃囊大小,容易过大;同时,胃大弯处的食物出口大小无法固定,这导致了水平胃成形术(horizontal gastroplasties,HGP)无法有效控制体重[1]。

临床医生们从水平胃成形术的失败中反复总结经验,一种改进的手术方式应运而生。1980 年 11 月,在艾奥瓦大学医院和诊所率先开展垂直束带胃成形术(VBG)。同年,Mason 医生详细描述了形成 VBG 手术的过程,其中包括了重要的里程碑试验、与减重外科医生们的细致交流、基于数据的科学化决策,以上因素共同促进了 VBG 手术在 1980 年后的成功推广[3-5]。

手术方式演变

早期的胃成形术是对胃腔以水平方向作切割,该技术是基于广泛开展的 Billroth Ⅱ式手术。多年后,由于术后并发症、减重效果欠佳等原因,水平胃成形术出现了较多的变式。

澳大利亚墨尔本的 Long 医生于 1977 年首次将食物出口由胃大弯转向胃小弯;1981 年,他还将原本在胃大弯处的斜向分割线转向了 His 角的垂直分割线;1987 年,他和 Lindsey 医生用两针丝线(Ethibond,Ethicon,Somerville,NJ)缝合,使食物出口端固定;Long 的一位住院医生——Jamieson 提出减少胃囊容积,食物出口端加缝三针,使固定长

度增至 22mm。由于非管型吻合,闭合缘是连续的,始于 His 角,与小弯平行,创新性地将闭合缘由水平改至垂直,使得食物出口端成为胃囊的一部分,而非 HGP 时的薄弱成分,减少了在水平闭合缘出现不良钉合的概率[6]。

与此同时,美国的 Mason 医生开始开展胃囊容积≤50ml 的 VBG 术。根据 LaPlace 定理,胃囊壁张力与压力乘以半径相关,胃囊容积增高,会导致食物无法顺利排空[7]。所以理想状态下,胃囊容积应小于 20ml。在 1992 年,Mason 医生详细阐明了成功开展 VBG 手术的细节要求,这也成为后来该术式的标准:1. 胃囊压力应小于 70cm 水柱;2. 四排闭合钉精确向 His 角闭合;3. 用管型吻合器切出一窗口,后用周长 5.0cm 的 Marlex 束带置于小弯与窗口之间,通过缝合一圈使束带上方形如细长漏斗。需要注意的是,新的出口端应大于 32-F Bougie 管,放置束带时应保持周围平整,无明显组织张力。(图 35.1)[8]

关于不同束带周长的减重效果,一项 3 年的研究显示,对于周长分别为 4.5cm、5.0cm、5.5cm 的束带,5.0cm 的综合减重效果是最好的,5.5cm 减重效果不如 5.0cm;而虽然 4.5cm 减重效果好于 5.0cm,但同时增加了需要进行修正手术的概率[6]。

手术优缺点

Samuel 等在横跨 18 年的减重外科趋势的综述中提到,20 世纪 80 年代末 VBG 比 Roux-en-Y 胃旁路术(RYGB)更受青睐(51% vs 30%)。一大原因在于,相比 RYGB 需要旷置胆胰袢和远端胃,VBG 最大限度保留了上消化道的正常解剖结构,这也减少了营养不良、旷置消化道盲端梗阻、系膜缺损导致的内疝的可能;另一大原因是,术后上消

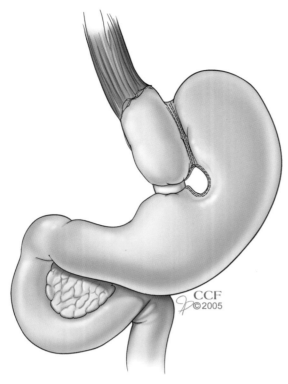

图 35.1　Mason 垂直绑带胃成形术。图片由克利夫兰诊所基金会提供

化道可以通过内镜和影像学进行随访评估。最后，该术式由于可以解除手术干预而可逆。然而随着随访时间的延长和后续研究的深入，愈发多的患者需要修正为其他术式，学者们对于 VBG 手术能否持续有效地减重开始提出质疑[9]。

减重效果

　　Buchwald 等在 2004 年发表的一项荟萃分析显示，胃成形术能减少 68.2% 的多余体重，稍逊于胆胰分流术或十二指肠转位的 70.1%，但相较 RYGB 的 61.6% 略有优势。胃成形术在两年内或两年后的随访结果中，与其他术式的减重效果并无显著差异[10]。

　　在之后发表的小型研究中，再未见类似 Buchwald 的研究结论。而 2005 年的一项对腹腔镜下 Roux-en-Y 胃旁路术（LRYGB）和腹腔镜下垂直束带胃成形术（LVBG）的随机对照研究显示，BMI<50kg/m² 的患者随访 2 年后，LRYGB 组达到了 84.4% 的多余体重下降（Excess weight loss，EWL），相比之下，LVBG 仅为 59.8%。除了减重效果不佳，17.3% 的 LVBG 组患者由于各种原因（束带偏移、出口端狭窄致严重呕吐和减重效果不理想等）需要进行修正手术，而 LRYGB 组中没有一例患者

需要手术修正[11]。

　　近期发表的两篇纯限制性减重手术研究中，随访时长在 2~7 年不等，结果显示 VBG 相比可调节束带胃减容术（adjustable gastric banding，AGB）取得了更好的 EWL（66%~70% vs 55%）。然而 VBG 围手术期并发症率达 18%，AGB 为 6%，VBG 再手术率达 60%，AGB 为 11%，VBG 并没有优势[12,13]。Marsk 等对 486 名接受了 VBG 手术的患者平均随访 3 年后，将近 25% 的患者需要修正手术，原因主要是呕吐/吞咽困难（44%），体重控制不佳（19%），闭合缘破裂（18%），束带受侵蚀（16%）[14]。

　　关于 VBG 手术长期效果，文献报道一直存在争议。Bekheit 等在一项 5 年随访研究中报道，EWL 超过 50% 的患者占比大于 60%，但 EWL>75% 的不足 20%，9% 的患者 EWL<25%。这和其他研究结论相似[15-17]。关于不同胃囊大小对减重效果的影响，长期研究中发现了一个有趣结论：不同的胃囊大小与减重效果并无显著差异，更大的胃囊只会增加闭合缘破裂和食管炎的风险[18]。1998 年，西班牙学者 Baltasar 报道了 100 例 VBG 手术的 5 年单中心随访研究。结果较前有所不同，75% 的患者术后 5 年 EWL>50%，修正手术率不足 2%，死亡率不足 1%，出现合并症率低于 10%[19]。相比之下，2000 年，美国学者 Balsiger 等报道了 70 例 VBG 患者长达 10 年的随访结果，提示 VBG 并不是持久有效的减重术式：18% 的患者因为体重控制不佳，接受再次手术探查；61% 的患者无法将多余体重的下降维持在 50%；10 年随访中，总体 79% 的患者体重控制失败[20]。另一埃及学者发表了共 150 名患者的平均 8 年随访，该单中心研究结果显示，60% 的患者 EWL 大于 50%，修正手术率 4.7%（其中 3.3% 修正为 RYGB，1.3% 复原为 VBG 术前结构）[15]。这些不同的研究结果可能与不同地区间的文化差异、不同的患者准入标准、不同的术后体重饮食管理策略等有关，以上种种因素都直接或间接影响着术后长期体重控制效果。VBG 患者术后常改变为进食高热量软质食物，相比 RYGB 同样高热量进食，体重下降更慢[21]。此外，饮食选择的改变也影响总体减重效果（进食更容易消化的碳水化合物如糖果、甜食）[22]。VBG 手术短期疗效是多元化的，且与患者的认知水平、行为习惯有很大关系[23-26]。

　　由于 VBG 手术长期效果不佳且修正手术率较高，尽管有些医生仍然支持 VBG 手术，但大多数减重外科医生已经放弃了常规开展该术式[12,27]。

手术早期并发症

手术早期并发症定义为：发生在住院期间或手术后 30 天内的并发症。医生手术水平与患者自身生理反应都可能会导致术后早期并发症。Marino 等在 1992 年报道了术后早期并发症发生率为 2.4%[28]。2007 年，Saunders 等所在单中心减重手术 30 天再入院率 6.5%，其中 VBG 6.7%，LRYGB 7.3%，LAGB 3.2%[29]。

急性胃扩张

急性胃扩张临床症状表现为心动过速或呼吸急促，容易与肺部疾病相混淆。拍摄腹部立位平片时可见扩张的胃囊，内有气 - 液平面。对该症状的正确判别很重要，若症状持续，很有可能导致闭合缘漏，因此，医生应行短期的鼻胃管减压[30]。

胃瘘

胃瘘的首发症状常为心动过速。若在 24 小时内确诊，必须立即手术：缝合，冲洗，引流；当确诊胃瘘已超过 24 小时，由于瘘口已经开始糜烂，此时置管引流使胃瘘可控比单纯手术缝合更为重要。同时需予抗生素和肠内 / 肠外营养支持治疗。若发现束带 / 网片已经污染，则需去除[30]。

手术后期并发症

手术后期并发症定义为：术后超过 30 天发生的并发症。VBG 出现后期并发症和合并症概率为 5.6%~12.5%，再手术率 8%~11.5%[28,31,32]。后期并发症常有：狭窄（1%~20%）、闭合缘破裂（1%~11%）、切口疝（8.5%~40.8%）、胃囊扩张（1.9%~2.6%）、胃瘘（2.6%~5%）、严重食管炎和反流（5%~12%）、束带移位（1.5%）和肠梗阻（0.9%~2%）[33-37]。

束带 / 网片的移位或腐蚀

VBG 手术中，用于限制食物出口部分的可调节束带、硅胶环、Marlex 或 Dacron 网片等人工合成材料，都可导致患者出现吞咽困难、呕吐和反流，其原因可能为黏膜激惹、束带移位或输出口梗阻 / 狭窄，文献报道的发生率在 1.5% 左右[33]。

一旦发生束带 / 网片的移位或腐蚀，可以通过消化内镜下套扎、钳或剪的方式，安全地移除移位或腐蚀的束带 / 网片[38-43]。更有文献报道，可用氩气电凝进行 Marlex 网片的分解、移除[40]。虽然内镜取网片后有潜在的穿孔、出血、胃瘘的风险，但是否需进行术后影像学评估尚无定论，因为大多数情况下都可以基于内镜检查结果和临床症状，对患者病情进行预判，严密观察，行期待疗法即可。

文献报道内镜下支架植入来固定侵蚀入胃的束带的成功率达 87%，中位住院时间 16.3 天。但是有 27% 的患者术后主诉疼痛、恶心及呕吐。通过内镜固定束带可用于：食物输出口梗阻、行修正手术前、无法手术探查的患者[44]。

VBG 术后容易造成食管、胃和十二指肠黏膜的组织学的异常变化[45]。不同的网片会导致不同程度的胃炎和胃囊病变。例如，Marlex 环形网片具有较大的接触表面积，最容易出现网片侵蚀和输出口梗阻[46]。同时，Marlex 相比 Dacron 网片，患者需要进行修正手术的概率更高（52.9% vs 9.4%），报道同时比较了使用 Dacron 和 Marlex 的减重效果，前者的持续减重效果更好（59.2% vs 39.2%）[47]。

相比硅胶环 - 胃成形术，束带会对于胃 - 食管上皮移行区产生更严重的损害。所以推荐常规内镜随访评估术后黏膜改变情况，及早治疗，预防恶性肿瘤的发生[48,49]。

食物输出口的狭窄

无论胃囊是否被束带侵蚀，束带和闭合缘都可能导致输出口狭窄。相应临床症状表现为吞咽困难，恶心呕吐或反流。文献报道狭窄发生率在 20% 左右[33]。应对这种情况可首选内镜扩张等非手术治疗。Beikhet 医生的处理经验为：通过一次或多次内镜下的扩张，直到输出口直径达 18mm；若失败，则必须修正复原为术前结构或修正为 RYGB[15]。

闭合缘破损、胃 - 胃瘘

闭合缘破损、裂开和胃 - 胃瘘的发生率在 11% 左右[33,50]。患者临床表现为体重控制不佳 / 复胖，吞咽困难和 / 或继发于输出口狭窄、胃囊组织肥大的反流症状。

垂直束带胃成形术的修正手术

随着 VBG 出现日趋增多的并发症、减重失败的病例，VBG 的修正手术也日益增多。通常需修正为 RYGB 的患者，主诉多为体重控制不佳、复胖、反复呕吐、胃食管反流、腹痛等[51]。患者经过修正手术后，即便不再有 VBG 手术相关合并症，从 VBG 修正为 RYGB 相关的并发症发生率高达 24%~38%[52,53]。早期并发症包括吻合口瘘，边缘性溃疡、导管相关败血症、呼吸衰竭、上消化道出血、肺炎、持续性恶心呕吐、急性横纹肌溶解、网膜/皮下脂肪炎、腹泻等。修正手术后期并发症有胃-胃瘘、胃-空肠吻合口狭窄、内疝、慢性边缘性溃疡、贫血、胆囊炎、心包炎、慢性腹痛等。术前高 BMI、开放手术史、VBG 手术史是修正手术后发生合并症的高危因素[53]。

VBG 修正为 Roux-en-Y 胃旁路术

临床上已有多种手术方式可用来对 VBG 进行修正。不同的手术方式中，闭合缘破裂与不同钉合方式有关[54]。1993 年，Sapala 等首次报道了 6 种在 VBG 修正为 RYGB 时遇到的解剖结构[51]。2005 年，Gonzalez 等首次将 VBG 修正为 RYGB 的手术分解为 5 个步骤，使手术尽可能精准：①插入粗胃管辨认胃囊，游离并去除束带。若束带未被侵蚀或未造成输出口梗阻，食物排空顺畅，可将其原位保留。②辨认胃囊和原来的垂直闭合线。③分离出 His 角，进入胃后间隙确认胃左动脉和神经血管束完整后，对胃进行切割；胃小弯窗口到 His 角引入一红色橡胶导管，与原有的垂直闭合线平行钉合，两切缘间的胃组织予以切除，从而分离出新的胃囊和残胃。④准备好 Roux 袢。⑤作贲门-空肠吻合。术后常放残胃造瘘管以及闭式引流。术后 48 小时，行上消化道造影检查吻合口状况。Gonzalez 对 28 名修正手术患者病例报道中，7% 在术中损伤肠管，4% 损伤脾脏，并需行脾切除术。30 天并发症发生率达 32%，其中 18% 的患者出现吻合口瘘，7% 伤口感染，4% 深静脉血栓。后期并发症率为 25%，其中 11% 的患者出现吻合口狭窄，需行内镜下扩张治疗，11% 为切口疝，4% 为粘连性肠梗阻，21% 发生长期腹泻，排泄物伴有恶臭[55]。

2004 年，Cordera 等报道了 VBG 修正为 RYGB 的同时移除束带。结果显示手术相关的死亡率和并发症率都较低，且减重效果、肥胖相关合并症的缓解，较之首选 RYGB 的患者，效果相接近。值得注意的是，这组病例常规放置残胃造瘘管，预防因术中可能造成的迷走神经损伤所致的残胃扩张，同时，也可作为当发生进食困难或吻合口并发症时的肠内营养通道[56]。

2007 年，Schouten 等报道了 101 例从 VBG 修正为 RYGB 的患者，55.4% 出现了术后并发症，18.8% 的患者甚至有多个并发症。主要并发症有：吻合口狭窄(22.7%)，吻合口瘘(4% 手术治疗，2% 保守治疗)，伤口化脓(7%)，切口疝(16.8%)，内疝(4%)，患者死亡(2%)[57]。2008 年，Iannelli 等报道了 18 例 VBG 修正为 RYGB 的患者，术后 4 名患者(22.2%)早期即出现胃空肠吻合口瘘(1 例)或狭窄(2 例)，1 名患者出现肝脓肿。1 名患者六个月后因吻合口溃疡出血死亡。后期并发症包括一例切口疝和一例内疝[58]。2012 年的一项多中心研究中，Suter 等对 203 名修正手术后的患者进行统计分析，手术指征包括复胖(63.1%)，严重进食困难(33.5%)，胃食管反流(46.8%)，闭合缘破裂(28.6%)，胃囊扩张(17.2%)或狭窄(10.8%)。总体手术后早期并发症发生率 11.8%，其中 3.9% 胃瘘。后期并发症有胃-空肠吻合口狭窄(1.5%)，边缘性溃疡(3.5%)，内疝(2.5%)[59]。

Sugarman 等在 1996 年的研究中提到对于 VBG 修正为 RYGB 术后并发症的处理。边缘性溃疡和输出口梗阻可以通过内镜下扩张和/或抑酸药治疗；闭合缘漏通过二次手术探查并加固修补治疗；肠梗阻通过手术松解粘连处理[60]。近期 Apers 等报道，相较于 AGB 修正为 RYGB，VBG 修正为 RYGB 术后早期并发症更多(一期或二期)。VBG 组早期主要并发症率高达 24%，其中 36% 的患者需要再次手术[53]。另一篇由 Vasas 等在发表的 153 例单中心回顾性研究中，术后并发症并非如此严重：早期并发症率 3.9%，30 天再手术率 1.3%，后期并发症发生率 7.7%，其中 4.9% 的患者需要手术干预。对于胃出口综合征，从长期随访结果来看，几乎都可以自行完全缓解[61]。

尽管存在一些手术并发症，同首选 RYGB 术相比，VBG 修正为 RYGB 术后也能获得相近的减重和代谢紊乱控制效果。因此，推荐 RYGB 为 VBG 的修正手术[61,62]。由于 RYGB 术后患者有维生素、蛋白质缺乏的风险[63]，对患者术后的营养情况应该予以充分重视；此外，RYGB 的其他并发症和副作用也应该给予评估。

VBG 修正为垂直束带胃成形术-胃旁路术

值得一提的是，VBG 手术技术在不断改良。Capella 等将 VBG 手术改进为垂直束带胃成形术-胃旁路术(VBG-BG)。也将此术式作为他们首选手术和 VBG 的修正手术。术中通过将患者的一段空肠作为 Roux 臂,与 VBG 的胃囊远端作吻合。VBG-BG 的并发症分别与 VBG 和 RYGB 相似,如束带移位,边缘性溃疡,食物输出口狭窄;而术后发生漏的概率较之前学者的报道(0.5%~3.9%)更低[64,65]。他提出,对于梯形胃囊的远端所建立胃空肠吻合口,良好的血供很重要。关于如何应对术后发生的胃 - 胃瘘,作者认为通过将空肠置入残胃之间,就可以最大限度地减少瘘的发生。此外,在吻合口距离束带近端至少 1.5cm 且不缝合到胃,可最大限度上减少束带的移位[50]。其他实验性手术方式报道有:Fox 等开展不用束带的远端胃旁路术[66]。Kfoury 等对 VBG 修正为远端胃旁路术时,未移除束带[67]。

再 VBG 术或基于 VBG 的 Roux-en-Y 旁路术

再 VBG 术(Re-VBG),是对于原本 VBG 术后胃囊再次进行裁切,得到一个更小的胃囊[30];而基于 VBG 的 RYGB 术(RYGB-on-VBG),则是以一个 150cm 的 Roux 臂和胃囊作吻合[69]。Cariani 等发现 Re-VBG 术后,后期并发症达 67.3%。最常见主诉是严重的反复呕吐导致身体虚弱(14.3%的患者合并反流),因而推荐这些患者行 RYGB-on-VBG 修正,可改善症状。但需要注意的是,接受 RYGB-on-VBG 患者的后期并发症率达 18.3%,其中倾倒综合征(6.5%),胃 - 胃瘘(5%),吸烟 / 饮食习惯不良的患者出现反流伴烧心感(5%)[68]。

VBG 修正为十二指肠转位术

Dapri 等对 12 名 VBG 患者一期手术修正为十二指肠转位术(Duodenal switch,DS),结果不容乐观。并发症率高达 50%,包括胃瘘、十二指肠回肠吻合口瘘、胰腺炎、呼吸衰竭等,25%的患者在 8 个月内死亡。但其余的患者 EWL 达 85.1%[69]。

VBG 修正为胆胰分流术

Daskalskis 等对 12 名 VBG 患者因复胖和食物输出口梗阻进行了胆胰分流术(biliopancreatic diversion,BPD)。有趣的是,在 VBG 修正术前,66.6%的患者曾已经历了一次修正手术(7 例 Re-VBG,3 例束带移除,1 例束带复置后移除)。报道中未见死亡病例,但一例因胃空肠吻合口狭窄需再次手术,两例伤口液化,一例两年后肠梗阻,四例吸烟患者胃囊发炎,一例缺铁性贫血。但最终,91.6%的患者表示术后生活质量有提升[70]。

VBG 修正为袖状胃切除术

Elazary 等对硅胶环垂直胃成形术后,因复胖而修正为袖状胃切除术(sleeve gastrectomy,SG)的患者进行了统计研究。报道中将 6 例修正为 SG 与 6 例修正为 RYGB 作了对比,结果发现 SG 组出现 5 例术后并发症,而 RYGB 组有 2 例。主要的并发症包括 2 例闭合缘漏,1 例腹腔内血肿,1 例胃出口梗阻,都予以保守治疗好转,而非立即手术[71]。Foletto 等报告了 VBG 修正为 SG 后的胃瘘率 5.3%[72]。因此,VBG 修正为 SG 虽然会比 RYGB 出现更多的合并症,但患者在术后短期内获得不错的减重效果(42.7% 的 EWL),LSG 可作为 DS、RYGB 和 BPD 以外的一期修正手术[73,74]。

VBG 修正为可调节胃束带术

数篇文献报道将 VBG 网片 / 束带去除,在胃囊无穿孔或漏的前提下,行可调节束带胃减容术(adjustable gastric band,AGB)作为 VBG 的修正手术。相比其他手术方式而言,AGB 并发症较少且没有营养不良的风险[75]。即便如此,AGB 的并发症依旧存在(发生率 12.5%),如切口疝、束带脱落、穿刺孔感染。主要并发症(5%)为绞窄性切口疝和胃内束带移位[76]。在一项研究中,13 名患者由于闭合缘破裂,接受 AGB 作为补救性手术,随访 4 年,减重效果较为满意且效果持续,并发症率较低,并发症与束带、穿刺孔相关[77]。

复原型手术

另一种修正手术方式通过直线切割闭合器作胃 - 胃侧侧吻合,复原胃腔的连续性[78,79]。这对于那些不想再接受或是不适合再接受其他减重术式的患者是一个选择。而且术后 93%的患者的反流症状可恢复[80]。然而,这些患者存在复胖和病态性肥胖的风险。

消化内镜手术

通过消化内镜行修正手术取得了不少进展。比如可以用 stomaphyX 腔内装置,通过该装置吸引、翻折胃黏膜,并进行加固,起到减少胃表面积的作用[81]。除此以外,还有许多新的内镜设备和技术尚待临床实践。

结论

垂直束带胃成形术是仍然在开展的早期减重术式之一。减重失败和复胖一直是该术式的缺点，术后的体重管理、生活习惯等都会显著影响减重效果。晚期并发症通常是由束带或网片侵蚀、闭合缘破裂导致的输出口梗阻。因此，已有多种内镜技术和手术方式用来补救、治疗和修正，而各种方式都有相应的并发症风险。但在各种修正手术方式中，从 VBG 修正为 RYGB 是广泛接受和开展的术式。VBG 的各种修正手术依旧伴随着高并发症，缺乏长期研究证据，是一个尚待探索的重要领域。

（毛忠琦　译）

参考文献

1. Mason EE, Doherty C, Cullen JJ, Scott D, Rodriguez EM, Maher JW. Vertical gastroplasty: evolution of vertical banded gastroplasty. *World J Surg.* 1998;22(9):919–924.
2. Printen KJ, Mason EE. Gastric surgery for relief of morbid obesity. *Arch Surg.* 1973;106(4):428–431.
3. Mason EE. Vertical banded gastroplasty for obesity. *Arch Surg.* 1982;117(5):701–706.
4. Mason EE. Morbid obesity: use of vertical banded gastroplasty. *Surg Clin North Am.* 1987;67(3):521–537.
5. Terry BE. Gastroplasty procedures, particularly vertical banded gastroplasty. *Eur J Gastroenterol Hepatol.* 1999;11(2):89–91.
6. Mason EE. Development and future of gastroplasties for morbid obesity. *Arch Surg.* 2003;138(4):361–366.
7. Mason EE. History of obesity surgery. *Surg Obes Relat Dis.* 2005;1(2):123–125.
8. Mason EE. Gastric surgery for morbid obesity. *Surg Clin North Am.* 1992;72(2):501–513.
9. Samuel I, Mason EE, Renquist KE, Huang YH, Zimmerman MB, Jamal M. Bariatric surgery trends: an 18-year report from the International Bariatric Surgery Registry. *Am J Surg.* 2006;192(5):657–662.
10. Buchwald H, Avidor Y, Braunwald E, et al. Bariatric surgery: a systematic review and meta-analysis. *JAMA.* 2004;292(14):1724–1737.
11. Olbers T, Fagevik-Olsen M, Maleckas A, Lonroth H. Randomized clinical trial of laparoscopic Roux-en-Y gastric bypass versus laparoscopic vertical banded gastroplasty for obesity. *Br J Surg.* 2005;92(5):557–562.
12. Schouten R, Wiryasaputra DC, van Dielen FM, van Gemert WG, Greve JW. Long-term results of bariatric restrictive procedures: a prospective study. *Obes Surg.* 2010;20(12):1617–1626.
13. van Dielen FM, Soeters PB, de Brauw LM, Greve JW. Laparoscopic adjustable gastric banding versus open vertical banded gastroplasty: a prospective randomized trial. *Obes Surg.* 2005;15(9):1292–1298.
14. Marsk R, Jonas E, Gartzios H, Stockeld D, Granstrom L, Freedman J. High revision rates after laparoscopic vertical banded gastroplasty. *Surg Obes Relat Dis.* 2009;5(1):94–98.
15. Bekheit M, Katri K, Salam WN, Ezzat T, El Kayal el S. Rejecting the demise of vertical-banded gastroplasty: a long-term single-institute experience. *Obes Surg.* 2013;23(10):1604–1610.
16. Miller K, Pump A, Hell E. Vertical banded gastroplasty versus adjustable gastric banding: prospective long-term follow-up study. *Surg Obes Relat Dis.* 2007;3(1):84–90.
17. Scozzari G, Toppino M, Famiglietti F, Bonnet G, Morino M. 10-year follow-up of laparoscopic vertical banded gastroplasty: good results in selected patients. *Ann Surg.* 2010;252(5):831–839.
18. Naslund E, Backman L, Granstrom L, Stockeld D. Does the size of the upper pouch affect weight loss after vertical banded gastroplasty? *Obes Surg.* 1995;5(4):378–381.
19. Baltasar A, Bou R, Arlandis F, et al. Vertical banded gastroplasty at more than 5 years. *Obes Surg.* 1998;8(1):29–34.
20. Balsiger BM, Poggio JL, Mai J, Kelly KA, Sarr MG. Ten and more years after vertical banded gastroplasty as primary operation for morbid obesity. *J Gastrointest Surg.* 2000;4(6):598–605.
21. Brolin RE, Robertson LB, Kenler HA, Cody RP. Weight loss and dietary intake after vertical banded gastroplasty and Roux-en-Y gastric bypass. *Ann Surg.* 1994;220(6):782–790.
22. Shai I, Henkin Y, Weitzman S, Levi I. Long-term dietary changes after vertical banded gastroplasty: is the trade-off favorable? *Obes Surg.* 2002;12(6):805–811.
23. Camerini G, Marinari GM, Adami GF, Scopinaro N. Preoperative resting energy expenditure does not predict weight loss and maintenance after vertical banded gastroplasty. *Obes Surg.* 2005;15(6):809–812.
24. Kalfarentzos F, Skroubis G, Kehagias I, Mead N, Vagenas K. A prospective comparison of vertical banded gastroplasty and Roux-en-Y gastric bypass in a non-superobese population. *Obes Surg.* 2006;16(2):151–158.
25. Hernandez-Estefania R, Gonzalez-Lamuno D, Garcia-Ribes M, et al. Variables affecting BMI evolution at 2 and 5 years after vertical banded gastroplasty. *Obes Surg.* 2000;10(2):160–166.
26. Kriwanek S, Blauensteiner W, Lebisch E, Beckerhinn P, Roka R. Dietary changes after vertical banded gastroplasty. *Obes Surg.* 2000;10(1):37–40.
27. Schouten R, Rijs CS, Bouvy ND, et al. A multicenter, randomized efficacy study of the EndoBarrier gastrointestinal liner for presurgical weight loss prior to bariatric surgery. *Ann Surg.* 2010;251(2):236–243.
28. Morino F, Toppino M, Fronda G, Tapparo A, Avagnina S. Weight loss and complications after vertical banded gastroplasty. *Obes Surg.* 1992;2(1):69–73.
29. Saunders JK, Ballantyne GH, Belsley S, et al. 30-day readmission rates at a high volume bariatric surgery center: laparoscopic adjustable gastric banding, laparoscopic gastric bypass, and vertical banded gastroplasty-Roux-en-Y gastric bypass. *Obes Surg.* 2007;17(9):1171–1177.
30. Mason EE, Cullen JJ. Management of complications in vertical banded gastroplasty. *Curr Surg.* 2003;60(1):33–37.
31. Nocca D, Aggarwal R, Blanc P, et al. Laparoscopic vertical banded gastroplasty. A multicenter prospective study of 200 procedures. *Surg Endosc.* 2007;21(6):870–874.
32. Olbers T, Lonroth H, Dalenback J, Haglind E, Lundell L. Laparoscopic vertical banded gastroplasty—an effective long-term therapy for morbidly obese patients? *Obes Surg.* 2001;11(6):726–730.
33. Wolf AM, Kuhlmann HW. Reoperation due to complications after gastric restriction operation. *Obes Surg.* 1995;5(2):171–178.
34. Ashley S, Bird DL, Sugden G, Royston CM. Vertical banded gastroplasty for the treatment of morbid obesity. *Br J Surg.* 1993;80(11):1421–1423.
35. Closset J, Mehdi A, Barea M, Buedts K, Gelin M, Houben JJ. Results of Silastic ring vertical gastroplasty more than 6 years after surgery: analysis of a cohort of 214 patients. *Obes Surg.* 2004;14(9):1233–1236.
36. Arribas D, Elia M, Artigas C, Jimenez A, Aguilella V, Martinez M. Incidence of incisional hernia following vertical banded gastroplasty. *Hernia.* 2004;8(2):135–137.
37. Papakonstantinou A, Alfaras P, Komessidou V, Hadjiyannakis E. Gastrointestinal complications after vertical banded gastroplasty. *Obes Surg.* 1998;8(2):215–217.
38. Froilan Torres C, Suarez JM, Martin MD, Castillo P, Hervias D, Segura JM. Silastic band migration: an unusual complication following vertical banded gastroplasty. *Endoscopy.* 2003;35(2):193.
39. Evans JA, Williams NN, Chan EP, Kochman ML. Endoscopic removal of eroded bands in vertical banded gastroplasty: a novel use of endoscopic scissors (with video). *Gastrointest Endosc.* 2006;64(5):801–804.
40. Adam LA, Silva RG Jr, Rizk M, Gerke H. Endoscopic argon plasma coagulation of Marlex mesh erosion after vertical-banded gastroplasty. *Gastrointest Endosc.* 2007;65(2):337–340.
41. Chen Yi Mei SG, Tam W, Nind G, Singh R. Endoscopic removal of migrating silastic band after vertical banding gastroplasty.

Endoscopy. 2010;42(suppl 2):E253.

42. Karmali S, Snyder B, Wilson EB, Timberlake MD, Sherman V. Endoscopic management of eroded prosthesis in vertical banded gastroplasty patients. *Surg Endosc.* 2010;24(1):98–102.

43. Pioche M, Mercky P, Emungania O, Ah-Soune P, Vitton V, Barthet M. One-step endoscopic treatment of dysphagia in patients with vertical banded gastroplasty stenosis by complete transgastric cutting: first experience with two patients (with video). *Gastrointest Endosc.* 2012;75(3):690–691.

44. Wilson TD, Miller N, Brown N, Snyder BE, Wilson EB. Stent induced gastric wall erosion and endoscopic retrieval of nonadjustable gastric band: a new technique. *Surg Endosc.* 2013;27(5):1617–1621.

45. Papavramidis ST, Theocharidis AJ, Zaraboukas TG, Christoforidou BP, Kessissoglou II, Aidonopoulos AP. Upper gastrointestinal endoscopic and histologic findings before and after vertical banded gastroplasty. *Surg Endosc.* 1996;10(8):825–830.

46. Cozacov C, Ben-Shlomo II. Erosion of Marlex mesh collar after vertical banded gastroplasty. *Obes Surg.* 1991;1(4):443–444.

47. van Gemert WG, Greve JW, Soeters PB. Long-term results of vertical banded gastroplasty: Marlex versus Dacron banding. *Obes Surg.* 1997;7(2):128–135.

48. Negri M, Bendet N, Halevy A, et al. Gastric mucosal changes following gastroplasty: a comparative study between vertical banded gastroplasty and Silastic ring vertical gastroplasty. *Obes Surg.* 1995;5(4):383–386.

49. Verset D, Houben JJ, Gay F, Elcheroth J, Bourgeois V, Van Gossum A. The place of upper gastrointestinal tract endoscopy before and after vertical banded gastroplasty for morbid obesity. *Dig Dis Sci.* 1997;42(11):2333–2337.

50. Capella JF, Capella RF. An assessment of vertical banded gastroplasty-Roux-en-Y gastric bypass for the treatment of morbid obesity. *Am J Surg.* 2002;183(2):117–123.

51. Sapala JA, Bolar RJ, Bell JP, Sapala MA. Technical strategies for converting the failed vertical banded gastroplasty to the Roux-en-Y gastric bypass. *Obes Surg.* 1993;3(4):400–409.

52. Gagne DJ, Dovec E, Urbandt JE. Laparoscopic revision of vertical banded gastroplasty to Roux-en-Y gastric bypass: outcomes of 105 patients. *Surg Obes Relat Dis.* 2011;7(4):493–499.

53. Apers JA, Wens C, van Vlodrop V, et al. Perioperative outcomes of revisional laparoscopic gastric bypass after failed adjustable gastric banding and after vertical banded gastroplasty: experience with 107 cases and subgroup analysis. *Surg Endosc.* 2013;27(2):558–564.

54. Toppino M, Nigra II, Olivieri F, et al. Staple-line disruptions in vertical banded gastroplasty related to different stapling techniques. *Obes Surg.* 1994;4(3):256–261.

55. Gonzalez R, Gallagher SF, Haines K, Murr MM. Operative technique for converting a failed vertical banded gastroplasty to Roux-en-Y gastric bypass. *J Am Coll Surg.* 2005;201(3):366–74.

56. Cordera F, Mai JL, Thompson GB, Sarr MG. Unsatisfactory weight loss after vertical banded gastroplasty: is conversion to Roux-en-Y gastric bypass successful? *Surgery.* 2004;136(4):731–737.

57. Schouten R, van Dielen FM, van Gemert WG, Greve JW. Conversion of vertical banded gastroplasty to Roux-en-Y gastric bypass results in restoration of the positive effect on weight loss and co-morbidities: evaluation of 101 patients. *Obes Surg.* 2007;17(5):622–630.

58. Iannelli A, Amato D, Addeo P, et al. Laparoscopic conversion of vertical banded gastroplasty (Mason MacLean) into Roux-en-Y gastric bypass. *Obes Surg.* 2008;18(1):43–46.

59. Suter M, Ralea S, Millo P, Alle JL. Laparoscopic Roux-en-Y gastric bypass after failed vertical banded gastroplasty: a multicenter experience with 203 patients. *Obes Surg.* 2012;22(10):1554–1561.

60. Sugerman HJ, Kellum JM Jr, DeMaria EJ, Reines HD. Conversion of failed or complicated vertical banded gastroplasty to gastric bypass in morbid obesity. *Am J Surg.* 1996;171(2):263–269.

61. Vasas P, Dillemans B, Van Cauwenberge S, De Visschere M, Vercauteren C. Short- and long-term outcomes of vertical banded gastroplasty converted to Roux-en-Y gastric bypass. *Obes Surg.* 2013;23(2):241–248.

62. McKenna D, Selzer D, Burchett M, Choi J, Mattar SG. Revisional bariatric surgery is more effective for improving obesity-related co-morbidities than it is for reinducing major weight loss. *Surg Obes Relat Dis.* 2014;10(4):654–659.

63. Srikanth MS, Oh KH, Fox SR. Revision to malabsorptive Roux-en-Y gastric bypass (MRNYGBP) provides long-term (10 years) durable weight loss in patients with failed anatomically intact gastric restrictive operations: long-term effectiveness of a malabsorptive Roux-en-Y gastric bypass in salvaging patients with poor weight loss or complications following gastroplasty and adjustable gastric bands. *Obes Surg.* 2011;21(7):825–831.

64. Capella RF, Capella JF, Mandec H, Nath P. Vertical banded gastroplasty-gastric bypass: preliminary report. *Obes Surg.* 1991;1(4):389–395.

65. Flickinger EG, Pories WJ, Meelheim HD, Sinar DR, Blose IL, Thomas FT. The Greenville gastric bypass. Progress report at 3 years. *Ann Surg.* 1984;199(5):555–562.

66. Fox SR, Oh KH, Fox K. Vertical banded gastroplasty and distal gastric bypass as primary procedures: a comparison. *Obes Surg.* 1996;6(5):421–425.

67. Kfoury E, Vanguri A. Distal Roux-en-Y gastric bypass conversion operation for failed vertical banded gastroplasty. *Obes Surg.* 1993;3(1):41–43.

68. Cariani S, Agostinelli L, Leuratti L, Giorgini E, Biondi P, Amenta E. Bariatric revisionary surgery for failed or complicated vertical banded gastroplasty (VBG): comparison of VBG reoperation (re-VBG) versus Roux-en-Y gastric bypass-on-VBG (RYGB-on-VBG). *J Obes.* 2010;2010. pii:206249. doi: 10.1155/2010/206249. Epub 2009 Dec 6.

69. Dapri G, Cadiere GB, Himpens J. Laparoscopic conversion of adjustable gastric banding and vertical banded gastroplasty to duodenal switch. *Surg Obes Relat Dis.* 2009;5(6):678–683.

70. Daskalakis M, Scheffel O, Theodoridou S, Weiner RA. Conversion of failed vertical banded gastroplasty to biliopancreatic diversion, a wise option. *Obes Surg.* 2009;19(12):1617–1623.

71. Elazary R, Hazzan D, Appelbaum L, Rivkind AI, Keidar A. Feasibility of sleeve gastrectomy as a revision operation for failed silastic ring vertical gastroplasty. *Obes Surg.* 2009;19(5):645–649.

72. Foletto M, Prevedello L, Bernante P, et al. Sleeve gastrectomy as revisional procedure for failed gastric banding or gastroplasty. *Surg Obes Relat Dis.* 2010;6(2):146–151.

73. Iannelli A, Schneck AS, Ragot E, et al. Laparoscopic sleeve gastrectomy as revisional procedure for failed gastric banding and vertical banded gastroplasty. *Obes Surg.* 2009;19(9):1216–1220.

74. Jain-Spangler K, Portenier D, Torquati A, Sudan R. Conversion of vertical banded gastroplasty to stand-alone sleeve gastrectomy or biliopancreatic diversion with duodenal switch. *J Gastrointest Surg.* 2013;17(4):805–808.

75. Gavert N, Szold A, Abu-Abeid S. Safety and feasibility of revisional laparoscopic surgery for morbid obesity: conversion of open Silastic vertical banded gastroplasty to laparoscopic adjustable gastric banding. *Surg Endosc.* 2004;18(2):203–206.

76. Thill V, Khorassani R, Ngongang C, Van De Winkel N, Mendes da Costa P, Simoens CM. Laparoscopic gastric banding as revisional procedure to failed vertical gastroplasty. *Obes Surg.* 2009;19(11):1477–1480.

77. Wenger M, Piec G, Branson R, Potoczna N, Horber FF, Steffen R. Salvage of gastric restriction following staple-line dehiscence after vertical banded gastroplasty by insertion of an adjustable gastric band. *Obes Surg.* 2005;15(2):216–222.

78. Soll C, Muller MK, Wildi S, Clavien PA, Weber M. Reconstruction of the gastric passage by a side-to-side gastrogastrostomy after failed vertical-banded gastroplasty: a case report. *J Med Case Rep.* 2008;2:185.

79. Tevis S, Garren MJ, Gould JC. Revisional surgery for failed vertical-banded gastroplasty. *Obes Surg.* 2011;21(8):1220–1224.

80. Thoreson R, Cullen JJ. Indications and results of reversal of vertical banded gastroplasty (VBG). *J Gastrointest Surg.* 2008;12(11):2032–2036.

81. Bolton J, Gill RS, Al-Jahdali A, Byrns S, Shi X, Birch DW, et al. Endoscopic revision (StomaphyX) versus formal surgical revision (gastric bypass) for failed vertical band gastroplasty. *J Obes.* 2013;2013:108507.

第 36 章

胃折叠术的并发症

Zhamak Khorgami and Ariel Lagardere

简介

从长远来看,减重手术的有效性和持久性已被证实。尽管如此,减重手术的金标准尚无定论,但是减重手术的目标(holy grail)仍然困扰着我们。从医学的角度来看,手术对减重和代谢的影响是定义该技术最理想的方法,当然,还包含可能的最低的并发症发生率和最少的副作用。从患者的角度来看,重要的是技术的有效性和手术的侵入性。理想的减重手术无须复杂的手术步骤即可适当的减轻体重且有益于代谢,并且手术无须吻合、改道或植入异物或器械。同时,还应具有最低的可能并发症的发生率,并有超过 5 年的持久性[1]。在探索更好或更安全的选择时诞生了一个简单的概念即胃折叠,它仅需要折叠胃大弯即可。

腹腔镜胃折叠术(LGP)既有的优点(图 36.1)缺少是减少胃体积和食物摄入,具有潜在的可逆性,可避免异物植入、胃切除和改道,无须昂贵的吻合器或器械,而且发生漏的风险极低。但缺乏长期结果和非标准化的手术技术是其主要缺点[2]。

胃折叠(GP)的概念并不新鲜。有证据表明,经 Nissen 胃底折叠术治疗胃食管反流病的患者体重减轻较少但具有统计学意义[3],这一发现支持了 GP 概念的发展。在 GP 中,胃壁向内折叠以降低胃容量。临床上已经研究了至少两种 GP 术式的变化:胃前壁折叠和胃大弯折叠。GP 不需要行胃肠道束带、分隔或横切。取而代之的是,通过在胃大弯处进行多个纵向的缝合或使用其他固定器械以使重构的胃部结构稳定[4]。缝合保持了浆膜贴壁,致浆膜对浆膜的长期愈合。GP 引起的解剖结构破坏较小,并发症很少[5]。此外,如果需要的话在 LGP 同一手术过程中,可与其他手术(例如可调

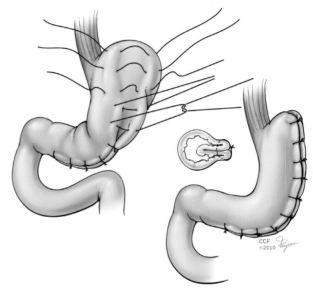

图 36.1 **胃折叠术**

节的胃束带)结合使用,也可以在以后的第二阶段进行更广泛的手术。迄今为止,已有近 300 篇有关 GP 的医学文献被发表,包含最近的综述共计报道了 1 450 例患者[6]。

胃折叠术面临若干挑战,主要的问题是该技术尚未标准化。尽管大多数中心报道的技术上存在普遍的相似之处,但在解剖分离层面、游离、刻度校准、缝合材料和缝合技术的层面上尚无共识。标准化这些变量对于衡量结果至关重要。另外,少数作者报告了 LGP 和腹腔镜可调节胃束带术(LAGB)的组合使用,又为标准化的过程增加了另一个复杂变量。

历史

Tretbar 等人于 1976 年将胃折叠术以开放方式作为一种治疗病态肥胖的方法进行了首次描

述[7]。腹腔镜胃大弯折叠术(LGCP)或 LGP 最初由 Wilkinson 和 Peloso 于 1981 年提出[8],并于 2006 年由 Talebpour 引入伊朗[3]。LGP 有望成为目前可用于治疗病态肥胖症的减肥方法的补充。

美国减重与代谢外科学会于 2011 年 3 月发表声明,建议将 GP 视为一项研究型手术,鼓励报道短期和长期结果,并以研究性质宣传该项技术[9]。

技术

由于 LGP 与腹腔镜袖状胃切除术(LSG)具有相似性,因此 LGP 在胃大弯分离和胃游离方面基本相同。但在游离胃底、分离胃短血管、切除膈上脂肪、游离胃膈韧带以及排除食管裂孔疝的方面仍受到一些学者的质疑。

胃底的游离可以通过使用不同的能量器械实现。许多作者游离胃底并去除膈上脂肪,而有些中心不会游离近端胃底和顶部的胃短血管,因为他们认为这些部位处于固定状态可能会带来更好的效果。大多数中心报道了沿胃大弯进行两排缝线,可以是连续或不连续的不可吸收缝线。在大多数情况下,经口腔插 32~48F 的胃管可以确定胃折叠的大小。折叠是在距幽门 4~5cm 处向远端延伸。

结果

根据人们的早期经验,Talebpour 和 Amoli 报道了在伊朗私立医院对 100 名患者进行 LGCP 的结果[3]。据报道,一年后的体重减轻指数(EWL)为 61%,三年后为 57%,结果与采用其他限制性方法后的比率相似,并且几乎不需要再次手术。Sales Puccini 在哥伦比亚的 100 名患者中进行了 LGCP 体重变化,一年后 EWL 为 69.6%[10]。最近,Ramos 等对一项正在进行的研究中的 9 名 LGCP 患者进行了中期分析,报道其 1.5 年后 EWL 为 62%,该研究涉及巴西的 42 名患者[4]。在美国,克利夫兰临床基金会已经报告了 15 例接受 VGP 术患者的初步结果。3 个月时的结果对于胃前弯和胃大弯折叠术来说都是令人兴奋的[10]。

在 Yun Ji 等人发表的 GP 的系统性综述中,作者评估了 14 项选定的研究,包括一项非随机匹配队列分析,十项非对照病例系列研究和三项病例

报告[6]。研究包括了 2007—2013 年报道的 1 450 例患者(女性占 80%,BMI 31.2~44.5kg/m²)。这些研究的主要作者来自 11 个不同国家。每个选定的研究均包括至少一项感兴趣的结果(例如减重数据或并发症数据)。平均手术时间为 79.2 分钟(范围:50~118 分钟),平均住院时间为 2.4 天(范围:0.75~5 天)。9 项随访时间为 6~24 个月的研究报告了 LGP 后的平均 EWL(n=1 407),范围为 31.8%~74.4%。仅 Talebpour 等人对患者进行了 10 年随访研究,其 3、4、5 和 10 年的平均 EWL 分别为 66%、62%、55% 和 42%[18]。Mui 等人的一项研究报道,体重下降以 BMI 下降为准,在 6 个月和 12 个月时 BMI 下降的百分比分别为 66.4% 和 60.2%[11]。Brethauer 等人比较了胃前壁折叠(AP)和胃大弯折叠(GCP),并报告在 12 个月时 GCP 的体重减轻情况更好(EWL 分别为 23.3% 和 53.4%)。作者团队进行的一项前瞻性非随机研究将 LGP 与腹腔镜袖状胃切除术(LSG)进行了比较结果表明,与 LSG 相比,LGP 作为减重的限制性手术效果较差[12]。

一些研究提供了有关 LGP 术后 6~12 个月合并症解决方案的数据。四项研究证明 LGP 术后 2 型糖尿病得到改善。四项研究中的两项报告了糖化血红蛋白 A1c(HbA1c)水平的变化。Fried 等人发现,在 33 位患者为期 6 个月的研究中,HbA1c 水平从基线的 6.4% 降至术后 5.1%,血浆葡萄糖水平从基线的 163mg/dl 降低至 113mg/dl[13]。但另一项由 Taha 进行的研究报告,55 例患者在为期 12 个月随访中 HbA1c 水平从术前为 7.9% 降至 7.5%,而且患者未停止降糖药物治疗[14]。尽管数据有限,但一些数据表明 LGP 对代谢综合征的其他成分(即高血压和高脂血症)以及睡眠呼吸暂停和关节痛有一定影响。

并发症

在 VGP 手术学习曲线中,与缝合技术相关的术后并发症更为常见。据报道,需要手术的 GP 的主要并发症发生率在 0~14.4%。Skrekas 等报道 135 例 LGCP 患者的总并发症发生率为 8.8%[15]。一些作者已经进行了标准化手术技术对改善预后的相关的研究。折叠的校准标定是最大的挑战。胃部太宽会导致减重效果欠佳。胃太紧会导致不完全或完全梗阻的症状。由于校准技术非常主观,

因此非常依赖于外科医生。为了使该技术标准化，一些外科医生使用了智能校准设备，例如内镜功能性腔内成像探头（EndoFLIP），但没有报道表明此类设备降低了并发症的发生率[16]。相反，大多数作者倾向于使用标准的胃管（32~48F），该方法通常用于校准 LSG 术。

持续的恶心和呕吐以及不完全到完全胃部梗阻是该手术最常见的早期并发症[6,17]。晚期严重并发症缺血和穿孔的风险虽然很少发生，通常是由缝线破裂和折叠胃突出缝线形成疝导致。简单的缝线破裂会导致胃扩张和限制作用丧失，大多数作者通常没有将其作为主要并发症报告。

在所选的 14 项研究中，均未报告死亡率。需要再次手术的主要并发症的平均发生率为 3.7%（范围：0~15.4%）。再次手术的两个主要原因是胃梗阻和胃穿孔。在 14 项所选研究中，至少 3 例患者报告了 LGP 术后胃疝。一些研究报告了所有较小的并发症（恶心、呕吐和吐口水），而其他研究则没有，使分析变得较为困惑。

早期并发症

胃梗阻

胃梗阻是最常见的胃部并发症，20%~30% 的梗阻患者需要手术[6,15,17,18]；据报道梗阻是 VGP 术后再次手术的主要原因（占再次手术的 57%）[17]。胃梗阻可以是部分或全部，可以是分段的，也可以包括整个胃。术后立即出现的主要症状是不同程度的恶心，呕吐和吐口水。症状可能出现较早，在手术后的最初 24 小时内即可出现，但即使患者耐受最初的口服流质饮食，并发症也可能在手术后几天至几周内出现[19]。手术后恶心和呕吐持续存在或恶化，并伴有上腹部疼痛或胸骨后胀满或呕吐后压力减轻的感觉时，症状最可能的原因是梗阻。

我们的数据报告说术后梗阻发生率为 3.6%，但这些患者中只有三分之一需要手术治疗。大多数专家组在其学习曲线的早期就报告了与技术相关的原因，但是随着经验的增长，术后梗阻的总发病率会降低，并且偶尔会遇到不需要手术治疗的其他原因，例如胃壁水肿。根据我们的经验，术后呕吐通常与胃底和胃贲门处的紧密褶皱有关。如果对该技术进行了改进，则可以将术后早期恶心和呕吐的发生率降低至 3%。

入口梗阻

根据作者的经验，对药物治疗无反应的恶心可能是由于胃入口梗阻所致。胃入口梗阻是由近端折叠胃经食管壁疝进入食管腔引起的。入口梗阻是通过术后透视检查诊断的，从胃食管连接处的造影剂简单减慢到胃入口的完全梗阻，透视检查可清楚地显示不同程度的梗阻。内镜成像可检测部分或完全梗阻，并且在某些情况下，通过贲门进入食管可引起折叠的胃突出。引起这种并发症的因素可能是将折叠的胃底向内翻转到食管轴上。在外科手术过程中，如褥式缝合（第二排外部）向远端推进，可将折叠的胃向内和向近端逐渐移向胃食管结合处。在这种情况下，术后透视检查显示，有折叠胃向内突出，在某些情况下，向上突入到食管腔内。为了降低这种并发症的风险，技术上的变化是从更宽松的近端折叠开始，以防止胃部进入食管轴并阻塞食管入口。在我们对这项技术进行改进之后，恶心和呕吐发生率从 54% 下降到 3%。

阻塞性症状中只要没有腹部影像学或实验室检验提示局部缺血，就可以不手术治疗。许多表现为轻度梗阻的患者可以保守治疗。口服限量，静脉补充碳水化合物和维生素，以及质子泵抑制剂（PPI）和类固醇，大多数患者报告其症状缓解且有效。我们不建议使用鼻胃管，因为问题不在于胃内内容物积滞。如果保守治疗 48~72 小时内不成功，则应考虑手术探查。放射学对比研究对于诊断阻塞的原因非常有用，并且可以轻松地检测阻塞的程度，通过缝合线发生的胃裂或经食管胃疝。如果症状持续，则采用简单的腹腔镜方法松开缝合线。尽早进行手术干预将避免缺血，穿孔和随后的严重并发症。外科手术干预通常可以解决部分或完全梗阻及相关症状，并可以立即恢复并及时出院。

其他梗阻原因

其他报告的恶心和顽固性呕吐的原因可能是由于技术问题导致部分折叠胃紧绷或胃的轴向扭曲成角度。胃的任何部位紧贴刻度线缝合过于紧密或缝合线离幽门太近也会引起梗阻；因此，应保持距幽门的最小距离为 2cm[17]。折叠过程中不对称的前后胃壁缝合会影响限制进食和胃排空并成为阻塞的原因。作者的最初经验是三层缝合技术还导致梗阻的原因是过度折叠。中大型食管裂孔疝应予以修复；否则会引起阻塞，特别是如果患者在手术后经历剧烈呕吐而导致近端胃裂孔通过裂孔嵌顿。如果发现食管裂孔疝,应解剖疝囊及疝体,并进行修复。

除上述所有机械原因外,胃壁水肿是术后梗阻的最常见原因[6,15,17,18]。几个因素可以促进其发展;例如,将网膜从胃大弯处游离和/或缝合到胃的黏膜下层或黏膜层中时,血管和淋巴管横切会影响内陷胃的血流,导致静脉充血和水肿。术后早期梗阻的另一原因是浆膜-浆膜间隙内浆液积聚向胃腔流入。这种情况通常是在手术纠正梗阻中拆除缝合线后减轻张力作用下释放出浆液时发现(图36.2)。

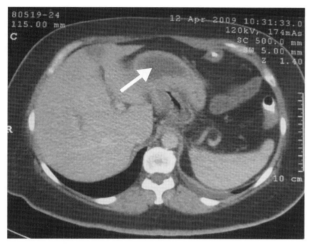

图36.2　CT扫描显示折叠胃壁内的浆液性水肿(白色箭头)

诊断

VGP术后的恶心和呕吐是最常见的症状,主要归因于不同程度的胃阻塞。应该排除其他不太可能的原因。吞咽钡剂可以确认胃梗阻的诊断(图36.3)[20]。患者可以坐着或站立,并接受少量(不超过60ml)的口服造影剂。根据我们的经验,最常见的阻塞区域是胃近端,该阻塞是由于胃底过度折叠引起的。内镜在这一阶段还没有被证明有用,因为内镜可以以中等阻力穿过阻塞区域,从而为胃梗阻提供假阴性结果。如果在对比研究中诊断出部分梗阻并且临床情况允许,则患者将接受保守治疗,包括口服液,静脉补液,PPI和抗炎治疗。视需要重复行口服造影剂检查。

治疗

术后中度到重度恶心和呕吐与住院时间延长有关,并且可能持续长达数周。大多数引起恶心和呕吐的原因通常认为是由胃壁水肿引起的,通常通过限制经口进食,静脉输入碳水化合物、维生素、抑酸剂(PPI)和抗炎药(类固醇)解决。如果症状消失并且钡餐排除梗阻,则恢复经口进食。对于治疗反应不良或症状恶化且X线检查持续存在梗阻的患者,需再次进行腹腔镜手术。在大多数情况下,可通过拆除或松解和重缝胃大弯来矫正梗阻。如果症状加重和/或伴有疼痛,则不应推迟再次手术的决定,因为胃间隔室综合征会导致折叠后的胃出现缺血和坏死[21]。

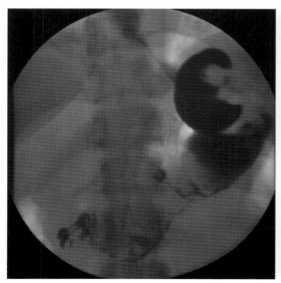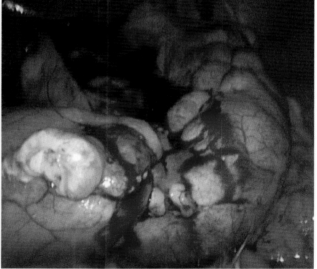

图36.3　胃折叠术后胃梗阻,吞咽钡剂造影(左)和再手术时术中情况(右)

急性上消化道出血

尽管在 VGP 术后第一周出现黑便或呕血不少见，但严重出血是较为罕见的并发症[6]。如果症状只是单纯的黑便，通常是自限性的，患者很少需要输血或紧急胃镜检查以控制出血。有症状的胃溃疡最早可在 VGP 手术后 1 周出现，但包括作者的经验在内，大多数的发病率均不到 1%[6,17,18]。术后需要通过抑酸治疗以保护胃黏膜。折叠松解通常不需要用于治疗胃出血。

漏和穿孔

尽管在 VGP 术中没有吻合钉和吻合口，但仍有漏的报道。全层缝合和胃壁撕裂、胃壁绞窄疝、溃疡或在胃大弯游离过程中无意损伤胃壁全层可能导致胃瘘和穿孔。治疗选择包括"微漏"的情况下进行保守治疗[15]或外科探查 VGP 松解（VGP reversal）和损伤修复。VGP 术后可能会增加胃内压力，而松解操作可能会降低压力，并降低修复部位和胃瘘反复漏出的可能性。保守治疗难愈合的穿孔仍然需要拆除引流折叠皱襞和空肠造口管放置，以降低胃内压力促进胃壁愈合。

晚期并发症

限制性的丧失和体重反弹

尽管胃限制丧失本身不是并发症，但如果诊断不正确会导致更严重的并发症。失去限制通常与体重反弹有关。当胃松弛而导致的胃容量不足降低（校准不正确）或固定的外缝线破裂以及相应的部分或全部胃扩张（折叠破裂）时，胃限制丧失会更频繁地发生。

在我们的研究中，3% 的患者胃折叠会松弛，需要进行矫正手术以收紧胃褶，以进一步增加束缚力和减轻体重。值得一提的是，这些患者中的大多数在逐渐失去限制之前已经有明显的体重减轻。最早在手术后 3 个月至 18 个月出现体重减低不良或反弹。失败的其他原因包括随着缝合线材料的破裂或拆除线结的近端或远端。除远端或近端线结以外的中间部分缝合线的破裂可导致胃疝，具有缺血和穿孔的风险。远端线结破裂通常会导致外缝线完全松弛和胃部分扩张，从而导致失去约束力和体重减轻不良。简单的钡剂吞咽可显示胃部分或全部扩张。通过内镜检查期间，膨胀通常会显示出折叠胃的任何部分的破裂。这些情况中的任何一种都会导致体重减轻不良或体重反弹；但是，这种并发症通常是由于技术原因，而不是手术本身。

治疗很简单，包括从胃周围的粘连中释放出已折叠的胃，并在校准管上以不可吸收线连续再次缝合。根据我们的初步经验，在大多数情况下，远端线结（胃窦）破裂会导致再次手术。为防止线结松解可用聚合物夹。

持续的烧心

术后早期频繁地发生持续性的烧心主要是由于胃底和胃体的过度折叠，其可导致近端胃的部分阻塞或折叠的胃底黏膜进入食管末端形成疝。较少见的情况可能与未固定的裂孔疝有关。大约三分之一有持续性烧心的患者还伴有轻度到中度的固体食物吞咽困难。该组患者中反流和呕吐也更为常见。持续性烧心的治疗针对根本原因。如果存在裂孔疝，应予以修复。如果胃黏膜通过胃括约肌突出成疝或阻塞胃的任何部位，则应仔细进行外科矫正避免近端胃过度折叠，并对剩余的胃进行充分校准。VGP 再折叠时，重要的是要拆除双层缝线以适当校准。使用高分子材料连续缝合技术缝合先前的缝合线层较容易完成。应充分探查裂孔且同时应修补食管裂孔疝。在我们的研究中，通过对技术进行细微的改进，将烧心和吞咽困难的发生率从 22% 降低到了 2% 以下。变化包括：减少胃底折叠，使用荷包缝合技术将胃底锚定缝合胃部折叠以限制或防止胃褶皱突入到食管或阻塞近端胃部，并在第二层缝合过程中每两到四针进行测试校准。在必要时术后可通过触诊或移动校准管以检查是否有过大的阻力。这些调整只会增加几分钟的术程，但极大地有益于患者的预后。

胃壁疝

胃壁疝症是 VGP 手术后最令人担忧的并发症，因为其会导致疝入的胃壁部分发生缺血、穿孔和败血症（图 36.4）缺少。大多数 VGP 手术报道这种并发症的发生率较低[6,15,17,18]，根据作者的经验该并发症发生率为 1%。临床表现范围从严重的腹痛到完全无症状的患者。疼痛多为剧烈，多发于上腹区或左上腹部，并可向后放射至左下胸区域。腹

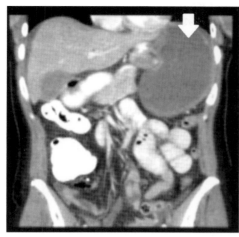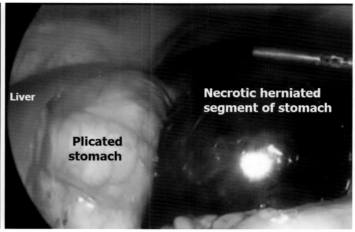

图 36.4　胃折叠术后巨大胃壁疝。CT 扫描显示扩张的疝出部分（左图，白色箭头），再次手术时显示坏死的疝出部分（右）

痛通常发生于进食后，可持续数分钟至数小时。这种类型的疼痛应怀疑胃壁疝。

当存在缺血时，疼痛的严重程度增加。如果发生穿孔，将出现腹膜刺激。完全无症状的患者通常在随访上消化道或吞咽钡剂后诊断。治疗通常需要腹腔镜手术干预。如果怀疑存在缺血或穿孔，则必须进行紧急腹腔镜探查，且不应延迟。在某些不得不延期手术的病例中内镜下放置鼻胃管和减压胃疝，内镜可清楚显示疝颈且鼻胃管尖端可轻柔地伸入胃疝腔内。这样可以缓解胃疝的压力，直到患者准备手术为止。如果存在胃壁坏死或穿孔，则建议切除患处，VGP 的修复术是一种治疗选择。切割闭合器修订程序的修改仅在受影响的胃壁区域可以完全切除连同标本一并切除的情况下尝试，例如袖状胃切除术。对于无症状患者应在选择性的情况下进行手术。完全逆转，重缝或修改将依赖于术中的决策。

治疗重点放在以下方面：避免胃大弯过度的折叠，仔细校准，使用 1-0 聚丙烯缝合线进行两层方法，在应用第二层缝合线时以 0.5cm 的间距行浆肌层缝合，避免缝合成角（这可能会导致材料磨损和断裂），线结远端用聚合物夹子固定。

胃肠套叠

胃肠套叠是指因中或远端折叠胃部套入而引起的胃窦幽门梗阻。这是胃折叠较为罕见的并发症。技术因素，例如胃中部到远端的胃大弯内过度折叠以及单层 VGP 技术的使用，促进折叠胃逐渐向远侧迁移，从而形成部分或完全的胃出口阻塞。症状表现为部分或完全胃梗阻。患者通常描述为

在进餐后几分钟至几小时内发生渐进性上腹部疼痛，其与进食和餐后呕吐有关。通过内镜检查和 / 或上消化道造影检查明确诊断。治疗方法为经腹腔镜胃折叠逆转。此期间由于胃壁肿胀不建议改用其他手术。这种手术并发症可以通过上文描述中的精细的双层外科缝合技术来预防。

出血和 / 或溃疡穿孔

胃溃疡是在 VGP 术后发生的另一种并发症。溃疡发生倾向于胃大弯折叠远端部分。在大多数情况下，临床表现主要是上腹痛和 / 或黑便。出血可为轻度至重度，很少有穿孔性溃疡。大多数溃疡发生在术后早期（从 3 周到 8 个月），并且与患者早期过度限食和与不遵循术后 PPI 治疗有关。溃疡主要位于胃大弯折叠远端处。穿透胃腔的缝线也可能是溃疡形成的诱因。内镜诊断和幽门螺杆菌检测是初步评估的一部分。患者行抑酸剂和胃黏膜保护剂治疗，必要时行抗幽门螺杆菌治疗。

讨论

从文献中可以学到很多教训，但是现有的公开数据可能并不具有国际代表性，因为许多患者在国外可能会经历胃折叠而无法继续进行随访。他们的体重减轻和并发症可能永远不会被记录下来。在所有研究中复发的主题之一是胃壁水肿，胃壁水肿可能导致短暂性吞咽困难，完全吞咽困难，甚至引起胃室间隔综合征和穿孔。因此，在进行胃壁紧密折叠时应该非常小心，因为随之而来的水肿可能会导致严重的并发症[20]。实际上，大多数出现呕

吐的病例可以用抗炎药和 PPI 治疗减轻水肿。在一些顽固的病例中应尝试进行胃镜检查，因为重新定位折叠胃可以缓解梗阻。如果以上方法失败，再次手术则是唯一的选择。LGCP 的 Skrekas 修补形式是一个有价值的选择，因其可形成多个较小的胃壁折叠[15]。缝合线破裂形成疝和漏是严重的并发症[22]。实验数据表明，在 2.5cm 的最小距离处小心地行浆肌层缝合，会产生牢固且持久的折叠。事实证明，大多数材料对于产生有效的折叠和避免漏都是有效的[23]。

（杨雁灵　译）

参考文献

1. Buchwald H, Buchwald JN. Evolution of operative procedures for the management of morbid obesity 1950–2000. *Obes Surg.* 2002;12(5):705–717.
2. Salmon P. Failure of gastroplasty pouch and stoma size to correlate with postoperative weight loss. *Can J Surg J Can Chir.* 1986;29(1):60–63.
3. Talebpour M, Amoli BS. Laparoscopic total gastric vertical plication in morbid obesity. *J Laparoendosc Adv Surg Tech.* 2007;17(6):793–798.
4. Ramos A, Neto MG, Galvao M, Evangelista LF, Campos JM, Ferraz Á. Laparoscopic greater curvature plication: initial results of an alternative restrictive bariatric procedure. *Obes Surg.* 2010;20(7):913–918.
5. Brethauer SA, Harris JL, Kroh M, Schauer PR. Laparoscopic gastric plication for treatment of severe obesity. *Surg Obes Relat Dis.* 2011;7(1):15–22.
6. Ji Y, Wang Y, Zhu J, Shen D. A systematic review of gastric plication for the treatment of obesity. *Surg Obes Relat Dis.* 2014;10(6):1226–1232.
7. Tretbar L, Taylor T, Sifers E. Weight reduction. Gastric plication for morbid obesity. *J Kans Med Soc.* 1976;77(11):488–490.
8. Wilkinson LH, Peloso OA. Gastric (reservoir) reduction for morbid obesity. *Arch Surg.* 1981;116(5):602–605.
9. Clinical Issues Committee. ASMBS policy statement on gastric plication. *Surg Obes Relat Dis.* 2011;7(3):262. doi: 10.1016/j.soard.2011.03.004. Epub 2011 Mar 17.
10. Sales Puccini CE. Surset gástrico de Sales: una alternativa para cirugía bariátrica restrictiva (Sales' gastric surset: a new alternative in bariatric restrictive surgery). *Rev Colomb Cir.* 2008;23(3):131–135.
11. Mui WL-M, Lee DW-H, Lam KK-Y, San Tsung BY. Laparoscopic greater curve plication in Asia: initial experience. *Obes Surg.* 2013;23(2):179–183.
12. Shen D, Ye H, Wang Y, et al. Comparison of short-term outcomes between laparoscopic greater curvature plication and laparoscopic sleeve gastrectomy. *Surg Endosc.* 2013;27(8):2768–2774.
13. Fried M, Dolezalova K, Buchwald J, McGlennon T, Sramkova P, Ribaric G. Laparoscopic greater curvature plication (LGCP) for treatment of morbid obesity in a series of 244 patients. *Obes Surg.* 2012;22(8):1298–1307.
14. Taha O. Efficacy of laparoscopic greater curvature plication for weight loss and type 2 diabetes: 1-year follow-up. *Obes Surg.* 2012;22(10):1629–1632.
15. Skrekas G, Antiochos K, Stafyla VK. Laparoscopic gastric greater curvature plication: results and complications in a series of 135 patients. *Obes Surg.* 2011;21(11):1657–1663.
16. Kwiatek MA, Pandolfino JE, Hirano I, Kahrilas PJ. Esophagogastric junction distensibility assessed with an endoscopic functional luminal imaging probe (EndoFLIP). *Gastrointest Endosc.* 2010;72(2):272–278.
17. Abdelbaki TN, Huang C-K, Ramos A, Neto MG, Talebpour M, Saber AA. Gastric plication for morbid obesity: a systematic review. *Obes Surg.* 2012;22(10):1633–1639.
18. Kourkoulos M, Giorgakis E, Kokkinos C, et al. Laparoscopic gastric plication for the treatment of morbid obesity: a review. *Minim Invasiv Surg.* 2012;2012:696348. doi: 10.1155/2012/696348.
19. Atlas H, Yazbek T, Garneau PY, Safa N, Denis R. Is there a future for laparoscopic gastric greater curvature plication (LGGCP)? A review of 44 patients. *Obes Surg.* 2013;23(9):1397–403.
20. Tsang A, Jain V. Pitfalls of bariatric tourism: a complication of gastric plication. *Surg Obes Relat Dis.* 2012;8(6):e77–e79.
21. Watkins BM. Gastric compartment syndrome: an unusual complication of gastric plication surgery. *Surg Obes Relat Dis.* 2012;8(6):e80–e81.
22. Cartwright P, McCollister H, Severson P. Case report: massive gastro-gastric herniation with necrosis after gastric plication. Presented at Society of American Gastrointestinal and Endoscopic Surgeons (SAGES) meeting 2013.
23. Menchaca HJ, Harris JL, Thompson SE, Mootoo M, Michalek VN, Buchwald H. Gastric plication: preclinical study of durability of serosa-to-serosa apposition. *Surg Obes Relat Dis.* 2011;7(1):8–14.

第 37 章

胃内球囊的并发症

Ashok Menon, Haris A. Khwaja, Ariel Ortiz Lagardere, Manoel Galvao Neto, and Jaime Ponce

历史的角度

胃内球囊(IGB)是内镜下将一特殊材料的球囊置入胃内,并在球囊内注入气体或液体,使球囊占据一部分胃的容积。人们最初认为体重减轻是由于胃容量限制、胃排空延迟和压力感受器介导的早期饱腹感引起的[1]。虽然 IGB 装置自 1940 年代以来就用于细胞病理学取样和静脉曲张出血的控制[2,3],但直到 1980 年代才报道了使用可行的橡胶 IGB 疗法治疗肥胖症[4,5]。

第一个广泛用于治疗肥胖症的 IGB 是 Garren-Edwards 胃内气囊(Garren-Edwards gastric bubble, GEGB),该产品于 1985 年获得美国食品药物管理局(FDA)批准在美国使用,可作为改善行为和饮食的辅助手段[6,7]。它是一个圆柱形聚氨酯装置,可以充满 220ml 的空气,在胃内放置 4 个月后移除。但是,多项非随机对照的研究无法证明,IGB 比标准的医学体重管理计划的减肥效果更佳[8-10]。因此,反复出现的并发症迫使 GEGB 于 1992 年退出市场[11]。

为了解决 GEGB 遇到的问题,1987 年在佛罗里达州塔彭斯普林斯举行了"肥胖与胃球囊综合研讨会",提出了理想的胃内球囊的特征,包括:采用持久,柔软,高弹性的材料,可填充各种体积的流体;表面光滑以防止胃糜烂和溃疡;以及拥有足够小且灵活的结构以适于内镜插入和移除[12]。

为此,Bio Enterics 胃内水囊(Bio Enterics intra-gastric balloon, BIB)在会议之后不久研发成功。现在将其称为 Orbera™ 球囊,它通过内镜置入胃内,其内可注射 400~800ml 生理盐水,可在胃内保留 6 个月[13]。但一项意大利的多中心试验表明,Orbera™ 球囊置入胃内 7~24 个月相关的并发症发生率非常低[14]。Orbera™ 已在世界范围内使用多年,但直到 2015 年 6 月才获得 FDA 批准在美国使用。对涉及 3 608 名患者的 15 项研究进行荟萃分析后,移除球囊后患者多余体重减少百分比(percentage of excess weight loss, %EWL)为 32.1%,但很少有证据表明 Orbera™ 球囊的减重效果可以长期保持[15]。

目前,市场上有许多新一代的球囊旨在克服 Orbera™ 球囊的局限性。Spatz 可调球囊设计为可调容积,以便治疗期间在不同时间点调整球囊体积以改变对胃容量的限制,解决治疗早期的恶心、腹痛等不能耐受和后期的疗效下降的问题[16]。Obalon 球囊设计为可以折叠在一个连接细导管的胶囊中,胶囊经口吞下后,细导管留在体外,经导管在球囊内注入 250ml 氮气,随后将导管拉出。虽然该球囊不需要在内镜下置入,但在治疗 3 个月后仍需进行在内镜下取出[17]。Heliosphere BAG 是一个较轻的充气球囊,与 Orbera™ 相比,它引起胃不适的可能性较小[18]。最后,Reshape duo™ 是一种双室球囊,旨在更好地适应胃的自然轮廓,同时最大限度地减少了器械掉入肠道的风险,并接受了双盲、非随机对照试验[19,20]。

IGB 的并发症

死亡率

与各代 IGB 设备相关的死亡率非常低。置入 GEGB 后死亡率的最准确估算来自 1987 年的塔彭斯普林斯共识会议,会议上统计了 20 000 个患者的数据,发现只有 1 例死亡(0.005%),是由于球囊移位和肠梗阻所致。在对涉及 3 429 例患者的 16 项研究的荟萃分析中,有 2 例(0.1%)与 Orbera™ 球囊相关的死亡病例并非因胃内球囊并发症引起的,均是由于胃穿孔导致的[15]。有报道称,有一例患者在置入 Spatz 可调气囊后由于晚期胃穿孔死亡[21]。尚无与其他新一代 IGB(Reshape duo™,Obalon,Heliosphere)相关的死亡报告。不过,已发表的报告使用的样本总量要小很多[17,18,20,22]。

早期球囊移除

根据 Imaz 等人的荟萃分析,Orbera™ 球囊的建议治疗时间目前为 6 个月,但 4.2% 的患者球囊提前移除。早期移除的最常见指征是患者腹痛(40%),尤其上腹痛(22%)、消化道阻塞(15%)、IGB 漏气和移位(8%)、恶心和呕吐(5%)、胃穿孔(3%)和胃溃疡(0.7%)[15]。其他研究提到了 IGB 不耐受症,这可能是生理性或心理性的,但没有明确的定义。生理上的不耐受反映了胃出口的阻塞,并与大量的早期症状(恶心和呕吐)有关。意大利合作研究小组报告了 2 515 例接受 Orbera™ 置入的患者的结局,有 0.76% 的患者早期移除了球囊。相比之下,在同一研究中,对球囊存在的心理不耐受也可能伴随恶心和呕吐,导致早期球囊移除的发生率为 0.44%[23]。图 37.1 和图 37.2 给出了由于胃内球囊引起的胃食管反流的例子。

恶心和呕吐

如前所述,5% 的患者因术后早期恶心和呕吐移除球囊。8.6% 的患者这些症状持续超过一周[15]。

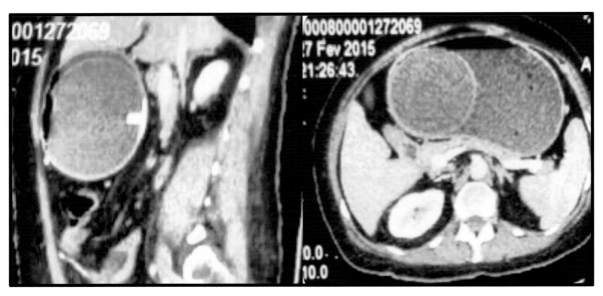

图 37.1　胃内球囊继发幽门梗阻的腹部 CT 表现

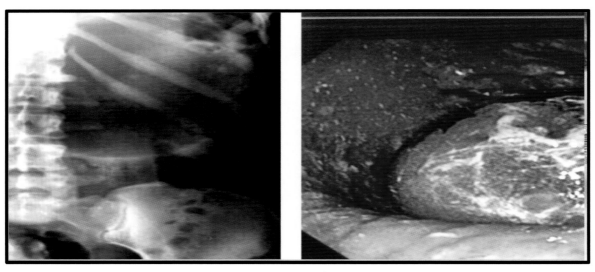

图 37.2　X 线及纤维内镜检查显示胃内气囊嵌塞在胃窦与幽门处

使用 IGB 引起的长时间呕吐和相关的脱水会导致多种电解质紊乱，尤其低钾血症，影响了 6.8%~8.5% 的患者[24,25]。在 IGB 置入后，依从性差的患者过量饮水导致了低钠血症，低钾血症，代谢性碱中毒，这些患者中应特别注意补充液体和电解质[26]。

有两项研究关注 IGB 置入后减轻恶心和呕吐症状的药理措施，其中最有效的是 5-HT$_3$ 受体拮抗剂，如托烷司琼和恩丹西酮。已证明，与单独使用恩丹西酮相比，联合使用咪达唑仑和恩丹西酮可使症状发生率减半[27,28]。

已开发出的可调节球囊，其部分目的是在手术后的早期阶段更好地控制恶心和呕吐，避免早期移除球囊。但是，在与 Orbera™ 球囊进行病例对照的比较中，Spatz 可调球囊显示出相似的耐受性水平，但并发症和移除率更高[22]。一种不同的方法是将球囊的充填量调整到每个患者胃的大小，尽管大多数患者会出现恶心和呕吐的症状，但早期球囊移除率很高，为 6%[29]。

咽 - 食管损伤

咽 - 食管损伤是一种罕见但公认的 GEGB 置入、填充和取出的并发症。损伤的严重程度从食管穿孔到 Mallory-Weiss 撕裂和轻微擦伤。塔彭斯普林斯共识会议的数据显示，咽食管损伤率为 0.05%，需要手术干预的病例为 0.03%[12]。

从文献中尚不清楚使用新一代 IGBS 后，咽 - 食管轻微损伤的发生率是否不同。关于 Orbera™ 的系统评价并未分别记录咽部食管损伤与胃部损伤[15,30,37]，双腔球囊（Re Shape duo™）和 Spatz 可调球囊仅报告了 4 例食管撕裂或 Mallory-Weiss 撕裂[20,32]。此外，食管穿孔也仅限于个别病例报告[33,34]。

胃溃疡和穿孔

IGB 的导致的胃穿孔似乎很少见，仅报道了 11 例与 Orbera™ 相关的病例，1 例与 GEGB（0.005%）相关的病例[12,23,35-40]，这些病例中有 5 例来自意大利的多中心研究，该研究对 2 515 例接受 Orbera™ 植入术的患者（占 0.19%）进行了研究，其中 4 例穿孔与患者先前的胃外科手术有关，导致两人死亡[23]。2 例是 IGB 放置后 2 个月发生的晚期穿孔，其中 1 例保守处理[36,37]。图 37.3 显示了因 IGB 引起的胃穿孔。

Spatz 可调球囊和双腔球囊（Reshape™）的研

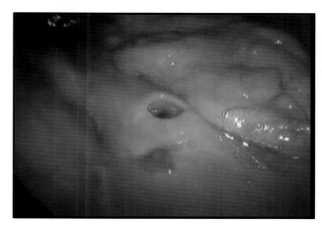

图 37.3　胃内球囊继发胃穿孔的腹腔镜下表现

究均报告了围手术期胃穿孔的病例，最近又有两例延迟性胃穿孔的报道，其中一例是致命的[21,32,41,42]。胃溃疡和糜烂已经证明与各代 IGB 产品有关。Fernandes 等人的队列研究和荟萃分析显示，包括 6 种 GEGB 产品和 Orbera™ 球囊与仅饮食控制为对照组的随机对照试验，与 IGB 相关的胃溃疡和糜烂的相对风险分别为 4.91% 和 9.78%[43]。

Tarpon Springs 数据显示，置入 GEGB 后胃溃疡的发生率为 0.26%[12]。然而，同时期的个别研究表明，糜烂和溃疡的合并发生率高达 40%[9]。Orbera™ 球囊的设计目的是比 GEGB 更不容易发生溃疡，而且胃溃疡在文献中似乎非常罕见，在 Imaz 等人的荟萃分析中只记录了 12 例（0.4%）[15]。在新一代球囊中，溃疡率似乎特别高（23%~35%），与双腔球囊（Reshape™）有关，即使在小样本的研究中情况下也是如此[20,41]。

漏气、移位和肠梗阻

GEGB 和 Orbera™ 球囊都能很好地识别出 IGB 的自发性漏气，前者的发生率为 0.5%，需要手术移除的患者为 0.4%[12]。Orbera™ 球囊的漏气发生率似乎要高得多（3.4%），近四分之三的漏气球囊移位到远端的胃肠道[15]。然而，在不同的研究中，发生率似乎有很大的不同（3%~23%）[44]。

当移位发生时，大多数 IGB 会自发进入粪便，其余的会引起肠梗阻。如果没有移位，可以用超声检查 IGB 的位置和充填情况[45]。许多中心主张在生理盐水填充物中加入亚甲蓝，因为球囊的泄漏可能会使患者的尿液呈现绿色，如图 37.4 所示，这可以作为自发性漏气非常早期的征象[46]。

根据 Imaz 等人的荟萃分析，0.8% 的 Orbera™ 患者发生消化道梗阻，占早期球囊移除的 15%。然而，这个数字可能夸大了球囊移位到肠道远端的病例数量,其中可能包括了没有移位的球囊造成胃出口阻塞[15]。这一猜想得到了另一项涉及 4 240 名接受 Orbera™ 置入术的患者的系统性研究结果的支持,该研究报告需要手术或内镜取出的肠梗阻发生率要低得多(0.17%)[44]。此外,两项涉及 3 200 多名患者的研究没有报告任何需要手术移除球囊的肠梗阻病例[23,47]。大多数报告描述了小肠嵌塞,如图 37.5 和图 37.6 所示,并有大肠嵌塞的个别病例[48-50]。

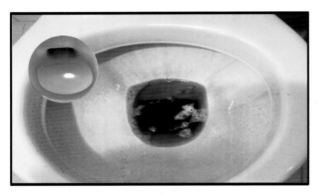

图 37.4　蓝色/绿色尿液表明胃内球囊泄漏

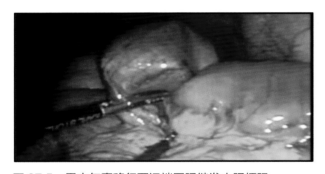

图 37.5　胃内气囊移行至远端回肠继发小肠梗阻

据报道,肠梗阻与 Heliosphere 和 Spatz 可调球囊的迁移有关[51-53]。Spatz 球囊有一个安全环,可防止球囊移位到肠内,但在一例病案报道中,该环本身破裂了,导致小肠嵌塞和穿孔。尚未有与 Reshape™ 球囊移位的报道。

其他并发症

IGB 置入后的静脉血栓栓塞症(VTE)尚未得到广泛报道,Imaz 或 Dumonceau 关于 Orbera™ 的评论或 GEGB 的塔彭斯普林斯数据中都没有报道 VTE 为 IGB 的并发症[12,15,44]。但是,来自肥胖结果纵向数据库(BOLD)的数据显示,IGB 置入后 VTE 的发生率为 2.4%,但只有 83 名患者,这是由于 FDA 刚在 2015 年批准了 IGB 在美国使用[55]。IGB 患者

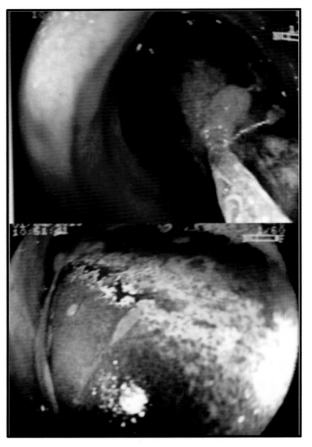

图 37.6　回肠远端胃内放气气囊的取出及内镜下表现

群体发生 VTE 的风险较高,需要进一步调查以确定当前的围手术期血栓预防方案(或缺乏)是否合适。

几位作者报告了急性胰腺炎与 IGB 的使用有关。常见的机制似乎是位置放置正确的球囊压缩了远端胰腺[56-58]。不过,有两例急性胰腺炎的报告是由于部分漏气的 Spatz 可调气囊或其附连的气囊导管导致十二指肠移位所致[59,60]。

如图 37.7 所示,胃内球囊的真菌定植是非常罕见的并发症。这些机会性感染的危险因素包括胃轻瘫,抗酸药,自发性球囊漏气,免疫抑制和吸烟。

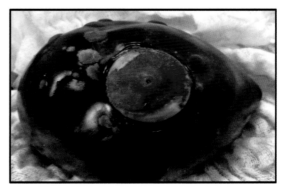

图 37.7　胃内球囊的真菌感染

ReShape™ 球囊不良事件

ReShape 集成球囊系统（Reshape 球囊）由两个连接的球囊组成，该球囊已于 2015 年 7 月获得 FDA 批准。每个球囊分别填充和密封（图 37.8）。气球通过内镜置入胃内，状态稳定，其内填充生理盐水和亚甲蓝。

大多数患者在最初几天会出现恶心、呕吐和腹部不适，但在 RECESS 试验中，大多数患者将这些症状评为轻度到中度。因不耐受而早期取出球囊的比率不到 8%。研究还发现，身材较矮 [<162.56cm（64 英寸）] 的患者需要较少的填充液体（750ml 而不是 900ml），以降低不耐受的风险。Reshap™ 球囊的漏气可以通过指导患者发现尿液颜色是否变为蓝绿色以及进食后饱腹感的减少来识别。通常情况下，一个气囊将保持完好无损，并将保留在胃内，避免远端移位，并允许选择性替换。在 RECLUTE 试验期间，通过对球囊末端的微小改变，溃疡率从 39% 降低到 10%。溃疡通常很小，很浅，位于切迹水平，没有一例并发出血或穿孔[20]。

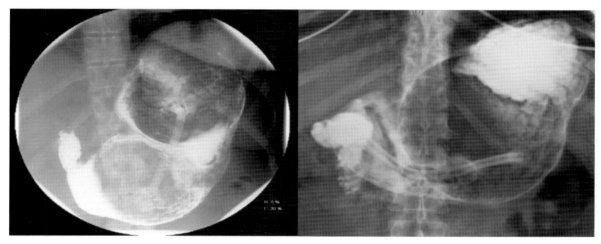

图 37.8　充气重塑球囊的吞钡现象（左）和远端球囊放气后的吞钡现象（右）

结论

IGB 相关的主要并发症的发生率较低，并且报道的死亡率仅限于文献中的少数报道。这可能得益于最常用的设备（Orbera™）二十年丰富的使用经验，也得益于从 GEGB 中学到的教训。但是，IGB 的潜在并发症可能很严重，需要迅速识别和处理。此外，旨在解决 Orbera™ 缺点的新一代球囊可能会与不同的并发症相关。对他们进行高质量的临床试验以验证疗效和安全性至关重要。

（韩建立　译）

参考文献

1. Genco A, Maselli R, Casella G, Cipriano M, Redler A. Intragastric balloon treatment for obesity. In: Agrawal S, ed. *Obesity, Bariatric, and Metabolic Surgery: A Practical Guide*. 1st ed. Switzerland: Springer International Publishing; 2016.
2. Panico FG, Papanicolaou GN, Cooper WA. Abrasive balloon for exfoliation of gastric cancer cells. *J Am Med Assoc.* 1950;143(15):1308–1311.
3. Sengstaken RW, Blakemore AH. Balloon tamponage for the control of hemorrhage from esophageal varices. *Ann Surg.* 1950;131(5):781–789.
4. Nieben OG, Harboe H. Intragastric balloon as an artificial bezoar for treatment of obesity. *Lancet.* 1982;1(8265):198–199.
5. Frimberger E, Kühner W, Weingart J, Waldthaler A, Ottenjann R. Percutaneous decompression of an intraintestinal balloon—case report. *Hepatogastroenterology.* 1982;29(1):38–39.
6. Garren M, Garren LR, Giordano F. The Garren Gastric Bubble: a treatment for the morbidly obese. *Endosc Rev.*1984;2:57–60.
7. Health implications of obesity: National Institutes of Health Consensus Development Panel on the Health Implications of Obesity. *Ann Intern Med.* 1985;103:147–151.
8. Lindor KD, Hughes RW Jr, Ilstrup DM, Jensen MD. Intragastric balloons in comparison with standard therapy for obesity—a randomized, double-blind trial. *Mayo Clin Proc.* 1987;62(11):992–996.
9. Benjamin SB, Maher KA, Cattau EL Jr, et al. Double-blind controlled trial of the Garren-Edwards gastric bubble: an adjunctive treatment for exogenous obesity. *Gastroenterology.* 1988;95(3):581–588.
10. Hogan RB, Johnston JH, Long BW, et al. A double-blind, randomized, sham-controlled trial of the gastric bubble for obesity. *Gastrointest Endosc.* 1989;35(5):381–385.
11. Gleysteen JJ. A history of intragastric balloons. *Surg Obes Relat Dis.* 2016;12(2):430–435.
12. Schapiro M, Benjamin S, Blackburn G, et al. Obesity and the gastric balloon: a comprehensive workshop. Tarpon Springs, Florida, March 19–21, 1987. *Gastrointest Endosc.* 1987;33(4):323–327.
13. Galloro G, De Palma GD, Catanzano C, et al. Preliminary endoscopic technical report of a new silicone intragastric balloon in the treatment of morbid obesity. *Obes Surg.* 1999;9(1):68–71.
14. Genco A, Maselli R, Frangella F, et al. Intragastric balloon for obe-

sity treatment: results of a multicentric evaluation for balloons left in place for more than 6 months. *Surg Endosc.* 2015;29(8):2339–2343.

15. Imaz I, Martínez-Cervell C, García-Alvarez EE, Sendra-Gutiérrez JM, González-Enríquez J. Safety and effectiveness of the intragastric balloon for obesity. A meta-analysis. *Obes Surg.* 2008;18(7):841–846.

16. Brooks J, Srivastava ED, Mathus-Vliegen EM. One-year adjustable intragastric balloons: results in 73 consecutive patients in the U.K. *Obes Surg.* 2014;24(5):813–819.

17. Mion F, Ibrahim M, Marjoux S, et al. Swallowable Obalon® gastric balloons as an aid for weight loss: a pilot feasibility study. *Obes Surg.* 2013;23(5):730–733.

18. Lecumberri E, Krekshi W, Matía P, et al. Effectiveness and safety of air-filled balloon Heliosphere BAG® in 82 consecutive obese patients. *Obes Surg.* 2011;21(10):1508–1512.

19. Ponce J, Quebbemann BB, Patterson EJ. Prospective, randomized, multicenter study evaluating safety and efficacy of intragastric dual-balloon in obesity. *Surg Obes Relat Dis.* 2013;9(2):290–295.

20. Ponce J, Woodman G, Swain J, et al.; REDUCE Pivotal Trial Investigators. The REDUCE Pivotal Trial: a prospective, randomized controlled pivotal trial of a dual intragastric balloon for the treatment of obesity. *Surg Obes Relat Dis.* 2015;11(4):874–881.

21. Daniel F, Abou Fadel C, Houmani Z, Salti N. Spatz 3 adjustable intragastric balloon: long-term safety concerns. *Obes Surg.* 2016;26(1):159–160.

22. Genco A, Dellepiane D, Baglio G, et al. Adjustable intragastric balloon vs non-adjustable intragastric balloon: case-control study on complications, tolerance, and efficacy. *Obes Surg.* 2013;23(7):953–958.

23. Genco A, Bruni T, Doldi SB, et al. BioEnterics intragastric balloon: the Italian experience with 2,515 patients. *Obes Surg.* 2005;15(8):1161–1164.

24. Roman S, Napoléon B, Mion F, et al. Intragastric balloon for "non-morbid" obesity: a retrospective evaluation of tolerance and efficacy. *Obes Surg.* 2004;14(4):539–544.

25. Al-Momen A, El-Mogy I. Intragastric balloon for obesity: a retrospective evaluation of tolerance and efficacy. *Obes Surg.* 2005;15(1):101–105.

26. Palacios-García L, Gutiérrez-Macías A, García-González P, Lartategi-Iraurgi A. Life-threatening hyponatremia, hypokalemia, and metabolic alkalosis after intragastric balloon placement. *Gastrointest Endosc.* 2016;83(4):855–856.

27. Van Hee R, Van Wiemeersch S, Lasters B, Weyler J. Use of anti-emetics after intragastric balloon placement: experience with three different drug treatments. *Obes Surg.* 2003;13(6):932–937.

28. Abdelhamid SA, Kamel MS. A prospective controlled study to assess the antiemetic effect of midazolam following intragastric balloon insertion. *J Anaesthesiol Clin Pharmacol.* 2014;30(3):383–386.

29. Martins Fernandes FA Jr, Carvalho GL, Lima DL, et al. Intragastric balloon for overweight patients. *JSLS.* 2016;20(1):pii:e2015.00107. doi: 10.4293/JSLS.2015.00107.

30. Gaur S, Levy S, Mathus-Vliegen L, Chuttani R. Balancing risk and reward: a critical review of the intragastric balloon for weight loss. *Gastrointest Endosc.* 2015;81(6):1330–1336.

31. Zheng Y, Wang M, He S, Ji G. Short-term effects of intragastric balloon in association with conservative therapy on weight loss: a meta-analysis. *J Transl Med.* 2015;13:246.

32. Machytka E, Klvana P, Kornbluth A, et al. Adjustable intragastric balloons: a 12-month pilot trial in endoscopic weight loss management. *Obes Surg.* 2011;21(10):1499–1507.

33. Nijhof HW, Steenvoorde P, Tollenaar RA. Perforation of the esophagus caused by the insertion of an intragastric balloon for the treatment of obesity. *Obes Surg.* 2006;16(5):667–670.

34. Ruiz D, Vranas K, Robinson DA, Salvatore L, Turner JW, Addasi T. Esophageal perforation after gastric balloon extraction. *Obes Surg.* 2009;19(2):257–260.

35. Giardiello C, Cristiano S, Cerbone MR, Troiano E, Iodice G, Sarrantonio G. Gastric perforation in an obese patient with an intragastric balloon, following previous fundoplication. *Obes Surg.* 2003;13:658–660.

36. Charalambous MP, Thompson J, Efthimiou E. Late gastric perforation after insertion of intragastric balloon for weight loss—video case report and literature review. *Surg Obes Relat Dis.* 2012;8(1):121–123.

37. Bekheit M, Abdelsalam WN, Sgromo B, Catheline JM, Katri K.

Is conservative management for gastric perforation secondary to intragastric balloon possible? Case report and review of literature. *Obes Surg.* 2014;24(6):968–970. doi:10.1007/s11695-014-1244-8.

38. Koutelidakis I, Dragoumis D, Papaziogas B, Patsas A. Gastric perforation and death after insertion of an intragastric balloon. *Obes Surg.* 2009;19:393–396.

39. del Pozo P, Flores B, Lirón R, et al. Gastric perforation during removal of an intragastric balloon. *Obes Surg.* 2009;19:1195–1196.

40. Smigielski JA, Szewczyk T, Modzelewski B, Mandryka Y, Klimczak J, Brocki M. Gastric perforation as a complication after BioEnterics intragastric balloon bariatric treatment in obese patients—synergy of endoscopy and videosurgery. *Obes Surg.* 2010;20:1597–1599.

41. Lopez-Nava G, Bautista-Castaño I, Jimenez-Baños A, Fernandez-Corbelle JP. Dual intragastric balloon: single ambulatory center Spanish experience with 60 patients in endoscopic weight loss management. *Obes Surg.* 2015;25(12):2263–2267.

42. Dayan D, Sagie B, Fishman S. Late intragastric balloon induced gastric perforation. *Obes Surg.* 2016;26(5):1138–1140.

43. Fernandes M, Atallah AN, Soares BG, et al. Intragastric balloon for obesity. *Cochrane Database Syst Rev.* 2007;(1):CD004931.

44. Dumonceau JM. Evidence-based review of the Bioenterics intragastric balloon for weight loss. *Obes Surg.* 2008;18(12):1611–1617.

45. Francica G, Giardiello C, Iodice G, et al. Ultrasound as the imaging method of choice for monitoring the intragastric balloon in obese patients: normal findings, pitfalls and diagnosis of complications. *Obes Surg.* 2004;14(6):833–837.

46. Weiner R, Gutberlet H, Bockhorn H. Preparation of extremely obese patients for laparoscopic gastric banding by gastric balloon therapy. *Obes Surg.* 1999;9:261–264.

47. Lopez-Nava G, Rubio MA, Prados S, et al. BioEnterics® intragastric balloon (BIB®). Single ambulatory center Spanish experience with 714 consecutive patients treated with one or two consecutive balloons. *Obes Surg.* 2011;21(1):5–9.

48. Vanden Eynden F, Urbain P. Small intestine gastric balloon impaction treated by laparoscopic surgery. *Obes Surg.* 2001;11(5):646–648.

49. Evans JD, Scott MH. Intragastric balloon in the treatment of patients with morbid obesity. *Br J Surg.* 2001;88(9):1245–1248.

50. Kim WY, Kirkpatrick UJ, Moody AP, Wake PN. Large bowel impaction by the BioEnterics Intragastric Balloon (BIB) necessitating surgical intervention. *Ann R Coll Surg Engl.* 2000;82(3):202–204.

51. Oztürk A, Akinci OF, Kurt M. Small intestinal obstruction due to self-deflated free intragastric balloon. *Surg Obes Relat Dis.* 2010;6(5):569–571. doi:10.1016/j.soard.2009.11.013.

52. De Castro ML, Morales MJ, Del Campo V, et al. Efficacy, safety, and tolerance of two types of intragastric balloons placed in obese subjects: a double-blind comparative study. *Obes Surg.* 2010;20(12):1642–1646.

53. Vilallonga R, Valverde S, Caubet E. Intestinal occlusion as unusual complication of new intragastric balloon Spatz Adjustable Balloon system for treatment of morbid obesity. *Surg Obes Relat Dis.* 2013;9(1):e16–e17.

54. Al-Zubaidi AM, Alghamdi HU, Alzobydi AH, Dhiloon IA, Qureshi LA. Bowel perforation due to break and distal passage of the safety ring of an adjustable intra-gastric balloon: a potentially life threatening situation. *World J Gastrointest Endosc.* 2015;7(4):429–432.

55. Winegar DA, Sherif B, Pate V, DeMaria EJ. Venous thromboembolism after bariatric surgery performed by bariatric surgery Center of Excellence participants: analysis of the Bariatric Outcomes Longitudinal Database. *Surg Obes Relat Dis.* 2011;7(2):181–188.

56. Geffrier C, Samaha E, Duboc H. Acute "balloon pancreatitis." *Endoscopy.* 2014;46(suppl 1)UCTN: E383.

57. Issa I, Taha A, Azar C. Acute pancreatitis caused by intragastric balloon: a case report. *Obes Res Clin Pract.* 2016;10(3):340–343.

58. Navajas-Laboa M, Bridet L, Orive-Calzada A, Cabriada-Nuno JL. Intragastric balloon and epigastric pain: beware of the pancreas. *Turk J Gastroenterol.* 2015;26(1):87–88.

59. Vongsuvanh R, Pleass H, van der Poorten D. Acute necrotizing pancreatitis, gastric ischemia, and portal venous gas complicating intragastric balloon placement. *Endoscopy.* 2012;44(S 02):E383–E384.

60. Oztürk A, Yavuz Y, Atalay T. A case of duodenal obstruction and pancreatitis due to intragastric balloon. *Balkan Med J.* 2015;32(3):323–326.

第38章

单吻合口吸收不良术式

Rocío Santos Rancaño,Andrés Sánchez Pernaute,and Antonio José Torres Garcia

单吻合口胃旁路术或迷你旁路术（MGB）

前言

　　1997 年 Rutledge 实施了第一例迷你胃旁路手术 MGB（mini-gastric bypass），并于 2001 年报道[1]。自此后，全球已开展了数千例[2-6]。与作为金标准的 Roux-en-Y 胃旁路术（Roux-en-Y gastric bypass，RYGB）相比，MGB 是一种很有吸引力的减重手术，它减少一个吻合口，手术时间短，吻合口瘘和内疝的发生部位减少，学习曲线短，易于逆转和修正，但在减重效果、安全性和合并症的治疗效果方面相当[4-10]。然而，减重代谢学术界对 MGB 的接纳一直进展缓慢且存在争议[11,12]。有文献报道 MGB 可以导致有症状的胆汁反流性胃炎和食管炎，需要进行修正手术[13]，同时作者对 MGB 术后因慢性胆汁反流而导致的 Barrett 食管、胃及食管癌的风险增高表示担忧[14,15]。

　　本章立足于现已发表的文献，系统地回顾 MGB 的争议及并发症。

手术步骤

　　手术通常采用标准五孔腹腔镜技术。首先在幽门左侧 2cm，沿胃小弯用腔镜切割闭合器断胃，造成一个长的小管状胃。微型管状胃的容积虽然通常为 150~180ml，但可以根据患者的体重指数（BMI）进行调整。将微型管状胃远端与距离 Treitz 韧带 180~200cm 处空肠进行吻合，胃底，胃体和胃窦[2]、十二指肠和近端空肠因此作为旁路[1,3,5,7]。MGB 可以被理解为改良的 Mason 袢式胃旁路术，但有一个比较长的小弯管状胃[4]（图 38.1）。

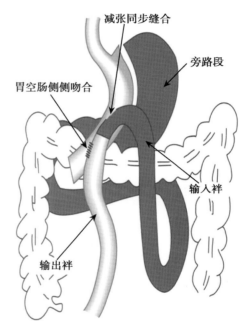

图 38.1　腹腔镜 MGB 或单吻合口胃旁路术图示：先用切割闭合器沿胃小弯造一个长的微型管状胃。该管状胃与距离屈氏韧带 200cm 的远端空肠吻合。Park 绘制[2]

并发症发生率及争议

　　几个相对大宗病例报道[6-10,31,32]和一个随机对照研究[33]都报告了十分相似的结果：与标准的 RYGB 相比，手术时间更短，近期和远期并发症可能更少，至少在中期随访时有差不多的体重减轻及其他肥胖合并症缓解的效果。但是，必须认识到会增加有临床症状的胆胰十二指肠反流、缺铁性贫血和吻合口溃疡的发生，以及长期来看可能会增加袖状胃或食管癌变的风险[11-15]。

　　表 38.1 文献报道的手术并发症和合并症列表。

　　其他并发症，如疱疹样皮炎或急性残胃扩张，也有报道。

315

表 38.1　腹腔镜 MGB 手术安全性报道结果

研究	例数	试验设计	并发症总发生率	术后早期轻度并发症率	术后早期严重并发症发生率	消化道漏	肠梗阻	出血	吻合口溃疡
Musella 等 (2014)[16]	974	非随机	14.5%,9% 远期并发症	3.3%	2%	0.3% 胃肠吻合口瘘/0.5% 管状胃残端漏/0.2% 残胃瘘	0	3.4%	1.7%
Kular 等 (2014)[17]	1 054	非随机	14.9%,8.47% 远期并发症	4.6%	1.3%	0.2%	0.2%	0.2%	0.6%
Kular 等 (2010)[18]	45	非随机对照 (VSLRYGB)	4.4% 手术并发症,2.2% 远期并发症	–	–	–	–	–	–
Darabi 等 (2013)[19]	20	随机临床研究 (VSLGP)	20%	20%	0	0	0	0	10%
Wang 等 (2014)[20]	344	非随机对照 (VSLAGB)	–	–	–	–	–	–	–
Wang 等 (2005)[21]	423	非随机	–	4.3%	1.65%	0.71%	0.2%	0.7%	8%
Wang 等 (2004)[22]	29	非随机	–	–	–	–	3.5%	3.5%	6.9%
Lee 等 (2012)[23]	1 163	非随机对照 (VSLRYGB)	–	6.7%	1.8%	1.3%	0.1%	0.2%	0.6%
Lee 等 (2011)[24]	1 322	非随机	–	–	–	–	–	–	–
Lee 等 (2008)[25]	820	非随机	–	6.2%	2.2%	–	–	–	–
Piazza 等 (2011)[26]	197	非随机	–	–	–	–	–	3%	1.5%
Chevallier 等 (2009)[27]	264	非随机	4.5%	–	7%	1%	3%	1.1%	1%
Peraglie (2008)[6]	16	非随机	–	–	–	–	–	–	–
Noun 等 (2012)[5]	1 000	非随机	7.4%,4.7% 远期并发症	–	–	0.5%	–	–	0.6%
Noun 等 (2007)[28]	30	非随机	–	–	–	–	3.3%	–	3.3%
Rutledge and Walsh (2005)[3]	2 410	非随机	5.9%	–	–	1.08%	0.1%	–	5.6%
Rutledge 等 (2001)[29]	1 274	非随机	–	5.2% 瘘：1.6%	–	–	–	1.8%	–
Copăescu 等 (2004)[30]	7	非随机	–	–	–	–	–	2(28.6%)	1(14.3%)

研究	胆汁反流	食管炎	感染	贫血	Trocar 疝	死亡率	修正手术	再入院率
Musella 等 (2014)[16]	-	0.9%	-	5.3%	0.1%	0.2%	2.77%	3.1%
Kular 等 (2014)[17]	2%	-	0.1%(腹腔脓肿); 0.3%(切口感染)	7.6%	0.1%	0.18%	0.2%	1.1%
Kular 等 (2010)[18]	-	-	-	-	-	-	-	-
Darabi 等 (2013)[19]	-	-	0	10%	0	0	0	0
Wang 等 (2014)[20]	-	-	-	-	-	-	-	-
Wang 等 (2005)[21]	-	0	3.5%	9.7%	0.3%	0.5%	1.7%	-
Wang 等 (2004)[22]	-	-	-	-	-	3.5%	3.5%	-
Lee 等 (2012)[23]	3.7%	-	-	-	-	0.2%	2.8%	7.5%
Lee 等 (2011)[24]	-	-	-	-	-	-	-	-
Lee 等 (2008)[25]	-	-	-	-	-	0.12%	-	-
Piazza 等 (2011)[26]	-	1%	-	-	-	0.5%	-	-
Chevallier 等 (2009)[27]	2%	-	1.5%	-	1.14%	0	3%	1%
Peraglie (2008)[6]	-	-	-	-	-	0	-	0
Noun 等 (2012)[5]	-	-	-	-	-	0	-	-
Noun 等 (2007)[28]	-	-	-	-	-	-	-	-
Rutledge and Walsh (2005)[3]	-	0.5%(轻中度)	0.12%	4.9%	0.1%	0.1% 早期,0.2% 远期, 0.3%总	1.3%	11%
Rutledge 等 (2001)[29]	0.06%	-	-	-	-	0.08%	-	-
Copǎescu 等 (2004)[30]	-	-	2(28.6%)	-	-	0	-	-

GJ,胃空肠;LAGB,腹腔镜可调节胃束带术;LGP,腹腔镜胃折叠术;LRYGB,腹腔镜 Roux-en-Y 胃旁路术。

胃食管胆汁反流

胆汁反流是对该术式的主要诉病之处。Fisher 等人发表文献反对 MGB[11] 的理由是根据 McCarthy 等人[34]的研究，28 名患者接受了"袢式胃旁路术"、"袢式胃旁路加肠肠吻合术"，和 Roux-en-Y 胃旁路术，对他们的输入袢和输出袢之间的内镜、化学和组织学检查发现三组总胆汁酸水平分别为（5 092 ± 1 673）μmol/L、（1 638 ± 581）μmol/L 和（404 ± 384）μmol/L。内镜诊断的胃炎发生率分别为 71%、45% 和 13%。且 86% 的袢式胃旁路术，91% 的袢式胃旁路加肠肠吻合术，以及 63% 的 Roux-en-Y 术患者存在组织学的异常。研究观察到症状与检查客观发现相关性不高[12-14]，不过因为还没有直接检测 MGB 后胃囊中胆汁酸水平的研究，我们在解释胆汁酸水平在预测有症状的胃食管反流或胃癌、食管癌风险的意义时应谨慎。

症状性胆汁反流

对于有症状的胆汁反流还没有达成一致意见。一方面，一些作者认为其为最常见的并发症，最后改为 RYGB 术的比率很高[35]。另一方面，有丰富 MGB 手术经验的外科医生不认为症状性反流是术后的主要问题[13,14,31]。在 Rutledge 的早期文献中[1]，与术前 62% 概率相比，仅 0.6%（6 例）患者有术后反流。Carbajo 等人的研究[36]中没有患者术后出现反流症状。且据目前唯一的 MGB 与 RYGB 的随机对照研究（RCT）[33]，两种方法都显著改善了术后 10 年的胃肠道总生活质量指数（GIQLI）。

吻合口溃疡

在两项研究中[3,37]，MGB 术后的吻合口溃疡发生率为 0.6%~4.0%，与 RYGB 相似。6 名患者均

来自 Noun 等人[5]的 1 000 例 MGB 手术报道，都对质子泵抑制剂有反应。目前尚不清楚 MGB 术后的溃疡是否比 RYGB 术后发生的溃疡对药物治疗的反应更差，术后随访率低（5 年随访率为 58%）无法提供充足的证据。

图 38.2 显示 MGB 术后一个吻合口溃疡并发症[37]。

胃癌 / 食管癌的长期风险

尽管良性疾病行胃切除术后 30 年或更长时间患者的胃癌增加，但其可能的致病因素与 Billroth Ⅱ 型重建无关，而与幽门螺杆菌感染有关。因此，预防胃旁路术后胃癌的一个重要方法是在行旁路术前筛查并根除幽门螺杆菌感染，无论是 RYGB 还是 MGB。相反，在之前的研究中，接受 Roux-en-Y 重建的患者的吻合口溃疡发生率高于 Billroth Ⅱ 重建的患者，因为胆汁可以中和胃酸[38]。到目前为止，大多数报道的 RYGB 术后胃癌都发生在残胃中。

目前还没有直接证据表明 MGB 与胃癌或食管癌的高风险相关，因为只有一例 MGB 术后胃或食管癌的报告[15]，而且它也只发生在残胃，而不是发生在接触胆汁的小胃囊。然而，鉴于实施的手术数量少，随访时间相对较短，这一信息的临床意义有限。

胆汁反流与 Barrett 食管

临床研究并没有明确显示胃内胆汁浓度升高与 Barrett 食管之间关联[13,14,31]，他们得出结论胃酸反流的增加是罹患 Barrett 食管患者的唯一特征。Akiyama 等[38]人和其他作者[12,31]也发现胃手术并没有增加 Barrett 食管的风险。

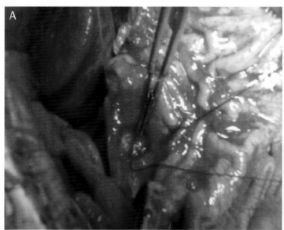
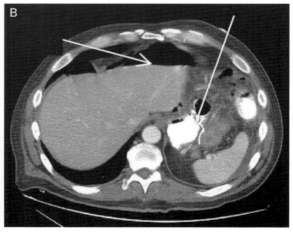

图 38.2　MGB 术后的吻合口溃疡。A.30mm 宽的吻合口溃疡。B. 胃空肠吻合口的造影剂外渗（a）和游离气体（b）。Binenbaum 等供图[22]

预防并发症

手术的一些关键技术如下。

长管状胃

长管状胃是 MGB 手术的基石。一个长管状胃（28~36F 球囊胃支撑管）与一个袢式旁路的在远离食管贲门连接处（2cm）的单吻合口，从而避免了原 Mason 袢式胃旁路术[4]中出现的胆汁性食管炎问题（图 38.3）。狭小的管状胃对限制胃容积非常重要，它有助于避免体重恢复。它还可以减少产酸，从而降低吻合口溃疡的风险[3,5,31]。

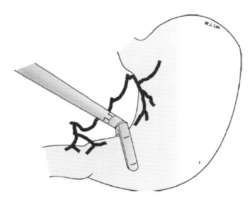

图 38.3 在小 MGB 手术中，长管状胃的构建是手术的基石，因为它使吻合口远离食管贲门连接处（2cm），避免了胆汁性食管炎的问题。管状胃的第一个切口是用切割闭合器在胃窦处胃小弯侧向足侧切开。Lee 等供图[16]

在文献中，缝合加固袖状切缘可以减少出血和渗漏，尽管该方法仍有不少争议[5,31]。重要的是要知道与袖状胃切除术（SG）相比，MGB 胃体漏发生率相当低，这可能是因为 MGB 后胃内压力低。

旁路袢

MGB 的空肠旁路袢为 200cm。这比 RYGB 的 50cm 胆胰袢长得多。因此，MGB 比 RYGB 具有更长的吸收不良袢，可能会有更好的减肥效果，但代价是较高的营养不良发生率。作为减重代谢手术，对于低 BMI 患者，旁路袢可缩短至 <150cm[2,8,31,39]，对于超肥胖患者，可延长至 300~350cm[9,39]。然而，一旦旁路袢超过 300cm，这个手术就会导致真正的吸收不良，因为共用通道或吸收袢可能小于 300cm。文献中的营养不良率为 1.6%，但需要转化为 RYGB 的不足 5%[1,3,5,7]。

一半的修正手术是由于营养不良，推荐的手术方法是转为袖状胃切除[35]。另一半的修正手术是由于并发症或减重不够。这些患者大多改为胃肠袢足够长的 RYGB。

将空肠袢固定在胃囊上

如前所述，常见的争议包括：有症状的胆汁反流需要手术矫正，吻合口溃疡增加，慢性碱性胆汁反流导致的胃癌风险增加，但这些问题依然未经证实[13]。大多数接受 MGB 治疗的患者确实会偶尔发生胆汁反流事件，但不会导致严重问题[14,32]。

其他一些作者担心这种潜在的风险，并描述了一种替代性的胃空肠吻合术，试图减少胃黏膜对胆胰液的暴露。简言之，他们声称可通过"将空肠袢固定在胃空肠吻合口几厘米处的胃囊上，（由于重力）胆胰液进入胃腔的可能性较小。"[31]然而，这一观点的根据尚不清楚。

MGB 和 RYGB 之间的选择

在一项随机对照试验中[33]，40 例 MGB 患者与 40 例 RYGB 患者相比，MGB 患者手术时间更短，术后镇痛剂使用更少，住院时间更短，术后并发症更少。这些发现反映了 MGB 相对简单，因为只需要一个吻合口。与 RYGB 相比，手术风险降低的主要原因是避免了额外吻合口引起的并发症。

一些外科医生对高危患者（如男性、50 岁以上、超级肥胖或有重大疾病的患者）首选 MGB 而不是 RYGB，而 RYGB 可能更适合没有特定减重手术风险因素的年轻患者，并且考虑到反流问题，RYGB 适用于有明显反流性疾病的患者[6,13,14]。MGB 对习惯性便秘患者也是有益，因为术后往往会有便秘的改善[31,33]。

值得注意的是，由于长管状胃的限制，MGB 术胃肠吻合口通常较宽。因此 MGB 术较大的胃肠吻合避免了 RYGB 常见的吻合口狭窄并发症，也避免了胃囊的迟发扩张[33]。

MGB 最重要的长期优势是避免肠梗阻或腹内疝引起的并发症[40]。内疝是 RYGB 术常见的并发症，如果肠系膜未关闭，内疝发生率为 10% 以上，如果常规缝合肠系膜缺损，内疝发生率为 1%~2%[33]。到目前为止，在文献中还没有关于腹腔镜 MGB 术后发生腹股沟疝或肠扭转的报道。

因此，标准的 RYGB 手术胆胰袢有 50cm，具有十二指肠旁路效应，而 MGB 具有更长的胆胰袢，通常为 200cm，其长度可导致吸收不良。从这一点来看，MGB 减肥效果更好。但是，长胆胰袢的副作用是贫血和脂肪泻的发生率较高[11,12,33,39]。

RYGB 的一个有趣的作用是十二指肠空肠旁路术后肠道激素的变化。将十二指肠排除在食物流之外可能会消除十二指肠肠道激素和相关酶分泌（胰高血糖素、胆囊收缩素和胰酶）的生理反应。食物向远端肠道的快速转运导致远端肠道激素释放激增（GLP-1 和 PYY）。MGB 也观察到类似的肠道激素变化[41]。

据报道，患者对 MGB 的满意度较高，生活质量显著提高。Lee 等[33]报道了 RYGB 和 MGB 术后的生活质量差不多，尽管 RYGB 患者比 MGB 患者的腹痛情况更多。

RYGB 的估计学习曲线为 100~500 例。相比之下，MGB 的学习曲线在 30 例左右[31,33]。

两种手术的另一个区别是并发症处理的相对难度。MGB 的并发症比 RYGB 的更容易处理，因为胃空肠吻合口可以很容易地通过鼻胃管或内镜检查到达[12,13]，而且处理通常很简单。

微型胃旁路术的优点

支持 MGB 的人认为，与标准 RYGB 相比，MGB 是一种更安全、更快、更有效的方法，学习曲线较短[1,3,5,7,33]。而且无论是近期还是远期并发症似乎都更低[1,5,7,33]。在体重减轻不足或过度的情况下，修整手术（延长或缩短胆胰袢）更容易[32,39,]，如果需要逆转手术，可以拆除胃空肠吻合口，管状胃和胃重新连接，这实际上是一种 Magenstrasse-Mill 手术，有些人认为这并非完全没有减肥效果。换句话说，在失败的情况下，与 RYGB 相比，MGB 似乎有更多和更容易的修正手术选择。

据 Lee 等人的研究，MGB 术后体重减轻>50% 的患者更多（95%，而腹腔镜 RYGB 为 75%），而且术后一年胃肠道质量指数与 RYGB 比没有明显差异，虽然 MGB 所致肠道吸收差可能会导致更高的长期并发症发生率，如腹泻和营养不良[33]。一项研究报告，MGB 术后的吻合口溃疡发生率（5%）略高于 RYGB 术后（3%）[33]。然而，这项研究因未能满足理想随机对照试验的标准而受到质疑[33]。此外，作者没有说明他们的研究终点，也没有解释样本量是如何计算的。作者也因缺乏使用 RYGB 的经验而受到批评。尽管如此，这是一项有意义的研究，并有强有力的随访。在这篇综述中，MGB 术后缺铁性贫血的发生率在 4.9%~7.6%。吻合口溃疡和缺铁性贫血也是 Rutledge[10]在其 2 410 例患者中报告的最常见的长期并发症。这些并发症的风险似乎比 RYGB 术后的风险略高[31,33]。

最后但也同样重要的是，MGB 也被描述为一种技术上简单和安全的治疗超肥胖患者的方法[1,3,5,7,36]。

迷你胃旁路术的缺点

有关 MGB 最严重的批评是由 Johnson 等人提出的[35]。他们回顾性研究五个医疗中心的数据库，确定在 MGB 术后需要修正的患者共 32 名。修正手术指征为胃空肠吻合口瘘 3 例，胆汁反流 20 例，顽固性吻合口溃疡 5 例，吸收/营养不良 8 例，体重增加 2 例。其中 21 例需要转为 RYGB，另外 5 例计划进行修正，2 例接受 Braun 式肠吻合术治疗，4 例需要一次或多次腹部探查。3 例吻合口瘘患者需要多次手术控制脓毒症，其中 2 例随后转为 RYGB。5 例难治性吻合口溃疡患者要么已经接受了 RYGB 的修正手术（4 名患者），要么计划进行修正手术（1 名患者）。

小结

总之，MGB 可能是一个有吸引力的可选择的减重手术，在世界范围内越来越受欢迎。几个相对较大病例队列研究和一个随机对照研究都报告了相当相似的结果；与标准 RYGB 相比，具有更少的近期和远期并发症和更好的代谢和减肥效果。然而，有症状的胆胰十二指肠反流、缺铁性贫血和吻合口溃疡的风险必须牢记在心，还需认识到可能增加胃癌或食管癌的长期风险这一有争议的问题。这方面需要进一步的研究和更好的长期随访。

单吻合口十二指肠回肠转流术

手术方法

手术采用四孔法。首先进行袖状胃切除，从离幽门近 4cm 处开始，在 54-F（18mm）的胃支撑管引导下，沿胃大弯进行切除。可以有选择地使用 Seamguard 膜（Gore-Tex，Flagstaff，AZ）或其他缝线加固。

第二步（吸收不良手术部分），十二指肠在幽门远端 4cm 处被离断，与距回盲瓣 250cm 处小肠袢以顺蠕动的方式吻合。手术结束时需移除被切除的部分胃[42,43]。（图 38.4）

并发症

Omega 转流是由 Sanchez ernaute 等人[42]引入减

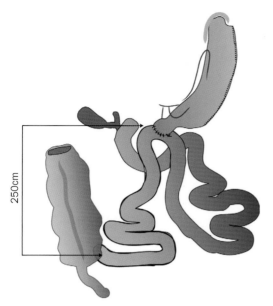

图 38.4　SADIS 袖状胃切除术后联合单吻合口袢式十二指肠回肠吻合术，吻合口与回盲瓣之间间隔 250cm。结肠前吻合，吻合口肠管和胃蠕动方向同步。Sánchez-Pernaute 等供图[28]

重手术的，在单吻合口十二指肠回肠转流术（single-anastomosis duodenoileal switch，SADIS）术中，作为胆胰分流 - 十二指肠转流术（BPD-DS）的一种改进方案[44,45]。这个手术设计的初衷旨在简化先前成熟的术式，保留吸收不良效果，但试图减少手术的复杂性，从而降低手术并发症的发生率[42,46]。由于手术有行袖状胃切除的容量限制步骤，且小肠旁路比迷你胃旁路术[1,3,5,7]或经典的 Mason 单袢旁

路术更长，因此可以预计到体重减轻效果。

SADIS 250 术式的蛋白质和淀粉吸收应与 BPD-DS 相似，因为消化肠袢的长度完全相同，而且 SADIS 的脂肪吸收率应该更高，因为共同通路更长一点[43-45]。患者每天排便次数较少（2.3 vs 3.2），这个尚未进行研究，但可以解释为与进入结肠的胆汁酸盐较少有关[43]。

蛋白质营养不良是任何类型的胆胰分流术后的主要问题。在 Pernaute 等人报道的前 50 例患者中，46 例共同通路为 2m，临床低蛋白血症发生率为 8%，共 4 例患者，其中 2 例需要修正手术。在这两次修正手术中，SADIS 200 被转换成一个 Roux-en-Y DS，将小肠分为 3m 的消化肠袢和 2m 的共同通路，并将这一端连接到靠近十二指肠 46 1m 处的输入袢（胆胰袢）（图 38.5）。因此，外科医生决定将共同通路长度改为 250cm。在最后一个随访节点，接受 SADIS 250 的患者没有出现大的问题[43]。虽然肠袢延长后临床症状有所改善，但分析数据中并未反映这一点，这可能是与随访时间和纳入的患者数量有关。几乎所有患者都需要长期补充铁、钙和维生素 D₃，其中超过 50% 的患者需要高剂量的钙（每天超过 2g）和维生素 D₃（每天 5 000~10 000 国际单位），才能达到维生素 D₃ 超过 30ng/ml 和甲状旁腺素低于 100μg/ml。

目前，SADIS 患者是经过精心挑选的，因为手术后蛋白质营养不良的主要原因之一是不遵守适当的饮食。因此，有异常饮食习惯、情绪障碍或

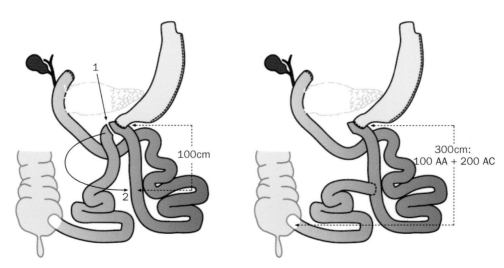

图 38.5　图示：将 SADIS 200 改为 Roux-en-Y 型十二指肠转流手术，具有 3m 消化肠袢和 2m 共同通道，在十二指肠回肠吻合口离断空肠，并将远端回肠吻合到至十二指肠回肠吻合口近侧 1m 处的接入输入袢（胆胰袢）。图片来自 Miguel Angel Rubio H，María Dolores Ballesteros P，Andrés Sánchez P，Antonio José Torres G.MorbidObesityHandbook，2nded.Madrid，Spain：MédicaPanamericana；2015：243-249.EAN：9788498358476

高龄的患者，其吸收能力可能降低，不适合接受SADIS[43]。

另一个重要的地方需要强调：此术式没有反流的报道。保留幽门可保护胃黏膜不受胆汁反流的影响，并且建造了一个比食管更宽的管状胃，因此胃内不会增加压力[47,48]。表 38.2 列出了该手术的所有并发症。

SADIS 的优缺点

Roux-en-Y 肠吻合术最初设计初衷有两个原因：一是为了防止吻合口的张力太大，二是为了保护胃黏膜不受胰胆液的影响[42,43]。如果保留了幽门，就没有必要进行 Roux-en-Y 分流，因为胰液和胆汁会有一个天然屏障防止进入胃[42,43,47]。取消一个吻合口应该有更多的优势：减少手术和麻醉时间，减少术后吻合口瘘的概率，而且由于肠系膜没有打开，内疝的可能性较低[46,48]。

SADIS 遵循胆胰分流术的原则：缩短的共同通道为了减少吸收（最好是脂肪吸收不良和保持肝肠循环）和适度的胃容量限制，因此为了校准胃切除，选择一个较粗的硅胶胃管。与胃旁路或容量限制性手术相比，SADIS 具有更好的减肥效果和更高的代谢改善率，但相应的蛋白质和维生素缺乏的风险更大[42-44]。SADIS 是一种多功能手术；如果共同通路的长度增加，其结果将与胃旁路相似，具有单袢重建，无碱性反流的优点。相反，如果共同通道的长度减小，结果将类似于经典的胆胰分流手术[42,43]。

较 Scopinaro 的胆胰分流术的优点

与不保留幽门的远端胃切除术相比，SADIS 具有很大的优势，对患者的生活质量有明显的提高：它减少了倾倒综合征的发生率，同时胃液分泌（HCl、内源性因子、胃蛋白酶原、胃泌素）和胃腔的连续性被保留（尽管胃腔变小）[44,49]。胃底的切除导致饥饿素分泌显著减少。一个缺点是可能会反流，但是胃管较宽，通常比食管更宽，可以防止胃内

表 38.2　文献报道的单吻合口 - 十二指肠转流手术（SADIS）的并发症

研究	Pernaute 等（2013）[65]	Iannelli 等（2013）[48]	Pernaute 等（2010）[66]
例数	100	110	50
总并发症发生率	7%	8.2%（ST）/15.5%（SS）	18%
主要早期并发症	5%	8.2%（ST）/3.63%（SS）	6%
切线瘘	2%	3.64%（ST）/0.9%（SS）	4%
吻合口瘘	十二指肠回肠吻合口：1%	十二指肠回肠吻合口：1.8%（SS） 回肠回肠吻合口：0.9%（SS） 十二指肠残端：0.9%（SS）	0
肠梗阻	0	十二指肠回肠吻合口梗阻：0.9%（ST）/1.8%（SS） 管状胃梗阻：1.8%（ST） 小肠梗阻：1.8%（SS）	0
再入院率	1%	0	0
出血	1%	2.73%（SS）	2%
吻合口溃疡	0	0	0
胆汁反流	0	0	0
营养不良	2%	0	8%
感染	–	–	膈下脓肿：2%
贫血	16%	–	10%
Trocar 疝	1%	1.8%（ST）	2%
死亡率	0	0.90%	0
修正手术	2%	0.90%	4%

ST：分期手术（袖状胃切除术后再行单吻合口十二指肠回肠旁路术）；SS：一期十二指肠转流手术。

压力的增加而导致的反流加重(图 38.6),保留幽门可保护胃黏膜免受胆汁反流的影响[43,48]。

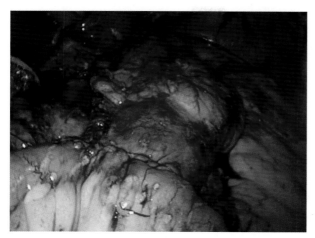

图 38.6 十二指肠回肠吻合口是 SADIS 术中的唯一个吻合。选择比袖状胃切除术更粗的引导胃支撑管(54F),使胃管比食管宽,避免了胃内压升高而引起的反流。同样,保留幽门可保护胃黏膜免受胆汁反流的影响

相较十二指肠转流手术的优点

第一,保留幽门并在幽门远端建立吻合口,在不损伤幽门的情况下,确保无胆汁反流。Pernaute 等人[43]在前 100 名患者术后系统地进行了 Bilitec 2 000 检查,并证明没有碱性反流性胃炎。第二,十二指肠 - 小肠端侧吻合术不受特殊张力的影响:在迄今为止治疗的 150 多例患者中,SADIS 都不需要因张力而修改成 Roux-en-Y[42,43,50,51],因此十二指肠回肠端侧吻合术是合适的。

因为 SADIS 术中十二指肠转流是一个单祥,它比 DS 的最大优点是减少一个吻合口,这有三个好处:减少手术时间,减少吻合相关并发症的风险,以及无须打开肠系膜。

关于手术时间,现在任何有经验的团队都能在不超过 2 或 3 小时内完成一项复杂的减重手术,但是缩短麻醉时间会减少患者的恢复时间,缩短手术时间则会减少外科医生的疲劳和由此产生的失误的可能性。但最重要的好处是没有肠系膜开口。减肥后,Roux-en-Y 手术中产生的系膜裂孔疝是一种不时发生的并发症,一般较低,但如果诊断和治疗不及时,可能会导致严重后果。祥式吻合确实也可以产生可能成为疝孔的间隙,但是如此大的系膜间隙,几乎不可能导致梗阻。到目前为止,尽管有足够随访时间的患者数量还太有限,还无法完全排除这种并发症。但在文献[42,43,48,50]中,随访时间较长(近 6 年)的患者中,没有一例因内疝而再次手术。

较胃旁路术的优点

吸收不良手术后的体重减轻比胃旁路术后好,代谢性疾病的解决也是如此,这是因为产生的肠道旁路祥较长[52]。减少到一个吻合口简化了手术,胃切除术作为限制性部分已被证明是一种比胃旁路术更具生理学意义的手术,几乎具有同样的胃容量限制[43,52]。

一些作者将 SADIS 等同于 MGB,但这是一个错误。正如 MGB 的支持者所言,胃 - 空肠吻合和长管状胃可以显著减少胆汁反流。不可否认的是,在 MGB 中,胃肠道吻合口是浸泡在胆汁和胰液中的,因此确定胆汁与唾液和胃液的混合物是否具有致癌作用是很重要的[1,3,5,7]。这是一个重要的问题,尤其对年轻患者。

SADIS 作为第二期手术

Pernaute 等人主张 SADIS 可作为袖状胃切除术[50]后的第二期。如果体重减轻<50% 的,或者患者在达到体重最低点后开始复重,以及在每一个超级肥胖患者术后 18 个月后体重未减轻到令人满意的程度,他们则进行第二期手术[50]。第二期手术的平均时间术后 24 个月(16~38 个月),再次手术时平均体重减轻 39.5%,第二期手术后 2 年平均减重 72%,代谢综合征完全缓解率糖尿病为 88%,高血压为 60%,血脂异常为 40%。无术中或术后并发症,在随访期间,只有一名患者发生了偶发的临床低蛋白血症。到目前为止,还没有患者出现肠梗阻的迹象,也没有患者因内疝再次手术[50]。

从技术上讲,BPD-DS 作为 SG 术后的第二步,与其他技术相比有一些优势;手术针对的是一个前次手术"未触及"的区域,即十二指肠,简化了解剖上的粘连,减少了吻合的技术困难。Dapri 等人[53]证实了这一点,他们证明了 BPD-DS 作为第二期手术和袖状胃切除术的并发症发生率相似;此外,BPD-DS 术后的并发症比那些发生在胃切缘的并发症更容易处理。

超肥胖症 SG+DS 与单期 DS 的对照研究

分期手术的另一个优点是为一些患者提供了避免第二期手术的可能,据 Ianelli 等人的报告,这种情况在高达 73% 的病例中可能发生,在需要第二期手术前,手术效果在体重减轻方面与单期 DS 相当。他们的结果与 Himpens 等人[48]报道的结

果一致,Himpens 等人[54]在一组 41 例接受 SG 的病态肥胖患者中有 27% 需要第二期 DS。根据 Pernaute 的经验,54% 的超肥胖患者在 SG 术后不需要十二指肠分流手术[50]。这些数据是很重要的,因为大多数 BPD 的远期并发症来自于该手术的导致的吸收不良。

在研究中,Iannelli 等人[48]也验证了这样一个假设:与单期 DS 相比,分期十二指肠转流术可能导致更少的术后并发症。在单因素分析中,他们发现有一个趋势是更少的消化道漏的发生,但没有达到显著统计学差异。然而,多因素分析显示单期 DS 是唯一与术后并发症风险显著相关的。此外,单期 DS 组有 6 例(5.5%)因出血或十二指肠分离困难而需中转开腹手术,分期组无一例中转开腹手术(P<0.05),这表明分期手术简化了手术方法。

小结

SADIS 是一种以减少吸收为主要目的的手术。它源于 Scopinaro 技术,简化了手术,缩短了手术时间,降低了并发症的可能性,并保持了体重减轻和代谢改善的效果。作为袖状胃切除术后的第二期,这是一个合适的选择,因为它与第一次干预的原理不同,而且由于它避免了先前手术区域,手术更容易进行。这也是一种可转换的手术,如果延长共同通道,其结果与胃旁路术相似,但没有碱性反流,也避免一个完全不流经食物的胃。相反,如果减少共同通道,手术类似于经典的 BPD。对于超级肥胖患者来说,这似乎也是一种合适的手术方式。与所有的 BPD 手术一样,建议仔细挑选患者,以避免在随访中出现营养不良的问题。

其他十二指肠小肠转流手术

十二指肠空肠转流术(DJOS)和十二指肠回肠转流术(DIOS)

手术方法

袖状胃切除术如前所述。当使用胃折叠术而不是袖状胃切除的情况下,使用 Talebbour 等人[55]所述的改良技术,使用 3-0 V-Loc 进行至少两行折叠缝合(爱尔兰都柏林,Covidien)[56](图 38.7)。

手术的第二步是分离十二指肠,保留胃右动脉,并在结肠前行裫式顺蠕动吻合。十二指肠小肠吻合的位置要据屈氏韧带来定,十二指肠空肠转

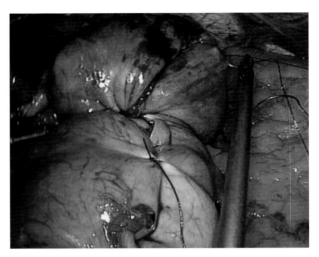

图 38.7　十二指肠空肠转流手术(DJOS)中使用 3-0 V-Loc™ 进行胃折叠的第二层缝合前。也可使用 3-0 可吸收线单层缝合。Karcz et al 供图[41]

流术(DJOS)输入裫占小肠总长度的 33%,十二指肠回肠转流术(DIOS)[57]输入裫占小肠总长度的 66%(图 38.8)。

并发症

这些新颖的减肥 / 代谢手术,DJO 和 DIOS,都是基于 DS 的原理。其发展的原因是为了简化技术,减少潜在的营养不良,并保持减重效果。DJO 和 DIOS 并发症及其发生率见表 38.3。

预防并发症

保留幽门减少并发症

幽门得以保留,是因为已经证实这种改良可以防止典型的胃切除术后症状,如倾倒、腹泻和消化不良[43,46,47]。Hess 等人证明,在 BPD-DS 术时保留幽门,吻合口溃疡减少了 90%,并且没有倾倒综合征[51]。

幽门后吻合术可以直接裫式重建,而"幽门前"胃肠吻合术则需要通过 Roux-en-Y 重建来改变胆胰液的路径,以避免胆汁反流。不同于这个原则,外科医生在进行 MGB 时使用了一个裫式重建,而没有改变胆胰液的路径。虽然这项手术能使患者体重减轻,并发症发生率低,但 MGB 术后的修正手术主要是由于胆汁反流和吻合口溃疡[1,3,5,7]。

此外,保留幽门为食物进入小肠留下了一个生理控制机制,防止倾倒综合征[50,56,57],倾倒综合征是 RYGB 术后的一个重要问题,总发病率可达 75.9%。最近,对术后倾倒综合征的详细检查显示,在 RYGB 术后 2 年内,有 12% 的患者出现严重的乏力[35]。目前对 DJOS 术后肠道习惯的分

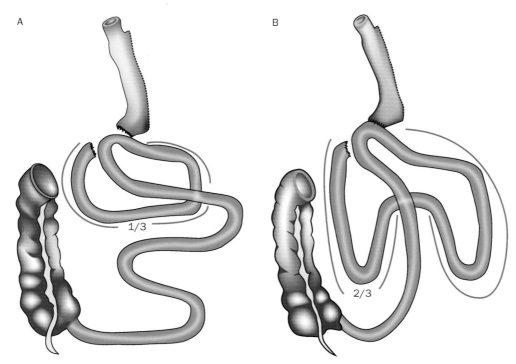

图 38.8　A. 联合袖状胃切除术（DJOS-SG）的十二指肠空肠转流手术示意图。旁路肠袢（肠总长度的三分之一）用红色标记。B. 联合袖状胃切除术（DIOS-SG）的十二指肠回肠转流手术示意图。旁路肠袢（三分之二的肠总长度）用红色标记。Grueneberger 等供图[42]

表 38.3　十二指肠空肠转流术（DJOS）和十二指肠回肠转流术（DIOS）报告的并发症

	DIOS	DJOS	总	
主要并发症	–	0		
次要并发症	–	3.6%		
胃肠胀气	55.6%（全部常规发生）	71.4%（1 例常规发生，4 例偶发）		
倾倒综合征	0	14.3%（全部偶发）		
腹泻	66.7%（2 例常规发生，4 例偶发）	28.6%（1 例常规发生，1 例偶发）		
反流	44.4%	85.7%		$P=0.145^{\mathrm{T}}$
需要 PPI 治疗的反流	100%	71.4%		
手术并发症	0	1/7（trocar perforation）	6.3%	
修正手术	0	1/7	6.3%	

PPI：质子泵抑制剂。

析显示，只有一名患者偶尔出现倾倒综合征相关症状[56,57]。

令人惊讶的是，尽管使用了质子泵抑制剂治疗，且术前完全无症状的患者，仍有 86% 在 DJOS 后出现反流。目前认为，反流在 SG 中是一种常见的现象[41]。Grueneberger 等早期证明袖状胃胸腔移位是 SG[57] 术后反流的原因，尽管十二指肠移动有限并保留胃右动脉，但十二指肠的受损和幽门的活动可能促进这种移位。需要密切长期随访反流患者，进行系统分析，如 24 小时 pH 测定，将进一步阐明反流增加的原因，并证实高反流率是否确实与 DJO 有关。

防止消化道漏的折叠术

胃折叠术是由 Talebbour 等人提出的,作为腹腔镜 SG[55] 的替代方案[55]。在之前行了胃束带手术和其他导致胃周瘢痕组织的情况下,Grueneberger 等人用胃折叠术[57] 代替 SG 以将手术风险降至最低,因为这样胃和周围的瘢痕组织无须分离。但单用这种技术减肥效果可能不如传统 SG,而且迄今为止还没有进行随机对照试验。当然,这种选择只在个别情况下适用。

避免复重

复重是传统胃旁路术后的主要问题,高达 35% 的患者出现 EWL 小于 60%。原因是胃囊扩张或胃空肠吻合口扩大。临床上,Grueneberger 和其他人观察到,RYGB 后体重恢复的患者通常会失去饱腹感,随后会大量进食[33,57]。据推测,DJOS 手术相对传统 RYGB 的这些缺点,有两个明显的优点:通过幽门生理性效应可以防止吻合口扩张,腹腔镜 SG 由于在管状胃纵向部分食物运输的减速而产生极好的饱腹感[58]。

确定肠襻长度

在十二指肠空肠襻式吻合术中,关键问题是确定合适的吻合位置。在传统的 RYGB 中,体重减轻主要是由肠内分泌肽的调节引起的,主要在回肠末端[41]。由于这种调节与 RYGB 的肠襻长度变化有关,所以重点是寻找与传统 RYGB 相似的吻合位置。RYGB 通常消化肠襻的范围从 75cm 到 150cm 不等,胰胆支的长度大约为 30cm[56,57]。一些作者认为,对于超级肥胖的人来说,长的消化肠襻(150cm)可能更合适,他们建议每超过 40kg/m² 的 BMI 增加 10cm,但 Stefinidis 等人[59] 没有具体建议。为了解释个体间的差异,Grueneberger 等人[57] 决定将十二指肠空肠吻合术置于小肠长度三分之一的远端,在进行 DJOS 手术时旁路襻长平均 236cm。考虑到襻式重建结合了消化支和胰胆支,DJOS 类似于长肠襻的 RYGB(150cm 加 30cm)。

对于吸收不良的 DIOS 手术,必须仔细选择合适的吻合位置,以防止过度吸收不良。由于在襻式重建中没有胃肠支肠襻,因此共同通道必须比传统的 BPD 手术长得多。因为在中期随访中,SADIS 手术已经被证明是安全有效的,并且没有相关的吸收不良,DIOS 手术的吻合位置应该是相似的[56,57]。基于上述考虑,我们决定将十二指肠空肠吻合放在小肠三分之二的远端,留下三分之一小肠作为共同通道。为了最大限度的安全起见,公共通道的长度

永远不会小于 200cm。三分之二的共同通道长度平均为 245cm[56,57]。

用作二期手术或修正手术

新的改进还有一个优点:DIO 和 DJO 都可以作为两步手术进行。腹腔镜 SG 最初由 Regan 等[60] 人作为两步 BPD-DS 的第一步引入,并作为胃旁路手术的第一步,以降低超级肥胖患者的手术风险,但只有约三分之一的 SG 患者在初次手术后 3 年需要进行第二步 BPD-DS 手术。

Grueneberger 等[57] 将 DIOS 手术看做 RYGB 失败导致倾倒综合征(n=2/9),或 SG 后单纯减肥不足(3/9)或合并持续 2 型糖尿病(4/9)的修正手术。Karcz 等人[56] 证实,这些技术适合作为胃束带后的再次手术(他们更喜欢胃折叠而不是 SG 作为第一步)

DJOS-SG 与 *RYGB* 和 *Mini-Gastric* 旁路术比较

在 Lee 等人的研究中[58],共有 50 名病态肥胖患者[BMI(38.4±6.0)kg/m²] 接受腹腔镜单吻合口十二指肠空肠旁路术治疗肥胖。另 50 例接受腹腔镜 RYGB 术,50 例接受腹腔镜下 MGB 术。

DJO 与 RYGB 或 MGB 相比的主要优势是在避免残胃癌的风险[56,57]。RYGB 导致残胃无法进行胃癌筛查,这在胃癌高发病率国家如在亚洲,南美洲,和一些欧洲国家引起极大的关注。DJOS 可以排除这种风险,因为它术后没有留下不能筛查的胃。

在 Roux-en-Y 重建中,单襻吻合比双襻吻合的主要优点是减少了小肠吻合术的并发症。Lee 等人进行了一项随机试验,比较了 RYGB 和 MGB[58]:MGB 比 RYGB 手术时间短,并发症发生率低。在较长时间的随访中,MGB 仍然比 RYGB 具有更低的风险发生肠梗阻及再次手术[32,58]。虽然 MGB 比 RYGB 具有更简单的优点,但关于胆汁反流的争议仍然是该方法广泛应用的主要障碍[13,14]。然而,如果保留幽门,单吻合口应该没有问题,因为胰液和胆液会遇到胃的天然保护屏障幽门[42,43]。

保留幽门的另一个好处是通过保存胃酸和内因子,预防倾倒综合征,促进铁、钙、维生素 B_{12} 和蛋白质的吸收。在 Lee 等人的研究中,术后 1 年,58 例 DJOS 术后的营养状况并不差于 RYGB 和 MGB,尽管 DJOS 的减肥效果优于其他两种手术。DJOS 减肥效果更好可能与改善饱腹感有关。

DJO 可能有一些缺点。最重要的是,这不是一个可逆的过程,也没有长期的数据可用。如果没有

长期的数据,我们无法确定该手术是否可以取代金标准减肥术 RYGB。DJO 的手术时间比 MGB 长,但与 RYGB 相似,至少在学习阶段。这反映了这项技术是困难的,可能不适合超级肥胖或极度肥胖患者[56,57]。这些高风险患者可以选择采用分期手术,如 SG,然后再行 DJO。

RYGB 与其他类型单吻合口吸收不良减肥术的比较如表 38.4 所示。

小结

十二指肠小肠祥式吻合术是一种安全的减肥 / 代谢手术,安全性和 RYGB 或 MGB 类似,为个体化减重手术提供了一个可能选择。这两种方法都有争议,必须在前瞻性随机试验中进一步评估。

回肠食物分流(IFD)

手术方法

与 SG 和 MGB 术长而窄的胃囊不同,在 IFD 手术中,进行胃囊的切割中,闭合钉不是紧贴小弯侧,而是以几乎水平的角度朝向脾脏,在大弯侧第二支胃短血管的远端横断胃[61](图 38.9)。与 SG、胃束带(GB)和 RYGB 不一样的是,胃食管交界处不需要游离和暴露。

胃回肠吻合术在距回盲瓣 300cm 处进行。手术的最后一步是建立一个抗反流机制:5~6cm 的输入祥垂直缝合到胃囊上,既加固胃小囊钉合线,也减少了吻合口的张力,并且为食物和液体提供了一

表 38.4　RYGB、MGB、SADIS、DIOS 和 DJOS 手术的并发症和特点比较

	RYGB	MGB	SADIS	DIOS	DJOS	P
手术时间 /min	161.1 ± 38.8	120.2 ± 38.4	90~120	121(第二步)	181.7 ± 38.4	0.000
出血量 /ml	48.6 ± 21.2	40.0 ± 29.3	–	–	33.3 ± 22.4	0.076
住院时间 /d	4.1 ± 1.6	4.0 ± 1.8	6.8 ± 7.1(SS)/7.0 ± 11.6(ST)	–	3.8 ± 1.5	0.750
止痛药使用(吗啡 /mg)	1.1 ± 1.4	0.8 ± 0.9		–	1.7 ± 3.0	0.506
主要并发症	2%	2%	3.63%~8%	–	0	0.584
次要并发症	6%	8%	2%~12%	–	6%	0.584
术后 Hb	12.4 ± 2.3	12.9 ± 1.8	13.4 ± 1.38	–	13.1 ± 2.1	0.801
术后血清铁 /(μg/dl)	83.3 ± 42.8	70.9 ± 31.5	77.6 ± 30.5	–	78.3 ± 38.1	0.201
术后白蛋白 /(g/dl)	4.0 ± 0.8	4.3 ± 0.4	4.08 ± .43	–	4.3 ± 0.2	0.353
Pouch outlet calibration*	–	+	+	+/–	+/–	
Pouch inlet(LES integrity)**	+/–	+/–	+/–	+/–(+ifGP)	+/–(+ifGP)	
反流	–	+	–	–	–	
倾倒综合征	+	+	–	–	–	
肠系膜裂空	+	–	–	–	–	
CC 长度 /cm	ND	ND	200(first50cases),250	33% 小肠	66% 小肠	
吻合口数量	2	1	1	1	1	
平均费用***	120	–	130	130(SG)/60(GP)	130(SG)/60(GP)	
修整手术难度	困难	中等	中等	中等	中等	
残留胃	+	+	–	–	–	

SS:单期;ST:分期;SG:袖状胃切除;LES:食管下括约肌;GP:胃折叠;CC:共同通路;ND:未定论。

*Pouch outlet calibration with regard to satiety and dumping.

** 减重手术是否导致食管下括约肌损伤。

*** 袖状胃切除术的平均手术费用(100%)。

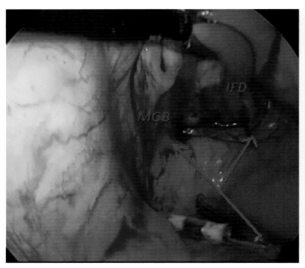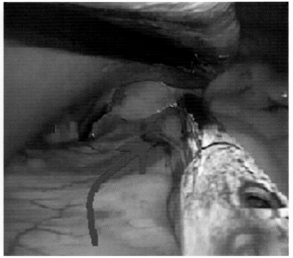

图 38.9　mini-gastric bypass（MGB）和回肠食物分流术（IFD）的比较。IFD 中的胃囊由两部分组成，一个长而窄的胃囊（如 MGB 所述）和"胃底"。闭合器切线不是直接指向食管胃交界处，而是侧面朝向脾脏的下极。Greco 等供图[46]

个优先的路径,使食物和液体能够更顺畅地流向输出袢（图 38.10 和图 38.11）[61]。

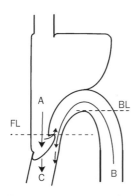

图 38.10　抗反流机制的构建是回肠食物分流术的最后一步。A、食物；B，胆汁；C，共同通道；FL，食物水平；BL，胆汁水平。Greco 供图[46]

IFD 的优点

　　Greco 等人[61]的研究报告了自 2009 年以来两个不同医院的两名外科医生进行的 68 例 IFD：其中 13 例是腹腔镜手术失败后的再次手术，包括开放式垂直绑带胃成形术（VBG）和腹腔镜 SG。回肠远端是激素合成和分泌以及胆汁酸再摄取的重要部位。因此，IFD 将食物转移到远端小肠，可以产生吸收不良的效果并调节消化吸收过程。IFD 是一种改进的 MGB（omega 袢式胃旁路术），功能上起到了 Scopinaro BPD 的作用，但技术上比 BPD 简单。通过避免胃窦切除术，可以防止十二指肠残端漏。此外，该手术在功能和解剖上都是可以逆转的。无须解剖食管胃交界处，可降低对该关键区域

的损害风险，而且在不中断肠系膜的情况下，发生内疝的风险也会降低[61]。

并发症及处理

　　关于 IFD 的研究只有一个报道，因此结论还缺乏足够证据。在他们的研究中，Greco 等人[61]描述了有两名患者在术后第一天因恶心和呕吐需要插入鼻胃管。目前尚无吻合口溃疡或胆汁反流的病例报告。一例严重蛋白质营养不良的患者，术前 BMI 为[44]，出现严重心律失常和电解质紊乱。修正手术包括胃回肠吻合术的分割和胃 - 胃吻合术的实施。患者最后康复。

　　在 IFD 后体重减轻不足的情况下，有两种选择：可以通过分离切除胃底或进行胃折叠来建立管状胃囊[55]。这样在限制胃容量的基础上再加上吸收不良。第二种选择是延长胆胰袢直至共同通道缩短至 3m。

预防并发症

胃囊

　　胃囊的形状可以防止胆汁反流入食管，因为吻合口位于离食管胃交界处很远的地方；胃管足够长，可以防止吻合口处出现张力。胃囊不应超过 250～300ml，以预防术后胃排空延迟[61]。BPD 和 RYGB 术后常出现的恶心、呕吐等症状在这个手术后一周内会消失，生活质量显著提高。肠蠕动和肠吸收不良的副作用与 Scopinaro 的 BPD 相似或更轻微[44,49]。

肠袢长度

　　根据 Scopinaro 的经验[44,49]，吸收营养肠袢的长度应不小于 3m，以减少蛋白质营养不良的风险。

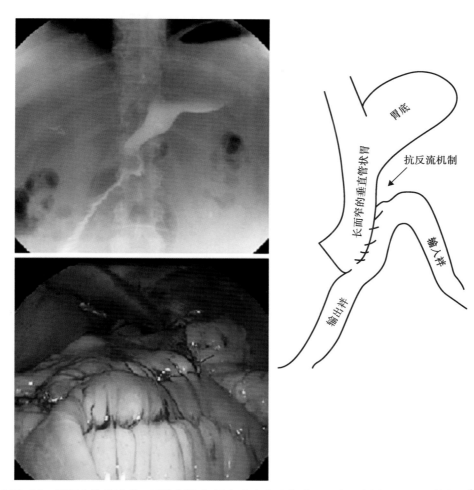

图 38.11　回肠食物分流术。影像学检查（上）、术中表现（下）和示意图（右）。Greco 等供图[46]

Greco 等人[61]测量了从回盲瓣开始的所有肠道，并在 3m 处进行标记。对于 BMI<35kg/m² 的糖尿病患者，胆胰肠袢的长度可以在 2~3m 之间，从而降低了吸收不良的程度和缺陷的风险。同样的策略也适用于 60 岁以上的患者，以及所有患有代谢综合征但 BMI 较低的患者，这部分患者如果只接受单纯的限制性手术可能疗效会受到影响。

超肥胖患者

Greco 等[61]将 IFD 描述为超肥胖患者的首选治疗方法，原因有以下几个：首先，吸收不良术式已被证明是超肥胖患者的最佳选择。此外，IFD 在技术上比其他吸收不良术式更容易，并且避免了因为脂肪堆积和肝脏肥大，暴露和分离食管胃交界处技术困难的问题。最后，在体重减轻不足的情况下，IFD 的翻修在技术上是容易的，不需要重建吻合口或在瘢痕组织缝合。

修正手术

IFD 是一种很好的一期修正手术方法：在胃角切记水平分离建立胃囊后进行吻合，而无须行袖状胃切除。一个令人感兴趣的选择是在吻合口远端放置聚丙烯网，正如 Moszkowicz 对 RYGB[62]的描述：食物的优先路径是通过吻合口，而且仍旧可以保留对残胃、十二指肠和胆管的检查路径。

胃绑带术修正为 IFD 在技术上并不困难[61,62]：去除胃绑带后，切线完全在瘢痕组织的下方和外部，从而避免了术中分离导致损伤的风险，也不需要进行食管胃交界处的游离和缝合。垂直绑带胃成形术（VBG）后的修正也可以采用类似的技术：在瘢痕组织和聚丙烯网的远端横断胃建立胃囊，接着在先前的 VBG 袋和胃底之间进行胃后壁的胃胃吻合术（图 38.12）。

袖状胃切除联合袢式双路术（SG+LB）

Mui 等人[63]报道了第一例腹腔镜 SG 联合袢式双路术，作为一种改良的 Santoro 手术[64]，治疗病态肥胖。

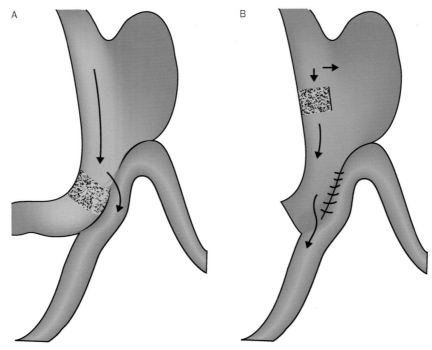

图 38.12　回肠食物转流术作为再次手术术式。A. 袖状胃切除术后再行手术：在胃角切迹水平放置聚丙烯网片，然后在网片上方进行胃回肠吻合术。B. 垂直绑带胃成形术后再做手术：胃 - 胃吻合术在旧胃囊和"胃底"之间进行，胃回肠吻合术在网片周围瘢痕组织的下方进行。Greco 等供图[46]

手术方法

手术术式是从 SG 和 SG+TB、SADIS、MGB 和 DJOS 的组合概念演变而来的。

SG 术后，在离回盲瓣 250cm 的地方进行胃回肠吻合术，而不分离十二指肠的第一部分。由此产生的胃管有两个出口，一个通过幽门到达十二指肠的第一部分，另一个通过胃回肠吻合口[63]到达回肠末端（图 38.13）。如 Santoro 等人所示[64]，大多数营养素和食物仍优先通过胃肠吻合口术，而不是通过幽门，不需要像 SADIS 或 DJOS 那样完全旷置十二指肠。

并发症

Mui 等[63]报道显示恢复期无明显并发症，在随访期结束，除了偶尔出现轻微皮肤瘙痒外，没有其他的症状。患者出现轻度低蛋白血症和贫血，白蛋白水平从 41g/L 降至 31g/L，术后血红蛋白水平从 13.8g/dl 降至 11.5g/dl。

与其他术式的比较

SG+LB 可在较短的时间内完成手术。它可以作为一期手术或分期手术。

此外，该术式的胃回肠吻合术在胃窦的部位进行，这种吻合出现吻合口瘘或严重的并发症的风险很小。与其他类似的手术相比，这种吻合方法是最牢靠和最安全的[63]。

此外，由于避免了十二指肠的离断，完全消除了十二指肠残端漏的可能性，这种漏液在 SADIS[48]、

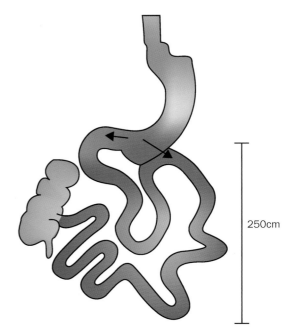

图 38.13　袖状胃切除术联合袢式旁路。距回盲瓣 250cm 处的胃回肠吻合是在十二指肠不分离的情况下进行的。结果胃管有两个出口，一个通过幽门到达十二指肠的第一部分，另一个通过胃回肠吻合口到达回肠末端。Mui 等供图[48]

DIOS[57]或 DS[44]可以导致严重的后果。在 SG+
LB 手术中,肠袢长度可以根据患者的 BMI 和糖尿
病状况进行调整和修改,而且手术在必要时很容易
修正或改为其他手术。该手术后没有消化道盲腔,
必要时可通过内镜检查评估整个胃肠道和胆管[63]。

更重要的是,这种术式的营养问题不那么严重。
MGB[1,5,7]和 DJOS[56,57]的主要问题之一是高达
5% 的患者可发生严重缺铁性贫血,这与胆胰袢的长
度有关。SG+LB 保留了前肠吸收铁的能力,可以降
低这种并发症的发生概率和严重程度[63,64]。

最后但同样重要的一点是,在 SG 基础上增加
一个吻合口理论上降低了管状胃的压力[63,64],这
有可能将 SG 中的切线漏发生率降至最低。

结论:单吻合口法吸收不良术式

尽管对于哪种术式是最好的选择还没有达成
共识,也没有既定的标准或公式为患者的量身定制
术式,但是本章所介绍的术式都是安全有效的。单
吻合口法的使用是最重要的手术技术,这些术式开
展的时间都是相对较短,其安全性应在随机试验中
进行评估。

(刘 威　周江蛟　译)

参考文献

1. Rutledge R. The mini-gastric bypass: experience with the first 1,274 cases. *Obes Surg*. 2001;11:276–280.
2. Park HJ, Hong SS, Hwang J, Hur KY. Mini-gastric bypass to control morbid obesity and diabetes mellitus: what radiologists need to know. *Korean J Radiol*. 2015;16(2):325–333.
3. Rutledge R, Walsh TR. Continued excellent results with the mini-gastric bypass: six-years study in 2,410 patients. *Obes Surg*. 2005;15:1304–1308.
4. Mason EE, Ito C. Gastric bypass. *Ann Surg*. 1969;170:329–339.
5. Noun R, Skaff J, Riachi E, Daher R, Antoun NA, Nasr M. One thousand consecutive minigastric bypass: short- and long-term outcome. *Obes Surg*. 2012;22(5):697–703.
6. Peraglie C. Laparoscopic mini-gastric bypass (LMGB) in the supersuper obese: outcomes in 16 patients. *Obes Surg*. 2008;18(9):1126–1129.
7. García-Caballero M, Valle M, Martínez-Moreno JM, et al. Resolution of diabetes mellitus and metabolic syndrome in normal weight 24–29 BMI patients with one anastomosis gastric bypass. *Nutr Hosp*. 2012;27(2):623–631.
8. Lee WJ, Huang MT, Wang W, Lin CM, Chen TC, Lai IR. Effects of obesity surgery on the metabolic syndrome. *Arch Surg*. 2004;139(10):1088–1092.
9. Lee WJ, Almulaifi A. Recent advances in bariatric/metabolic surgery: appraisal of clinical evidence. *J Biomed Res*. 2015;29(2):98–104.
10. Clarke MG, Wong K, Pearless L, Booth M. Laparoscopic Silastic ring mini-gastric bypass: a single centre experience. *Obes Surg*. 2013;23(11):1852–1857.
11. Fisher BL, Buchwald H, Clark W, et al. Mini-gastric bypass controversy. *Obes Surg*. 2001;11(6):773–777.
12. Mahawar KK, Jennings N, Brown J, Gupta A, Balupuri S, Small PK. Controversy surrounding 'mini' gastric bypass. *Obes Surg*. 2014;24(2):324–333.
13. McQuaid KR, Laine L, Fennerty MB, Souza R, Spechler SJ. Systematic review: the role of bile acids in the pathogenesis of gastro-oesophageal reflux disease and related neoplasia. *Aliment Pharmacol Ther*. 2011;34(2):146–165.
14. Braghetto I, Korn O, Csendes A, Gutiérrez L, Valladares H, Chacon M. Laparoscopic treatment of obese patients with gastroesophageal reflux disease and Barrett's esophagus: a prospective study. *Obes Surg*. 2012;22(5):764–772.
15. Wu CC, Lee WJ, Ser KH, et al. Gastric cancer after mini-gastric bypass surgery: a case report and literature review. *Asian J Endoscopic Surg*. 2013;6(4):303–306.
16. Musella M, Milone M. Still "controversies" about the mini gastric bypass? *Obes Surg*. 2014;24(4):643–644.
17. Kular KS, Manchanda N, Rutledge R. A 6-year experience with 1,054 mini-gastric bypasses-first study from Indian subcontinent. *Obes Surg*. 2014;24(9):1430–1435.
18. Kular KS, Machida N. Comparison of laparoscopic mini gastric bypass with Roux-en-Y gastric bypass for the treatment of morbid obesity. *Surg Obes Relat Dis*. 2010;6:S63–S64.
19. Darabi S, Talebpour M, Zeinoddini A, Heidari R. Laparoscopic gastric plication versus mini-gastric bypass surgery in the treatment of morbid obesity: a randomized clinical trial. *Surg Obes Relat Dis*. 2013;9(6):914–919.
20. Wang W, Liou TH, Lee WJ, Hsu CT, Lee MF, Chen HH. ESR1 gene and insulin resistance remission are associated with serum uric acid decline for severely obese patients undergoing bariatric surgery. *Surg Obes Relat Dis*. 2014;10(1):14–22.
21. Wang W, Wei PL, Lee YC, Huang MT, Chiu CC, Lee WJ. Short-term results of laparoscopic mini-gastric bypass. *Obes Surg*. 2005;15(5):648–654.
22. Wang W, Huang MT, Wei PL, Chiu CC, Lee WJ. Laparoscopic mini-gastric bypass for failed vertical banded gastroplasty. *Obes Surg*. 2004;14(6):777–782.
23. Lee WJ, Ser KH, Lee YC, Tsou JJ, Chen SC, Chen JC. Laparoscopic Roux-en-Y vs. minigastric bypass for the treatment of morbid obesity: a 10-year experience. *Obes Surg*. 2012;22(12):1827–1834.
24. Lee WJ, Lee YC, Ser KH, Chen SC, Chen JC, Su YH. Revisional surgery for laparoscopic minigastric bypass. *Surg Obes Relat Dis*. 2011;7(4):486–491.
25. Lee WJ, Wang W, Lee YC, Huang MT, Ser KH, Chen JC. Effect of laparoscopic mini-gastric bypass for type 2 diabetes mellitus: comparison of BMI>35 and <35 kg/m². *J Gastrointest Surg*. 2008;12(5):945–952.
26. Piazza L, Ferrara F, Leanza S, et al. Laparoscopic mini-gastric bypass: short-term single-institute experience. *Updates Surg*. 2011;63(4):239–242.
27. Chevallier JM, Chakhtoura G, Zinzindohoué F. Laparoscopic mini-gastric bypass. *J Chir*. 2009;146(1):60–64.
28. Noun R, Zeidan S. Laparoscopic mini-gastric bypass: an effective option for the treatment of morbid obesity. *J Chir (Paris)*. 2007;144(4):301–304.
29. Rutledge R. The mini-gastric bypass: experience with the first 1,274 cases. *Obes Surg*. 2001;11(3):276–280.
30. Copăescu C, Munteanu R, Prala N, Turcu FM, Dragomirescu C. Laparoscopic mini gastric bypass for the treatment of morbid obesity. Initial experience. *Chirurgia (Bucur)*. 2004;99(6):529–539.
31. Lee WJ, Lin YH. Single-anastomosis gastric bypass (SAGB): appraisal of clinical evidence. *Obes Surg*. 2014;24:1749–1756.
32. Chen MC, Lee YC, Lee WJ, Liu HL, Ser KH. Diet behavior and low hemoglobin level after laparoscopic mini-gastric bypass surgery. *Hepatogastroenterology*. 2012;59(120):2530–2532.
33. Lee WJ, Yu PJ, Wang W, Chen TC, Wei PL, Huang MT. Laparoscopic Roux-en-Y versus minigastric bypass for the treatment of morbid obesity: a prospective randomized controlled clinical trial. *Ann Surg*. 2005;242(1):20–28.
34. McCarthy HB, Rucker RD, Chan EK. Gastritis after gastric bypass surgery. *Surgery*. 1985;98:68–71.
35. Johnson WH, Fernandez AZ, Farrell TM, Macdonald KG, Grant JP, McMahon RL. Surgical revision of loop ("mini") gastric bypass procedure: multicenter review of complications and conversions to

Roux-en-Y gastric bypass. *Surg Obes Relat Dis.* 2007;3:37–41.

36. Carbajo M, García-Caballero M, Toledano M, Osorio D, García-Lanza C, Carmona JA. One-anastomosis gastric bypass by laparoscopy: results of the first 209 patients. *Obes Surg.* 2005;15(3):398–404.

37. Binenbaum SJ, Dressner RM, Borao FJ. Laparoscopic repair of a free perforation of a marginal ulcer after Roux-en-Y gastric bypass: a safe alternative to open exploration. *JSLS.* 2007;11(3): 383–388.

38. Akiyama T, Inamori M, Akimoto K, et al. Gastric surgery is not a risk factor for erosive esophagitis or Barrett's esophagus. *Scand J Gastroenterol.* 2010;45(4):403–408.

39. Lee WJ, Wang W, Lee YC, Huang MT, Ser KH, Chen JC. Laparoscopic mini-gastric bypass: experience with tailored bypass limb according to body weight. *Obes Surg.* 2008;18(3):294–299.

40. Paroz A, Calmes JM, Giusti V, Suter M. Internal hernia after laparoscopic Roux-en-Y gastric bypass for morbid obesity: a continuous challenge in bariatric surgery. *Obes Surg.* 2006;16(11):1482–1487.

41. Lee WJ, Chen CY, Chong K, Lee YC, Chen SC, Lee SD. Changes in postprandial gut hormones after metabolic surgery: a comparison of gastric bypass and sleeve gastrectomy. *Surg Obes Relat Dis.* 2011;7(6):683–690.

42. Sánchez-Pernaute A, Rubio Herrera MA, Pérez-Aguirre E, et al. Proximal duodeno-ileal end-to-side bypass with sleeve gastrectomy: proposed technique. *Obes Surg.* 2007;17(12):1614–1618.

43. Sánchez-Pernaute A, Rubio MA, Pérez Aguirre E, Barabash A, Cabrerizo L, Torres A. Single-anastomosis duodenoileal bypass with sleeve gastrectomy: metabolic improvement and weight loss in first 100 patients. *Surg Obes Relat Dis.* 2013;9(5):731–735.

44. Scopinaro N, Gianetta E, Civalleri D, Bonalumi U, Bachi V. Biliopancreatic bypass for obesity: II. Initial experience in man. *Br J Surg.* 1979;66(9):618–620.

45. Marceau P, Biron S, Hould FS, et al. Duodenal switch: long-term results. *Obes Surg.* 2007;17:1421–1430.

46. Sánchez-Pernaute A, Herrera MA, Pérez-Aguirre ME, et al. Single anastomosis duodeno-ileal bypass with sleeve gastrectomy (SADI-S). One to three-year follow-up. *Obes Surg.* 2010;20(12):1720–1726.

47. Sánchez-Pernaute A. La secreción biliar: en la encrucijada de la carcinogénesis colorrectal. *Rev Esp Enferm Dig.* 2007;99(9):487–490.

48. Iannelli A, Schneck AS, Topart P, Carles M, Hébuterne X, Gugenheim J. Laparoscopic sleeve gastrectomy followed by duodenal switch in selected patients versus single-stage duodenal switch for superobesity: case-control study. *Surg Obes Relat Dis.* 2013;9(4):531–538.

49. Scopinaro N. Biliopancreatic diversion: mechanisms of action and long-term results. *Obes Surg.* 2006;16:683–689.

50. Sánchez-Pernaute A, Rubio MÁ, Conde M, Arrue E, Pérez-Aguirre E, Torres A. Single-anastomosis duodenoileal bypass as a second step after sleeve gastrectomy. *Surg Obes Relat Dis.* 2015;11(2):351–355.

51. Hess DS, Hess DW. Biliopancreatic diversion with a duodenal switch. *Obes Surg.* 1998;8(3):267–282.

52. Søvik TT, Taha O, Aasheim ET, et al. Randomized clinical trial of laparoscopic gastric bypass versus laparoscopic duodenal switch for superobesity. *Br J Surg.* 2010;97:160–166.

53. Dapri G, Cadière GB, Himpens J. Laparoscopic repeat sleeve gastrectomy versus duodenal switch after isolated sleeve gastrectomy for obesity. *Surg Obes Relat Dis.* 2011;7:38–44.

54. Himpens J, Dobbeleir J, Peeters G. Long-term results of laparoscopic sleeve gastrectomy for obesity. *Ann Surg.* 2010;252(2):319–324.

55. Talebpour A, Motamedi SM, Vahidi H. Twelve year experience of laparoscopic gastric plication in morbid obesity: development of the technique and patient outcomes. *Ann Surg Innov Res.* 2012;6(1):7.

56. Karcz WK, Kuesters S, Marjanovic G, Grueneberger JM. Duodeno-enteral omega switches—more physiological techniques in metabolic surgery. *Wideochir Inne Tech Malo Inwazyjne.* 2013;8(4):273–279.

57. Grueneberger JM, Karcz-Socha I, Marjanovic G, et al. Pylorus preserving loop duodeno-enterostomy with sleeve gastrectomy-preliminary results. *BMC Surg.* 2014;11:14–20.

58. Lee WJ, Lee KT, Kasama K, Seiki Y, Ser KH, Chun SC. Laparoscopic single-anastomosis duodenal-jejunal bypass with sleeve gastrectomy (SADJB-SG): short-term result and comparison with gastric bypass. *Obes Surg.* 2014;24(1):109–113.

59. Stefanidis D, Kuwada TS, Gersin KS. The importance of the length of the limbs for gastric bypass patients—an evidence-based review. *Obes Surg.* 2011;21(1):119–124.

60. Regan JP, Inabnet WB, Gagner M, Pomp A. Early experience with two-stage laparoscopic Roux-en-Y gastric bypass as an alternative in the super-super obese patient. *Obes Surg.* 2003;13:861–864.

61. Greco F, Tacchino R. Ileal food diversion: a simple, powerful and easily revisable and reversible single-anastomosis gastric bypass. *Obes Surg.* 2015;25(4):680–686.

62. Moszkowicz D, Rau C, Guenzi M, et al. Laparoscopic omega-loop gastric bypass for the conversion of failed sleeve gastrectomy: early experience. *J Visc Surg.* 2013;150(6):373–378.

63. Mui WL, Lee DW, Lam KK. Laparoscopic sleeve gastrectomy with loop bipartition: a novel metabolic operation in treating obese type II diabetes mellitus. *Int J Surg Case Rep.* 2014;5(2):56–58.

64. Santoro S, Castro LC, Velhote MC, et al. Sleeve gastrectomy with transit bipartition: a potent intervention for metabolic syndrome and obesity. *Ann Surg.* 2012;256(1):104–110.

65. Sánchez-Pernaute A, Rubio MA, Pérez Aguirre E, Barabash A, Cabrerizo L, Torres A. Single-anastomosis duodenoileal bypass with sleeve gastrectomy: metabolic improvement and weight loss in first 100 patients. *Obes Relat Dis* 2013;9(5):731–735.

66. Sánchez-Pernaute A, Herrera MA, Pérez-Aguirre ME, et al. Single anastomosis duodeno-ileal bypass with sleeve gastrectomy (SADI-S). One to three-year follow-up. *Obes Surg* 2010;20(12):1720–1726.

第十一篇

法律与经济

第 39 章

减重外科中的医学法律问题—— 一场并发症改变了一切

James W.Saxton，Amanda R.Budak，and Maggie M.Finkelstein

简介

并发症时有发生。每个患者的解剖结构、生理反应以及潜在的医疗状况和病史不同，这使得并发症的预防变得极为困难。看似健康的患者可能会出现毁灭性的并发症，而合并其他多种疾病的重症患者，尽管预计这些患者的并发症风险更高，但可能没有发生。当并发症发生时，法律上并不意味着医疗事故也已经发生；然而，并发症经常是诉讼的主要原因。在某种程度上，这是因为造成损害的因素已经出现，而患者的期望还没有得到满足。如果这一矛盾没有得到很好解决，又缺乏相关文件规定，并发症就会成为原告律师极为感兴趣的因素。因此，理解这些相关因素将有助于外科医生在第一时间减轻这种索赔。

当然，国内外法律有很大差别，本章内容仅供读者了解美国相关法律法规。外科医生在国内涉讼时首先应该了解中国法律的相关规定，可向熟悉中国医疗相关法律法规的律师求助或咨询。

外科医生的首要策略是提供"五星级服务"，这包括加强医生与患者及患者家人的关系，签署第二代知情同意书表格及流程，以及在不良事件发生后进行有效沟通。

并发症会改变外科医生和患者之间的关系。患者及其家人对并发症的反应各不相同。然而，外科医生更大程度上能控制诉讼是否发生以及诉讼的赔偿金额，这可能是外科医生没有意识到的。

本章回顾了以下内容：
* 美国当前的减重外科的责任环境，以及医疗保健和责任领域的最新变化如何影响并将继续影响外科实践。
* 三项重要策略——"五星级服务"、第二代知

情同意书及流程、不良事件后沟通。所有这些策略都会影响外科医生的责任风险，同时提升减重外科患者的满意度和体验感。

第一个积极主动的策略是通过提供卓越的服务来提高患者满意度和参与度，从而进一步推动您和您的实践沿着"五星级"不断向上发展。第二个策略是以一种新的方式使用知情同意——使其对患者及其家庭更加具体，更有意义。这两种策略都是备受关注的医疗保健概念——患者参与的一部分。第三个策略旨在确保当并发症确实发生时，您与患者及其家人的关系良好与否，决定了您能否与他们保持顺利沟通。当然，所有与患者的讨论，只要与理解并接受减重手术的风险相关，都必须有很好的记录。

本章的作者仔细回顾了减重手术文献和减重索赔等相关数据，并分析了病例文件，尽力提供最有效的建议。减重外科领域的专家对这些建议进行了回顾，以提供实用的信息。

减重外科诉讼环境

减重外科诉讼环境在很大程度上反映了医疗事故环境中的一般诉讼趋势。首先，有效的诉讼必须涉及某种类型的"事件"，也许是并发症、损伤或者是其他意外事件。与任何手术一样，减重手术也会有并发症。并发症是否导致索赔通常是由非临床因素驱动的，或者是由非临床因素和损伤严重程度共同驱动的。

减重手术诉讼频率和严重程度是责任风险暴露的衡量标准

根据最近的一项调查，随着医生职业生涯的延长，减重手术责任诉讼的风险也会增加。Ramsey Dallal 博士进行的一项调查显示，在医生整个职业

生涯中报道的平均被诉讼病例为1.5例,平均支付金额为1 750 000元(250 000美元)[1]。研究中注意到一个有趣的统计数字是,在6%的病例中,在护理标准方面对减重外科医生做出不利论证的专家证人并非减重外科医生。在这些情况下,减重外科医生被提起诉讼的风险增加了11倍。

诉讼的频率和严重程度是用于评估责任风险和暴露的两个主要因素。频率是指在给定时期内提交的案件数量。多年来,它一直处于历史最低点。现在在一些地方,这一频率开始攀升。这影响了医学界所有领域,尤其减重外科。

更重要的是,严重程度在持续而潜在的增加。严重程度是指案件中最终和解和赔偿损害的货币价值。根据2011年发布的数据,所有医学专业的严重程度都在继续上升。从2002年到2008年,每年增长6.3%,特别是在所谓的"超级损失"(数百万美元的赔偿)领域[2]。这些总体趋势影响了减重赔偿责任,因为潜在的陪审团成员会受到媒体报道的影响,并开始将这些更高的医疗和解范围视为"新常态",原告律师利用这些变化来证明更高的和解要求是合理的。这已经渗透到了减重外科领域。

2012年1月,佛罗里达州的一个陪审团对一名减重外科医生和其医院做出了1.78亿美元的裁决。此案的一个关键问题是,医院谎报了外科医生的资质,并且没有为减重手术团队配备合格的工作人员。

甚至涉及已知并发症的病例也做出了有利于患者的判决,还有大量关于减重诉讼得到索赔的案例被报道。例如,2013年12月,一名有4个孩子的35岁已婚母亲因其胃束带出现并发症,导致穿孔和败血症。她住进了医院并随后去世。此案以3 500万元(500万美元)结案。这是一种已知的并发症,但没有被及时发现。

2013年11月,伊利诺伊州的一个陪审团判决给予一名47岁护士1 680万元(240万美元)的补偿。她在减重手术两年后死于肠梗阻。值得注意的是,该案件是针对急诊医生和其医院提出的。她的丈夫表示:"没有什么能让Sue回来,但我希望这一判决将引起人们对医疗事故死亡和Sue的经历的关注。大多数人在开始治疗的时候都没有想到风险。我知道我们也没有。你永远不会想到会是你爱的人因为医疗失误遭受痛苦甚至死亡……我很高兴这一切都结束了,陪审团也同意了我们的观点"。

肠梗阻是一种已知的并发症,是基础手术知情同意流程的一部分。这可能是没有对外科医生提起诉讼的原因。然而,死者丈夫表达的情感是职业辩护律师在作证时经常听到的,如下所述,这就是为什么知情同意流程对于告知患者及其配偶是至关重要的。我们不能阻止所有诉讼,但我们可以降低频率和严重性。

对非临床因素更仔细地观察可能影响诉讼是否提出

一般来说,尽管人们通常认为"良好的临床态度"很重要,但这一概念的潜在影响被低估了。Hickson和Levinson的一项高引用研究表明,医患沟通与职业责任索赔有关。Hickson得出结论,沟通失误和患者投诉都会影响职业责任索赔。当患者出现抱怨或不满意时,如果出现不良事件,患者更有可能提起诉讼。Levinson更明确指出了良好的沟通与较少的职业责任索赔之间存在的关系。因此,通过真正良好的沟通和优质服务,医生可以降低职业责任索赔。关键是不要拘泥于这个结论性的陈述。

然而,减重外科的医患关系不同于其他外科专业。减重外科患者的整个求诊经历并不是典型的专业推荐。在大多数情况下,患者会"四处寻找"外科医生。通常,患者会参加多个信息研讨会和支持小组,并与其他患者交谈,以找到合适的外科医生和减重计划。在不断的寻找和选择上投入大量时间和精力,患者的期望值会很高。在这样的高期望下,患者的总体满意度在医疗保健界,尤其在减重手术人群中变得更加重要。接受减重手术的患者多年来一直在与肥胖及其带来的对健康和社交的影响作斗争。对许多人来说,继续手术的决定被视为最后的手段,而且由于一些支付障碍,这些费用通常是由个人支付。减重手术的选择性以及用户至上主义(反映在患者如何寻找外科医生)创造了这样的环境,从而期望卓越的护理、卓越的客户服务和最佳的临床结果。

美国医改法后的新医疗环境

我们不能在真空中看待责任环境——医疗保健格局的各个方面构成了一个完整的体系,这就是医学法律学环境。最高法院支持美国医改法的决定就是责任等式中的一个因素。在"经济决策"索赔逐渐进入人们视野的情况下,频率可能会进一步上升,严重程度也可能会增加。这不一定会发生,但如果没有引起重视,这可能会是最后结果。

美国医改法最初的宗旨是扩大减重手术的覆盖面和抵制肥胖的流行。美国医学协会（AMA）将肥胖视为一种疾病，并将慢性病管理列为一项基本健康福利（Essential Health Benefit，EHB）。然而，Sebelius 秘书长决定将减重手术列入基本健康福利清单是为了遵循每个州关于减重手术强制覆盖范围的决定。在撰写本文时，只有不到 25 个州通过了包含减重流程的 EHB 法案。据美国医学与心理学会秘书兼财务主管、获得医疗服务委员会前主任委员 John Morton 博士说，如何治疗肥胖症的关键驱动力是各州应对方案。他指出，"确实存在地理差异。"Morton 博士进一步指出，"南方有许多州计划将肥胖症治疗排除出去，这些州的肥胖率也最高。"Morton 博士还指出，目前有 27 个州和哥伦比亚特区没有将减重手术纳入 EHB 的计划。

这个问题在美国南部的影响，已经在受欢迎的新闻报道中得到了进一步的详细介绍。例如，美国国家公共广播电台的一篇报道指出，"那些没有投保却希望新的保险法能让他们获得减重治疗的美国人可能会失望。"这个故事进一步指出，美国南部地区有着以食物为中心的文化，因此比国内其他地区有更高的肥胖指征。具有讽刺意味的是，阿拉巴马州、路易斯安那州、阿肯色州、得克萨斯州和密西西比州的肥胖率在全国名列前茅，但这些州的医疗保险不涵盖减重手术。这个问题可能是短期经济问题也可能是长期经济问题。虽然从长远来看，接受过减重手术的患者每年的平均花费会更少，但前期成本相当可观。

减重外科医生面临的另一个挑战是患者在获取保险方面的知识缺乏。根据 2013 年 4 月的一项民意调查，近 40% 的受访者并不认为美国医改法是一项有效的法律，年收入低于 21 万元（3 万美元）的人中有 60% 不确定美国医改法是否是一项有效的法律。该法律是有效且可执行的，将影响数百万人，无论他们目前有没有医疗保险。这些发现强调在患者教育和维持患者关系方面需要付出巨大努力。特别是刚刚开始健康交流和之前没有投保的患者更需要得到支持，以便他们能够获得有效的医患关系。

此外，患者的期望值很高，因为他们希望自己的保险金"物有所值"。当最后出现并发症并提起诉讼时，在美国医改法之后其严重程度也可能受到索赔的影响。这些索赔声称对治疗部分的决定是基于经济上的，而不是基于采用了何种护理。换句话说，不进行检查或不提供转诊的决定会为医生带来了一些经济利益。这种类型的指控在过去管理性医疗中时有发生，但我们希望将来这一幕不会重演。

明确引起减重手术风险的原因

我们知道，减重索赔的原因可以分为临床和非临床风险因素。临床风险（和索赔的驱动因素）众所周知，误诊和漏诊是主要原因。误诊可能由于手术并发症（出血、渗漏、梗阻）和术后因素（肺栓塞、维生素缺乏）导致。

经过进一步深入研究，通过分析现有法律和诉讼信息，以及原告律师和著名专家的讨论，表明原告通常声称护理标准存在以下几个方面的问题：

1. 未能对患者和家属进行术后恢复情况和（可能出现的）症状进行宣教——不充分的知情同意。

2. 未能正确实施手术——一般的手术疏忽。

3. 未能及时回应患者所述的症状，包括吻合器 / 缝合线脱落和其他导致死亡的并发症——延误诊断。

这三个因素与并发症交织在一起，要么是由于技术不当使得并发症没有作为风险被告知，要么未及时发现和处理，共同点是出现了并发症。在本书的其他章节中，已经有专家阐述了临床上如何减少并发症，本章作者主要向我们介绍了如何降低外科手术的风险。从医学法律学的角度来看，您可以通过处理您与患者的关系（五星级卓越服务）、满足切实的患者期望、保持细致的文件记录（第二代知情同意）以及在并发症发生后与患者沟通（不良事件后沟通）来降低因并发症被诉讼的风险。

缓解策略——五星级卓越服务

五星级卓越服务是一种渗透到组织机构各个方面的文化。与其他外科专业相比，减重手术更像是一种服务行业。在尝试了一系列的医学方法，可能是外科体重管理之后，患者带着心理、生理问题和需求来找你。在过去，他们通常都经历过各种尝试和失败的减肥策略，现在他们决定进行减重手术，以对抗肥胖和由肥胖引起的各种问题。他们期望值很高，因此在对自身健康和未来发展方面需要更适当的宣教和训练。宣教的目的是使得患者能够真切面对并发症存在的风险和并发症发生后可能出现的影响及严重程度(这将在下一节中详细讨论)。此外,根据并发症的性质,无论是早期并发症(如渗漏)还是晚期并发症(如肠梗阻),都会发生不同类型的风险暴露。在这两种情况下,五星级卓越服务都发挥了作用,可以更好地处理随着并发症出现的各种问题,并对患者或家人是否提出索赔产生重大影响。

及时发现和处理可以减少早期并发症有关的索赔。然而,在晚期并发症中,患者可能会先打电话到你的办公室,这样最初接触是行政/文员。此人如何接听电话和转接,对于能否快速、恰当地解决问题至关重要。如果接听电话的人没有正确地转接,没有表现出关心的态度,或者以其他方式阻止患者拨打电话,则可能会延迟或错过并发症的发现和治疗。无论如何,都是五星级服务的失败。

五星级诊所的患者将会与您和您的团队保持良好的关系,将充分了解各种选择和潜在的并发症(并了解他们在并发症发生时应负的责任),并将愿意在并发症发生时回到您身边。如果没有良好的关系,对患者的宣教也很差,患者可能无法报告并发症或延迟返回,你的诉讼风险就会增加。

内部和外部的五星都要从外科医生做起。外科医生如何对待他的员工和患者影响着一切。不管你是否留意,你周围的人——从你的前台办公室到你的营养师以及中间的每一个人——都在看着你,模仿着你。外部五星(你的患者及其家人是如何被治疗的),与你们之间的每一个接触点密切相关:从第一次预约电话到他们与你、你的工作人员和你的办公室的每一个接触。五星是对患者"持续"而"全面"的关注。"持续"是指在压力之下也始终保持关注,"全面"是指所有人员的行为举止都要注意。

在五星级减重诊所,并发症的发生对患者来说不应是一个意外。患者应该在手术前和知情同意过程中接受过充分的宣教(见下文)。患者应该对手术及其风险和益处有足够的认识,并对外科医生和他的团队有高度信任。这将转化为患者对潜在并发症的症状和体征的了解,从而认识到寻求及时医疗干预以解决问题的重要性。患者与你建立一种开放和诚实的关系,可以更好地与你分享已经发生和正在经历的事情,这可以使并发症的诊断更加容易。

相反,如果没有五星,患者可能不知道并发症的早期征兆,从而失去了早期干预的机会。这种延迟可能会导致灾难性的后果。根据并发症的性质和延误治疗的原因,患者可以提出几项索赔。患者可能声称不知道并发症的征兆是什么,办公室工作人员对投诉电话的处理不当,或者你这个外科医生对他们的担忧不屑一顾。这可能会导致患者寻求律师来"确保这种情况不会再次发生"。

你可以决定这两种情况中哪一种会发生。通过适当设置五星级措施,您将进行更有意义的知情同意讨论,并且在出现并发症时进行更有意义的并发症后讨论。要做到这一点,需要将这些行为融入你的日常行为中。在雇用办公室职员时,应该注意寻找有爱心和同情心的人。此外,需要定期向您的员工提供客户服务、交流和信息沟通培训。并将对五星级核心特征的评估添加进年度绩效评估中。有效地分析和使用患者体验调查结果来设计计划,以保持您在实践中所需的五星级水平。不容忍唱反调的人。通过真正的文化转型,你将创造一个真正吸引和留住优秀员工和优秀外科医生的诊疗环境。

缓解策略——减重治疗知情同意流程

并发症几乎总是在知情同意流程告知的范围内。事实上,本章这一节的副标题有意包含了"流程"一词,因为知情同意不仅仅是一张表格。通常,人们认为这是一件司空见惯的事情,只是在术前进行检查一下(知情同意书的)方框。而事实上,知情同意的流程要比这多得多。这是一个漫长的,有时长达数月的告知、医疗管理过程的结果,最终形成了有关外科手术选择的具体讨论。

数据表明,患者通常不记得讨论的内容,因此最佳做法是"每次"对"每个"患者使用特定的减重手术知情同意书,因为这样做可以增强理解和记忆。但是这样做,在表格被提交签字之前,你和你的团队将在整个过程中与患者一起承担大量的工作。

知情同意流程始于您第一次看到患者有任何减肥问题时(图39.1)。

请记住,真正的参与是在五星级氛围下迎接患者。您与患者的第一次互动可能是通过信息研讨会,然后是经过预约的正式咨询。一个稳健的接收过程,需要提供完善的告知材料(提供材料时应正确记录在病历中),以告知患者所有可能的选择方案。必需的医疗管理(取决于州/保险公司)可以进一步发展与患者的关系,您可以了解他遵守您和

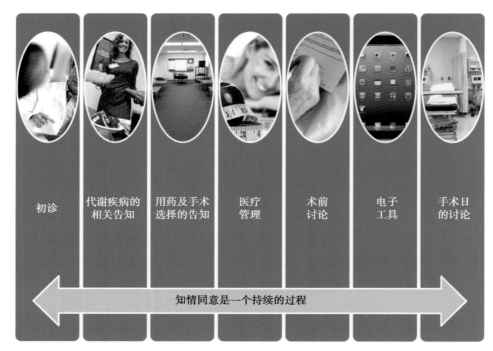

图 39.1　知情同意是一个持续的过程

图中自左至右分别标注：初诊　代谢疾病的相关告知　用药及手术选择的告知　医疗管理　术前讨论　电子工具　手术日的讨论

知情同意是一个持续的过程

您的团队提出的建议的能力，例如饮食调整等。重要的是将患者参与策略纳入您的护理计划中，这可以在提高患者的依从性以及建立医患关系方面取得积极效果。

一份好的"路线图"可以让这个过程变得容易得多。给患者一份日志手册，包含达到最终目的所需要经过的步骤以及相关信息，是一个很好的切入点。该手册还可以包括每项手术的潜在风险、手术获益和手术替代方案，以及患者在该过程中的重要性和责任的适当说明。使用患者门户网站或在线工具可以进一步深化宣教效果，并为宣教过程提供了积极证据，这样，如果出现并发症，您就掌握了宣教过程和材料的证据。

当选择手术方法和手术时间表的时候，知情同意流程采用了更正式和结构化的方法。建议知情同意流程的文件中包括选择特定流程的理由。例如，对于一个高 BMI 和 2 型糖尿病且坚持选择可调节胃束带的患者，记录手术中对解决合并症方面的讨论就十分重要。让患者的配偶或其他密切相关人员参与知情同意流程也是推荐的最佳方案。在存在同居关系法但未承认同性婚姻的州应特别注意，因为某些同居关系法允许同居者代表受害伴侣主张某些法律权利。集体参与讨论的目标是确保整个团队理解并同意该计划，以便如果出现最终导致患者无法回应（临时或永久）的并发症时，还有

另一个人可以与您交谈，因为他也经过知情同意流程，并了解可能存在的风险。

第二代知情同意书有三个关键要素：①新的引言部分；②特定流程的风险；③真实证人（图 39.2~ 图 39.4）。引言部分很重要，因为它告诉患者，除非已经阅读并理解表格，否则不要在表格上签名。这里强调，这是流程的重要组成部分，需要认真对待。

详细说明特定流程的风险这一部分必须由相关专家进行审查和更新。作者与许多减重外科专家合作，并随着医学的进步在不断更新和改进形式。特定流程的风险提供的另一个好处就是——因为它们在一个列表中，所以可以逐一查看每一条目，并在查看后让患者在页面上签名。这可以为之后并发症的讨论提供一种方式。

最后，以真实证人结束整个流程。提出三个关键问题，除非患者口头确认每个问题，否则证人不得勾选方框。患者很少否认签名的有效性。更多的时候，他们声称自己没有阅读或理解表格，或者他们没有回答某些问题。记录对问题的回答是一个强有力的工具。

随着电子记录和患者门户网站的应用，在门户网站上查看您的同意书，以及考虑除书面同意书之外的电子同意书，将为该过程提供的进一步证据，并避免患者辩称自己未被告知的可能性。电子工

腹腔镜袖状胃切除手术知情同意书

您了解和同意您的医生为您提供的治疗和任何可能的手术操作是非常重要的你应该参与所有与你手术有关的所有决定。只有当你了解手术操作，预期效益，手术风险和可替代方案以及你所有问题得到解答后，才签署这份表格。

_____   _____

授权代表的患者信息：   日期：

拟定手术。我同意我的外科医师推荐给我的治疗方案是腹腔镜下袖状胃切除术，同时向我解释了肥胖症外科治疗的发展历史以及袖状胃切除术治疗肥胖手术的发展。

我明白袖状胃切除是在腹腔镜下通过切割闭合完成的，具有较小的切口，而不是开放手术。我知道腹腔镜袖状胃切除术是一种可接受的选择，可作为一种主要的减重手术以及作为高危患者的第一阶段手术。

风险/可能的并发症。医生已经向我解释了腹腔镜袖状胃切除手术的风险和可能存在的并发症，包括但不局限于以下：

1. 脓肿

2. 成人呼吸窘迫综合征

3. 过敏反应

4. 麻醉并发症

5. 肺不张

6. 出血、输血及相关风险

7. 血栓诱发肺栓塞

图 39.2　特定程序同意书的第一页（带有新的介绍性段落）

通过在下面签字，我确认我已经向医生咨询了所有关于预期效果的问题，材料风险，可选择的治疗以及替代风险，所有的问题都得到了满意的回答

_____   _____   _____

日期：   时间：   患者：

                                            _____

                                            授权代表签字：

图 39.3　签名行用语

□ 患者/授权代表已阅读或已读给他或她

□ 患者/授权代表声明他或她理解此信息

□ 患者/授权代表有任何进一步的问题

_____   _____   _____

日期：   时间：   签字：

图 39.4　真实证人用语

第 39 章　减重外科中的医学法律问题——一场并发症改变了一切

具可以包括临床内容和指南、动画或视频的链接。表格本身可以制作成一个文档，引导患者完成整个过程，并要求用户点击以确认所传达的信息。通过电子门户，患者与表格以及任何其他告知材料的交互都将通过审核程序追踪记录下来。

在手术当天，还有一次机会与患者接触并提供最终指导。当患者在等候区时，您可以见到患者，给他们一个提问的机会，并让你回答麻醉前的任何问题。最后，即使在手术后，您的知情同意流程也为不良事件的告知提供了路线图。正如下一节所讨论的，告知不良事件是促进患者参与、提高患者满意度和降低风险的重要工具。

请考虑以下情形：

琼斯先生是一位 54 岁的病态肥胖男子［身高 175.3cm（9 英寸），体重 158.8kg（350 磅）］，患有糖尿病，高血压，阻塞性睡眠呼吸暂停综合征和高胆固醇症。经历过医疗管理失败。他以前曾行开腹胆囊切除术，并因腹外疝放置补片。他在治疗过程中体重减轻了 15.9kg（35 磅），现在计划行腹腔镜胃旁路术。

他的妻子一直是他康复的动力，并劝说其完成手术。他担心自己会因某些并发症而死，因此对手术顾虑很大。您告诉他应该没有问题，并请他签署了通用的知情同意书。

手术进行得很顺利，术后患者被送至 PACU，最后被送往普通病房。

但是，在手术后的第二天，脐周出现渗液，患者的腹部开始肿胀。患者诉疼痛。腹平片显示出术后肠梗阻，因此您决定行 CT 检查。CT 显示骨盆下部存在积液，但没有游离气体。这位患者被观察了一整夜。

在夜间，患者开始有更多的抱怨，生命体征也开始有下降的趋势。血常规也显示血细胞比容和血红蛋白在逐渐下降。您选择将患者带回手术室。

您必须进行剖腹探查术，并切开先前修复的区域和补片。您发现吻合口正在渗漏，有一小块出血的地方，这似乎是一个小血管受损，您通过灼烧止血并缝合吻合口。手术进行得很顺利。

患者出院回家，3 周后因腹部疼痛而返回医院，您决定行 CT 检查，发现患者患有切口疝和小肠嵌顿。现在，您必须将患者带回手术室，以还纳肠管并关闭疝环。

以上场景是从一个真实的案例中衍生出来的。该患者提起诉讼是因为外科医生没有与患者讨论

已知的并发症。此外，没有告知患者会有复发切口疝的可能。患者感到不满的是，原本认为是安全的手术过程竟然变成了长达 6 个月的手术和恢复过程，且现在有了更多的瘢痕和补片。应该考虑是否将以下内容添加到知情同意流程中：

您与他和他的妻子谈话，以讨论手术方案，此手术使用专用表格并回答几个问题。

您建立一个带有电子同意书和医疗资源的患者门户，其中包括来自各种可信任的医疗资源的相关链接。您可以为每个用户提供特定的密码，以访问该流程中的一些医学动画。

在术前，您再次查看此手术专用表格，而您，患者和妻子都将在表格中签字。

尽管此手术专用表格详细说明了胃旁路手术的潜在并发症，但在这种情况下，最佳做法是增加对既往手术史及增加并发症风险的讨论。在这种情况下，应在医疗记录中保存好相关文档。让配偶和电子门户网站参与其中，可以在不良事件发生后为你提供明确的证据。对通用文件的修改和一些额外的宣教至少提供了重要的证据，表明这件事情发生只是运气稍差，而不是医生的渎职。

缓解策略——主动告知不良事件

你已经用五星级服务做好了铺垫，并且通过你的知情同意流程提供了适当的宣教。现在出现了并发症。尽管有着五星级服务和第二代知情同意，但并发症依然可以让患者愤怒。当出现并发症时，患者，即使是受过良好教育、忠诚的患者，也经常感到惊讶和不安。看起来，患者对知情同意流程的记忆并非十分牢固[3]。

情绪会影响理性判断，尤其在严重并发症恢复情况不明时。正因如此，使得告知不良事件的"方式"变得更加重要。一个相关的问题是"需要告知什么"。很明显，必须包括并发症和错误。

几十年来，由于对诉讼的恐惧，人们往往会选择隐藏或否认。这会使患者感到愤怒，因而提起诉讼；也会使陪审员感到愤怒，因而导致原告的败诉。主动告知可以防止许多诉讼和索赔的发生，甚至有时可以在旷日持久的诉讼之前快速解决索赔。尽管医生、律师甚至患者对这一概念仍然存在困惑，但告知这些内容比以往任何时候都更容易被接受。它是更大的统一整体的一部分，而且是核心要素（图 39.5）。

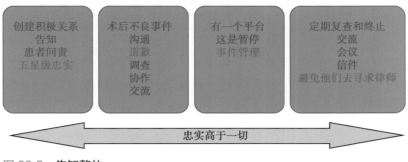

图 39.5　告知整体

根据之前描述的场景,需要考虑在并发症发生时,外科医生是否联系了他的受托人,而且受托人有强有力的事件管理系统和足够的资源协助。此外,受托人和医院之间需要保持良好的关系,以便顺利完成必要的调查。风险管理者和外科医生通过由外部法律顾问指导的保密流程共同审查护理和治疗过程。并制定谈话要点,安排与患者及其家人的谈话。在谈话中,主要涉及存在并发症的既成事实下,要体现出同情心,并解释在手术过程中做了什么,以明确为解决并发症所做的一切努力。患者会因这些信息而感到欣慰。配偶也会因其被纳入到流程之中和同情心而感到欣慰。他们被告知将收到外科医生的一封信,信中详细说明了会议上讨论的事情以及他们的所做所为。这封信也被放在其中,以记录会议情况。

如果没有一个良好的告知程序,患者很可能会去找律师。虽然良好的不良事件管理和告知并不能防止诉讼,但它们降低了潜在风险,也是患者和家人的正确选择。

不必留情——正确的专家、正确的案件以及激进的诉讼策略

即使有一个强有力的五星级计划、适当的知情同意和告知流程,并发症有时仍会导致诉讼。当这种情况发生时,你、你的保险公司和你的律师需要组成一个团队,致力于为你提供最好、最积极的辩护。现在是时候将对减重外科医生的辩护,提升到一个新的水平,特别是在"并发症"的情况下。通过这样做,我们不仅将保护我们的减重外科医生免受美国国家从业者数据库报告的影响,而且我们还将开始扭转不平等的诉讼平衡。"并发症不是疏忽"必须予以强调。

更具有挑战性的是,原告律师正在加速"合并"。也就是说,审理重大案件的小原告公司越来越少。许多负责人身伤害事件的律师正在将医疗过失案件转介给拥有大量资源和经验的大型原告律师事务所(收取转介费)。这些较大的原告律师事务所拥有许多小型事务所无法获得的资源。团队中可能包括外科医生和护士,而其中一些人也毕业于法学院。此外,由于知晓医疗专业责任案件的诉讼费用很高,原告律师希望接手具有最大潜在损害价值的案件,特别是那些具有"附加因素"的案件。

因此,是时候采取比传统防御方式更激进的方法了。如果外科医生使用本章前面讨论的许多以患者为中心的工具,并将其结合在一起,就可以获得积极的证据来为索赔辩护。在之后的诉讼过程中,对你的减重辩护团队采取新的方法。目前,许多案件由律师及其律师助理辩护。你既是客户,又是团队中的专家。但是,必须尽早利用内部和外部专家资源,以便所有发现(口头证词和书面证词)都可以与您团队中的减重专家共享。因此,最佳方法是在诉讼专家团队中安插一名减重外科医生。

也必须考虑技术的适当使用,包括三维动画和渲染、模型和信息图形等。这些可以在积累过程中适当使用。分屏取证(证人和文件一起出现在屏幕上)可能会很有效。当患者出庭作证时,第二代减重特定知情同意书出现在屏幕上,当你的律师在辩护过程中就此提出问题时,相关内容会被突出显示。陪审团在审判时会看到。你通过恰当而有力地使用技术来建立可信度。陪审员们越来越期待这种程度的细节。让复杂的事情变得容易理解对双方来说都是一个至关重要的挑战——我们希望你们从一开始就赢得这场战斗。

在你准备作证期间,你应该由你的律师进行检查,就像你会被原告的律师检查一样。这样的积累是一个漫长的过程,要从数周前开始准备。你需要

花费大量的时间查看图表,以确保你熟悉案件的每一个方面。

在视频录像中,应该由你自己的律师(或他/她的同事)对你进行提问训练。在证词准备阶段你甚至可以有你自己的内部专家对你和你的律师进行辅助。你说话的语气和你的肢体语言应该用视频记录下来,并回放练习。最后,利用视频录像来对你所有的肢体语言和回答问题的方式进行反复训练。此外,随着案件审判的临近,法律小组和专家之间必须进行更深入的整合和合作。科学在这些案件的辩护中发挥着更大的作用。经过适当的准备和陈述,陪审员将更好地理解科学。

也是时候对原告选择的专家采取更激进的态度了。更具体地说,我们必须持续盘问这些专家并审查他们的背景。美国减重与代谢外科学会(ASMBS)已采取措施,加强对在减重手术医疗事故案件中提供专家证词的人的指导。2011年,ASMBS 患者安全委员会提出了一项关于减重外科法医学专家证人资格的政策声明,并获得了ASMBS 和非 ASMBS 成员的关注[4]。该声明包括:

  * 认可在医疗事故案件中专家证人与被告人具有相同专业的要求,并且至少一名辩护专家和一名原告专家应该是具有减重外科专业知识的外科医生
  * 减重医生在为医疗事故案件作证之前应具备相关资格证书
  * 专家评论应该保密
  * 专家证人应保持中立,避免潜在的利益冲突
  * 最后,出于对准确性的考虑,专家证词对原告和被告而言应该保持一致

ASMBS 在其道德准则中也有专家证人准则,适用于 ASMBS 成员。该准则规定了指导标准,也可用于对协会成员的纪律处分。

如果我们使用本章前面提到的工具并为反驳诉讼收集证据材料,我们可以扭转这些趋势。这其中一部分也是快速简易索赔需要解决的。最后,我们仍要强调,并发症不是医疗事故。

只有通过激进的诉讼规划、战略性的整理材料并及时解决小额索赔,我们才能开始扭转局面,使诉讼系统对患者和外科医生更加有利。

结论

减重手术的医学实践将继续发展,并发症将继续发生,且患者仍然会感到沮丧。适当关注"五星级",并在手术前后采用新工具,您可以控制风险,提高患者的满意度和护理经验,从而降低责任风险。虽然不可能阻止所有诉讼,但在提起诉讼时,您必须做好准备,包括应对诉讼和审判。可以考虑其他解决争端的方式,如调解和仲裁。使用基于特定流程的知情同意,并在不良事件发生后及时告知,可以增加在这些过程中的成功率。

请记住,您无法控制并发症,但是可以控制并发症发生后的情况。使用工具和策略,一切尽在掌握。

(李涛 译)

参考文献

1. Dallal RM, Pang J, Soriano I, Cottam D, Lord J, Cox S. Bariatric-related medical malpractice experience: survey results among ASMBS members. *Surg Obes Relat Dis*. 2014 Feb 28;10(1):121–124.
2. 6th Annual Benchmarking Report on Professional Liability Claims Trends in the Hospital Industry. Perspectives: A Risk Management Tool for the Healthcare Industry [Zurich American Insurance Co.] 2011;17(2):1–14.
3. James W. Saxton, Maggie M. Finkelstein. Operation Five-star: Service Excellence in the Medical Practice—Cultural Competency, Post-adverse Events, and Patient Engagement, 1st edn. Greenbranch Publishing, 2014:1–114.
4. Dallal RM, Cottam DR, Bertha N, Bonanni FB, Bour ES, Brolin RE, Kim K, Petrick A, Sweet WA, Blackstone RP. American Society of Metabolic and Bariatric Surgery patient safety committee policy statement on the qualifications of expert witnesses in bariatric surgery medicolegal matters. *Surg Obes Relat Dis*. 2012 Mar 1;8(2):e9–e10.

第 40 章

与减重手术并发症相关的经济成本

Eric S.Bour

简介

正如本书前文所述,尽管我们尽一切努力将减重手术并发症的发生率降至最低,但手术并发症还是会发生。本章关注的并不是并发症的发生,而是与之相关的费用问题。所有外科医生都关心与并发症相关的发病率和死亡率,以及患者出现并发症后继续治疗所需耗费的时间、劳动成本。然而,外科医生通常不会意识到并发症对于医院和整个医保系统造成的巨大经济影响。

本章讨论术后出现出血、狭窄、吻合口瘘和内疝这些并发症相关的成本和开支。此外,本研究还探讨了减少并发症发生的技术费用与患者出现并发症后继续治疗所需花费之间的关系。最后,本章探讨了手术并发症对美国未来不断变化的医疗保健领域的影响。

当然,任何情况下并发症的预防都是首要的,而一旦发生并发症,就应该及时、正确地处理并发症,将其对患者的危害降到最低。这是医务人员伦理与职业道德的基本原则。

成本与开支

在我们开始调查每个并发症的细节之前,更重要的是先了解成本和开支的定义。开支是指医疗系统为照顾特定患者而支付的费用。开支包括按价格购买设备或产品以及运行手术室、放射科、胃肠道实验室、重症监护病房或内外科患者楼层的按分钟计费的费用。开支不同于通常所说的"患者花销",后者通常是实际费用的数倍。例如,如果医疗系统为一种药物支付 7 元(1 美元),它可能会在患者收到的分项账单上显示为 21 元(3 美元)的费用。

成本是指任何用于住院患者住院期间的照顾所需的费用。成本包括手术程序、诊断检查、放射检查程序、内镜检查程序、静脉注射药物 / 液体、肠外 / 肠内营养和住院床位费。通常,"成本"这个词可以互换使用,既指为某一特定项目支付的费用,也指为提供医疗服务所花费的费用。在本章中,重要的是要清楚地理解"成本"仅表示在提供医疗服务过程中所发生的费用。仔细定义这些术语将有助于更好地理解医院和医疗保健系统在外科并发症治疗中所面临的经济负担。

出血

发生率和治疗成本

在涉及吻合的减重外科手术中,出血的发生率在 1%~5%。由于预计需要血液产品,外科医生通常会在血型交叉配型中花费 1 120 元(160 美元)。如果出血到达需要输血的程度,每单位包装好的红细胞的费用是额外的 2 940 元(420 美元)。延长住院时间以确保患者出院前病情稳定的相关费用在每天 10 500 元(1 500 美元)至 21 000 元(3 000 美元)之间,这取决于护理水平(ICU、中级护理、手术床)以及对其他支持服务(如有创 / 无创监测或远距离测量)的需求。再次手术的成本,包括手术室使用时间、麻醉、设备和用品,通常超过 17.5 万元(2.5 万美元)。

预防措施

有大量的文献支持在减重外科手术中使用缝合线加固钉仓切缘的方法来预防出血。Consten 等人提出了未行加固缝合治疗的患者具有较高出血风险[1]。在一项 Nguyen 等人做的使用缝合线加固钉仓切缘的临床随机前瞻性研究中注意到了胃、空肠和肠系膜部分出血较少，并得出结论，再手术或输血费用的减少可以抵消加固所需增加的费用[2]。在一项对48名患者进行的随机前瞻性研究中，Miller和Pump发现使用加固缝合可以减少出血[3]。Chiasson等人和Dapri等人都提出了在胃袖状切除术中使用加固缝合可以减少出血[4,5]。国际胃袖状切除术专家小组提出的共识声明[6]进一步证实了这一结论，专家小组达成一致共识，加固缝合可以减少腹腔镜胃袖状切除术的出血相关并发症。

狭窄

发生率和治疗成本

在一篇回顾性文章中，Markar等人提出了术后吻合口狭窄的发生率为2.6%~26%[7]。狭窄所带来的经济影响主要受其诊断难度的影响。一份完整的病史通常可以鉴别出一部分胃转流术后出现吞咽困难症状的患者。然而，吞咽困难的原因可能很简单，比如饮食不当，随后出现食物不耐受，或者像胃空肠吻合口狭窄等复杂的情况发生。

诊断性检查可能包括上消化道检查（费用4 200元，约合600美元）、上消化道内镜检查（费用7 000元，约合1 000美元）、球囊扩张术（费用5 600元，约合800美元）+内镜检查（费用7 000元，约合1 000美元）或支架放置［除了EGD和球囊扩张的费用外，支架的费用14 000元（2 000美元）］。值得注意的是，这些费用不包括麻醉费用（由CRNA或麻醉师进行静脉麻醉）和手术室费用（如果操作在手术室进行）。

约有2.5%的病例会出现胃空肠狭窄实施球囊扩张后的并发症，其中穿孔是最常见的并发症，发生率为1.8%[8]。虽然许多穿孔可以进行预期性处理而不需要手术，但有些穿孔可能需要内镜下支架植入、经皮引流和手术干预相结合，从而进一步增加了此类患者的护理成本。

预防措施

在对共1 217名患者的5项试验的回顾性文章中，Markar和他的同事发现，当圆形吻合器直径从21mm增加到25mm时[7]，狭窄的发生率明显降低。改用更大直径的吻合器是减少狭窄发生率的最具成本效益的方法，因为两种吻合器之间的成本差异很小。然而，报道中所使用的25mm吻合器的术后狭窄率仍然高得令人无法接受，在所引用的研究中为2.6%~8.7%。

在一项对关于吻合器直径和圆形吻合器使用加固缝合方式的739名病例的回顾性分析中显示，使用21mm吻合器的狭窄率为17.8%，25mm吻合器的狭窄率为9.3%[9]。当使用生物可吸收缝线加固缝合与25mm吻合器联合使用时，狭窄率降至0.6%。同一机构的第二项研究进一步表明，在851名患者中，使用圆形吻合器加固缝合的方法可以显著减少吻合口狭窄（$OR=0.096$，95% CI：0.27~0.337）[10]。从经济角度来看，缝线加固材料的成本远远低于反复行内镜下扩张和支架置入术治疗的成本。

吻合口瘘

发生率及治疗成本

在首次减重手术中，吻合口瘘的发生率一般估计在1%~3%。在减重手术的再次手术中，发病率显著增加。与吻合口瘘相关的成本增加包括住院时间延长、再次住院率的提高和程序性费用增加的直接结果。如前所述，住院费用从每天10 500元（1 500美元）到21 000元（3 000美元）不等。用于确诊吻合口瘘的辅助检查包括CT（10 500元，约合1 500美元）、上消化道系列检查（4 200元，约合600美元）和上消化道内镜（7 000元，约合1 000美元）。放置用来治疗漏的支架每个将增加14 000元（2 000美元）的上消化道内镜检查程序性费用。额外的费用可能包括麻醉（由CRNA或麻醉师实施）、手术室费用，以及介入放射科放置经皮引流管［除成像费用外，额外费用将超过21 000元（3 000美元）］。如果漏需要手术治疗，大多数情况下再次手术的费用将超过175 000元（25 000美元）。

尽管有个别用于治疗吻合口瘘的程序和治疗技术的成本数据，但关于这类患者的总住院费用和治疗费用的信息很少。Truven Health Analytics公司对住院数据进行了分析，统计了接受袖状胃切除术并在手术后被诊断为吻合口瘘而再次入院的患者的费用[11]。费用分析包括外科手术、诊断性检查、介入科引流、内镜/支架植入、静脉应用抗生素、肠外/肠内营养和住院费用。在检索中共发现64个吻合口瘘病例，占所有袖状胃切除术出院患者的1.32%。袖状胃切除术后吻合口瘘的平均住院总费用为 982 000 元(140 285 美元),是一般手术平均费用[308 000 元(43 975 美元)]的三倍多。治疗漏的总费用从 206 500 元(29 500 美元)到 5 980 000 元(853 900 美元)不等,性别、年龄因素和脓毒症的发生是导致费用上涨的主要原因。

与诊断和治疗出血与狭窄相关的费用不同,吻合口瘘可能会招致一种非常不同的费用:法律费用。对最近由接受减重手术的原告提起的法律案件的简要回顾表明,这些案件往往是由于未能及时诊断漏,未能及时治疗漏,或者只是因为漏本身的存在。在像美国这样的司法环境中,外科医生需要对吻合口瘘发生的可能性保持警惕,并考虑采用旨在防止漏和其他并发症发生的方案。

预防措施

越来越多的文献支持在 Roux-en-Y 胃旁路手术[3,12]和袖状胃切除术中使用缝线加固来预防术后漏[13,14]。Gagner 的荟萃分析显示,没有使用缝线加固的袖状胃切除术的吻合口瘘发生率为 3.2%,而使用缝线加固的相似手术的吻合口瘘发生率为 1%[13]。将这些数据综合到 Zambeli-Weiner 等人的分析。结果显示 100 例未加固病例的渗漏总费用为 2 946 000 元(420 855 美元)[每个病例 982 000 元(140 285 美元)× 3% 的病例数量]。相比之下,如果同样的 100 例病例采用缝线加固,预计费用为 982 000 元(140 285 美元)。因此,在这 100 名患者中使用缝线加固可以节省 1 964 000 元(280 570 美元)[2 946 000 元(420 855 美元)- 982 000 元(140 285 美元)]。这一费用差异(即医疗系统节省的费用)低于 100 例患者中每例使用加固材料的成本,进一步证明使用缝线加固作为节省费用、保障患者安全和改善临床效果的一种手段是合理的。

内疝

发生率及治疗成本

腹腔镜胃旁路术后经肠系膜缺损、Roux-en-Y 消化道重建形成的间隙或腹腔镜胃旁路术后形成的 Petersen 间隙形成的内疝累积发生率在 1%~9%,只要缺损部位存在,发生的风险也将一直存在。内疝的诊断通常很困难,可能需要进行相关检查,比如上消化道检查[费用为 4 200 元(600 美

元)]或 CT[费用为 10 500 元(1 500 美元)]。无论这些检查结果表明是否是内疝,外科医生都可以选择进一步进行诊断性腹腔镜探查[费用为 21 000 元(3 000 美元)以上],以避免漏诊带来的潜在严重并发症。如果需要住院[每天 10 500~21 000 元(1 500~3 000 美元)],或者如果探查结果要求开腹手术或肠切除[费用超过 175 000 元(25 000 美元)],费用甚至会进一步增加。在临床诊断较晚的病例中,需要对坏死的肠道行大范围切除这类严重并发症也确实发生过[15]。遗憾的是,与吻合口瘘一样,延迟或漏诊的可能性以及严重的并发症的出现导致这种情况成为诉讼发生的另一个领域。

预防措施

尽管存在着内疝的发病风险和其潜在的灾难性并发症,对于预防其发生的措施还没有达成共识。Obeid 和他的同事证明,与 Roux-en-Y 结肠后重建或不关闭肠系膜缺损的手术相比,闭合肠系膜缺损和 Roux-en-Y 结肠前重建导致内疝发生率显著降低[16]。另一方面,Ortega 和他的同事描述了一种不闭合肠系膜缺损的技术,并且术后患者的内疝发生率非常低[17]。对于选择闭合肠系膜裂孔和 Petersen 间隙的外科医生,文献描述了各种技术,包括缝合、吻合、肠系膜刺激[18]和生物缝线的应用[19]。然而,很少有数据表明一种技术优于另一种技术。尽管对如何解决潜在的内疝有不同的看法,但所描述的任何一种技术都比内疝所带来的严重并发症可能导致的潜在医疗和法律成本低得多。

为什么要减少并发症?

为患者提供尽可能安全的护理当然是减少并发症的主要原因。然而,在不断变化的医疗环境中,还有其他几个原因表明将并发症降至最低至关重要。报告机制,如"计分卡",在越来越多的机构中使用,并提供了一种评估个别医生对医疗系统价值的手段。在外科环境中,计分卡包含各种信息,包括成本概况(例如,手术时间和使用的耗材数量)和并发症概况。计分卡的结果数据会在网站上公布,比如 www.healthcare.gov,www.hospitalcompare.hhs.gov,the Leapfrog Group 的 www.hospitalsafetyscore.org,以及英联邦基金的 www.whynotthebest。潜在的患者比以往的任何时候都更有权搜索这类信息,因为他们将据此决定选

择谁作为自己的医生。医院管理人员也对记录良好的个人资料感兴趣，因为这些数据允许患者选择他们在哪里接受治疗。最后，ASMBS等组织和第三方使用这些数据来识别提供高质量医疗服务的机构和医生，这往往导致患者被引导到这个中心而不是另一个中心进行减重手术。

减少并发症的第二个原因是成本。正如本章所述，诊断和治疗减重手术中的常见并发症是非常昂贵的。遗憾的是，如果手术并发症引起法律诉讼，费用通常被医师和医院负责的特殊费用所掩盖。外科医生面临着不断上涨的医疗事故保险费用，往往别无选择，只能在没有充分保障的情况下执业。医疗机构通常会自行承担严重事故的保险，法律赔偿直接从基线支付。无论哪种情况，减重手术的诉讼环境都需要医生和医疗机构的共同努力，这样才能提供安全，便捷的患者诊疗。

减少并发症的第三个原因是它对医生和医院收入的影响。外科医生的报销模式正从过往的按服务付费的模式迅速转变为一种医生需要按绩效、治疗愈后和质量，而不是按治疗病例数付费的模式。将来，报销指标无疑将包括并发症（并受到并发症的负面影响）。当前的付款模式通常要求医师提交所提供服务的费用，并根据医师与保险公司之间预先协商的费用表，从第三方付款人处获得报销。医院根据患者描述疾病发作的（疾病）诊断相关分类付费（DRG）预先协商费率，按照一定百分比的费用或固定的报销额收取患者治疗费用。在以后，医疗机构可能会获得一笔总付款，以支付患者的全部治疗费用，而医生会按照收到的款项的预定百分比付款。这种安排将要求医疗服务人员和医疗机构共同努力，以将成本降至最低，从而使两个实体的报销都最大化。另一种替代的未来报销模式可能涉及人为环境，在这种环境中，医院和医护人员为患者群体提供治疗与护理时，将按年标准获得报酬。在这种环境下，手术将以成本为中心，而不是以利润为中心。通过减少用于治疗受保人群的全部资金，耗费巨大的并发症无疑将削弱医院和医护人员的盈利能力。

政府计划的影响

从医院的角度来看，2010年的《平价医疗法案》提出了VBP和RRP计划。医院VBP计划是"倡议奖励急症护理型医院及并对他们为有医疗保险的人提供的护理的质量进行奖励性付费"[20]。这些数据是根据美国制定的基准在医院之间进行比较的，提供给急症护理医院的奖励是基于该医院在特定年度的具体措施中的表现。在VBP计划中使用的指标量化包括医疗相关感染（SCIP）和医疗服务人员的医院消费者评估和系统调查（HCAHPS）。每年，医疗保险和医疗补助服务中心（CMS）都会根据医疗保健环境的趋势修订这些措施。不可避免的是，未来的趋势数据将包括越来越多的并发症发生率的具体评估。

《建议条例》规定，重新入院是指"在同一或另一家（d）级医院出院后30天内入住（d）级医院"[（d）级医院包括所有急症护理医院][21]。在该方案中，如果医院的再入院超过了每一种适用情况计算的再入院比率，就会受到处罚。在项目最初时，"适用情况"包括急性心肌梗死、心力衰竭和肺炎。自那之后，慢性阻塞性肺疾病（COPD）和髋关节/膝关节置换术也被加入了名单。随着名单逐渐扩大到包括其他情况时，RRP计划将减重手术后的再次入院纳入只是时间问题。当再入院率超过这些入院的计算比率时，DRG（按疾病相关诊断分组付费）付款将被削减甚至被拒绝。这种报销方式的改变肯定会对医院和从业人员产生不利的影响。

未来的医疗环境

从以往传统的基于服务收费的模式过渡到一种"基于风险"的支付模式，需要医疗服务人员有着迎难而上的坚定信心。两种报销模式之间可能会有巨大的鸿沟。要在新环境中取得成功，还需要从增加收入转向控制支出，从住院量增长转变为门诊量增长。医疗行业必须接受这种艰难的商业模式的转型，否则就可能遭受像柯达（Kodak）等公司因未能采用数字技术而倒闭的后果[22]。

作为医疗成本增加的主要因素，外科医生必须主动去了解驱动成本增加的因素，并在降低成本方面发挥积极作用。大多数外科医生认为，手术时间是决定手术总费用的主要因素。然而，与之相反的是，21~42元/分钟（3~6美元/分钟）的平均成本并不是驱动手术成本增加的主要因素。毫无疑问，手术领域的效率提高会改善患者的护理和外科医生的满意度。虽然"更快的"可能是"更好的"，但时间上的成本节省反而容易被手术失误导致并发症的成本所填充。

减重手术的一项精心设计的六西格玛分析表明,减重手术的主要成本驱动因素是内部机械设备(例如吻合器、吻合器钉仓、血管夹)和一般用品[23]。分析进一步指出,昂贵的设备,如用于缝合或机器人辅助的设备,会进一步增加手术病例的成本。最后,为"以防万一"而打开的耗材会导致一些浪费的成本。只要外科医生足够耐心的话,这些浪费是可以避免的。那些对程序、设备和供应成本具有敏锐意识的医疗机构,才能够更好地适应医疗保健领域未来的变化。那些不接受这种思想的人将发现自己在报销减少的大环境下将处于更糟糕的境地。

尽管我们在努力实现盈利最大化,但本章讨论的成本可能更值得我们考虑。通过效率最大化来缩短手术时间是绝对必要的。机械设备的费用是否符合成本效益取决于它们是为了省钱还是只为了节省时间。例如,打开另一个吻合器的成本超过2 100元(300美元),只有在节省50分钟以上的手术时间的情况下才是值得的。

那么,如何使用可以减少并发症的用品和设备呢?正如这一章所证明的,减重手术并发症的诊断和治疗费用是十分高昂的。Gagner 从荟萃分析中对并发症数据的推断表明,用于减少漏的缝线加固材料的成本比一旦发生泄漏的处理成本要低[13]。当外科医生和管理人员在评估最利于患者愈后的术式成本时,了解这类数据是非常必要的。外科医生在努力减少减重手术中花费巨大的并发症时,必须扮演积极的角色——尤其在跨越两种报销模式之间的鸿沟时。罗马诗人、哲学家普劳图斯曾说过:"You must spend money to make money"[24]。在未来医疗报销的背景下,为了减少并发症,人们可能会更倾向于说:"You must spend money to save money"。

(刘　昶　译)

参考文献

1. Consten EC, Gagner M, Pomp A, Inabnet WB. Decreased bleeding after laparoscopic sleeve gastrectomy with or without duodenal switch for morbid obesity using a stapled buttressed absorbable polymer membrane. *Obes Surg.* 2004;14(10):1360–1366.
2. Nguyen NT, Longoria M, Welbourne S, Wilson SE. Glycolide copolymer staple-line reinforcement reduces staple line bleeding during laparoscopic gastric bypass: a prospective randomized trial. *Arch Surg.* 2005;140(8):773–778.
3. Miller KA, Pump A. Use of bioabsorbable staple line reinforcement material in gastric bypass: a prospective randomized clinical trial. *Surg Obes Relat Dis.* 2007;3(4):417–421.
4. Chiasson PM, Burpee SE, Corrigan R. Laparoscopic Vertical Sleeve Gastrectomy (LVSG): Efficacy of using GORE SEAMGUARD® Bioabsorbable Staple Line Reinforcement to Buttress the Staple Line. Abstract presented at the 25th Annual American Society for Metabolic & Bariatric Surgery Meeting (ASMBS). June 15–20, 2008; Washington, DC. *Surgery for Obesity & Related Diseases* 2008;4(3):332–333. Abstract P54.
5. Dapri G, Cadiere GB, Himpens J. Reinforcing the staple line during laparoscopic sleeve gastrectomy: prospective randomized clinical study comparing three different techniques. *Obes Surg.* 2010;20(4):462–467.
6. Rosenthal RJ, Diaz AA, Arvidsson D, et al. International Sleeve Gastrectomy Expert Panel Consensus Statement: best practice guidelines based on experience of > 12,000 cases. *Surg Obes Relat Dis.* 2012;8(1):8–19.
7. Markar SR, Penna M, Venkat-Ramen V, Karthikesalingam A, Hashemi M. Influence of circular stapler diameter on postoperative stenosis after laparoscopic gastrojejunal anastomosis in morbid obesity. *Surg Obes Relat Dis.* 2012;8(2):230–235.
8. Campos JM, Mello FS, Ferraz AA, Brito JN, Nassif PA, Galvao-Neto P. (2012). Endoscopic dilation of gastrojejunal anastomosis after gastric bypass. *Arq Brasil Cirur Disg.* 2012;25(4):283–289.
9. Jones WB, Myers KM, Traxler LB, Bour ES. Clinical results using bioabsorbable staple line reinforcement for circular staplers. *Am Surg.* 2008;74(6):462–468.
10. Scott JD, Cobb WS, Carbonell AM, Traxler LB, Bour ES. Reduction in anastomotic strictures using bioabsorbable circular staple line reinforcement in laparoscopic gastric bypass. *Surg Obes Relat Dis.* 2011;7(5):637–643.
11. Zambelli-Weiner A, Brooks E, Bour E, Brolin R. Total charges for post-operative leak following sleeve gastrectomy. Abstract presented at the Obesity Week. November 11–16, 2013; Atlanta, GA. Abstract A-305-P.
12. Shikora SA, Kim JJ, Tarnoff ME. Reinforcing gastric staple lines with bovine pericardial strips may decrease the likelihood of gastric leak after laparoscopic Roux-en-Y gastric bypass. *Obes Surg.* 2003;13(1):37–44.
13. Gagner M. Meta-analysis of leaks following laparoscopic sleeve gastrectomy. *Obes Surg.* 2011;21(8):958.
14. Parikh M, Issa R, McCrillis A, Saunders JK, Ude-Welcome A, Gagner M. Surgical strategies that may decrease leaks after laparoscopic sleeve gastrectomy: a systematic review and meta-analysis of 9991 cases. *Ann Surg.* 2013;257(2):231–237.
15. Reiss JE, Garg VK. Bowel gangrene from strangulated Petersen's space hernia after gastric bypass. *J Emerg Med.* 2014;42(2):31–34.
16. Obeid A, McNeal S, Stahl R, Clements RH, Grams J. Internal hernia after laparoscopic gastric bypass. *J Gastrointest Surg.* 2014;18(2):255–256.
17. Ortega J, Cassinello N, Sanchez-Antunez D, Sebastian C, Martinez-Soriano F. Anatomical basis for the low incidence of internal hernia after a laparoscopic Roux-en-Y gastric bypass without mesenteric closure. *Obes Surg.* 2013;23(8):1273–1280.
18. Walker AS, Bingham JR, Causey MW, Sebesta JA. Mesenteric irritation as a means to prevent internal hernia formation after laparoscopic gastric bypass surgery. *Am J Surg.* 2014;207(5):739–742.
19. Scott JD, Shenouda I, Johnson BL, Bour ES. Use of a synthetic bioabsorbable tissue scaffold in the closure of the retro-Roux limb internal hernia space: a novel technique. Poster session presented at the meeting of the American Society for Metabolic and Bariatric Surgery Annual Meeting, Atlanta, GA, 2013.
20. Center for Medicare and Medicaid Services. Hospital value-based purchasing. http://www.cms.gov/Medicare/Quality-Initiatives-Patient-Assessment-Instruments/hospital-value-based-purchasing/index.html. Accessed May 8, 2014.
21. Center for Medicare and Medicaid Services. Readmissions reduction program. http://www.cms.gov/Medicare/Medicare-Fee-for-Service-Payment/AcuteInpatientPPS/Readmissions-Reduction-Program.html. Accessed April 30, 2014.
22. Naughton J. Could Kodak's demise have been averted? http://theguardian.com/technology/2012/jan/22/john-naughton-kodak-lessons. Accessed January 2012.
23. Bour ES, Payne D, Thompson J. Bariatric cost reduction (unpublished Six Sigma Green Belt Project). Greenville Hospital System, Greenville, SC.
24. Plautus TM. (n.d.). BrainyQuote.com Web site. http://www.brainyquote.com/quotes/quotes/p/plautus380741.html. Accessed May 31, 2014.